河南省中药饮片炮制规范

（2022 年版）

河南省药品监督管理局 编

河南科学技术出版社

· 郑州 ·

图书在版编目（CIP）数据

河南省中药饮片炮制规范：2022年版 / 河南省药品监督管理局编 . —郑州：河南科学技术出版社，2022.7

ISBN 978-7-5725-0834-9

Ⅰ.①河…　Ⅱ.①河…　Ⅲ.①饮片 – 中药炮制学 – 规范 – 河南　Ⅳ.① R283.64-65

中国版本图书馆 CIP 数据核字（2022）第 092758 号

出版发行：河南科学技术出版社
地址：郑州市郑东新区祥盛街27号　　邮编：450016
电话：（0371）65737028　　65788613
网址：www.hnstp.cn
责任编辑：邓　为
责任校对：牛艳春
封面设计：张　伟
版式设计：中文天地
责任印制：宋　瑞
印　　刷：河南瑞之光印刷股份有限公司
经　　销：全国新华书店
开　　本：889 mm × 1 194 mm　1/16　印张：35.5　字数：800千字
版　　次：2022年7月第1版　2022年7月第1次印刷
定　　价：398.00元

如发现印、装质量问题，影响阅读，请与出版社联系并调换。

《河南省中药饮片炮制规范》
编审委员会

前　言

河南地处中原，中医药文化源远流长，中药资源优势明显，中药传统炮制经验丰富，有很多具有地方炮制特色或中医用药特点的饮片品规及其炮制技术。为继承和发展我省中药传统炮制经验，加强我省中药饮片规范化管理，提高中药饮片质量，保证用药安全有效，我局组织全省药品监督、检验、科研、教学、临床、生产、经营单位的专家和技术人员，依据《中华人民共和国药品管理法》等相关法律法规，结合我省实际情况，编制了《河南省中药饮片炮制规范》（2022年版），作为我省中药饮片生产、经营、使用、检验和监督管理的依据和法定标准。

我省于1974年编写出版了《河南省中药材炮制规范》，共收载品种554种。1983年进行了修订重印，出版了《河南省中药材炮制规范》（修订本），共收载品种731种。2005年，对《河南省中药材炮制规范》（修订本）进行了全面修订和增补，编写出版了《河南省中药饮片炮制规范》（2005年版），共收载品种806种。随着我省中医药事业的发展，《河南省中药饮片炮制规范》（2005年版）已经不能适应中医药发展需要。为此，我局启动了新版炮制规范的制修订工作，历经前期筹备、品种遴选与征集、任务分配、研究起草、实验复核、资料汇总、技术审核、征求意见等步骤，于2021年12月完成本版规范的编制。经编审委员会审议通过，由我局批准颁布实施。

本版规范共收载品种348种、炮制辅料标准15个。在制修订过程中，按照国家药品监督管理局发布的《省级中药饮片炮制规范修订的技术指导原则》的要求，在总结我省中药饮片炮制加工经验的基础上，力求体现我省中药饮片炮制特色，保留了我省传统炮制方法及用药习惯，对中药饮片的炮制工艺进行研究并确定合理的炮制方法和技术参数。并参照《中国药典》2020年版一部收载的相应药材品种对部分常用中药饮片标准进行了提高，达到《中国药典》同品种饮片的质量水平，以全面提升我省中药饮片质量。

本版规范的特点主要体现在：

1. 突出地方炮制特色　注重传承与发展，本版规范保留了《河南省中药饮片炮制规范》（2005年版）适用内容，特别是我省特色炮制方法，予以保留传承。同时结合我省实际应用情况，增收新的中药饮片品种。

2. 提升质量控制水平　通过标准研究，多数品种的质量标准得到了大幅度提高，注重检测方法的专属性和质控项目的合理性，不同程度增加了鉴别、检查、含量测定等检测项目，部分品种增加二氧化硫残留量、重金属及有害元素、黄曲霉毒素、农药残留量等安全性控制项目。

3. 规范收载品种和表述用语　本版规范不再收载与国家标准内容完全相同的品种，删去《河南省中药饮片炮制规范》（2005年版）中不宜收载的品种。本版规范的书写规范要求参照现行版《国家药品标准工作技术规范》执行。所用术语、符号、计量单位、检验方法及相关要求等，均参照《中国药典》2020年版的要求执行。

4. 规范中药炮制常用辅料　本版规范收载了部分中药炮制常用辅料及其标准，规范中药炮制用辅料的来源、制法、质量控制、贮藏和应用，保证中药炮制用辅料在中药炮制中发挥应有作用。

5. 内容丰富，图文并茂　正文与附录部分附代表性饮片实物图、显微特征图、薄层色谱图及液相色谱图，用于指导本版规范实际应用。

本版规范在编制过程中，得到了省内相关部门和单位的大力支持。河南省食品药品检验所负责标准制定的具体组织、协调、管理工作，并完成了全部制修订品种的标准复核以及部分品种的起草工作；河南中医药大学、郑州大学、河南大学等高等院校、各地市药检机构以及部分生产企业分别承担了部分品种的起草工作。在此一并表示衷心感谢。

本版规范的水平虽然较《河南省中药饮片炮制规范》（2005年版）有大幅度提高，但是由于时间、水平和经验所限，难免存在不足之处，希望各有关单位和广大医药工作者提出宝贵意见，以便今后进一步修订完善。

本版规范自2022年10月1日起实施。

河南省药品监督管理局

2022年6月

CONTENTS 目 录

凡 例

总 则

一、《河南省中药饮片炮制规范》（2022 年版）（以下简称《规范》）是河南省中药饮片生产、经营、使用、检验和监督管理的法定技术标准。由河南省药品监督管理局颁布实施，自正式执行之日起，《河南省中药饮片炮制规范》（2005 年版）同时停止使用。

二、《规范》由凡例、正文、附录等共同构成。

凡例是为正确使用《规范》，对品种正文、附录及质量检验和检定中有关共性问题的统一规定和基本要求。

凡例和附录中采用"除另有规定外"，表示存在与凡例或附录有关规定不一致的情况时，则在正文中另作规定，并按此规定执行。

除《规范》规定外，其他有关凡例和通则等均按现行版《中国药典》执行，未能概括时，在正文各论中另作规定。

名称及编排

三、《规范》品名目次按药用部位编排，分为根及根茎类、果实种子类、全草类、叶类、花类、皮类、藤木类、树脂类、动物类、矿物类、加工类、其他类等十二类。各类中药，又按名称笔画顺序排列。

四、名称包括中文名、汉语拼音名和拉丁名，命名依据《国家药品标准工作技术规范》《中国药典》及《省级中药饮片炮制规范修订的技术指导原则》。

五、《规范》各品种正文按顺序主要收载名称、来源、主要产地、炮制、性状、鉴别、检查、浸出物、含量测定、性味与归经、功能与主治、用法与用量、注意事项、贮藏、收载标准等内容。

六、《规范》编排包括编审委员会名单、前言、凡例、品名目次、正文、附录、索引等七个部分。

项目与要求

七、本《规范》正文每个品种收载的项目含义如下：

【名称】是指中药正名、汉语拼音及药材拉丁名。正名一般依据药典使用的名称，药典未收载者则采用本省习用名称。

【来源】是指药材原植（动）物的科名、植（动）物中文名、拉丁学名、药用部位（矿物药注明类、族、矿石名或岩石名、主要成分）以及采收季节、产地加工等。

【主要产地】是指药材的主要产地。如果为河南省的道地药材，产地名称具体到县级。

【炮制】是指药材通过净制、切制或炮炙等操作，制成一定规格饮片的具体方法。炮制过程中所使用辅料及附加剂等均应符合《中国药典》或国家标准的有关规定，国家标准未收载者，应符合附录"中药炮制常用辅料"的规定。

【性状】是指中药饮片的形状、大小、色泽、表面特征、质地、断面（包括折断面或切断面）特征及气味等。多基原的饮片或不同炮制品，其性状有明显区别的分别描述，先重点描述一种，其他仅分述其区别点。

【鉴别】是指对中药饮片的真伪进行判定。包括经验鉴别、显微鉴别、理化鉴别及薄层色谱鉴别等。

【检查】是指中药饮片在加工、生产和贮藏过程中可能含有并需要控制的物质或其限度指标，主要包括杂质、水分、灰分、毒性成分、农药残留量、重金属及有害元素等。

【浸出物】是指用水或其他适宜的溶剂，采取冷浸、热浸的方法测定饮片的水溶性、醇溶性和挥发性醚浸出物。

【含量测定】是指用化学或物理的方法对中药饮片中含有的有效成分、指标成分、类别成分或有毒成分进行的测定。

【性味与归经】【功能与主治】主要依据《中国药典》2020 年版及其他国家标准、《河南省中药饮片炮制规范》（2005 年版）或中医药文献拟定，同时收载饮片的性味归经和功能主治。

【用法与用量】用法除另有规定外，均指水煎内服。用量通常指成人一日常用剂量。必要时应根据医嘱酌情增减。

【注意事项】是指使用中药饮片时的配伍禁忌、毒副作用和其他必须遵循的有关规定等。

【贮藏】是指中药饮片在贮存保管期间，为防止变质而必须具备的保管条件和要求，有关术语表述同《中国药典》2020 年版凡例。

【收载标准】 指中药材质量标准的出处，包括中国药典、部颁药品标准、河南省中药材标准以及其他省中药材标准等。

检验方法和限度

八、《规范》正文收载的所有品种，均应按规定的方法进行检验。采用《规范》规定的方法进行检验时，应对方法的适用性进行确认。如采用其他方法，应进行方法学验证，并与规定的方法比对，根据试验结果选择使用，但应以《规范》规定的方法为准。

九、《规范》中规定的各种纯度和限度数值，系包括上限和下限两个数值本身及中间数值。规定的这些数值不论是百分数还是绝对数字，其最后一位数字都是有效位。

十、饮片的含量（％），除另有注明外，均按重量计。

对照品和对照药材

十一、《规范》中涉及的除国家药品标准物质以外的标准物质，由河南省药品监督管理局指定的单位制备、标定和供应。使用国家药品标准物质以外的标准物质时，应遵循其使用说明书规定。其他要求同《中国药典》凡例。

计量、精确度、试药、试液、指示剂

十二、计量、精确度、试药、试液、指示剂的规定，同现行版《中国药典》凡例。

十三、《规范》的实施、修订及解释权归河南省药品监督管理局。

品名目次

二、果实种子类

三、全草类

四、叶类

五、花类

六、皮类

七、藤木类

十一、加工类

十二、其他类

一、根及根茎类

人参 Renshen
GINSENG RADIX ET RHIZOMA

【来源】 本品为五加科植物人参 *Panax ginseng* C. A. Mey. 的干燥根和根茎。多于秋季采挖，洗净经晒干或烘干。栽培的俗称"园参"；播种在山林野生状态下自然生长的又称"林下山参"，习称"籽海"。

【主要产地】 吉林、辽宁、黑龙江等地。

【炮制】 **糖参** 取园参，除去芦头，水炸，灌糖，干燥。

【性状】 **糖参** 主根长 35～120mm，直径 6～20mm。表面淡黄白色，上端有较多的断续环纹，遍体有点状表皮剥落及细根痕迹。断面平坦，粉质，黄白色。气香，味甘而微苦。

【鉴别】 （1）本品粉末淡黄白色。树脂道碎片易见，含黄色块状分泌物。草酸钙簇晶直径 20～68μm，棱角锐尖。木栓细胞表面观类方形或多角形，壁细波状弯曲。网纹导管及梯纹导管直径 10～56μm。

（2）取本品粉末 1g，加三氯甲烷 40ml，加热回流 1 小时，弃去三氯甲烷液，药渣挥干溶剂，加水 0.5ml 搅拌湿润，加水饱和正丁醇 10ml，超声处理 30 分钟，吸取上清液加 3 倍量氨试液，摇匀，放置分层，取上层液蒸干，残渣加甲醇 1ml 使溶解，作为供试品溶液。另取人参对照药材 1g，同法制成对照药材溶液。再取人参皂苷 Rb$_1$ 对照品、人参皂苷 Re 对照品、人参皂苷 Rf 对照品及人参皂苷 Rg$_1$ 对照品，加甲醇制成每 1ml 各含 2mg 的混合溶液，作为对照品溶液。照薄层色谱法（《中国药典》2020 年版四部通则 0502）试验，吸取上述三种溶液各 1～2μl，分别点于同一硅胶 G 薄层板上，以三氯甲烷－乙酸乙酯－甲醇－水（15∶40∶22∶10）10℃以下放置的下层溶液为展开剂，展开，取出，晾干，喷以 10% 硫酸乙醇溶液，在 105℃ 加热至斑点显色清晰，分别置日光和紫外光灯（365nm）下检视。供试品色谱中，在与对照药材色谱和对照品色谱相应位置上，分别显相同颜色的斑点或荧光斑点。

【检查】 **水分** 不得过 12.0%（《中国药典》2020 年版四部通则 0832 第二法）。

总灰分 不得过 5.0%（《中国药典》2020 年版四部通则 2302）。

重金属及有害元素 照铅、镉、砷、汞、铜测定法（《中国药典》2020 年版四部通则 2321 原子吸收分光光度法或电感耦合等离子体质谱法）测定，铅不得过 5mg/kg；镉不得过 1mg/kg；砷不得过 2mg/kg；汞不得过 0.2mg/kg；铜不得过 20mg/kg。

其他有机氯类农药残留量 照气相色谱法（《中国药典》2020 年版四部通则 0521）测定。

色谱条件与系统适用性试验　分析柱：以键合交联 14% 氰丙基苯基二甲基硅氧烷为固定液（DM1701 或同类型）的毛细管柱（30m×0.32mm×0.25μm），验证柱：以键合交联 5% 苯基甲基硅氧烷为固定液（DB5 或同类型）的毛细管柱（30m×0.32mm×0.25μm）；^{63}Ni-ECD 电子捕获检测器；进样口温度 230℃，检测器温度 300℃，不分流进样。程序升温：初始温度 60℃，保持 0.3 分钟，以每分钟 60℃升至 170℃，再以每分钟 10℃升至 220℃，保持 10 分钟，再以每分钟 1℃升至 240℃，再以每分钟 15℃升至 280℃，保持 5 分钟。理论板数按五氯硝基苯峰计算应不低于 $1×10^5$，两个相邻色谱峰的分离度应大于 1.5。

混合对照品储备液的制备　分别精密称取五氯硝基苯、六氯苯、七氯（七氯、环氧七氯）、氯丹（顺式氯丹、反式氯丹、氧化氯丹）农药对照品适量，用正己烷溶解分别制成每 1ml 约含 100μg 的溶液。精密量取上述对照品溶液各 1ml，置同一 100ml 量瓶中，加正己烷至刻度，摇匀；或精密量取有机氯农药混合对照品溶液 1ml，置 10ml 量瓶中，加正己烷至刻度，摇匀，即得（每 1ml 含各农药对照品 1μg）。

混合对照品溶液的制备　精密量取上述混合对照品储备液，用正己烷制成每 1ml 分别含 1ng、2ng、5ng、10ng、20ng、50ng、100ng 的溶液，即得。

供试品溶液的制备　取本品，粉碎成细粉（过二号筛），取约 5g，精密称定，置具塞锥形瓶中，加水 30ml，振摇 10 分钟，精密加丙酮 50ml，称定重量，超声处理（功率 300W，频率 40kHz）30 分钟，放冷，再称定重量，用丙酮补足减失的重量，再加氯化钠约 8g，精密加二氯甲烷 25ml，称定重量，超声处理（功率 300W，频率 40kHz）15 分钟，再称定重量，用二氯甲烷补足减失的重量，振摇使氯化钠充分溶解，静置，转移至离心管中，离心（每分钟 3 000 转）3 分钟，使完全分层，将有机相转移至装有适量无水硫酸钠的具塞锥形瓶中，放置 30 分钟。精密量取 15ml，置 40℃水浴中减压浓缩至约 1ml，加正己烷约 5ml，减压浓缩至近干，用正己烷溶解并转移至 5ml 量瓶中，并稀释至刻度，摇匀，转移至离心管中，缓缓加入硫酸溶液（9→10）1ml，振摇 1 分钟，离心（每分钟 3 000 转）10 分钟，分取上清液，加水 1ml，振摇，取上清液，即得。

测定法　分别精密吸取供试品溶液和与之相应浓度的混合对照品溶液各 1μl，注入气相色谱仪，

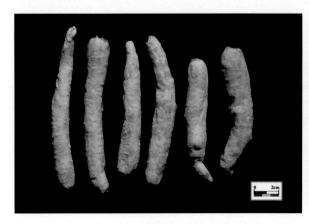

糖参

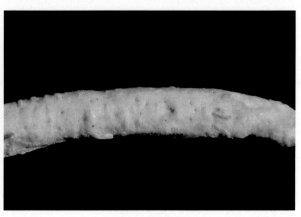

糖参（局部）

分别连续进样3次，取3次平均值，按外标法计算，即得。

本品中含五氯硝基苯不得过0.1mg/kg；六氯苯不得过0.1mg/kg；七氯（七氯、环氧七氯之和）不得过0.05mg/kg；氯丹（顺式氯丹、反式氯丹、氧化氯丹之和）不得过0.1mg/kg。

【性味与归经】 甘、微苦，平。归脾、肺、心经。

【功能与主治】 大补元气，复脉固脱，补脾益肺，生津养血，安神益智。用于体虚欲脱，肢冷脉微，脾虚食少，肺虚喘咳，津伤口渴，内热消渴，气血亏虚，久病虚羸，惊悸失眠，阳痿宫冷。

【用法与用量】 3～9g，另煎兑服；也可研粉吞服，一次2g，一日2次。

【注意事项】 不宜与藜芦、五灵脂同用。

【贮藏】 置阴凉干燥处，密闭保存，防蛀。

【收载标准】《中国药典》2020年版一部8页。

人参须 Renshenxu
GINSENG LEPTORADIX

【来源】 本品为五加科植物人参 *Panax ginseng* C.A.Mey. 的干燥支根及须根。多于秋季采挖，加工人参时，取下支根或须根，洗净，晒干或烘干。

【主要产地】 吉林、辽宁、黑龙江等地。

【炮制】 除去杂质，洗净，干燥。用时捣碎或粉碎。

【性状】 本品较粗的支根，习称"白直须"，呈圆柱形或长圆锥形，较直或略弯曲，下部偶有分枝，长3～15cm，直径0.1～1.0cm。表面灰黄色，其上偶见不明显的细小疣状突起。质脆，易折断，断面平坦，黄白色，木质部、韧皮部和形成层清晰可见。较纤细的须根，习称"白弯须"，常成团状，表面灰黄色，有细小疣状突起。二者常混成团状，习称"白混须"。气微香而特异，味微苦、微甘。

【鉴别】 （1）本品粉末呈黄白色。树脂道碎片易见，含黄色块状分泌物。草酸钙簇晶较小，棱角锐尖。木栓细胞表面观类方形或多角形，壁薄，略波状弯曲。网纹及梯纹导管清晰可见。淀粉粒甚多，单粒类球形，脐点点状、裂隙状或三叉状；复粒由2～6分粒组成。

（2）取本品粉末1g，加三氯甲烷40ml，加热回流1小时，弃去三氯甲烷液，药渣挥干溶剂，加水0.5ml搅拌湿润，加水饱和正丁醇10ml，超声处理30分钟，吸取上清液加3倍量氨试液，摇匀，放置分层，取上层液蒸干，残渣加甲醇1ml使溶解，作为供试品溶液。另取人参对照药材1g，同法制成对照药材溶液。再取人参皂苷Rb$_1$对照品、人参皂苷Re对照品、人参皂苷Rf对照品及人参皂苷Rg$_1$对照品，加甲醇制成每1ml各含2mg的混合溶液，作为对照品溶液。照薄层色谱法（《中国药典》2020年版四部通则0502）试验，吸取上述三种溶液各1～2μl，分别点于同一硅胶G薄层板上，以三氯甲烷－乙酸乙酯－甲醇－水（15：40：22：10）10℃以下放置的下层溶液为展开剂，展开，取出，晾干，喷以10%硫酸乙醇溶液，在105℃加热至斑点显色清晰，分别置日光和紫外光灯（365nm）下检视。供试品色谱中，在与对照药材色谱和对照品色谱相应位置上，分别显相同颜色的斑点或荧光斑点。

【**检查**】 **水分** 不得过 12.0%（《中国药典》2020 年版四部通则 0832 第二法）。

总灰分 不得过 5.5%（《中国药典》2020 年版四部通则 2302）。

重金属及有害元素 照铅、镉、砷、汞、铜测定法（《中国药典》2020 年版四部通则 2321 原子吸收分光光度法或电感耦合等离子体质谱法）测定，铅不得过 5mg/kg；镉不得过 1mg/kg；砷不得过 2mg/kg；汞不得过 0.2mg/kg；铜不得过 20mg/kg。

其他有机氯类农药残留量 照气相色谱法（《中国药典》2020 年版四部通则 0521）测定。

色谱条件与系统适用性试验 分析柱：以键合交联 14% 氰丙基苯基二甲基硅氧烷为固定液（DM1701 或同类型）的毛细管柱（30m×0.32mm×0.25μm），验证柱：以键合交联 5% 苯基甲基硅氧烷为固定液（DB5 或同类型）的毛细管柱（30m×0.32mm×0.25μm）；^{63}Ni-ECD 电子捕获检测器；进样口温度 230℃，检测器温度 300℃，不分流进样。程序升温：初始温度 60℃，保持 0.3 分钟，以每分钟 60℃升至 170℃，再以每分钟 10℃升至 220℃，保持 10 分钟，再以每分钟 1℃升至 240℃，再以每分钟 15℃升至 280℃，保持 5 分钟。理论板数按五氯硝基苯峰计算应不低于 $1×10^5$，两个相邻色谱峰的分离度应大于 1.5。

混合对照品储备液的制备 分别精密称取五氯硝基苯、六氯苯、七氯（七氯、环氧七氯）、氯丹（顺式氯丹、反式氯丹、氧化氯丹）农药对照品适量，用正己烷溶解分别制成每 1ml 约含 100μg 的溶液。精密量取上述对照品溶液各 1ml，置同一 100ml 量瓶中，加正己烷至刻度，摇匀；或精密量取有机氯农药混合对照品溶液 1ml，置 10ml 量瓶中，加正己烷至刻度，摇匀，即得（每 1ml 含各农药对照品 1μg）。

混合对照品溶液的制备 精密量取上述混合对照品储备液，用正己烷制成每 1ml 分别含 1mg、2mg、5mg、10mg、20mg、50mg、100mg 的溶液，即得。

供试品溶液的制备 取本品，粉碎成细粉（过二号筛），取约 5g，精密称定，置具塞锥形瓶中，加水 30ml，振摇 10 分钟，精密加丙酮 50ml，称定重量，超声处理（功率 300W，频率 40kHz）30 分钟，放冷，再称定重量，用丙酮补足减失的重量，再加氯化钠约 8g，精密加二氯甲烷 25ml，称定重量，超声处理（功率 300W，频率 40kHz）15 分钟，再称定重量，用二氯甲烷补足减失的重量，振摇使氯化钠充分溶解，静置，转移至离心管中，离心（每分钟 3 000 转）3 分钟，使完全分层，将有机相转移至装有适量无水硫酸钠的具塞锥形瓶中，放置 30 分钟。精密量取 15ml，置 40℃水浴中减压浓缩至约 1ml，加正己烷约 5ml，减压浓缩至近干，用正己烷溶解并转移至 5ml 量瓶中，并稀释至刻度，摇匀，转移至离心管中，缓缓加入硫酸溶液（9→10）1ml，振摇 1 分钟，离心（每分钟 3 000 转）10 分钟，分取上清液，加水 1ml，振摇，取上清液，即得。

测定法 分别精密吸取供试品溶液和与之相应浓度的混合对照品溶液各 1μl，注入气相色谱仪，分别连续进样 3 次，取 3 次平均值，按外标法计算，即得。

本品中含五氯硝基苯不得过 0.1mg/kg；六氯苯不得过 0.1mg/kg；七氯（七氯、环氧七氯之和）不得过 0.05mg/kg；氯丹（顺式氯丹、反式氯丹、氧化氯丹之和）不得过 0.1mg/kg。

【**含量测定**】 照高效液相色谱法（《中国药典》2020 年版四部通则 0512）测定。

色谱条件与系统适用性试验 以十八烷基硅烷键合硅胶为填充剂；以乙腈为流动相 A，以水为流动相 B，按下表中的规定进行梯度洗脱；检测波长为 203nm。理论板数按人参皂苷 Rg₁ 峰计算应不低于 6 000。

时间（分钟）	流动相 A（%）	流动相 B（%）
0～35	19	81
35～55	19→29	81→71
55～70	29	71
70～100	29→40	71→60

对照品溶液的制备 精密称取人参皂苷 Rg₁ 对照品、人参皂苷 Re 对照品及人参皂苷 Rb₁ 对照品，加甲醇制成每 1ml 各含 0.2mg 的混合溶液，摇匀，即得。

供试品溶液的制备 取本品粉末（过四号筛）约 1g，精密称定，置索氏提取器中，加三氯甲烷加热回流 3 小时，弃去三氯甲烷液，药渣挥干溶剂，连同滤纸筒移入 100ml 锥形瓶中，精密加水饱和正丁醇 50ml，密塞，放置过夜，超声处理（功率 250W，频率 50kHz）30 分钟，滤过，弃去初滤液，精密量取续滤液 25ml，置蒸发皿中蒸干，残渣加甲醇溶解并转移至 5ml 量瓶中，加甲醇稀释至刻度，摇匀，滤过，取续滤液，即得。

测定法 分别精密吸取对照品溶液 10μl 与供试品溶液 10～20μl，注入液相色谱仪，测定，即得。

本品按干燥品计算，含人参皂苷 Rg₁（$C_{42}H_{72}O_{14}$）和人参皂苷 Re（$C_{48}H_{82}O_{18}$）的总量不得少于 0.40%，人参皂苷 Rb₁（$C_{54}H_{92}O_{23}$）不得少于 0.25%。

【性味与归经】 甘、微苦，平。归肺、胃经。

【功能与主治】 益气，生津，止渴。用于咳嗽吐血，口渴，胃虚呕逆。

【用法与用量】 3～9g；煎服或泡茶饮。

【注意事项】 不宜与藜芦、五灵脂同用。

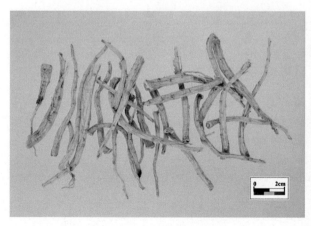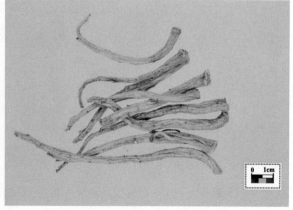

人参须

【贮藏】 置阴凉干燥处，密闭保存，防蛀。

【收载标准】《吉林省中药材标准》2019年版27页。

九节菖蒲 Jiujiechangpu
ANEMONES ALTAICAE RHIZOMA

【来源】 本品为毛茛科植物阿尔泰银莲花 *Anemone altaica* Fisch. ex C. A. Mey. 的干燥根茎。夏季采挖，除去泥沙，干燥，再除去须根及杂质。

【主要产地】 陕西、河南、山西等地。

【炮制】 **麸炒九节菖蒲** 先将炒制容器加热，至撒入麸皮即刻烟起，随即投入净九节菖蒲，迅速翻动，炒至金黄色时，取出，筛去麸皮，放凉。

每100kg九节菖蒲，用麸皮12～18kg。

【性状】 **麸炒九节菖蒲** 本品略呈纺锤形，稍弯曲，长1～4cm，直径0.3～0.5cm。表面金黄色，具多数半环状突起的节，斜向交错排列，节上具1～3个点状突起的根痕。质硬而脆，易折断，断面平坦，白色，粉性，可见淡黄色小点，排列成环。气微，味微酸。

【鉴别】（1）本品粉末灰白色。淀粉粒众多，单粒椭圆形、圆形、卵圆形或半圆形，直径2～20μm，脐点裂隙状或点状；复粒由2～3分粒组成。表皮细胞扁平，黄棕色，外壁增厚，木化。网纹导管常见，直径约20μm。

（2）取本品粉末5g，加乙醇50ml，加热回流1小时，放冷，滤过，滤液蒸干，残渣加乙醇1ml使溶解，作为供试品溶液。另取异阿魏酸对照品，加乙醇制成每1ml含0.5mg的溶液，作为对照品溶液。照薄层色谱法（《中国药典》2020年版四部通则0502）试验，吸取上述两种溶液各2μl，分别点于同一硅胶G薄层板上，以甲苯－乙酸乙酯－甲酸（4∶1∶0.1）为展开剂，展开，取出，

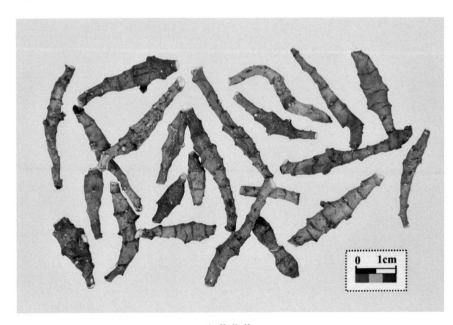

九节菖蒲

晾干，置紫外光灯（365nm）下检视。供试品色谱中，在与对照品色谱相应的位置上，显相同颜色的荧光斑点。

【检查】 **水分** 不得过 15.0%（《中国药典》2020 年版四部通则 0832 第二法）。

总灰分 不得过 5.0%（《中国药典》2020 年版四部通则 2302）。

【浸出物】 照水溶性浸出物测定法（《中国药典》2020 年版四部通则 2201）项下的热浸法测定，不得少于 22.0%。

【性味与归经】 辛，温。归心、胃经。

【功能与主治】 开窍化痰，醒脾安神。用于热病神昏，癫痫，耳鸣耳聋，胸闷腹胀，食欲不振；外治痈疽疥癣。麸炒九节菖蒲增强健脾开胃功能。

【用法与用量】 1.5～6g。

【贮藏】 置干燥处，防蛀。

【收载标准】《卫生部药品标准》1992 年版中药材第一册 3 页。

三七 Sanqi
NOTOGINSENG RADIX ET RHIZOMA

【来源】 本品为五加科植物三七 *Panax notoginseng*（Burk.）F. H. Chen 的干燥根和根茎。秋季花开前采挖，洗净，分开主根、支根及根茎，干燥。支根习称"筋条"，根茎习称"剪口"。

【主要产地】 云南、广西等地。

【炮制】 **三七片** 取原药材，除去杂质，洗净，润透，切厚片或薄片，干燥，筛去灰屑。

【性状】 本品为类圆形或不规则形的切片。外表皮灰褐色或灰黄色，具纵皱纹，有的可见突出的支根或支根痕。切面灰绿色、黄绿色或灰白色，部分有白心，木部与皮部易分离，木部微呈放射状排列。质坚。气微，味苦回甜。

【鉴别】 （1）本品粉末灰黄色。淀粉粒甚多，单粒圆形、半圆形或圆多角形，直径 4～30μm；复粒由 2～10 余分粒组成。树脂道碎片含黄色分泌物。梯纹导管、网纹导管及螺纹导管直径 15～55μm。草酸钙簇晶少见，直径 50～80μm。

（2）取本品粉末 0.5g，加水 5 滴，搅匀，再加以水饱和的正丁醇 5ml，密塞，振摇 10 分钟，放置 2 小时，离心，取上清液，加 3 倍量以正丁醇饱和的水，摇匀，放置使分层（必要时离心），取正丁醇层，蒸干，残渣加甲醇 1ml 使溶解，作为供试品溶液。另取人参皂苷 Rb$_1$ 对照品、人参皂苷 Re 对照品、人参皂苷 Rg$_1$ 对照品及三七皂苷 R$_1$ 对照品，加甲醇制成每 1ml 各含 0.5mg 的混合溶液，作为对照品溶液。照薄层色谱法（《中国药典》2020 年版四部通则 0502）试验，吸取上述两种溶液各 1μl，分别点于同一硅胶 G 薄层板上，以三氯甲烷 - 乙酸乙酯 - 甲醇 - 水（15：40：22：10）10℃以下放置的下层溶液为展开剂，展开，取出，晾干，喷以硫酸溶液（1→10），在 105℃加热至斑点显色清晰。供试品色谱中，在与对照品色谱相应的位置上，显相同颜色的斑点；置紫外光灯（365nm）下检视，显相同的荧光斑点。

【检查】 **水分** 不得过 12.0%（《中国药典》2020 年版四部通则 0832 第二法）。

总灰分 不得过 4.0%（《中国药典》2020 年版四部通则 2302）。

酸不溶性灰分 不得过 2.0%（《中国药典》2020 年版四部通则 2302）。

重金属及有害元素 照铅、镉、砷、汞、铜测定法（《中国药典》2020 年版四部通则 2321 原子吸收分光光度法或电感耦合等离子体质谱法）测定，铅不得过 5mg/kg；镉不得过 1mg/kg；砷不得过 2mg/kg；汞不得过 0.2mg/kg；铜不得过 20mg/kg。

【浸出物】 照醇溶性浸出物测定法（《中国药典》2020 年版四部通则 2201）项下的热浸法测定，用甲醇作溶剂，不得少于 16.0%。

【含量测定】 照高效液相色谱法（《中国药典》2020 年版四部通则 0512）测定。

色谱条件与系统适用性试验 以十八烷基硅烷键合硅胶为填充剂；以乙腈为流动相 A，以水为流动相 B，按下表中的规定进行梯度洗脱；检测波长为 203nm。理论板数按三七皂苷 R_1 峰计算应不低于 4 000。

时间（分钟）	流动相 A（%）	流动相 B（%）
0～12	19	81
12～60	19→36	81→64

对照品溶液的制备 精密称取人参皂苷 Rg_1 对照品、人参皂苷 Rb_1 对照品及三七皂苷 R_1 对照品适量，加甲醇制成每 1ml 含人参皂苷 Rg_1 0.4mg、人参皂苷 Rb_1 0.4mg、三七皂苷 R_1 0.1mg 的混合溶液，即得。

供试品溶液的制备 取本品粉末（过四号筛）0.6g，精密称定，精密加入甲醇 50ml，称定重量，放置过夜，置 80℃水浴上保持微沸 2 小时，放冷，再称定重量，用甲醇补足减失的重量，摇匀，滤过，取续滤液，即得。

测定法 分别精密吸取对照品溶液与供试品溶液各 10μl，注入液相色谱仪，测定，即得。

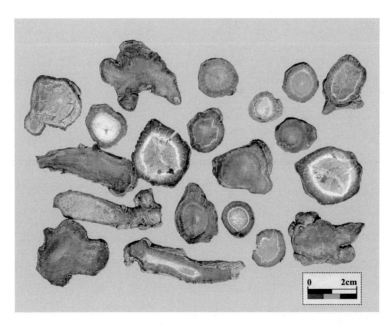

三七

本品按干燥品计算，人参皂苷 Rg_1（$C_{42}H_{72}O_{14}$）、人参皂苷 Rb_1（$C_{54}H_{92}O_{23}$）及三七皂苷 R_1（$C_{47}H_{80}O_{18}$）的总量不得少于 4.5%。

【性味与归经】 甘、微苦，温。归肝、胃经。

【功能与主治】 散瘀止血，消肿定痛。用于咯血，吐血，衄血，便血，崩漏，外伤出血，胸腹刺痛，跌仆肿痛。

【用法与用量】 3～9g。外用适量。

【注意事项】 孕妇慎用。

【贮藏】 置阴凉干燥处，防蛀。

【收载标准】《中国药典》2020 年版一部 12 页。

三棱 Sanleng
SPARGANII RHIZOMA

【来源】 本品为黑三棱科植物黑三棱 *Sparganium stoloniferum* Buch.-Ham. 的干燥块茎。冬季至次年春采挖，洗净，削去外皮，晒干。

【主要产地】 江苏、河南、山东、江西等地。

【炮制】 **醋煮三棱** 取净三棱，加醋与适量的水，煮至药透汁尽，取出，晒晾至外皮无水分时，切薄片，干燥。

每 100kg 三棱，用醋 30kg。

【性状】 **醋煮三棱** 本品为类圆形的薄片。外表皮灰棕色。切面黄色至黄棕色，偶见焦黄斑，微有醋香气。

【鉴别】 取本品粉末 2g，加乙醇 30ml，加热回流 1 小时，滤过，滤液蒸干，残渣加乙醇 2ml 使溶解，作为供试品溶液。另取三棱对照药材 2g，同法制成对照药材溶液。照薄层色谱法（《中国

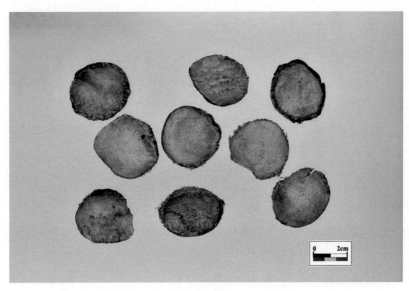

三棱

药典》2020年版四部通则0502）试验，吸取上述两种溶液各10μl，分别点于同一硅胶G薄层板上，以石油醚（60～90℃）-乙酸乙酯（4：1）为展开剂，展开，取出，晾干，置紫外光灯（365nm）下检视。供试品色谱中，在与对照药材色谱相应的位置上，显相同颜色的荧光斑点。

【**性味与归经**】 辛、苦，平。归肝、脾经。

【**功能与主治**】 破血行气，消积止痛。用于癥瘕痞块，痛经，瘀血经闭，胸痹心痛，食积胀痛。醋煮三棱，可引药入肝，增强破血、行气、止痛之功。

【**用法与用量**】 5～10g。

【**注意事项**】 孕妇禁用；不宜与芒硝、玄明粉同用。

【**贮藏**】 密闭，贮于阴凉干燥处。

【**收载标准**】《中国药典》2020年版一部13页。

三棵针 Sankezhen
BERBERIDIS RADIX

【**来源**】 本品为小檗科植物秦岭小檗 *Berberis Circumserrata* Schneid.、首阳小檗 *Berberis dielsiana* Fedde. 或直穗小檗 *Berberis dasystachya* Maxim 的根或根皮。春、秋二季采挖，除去泥沙及须根，洗净，晒干。

【**主要产地**】 河南、四川、湖北、贵州、陕西、甘肃、青海、山西等地。

【**炮制**】 除去杂质，切片，干燥。

【**性状**】 本品为不规则类圆形或椭圆形片。表面灰棕色，有细皱纹，栓皮易脱落。质坚硬，断面鲜黄色，稍显放射状纹理。气微，味苦。

【**鉴别**】（1）本品粉末黄棕色。石细胞鲜黄色，单个散在或数个成群，呈类圆形、类方形、类长方形或不规则形，长37～110μm，直径25～87μm，壁厚，孔沟明显，有的胞腔内含黄棕色物。韧皮纤维鲜黄色，单个散在或成束，呈纺锤形或长梭形，长150～205μm，直径25～73μm，壁厚，孔沟明显。木纤维黄色、成束，较细长，直径10～20μm，长达325μm，壁稍薄，木化，纹孔稀疏。木射线细胞长方形，壁稍厚，壁孔扁圆形，导管主要为网纹导管或具缘纹孔导管。草酸钙方晶存在于薄壁细胞中。

（2）取本品粉末0.5g，加甲醇10ml，回流提取30分钟，提取液浓缩至1ml，作为供试品溶液。另取盐酸小檗碱对照品，加甲醇制成每1ml含0.5mg的溶液，作为对照品溶液。照薄层色谱法（《中国药典》2020年版四部通则0502）试验，吸取上述两种溶液各1μl，分别点于同一硅胶G薄层板上，以三氯甲烷-甲醇-氨水（15：4：0.5）为展开剂，展开，取出，晾干，置紫外光灯下（365nm）检视。供试品色谱中，在与对照品色谱相同的位置上，显相同的亮黄色荧光斑点。

【**检查**】 **水分** 不得过12.0%（《中国药典》2020年版四部通则0832第二法）。

【**含量测定**】 取本品粉末（过三号筛）约1g，精密称定，置索氏提取器中，用盐酸-甲醇（1→100）适量加热回流提取至提取液无色为止，将提取液（必要时浓缩）转移至50ml量瓶中，用盐酸-甲醇（1→100）少量洗涤容器，洗液并入提取液中，并加至刻度，照柱色谱法（《中国药典》2020 年版四部通则 0511）试验，精密量取 5ml，加于已处理好的氧化铝柱（内径 9mm，中性氧化铝 5g，湿法装柱。用乙醇 30ml 预洗）上，用乙醇 25ml 分次洗涤，收集洗脱液，置 50ml 量瓶中，加乙醇稀释至刻度，精密吸取 5ml，置 50ml 量瓶中，加 0.05mol/L 硫酸溶液稀释至刻度，摇匀，照紫外 – 可见光光度法（《中国药典》2020 年版四部通则 0401），在 345nm 波长处测定吸收度，按 $C_{20}H_{18}ClNO_4$ 的吸收系数（$E_{1cm}^{1\%}$）为 728 计算，即得。

本品按干燥品计算，含生物碱以盐酸小檗碱（$C_{20}H_{18}ClNO_4$）计，不得少于 1.60%。

【性味与归经】 苦、寒。归肺、脾、胃、大肠经。

【功能与主治】 清热燥湿，泻火解毒。用于痢疾，肠炎，黄疸，咽痛，上呼吸道感染，目赤，急性中耳炎。

【用法与用量】 9～15g。

【贮藏】 置干燥处。

【收载标准】《河南省中药材标准（二）》1993 年版 1 页。

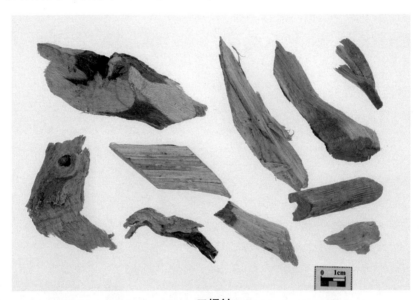

三棵针

土大黄 Tudahuang
RUMICIS RADIX

【来源】 本品为蓼科植物巴天酸模 *Rumex patientia* L. 或皱叶酸模 *Rumex crispus* L. 的干燥根。秋季采挖，除去茎叶及须根，洗净，干燥，或趁鲜切厚片，晒干。

【主要产地】 全国大部分地区均产。

【炮制】 除去杂质，洗净，润透，切厚片，干燥。

【性状】 本品为不规则厚片。外表皮粗糙，有纵皱纹，切面淡黄色或黄灰色。质坚硬。气微，味苦、微涩。

【鉴别】（1）本品粉末黄棕色。淀粉粒甚多，单粒类圆形、卵圆形或半圆形，脐点点状、星状或裂缝状。草酸钙簇晶可见。导管多为网纹导管。木栓细胞红棕色或黄色，表面观多角形或近长方形，壁稍厚。

（2）取本品粉末0.5g，加甲醇10ml，超声30分钟，滤过，取滤液5ml蒸干，残渣加甲醇1ml溶解，作为供试品试液。另取土大黄对照药材0.5g，同法制成对照药材溶液。照薄层色谱法（《中国药典》2020年版四部通则0502）试验，吸取上述两种溶液各2μl，分别点于同一硅胶G薄层板上，以三氯甲烷–乙酸乙酯–甲醇–甲酸（40∶5∶10∶0.5）为展开剂，展开，取出，晾干，分别置日光及紫外光灯（365nm）下检视。供试品色谱中，在与对照药材色谱相应的位置上，显相同颜色的斑点或荧光斑点。

【检查】 水分　不得过11.0%（《中国药典》2020年版四部通则0832第二法）。

总灰分　不得过10.0%（《中国药典》2020年版四部通则2302）。

【浸出物】 照醇溶性浸出物测定法（《中国药典》2020年版四部通则2201）项下的热浸法测定，用50%乙醇作溶剂，不得少于25.0%。

【性味与归经】 苦、辛，凉。归心、肺经。

【功能与主治】 凉血止血，杀虫治癣。用于衄血，咯血，便血，子宫出血，疥癣。

【用法与用量】 9～15g。

【贮藏】 置通风干燥处，防蛀。

【收载标准】《北京市中药材标准》1998年版4页。

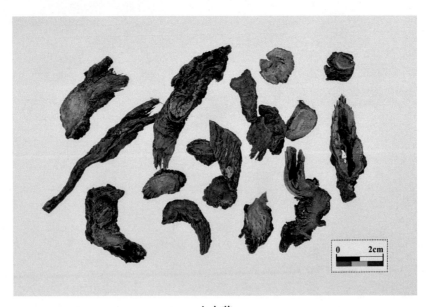

土大黄

大黄 Dahuang
RHEI RADIX ET RHIZOMA

【来源】 本品为蓼科植物掌叶大黄 *Rheum palmatum* L.、唐古特大黄 *Rheum tanguticum* Maxim. ex Balf. 或药用大黄 *Rheum officinale* Baill. 的干燥根和根茎。秋末茎叶枯萎或次春发芽前采挖，除去细根，刮去外皮，切瓣或段，绳穿成串干燥或直接干燥。

【主要产地】 青海、甘肃、四川等地。

【炮制】 **醋大黄** 取大黄片与醋拌匀，闷润至透，置炒制容器内，用文火加热，炒干，取出，放凉。

每 100kg 大黄片，用醋 18kg。

蜜大黄 先将炼蜜加适量沸水稀释后，加入净大黄片中拌匀，闷透，置炒制容器内，用文火炒至不粘手时，取出，放凉。

每 100kg 大黄片，用炼蜜 18kg。

酒拌大黄 将大黄片与黄酒拌匀，闷润至酒尽时，取出，晾干。

每 100kg 大黄片，用黄酒 18kg。

清宁片 取大黄片或块，置煮制容器内，加水漫过药材，用武火加热，煮约 2 小时至烂时，加入黄酒（100：30）搅拌，再煮成泥状，取出晒干。粉碎。取过 100 目筛细粉，再与黄酒、炼蜜混合成团块状，置适宜容器内蒸约 2 小时至透，取出揉匀，搓成直径约 14mm 的圆条，于 50～55℃低温干燥，烘至七成干时，装入容器内，闷约 10 天至内外湿度一致，手摸有挺劲，取出，切厚片，晾干。

每 100kg 大黄片或块，用黄酒 75kg，炼蜜 40kg。

【性状】 **醋大黄** 本品为不规则的厚片或块状。表面深棕黄色。切面较平坦，有明显散在或排列成环的星点，有的可见焦斑。略有醋气。味苦而微涩，嚼之粘牙，有沙粒感。

蜜大黄 形如醋大黄。稍有黏性。味甜微苦。

酒拌大黄 形如醋大黄。略有酒气。

清宁片 为圆形厚片。表面乌黑色。气香，味微苦甘。

【检查】 **土大黄苷** 取本品粉末 0.1g，加甲醇 10ml，超声处理 20 分钟，滤过，取滤液 1ml，加甲醇至 10ml，作为供试品溶液。另取土大黄苷对照品，加甲醇制成每 1ml 含 10μg 的溶液，作为对照品溶液（临用新制）。照薄层色谱法（《中国药典》2020 年版四部通则 0502）试验，吸取上述两种溶液各 5μl，分别点于同一聚酰胺薄膜上，以甲苯 - 甲酸乙酯 - 丙酮 - 甲醇 - 甲酸（30：5：5：20：0.1）为展开剂，展开，取出，晾干，置紫外光灯（365nm）下检视。供试品色谱中，在与对照品色谱相应的位置上，不得显相同的亮蓝色荧光斑点。

【性味与归经】 苦，寒。归脾、胃、大肠、肝、心包经。

【功能与主治】 泻下攻积，清热泻火，凉血解毒，逐瘀通经，利湿退黄。用于实热积滞便秘，血热吐衄，目赤咽肿，痈肿疔疮，肠痈腹痛，瘀血经闭，产后瘀阻，跌打损伤，湿热痢疾，黄疸尿赤，淋证，水肿；外治烧烫伤。醋大黄消积化瘀，多用于食积痞满，产后瘀停。蜜大黄润肠通便，缓其峻下作用。酒拌大黄能引药上行，清上焦之热。清宁片泻下作用缓和，具缓泻而不伤气，逐瘀而不败正之功，用于饮食停止，口燥舌干，大便秘结之年老、体弱、久病患者。

【用法与用量】 3～15g；用于泻下则不宜久煎。外用适量，研末调敷患处。

【注意事项】 孕妇及月经期、哺乳期慎用。

【贮藏】 密闭，置阴凉干燥处。

【收载标准】《中国药典》2020 年版一部 24 页。

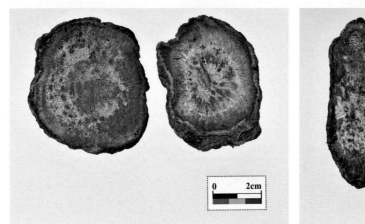 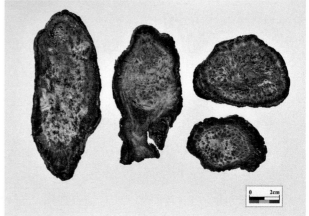

醋大黄　　　　　　　　　　　　　　　　　蜜大黄

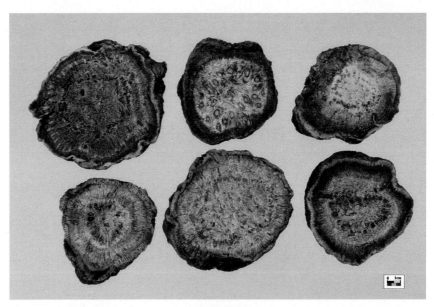

酒拌大黄

山药 Shanyao
DIOSCOREAE RHIZOMA

【来源】 本品为薯蓣科植物薯蓣 *Dioscorea opposita* Thunb. 的干燥根茎。冬季茎叶枯萎后采挖，切去根头，洗净，除去外皮和须根，干燥，习称"毛山药"；或除去外皮，趁鲜切厚片，干燥，称为"山药片"；也有选择肥大顺直的干燥山药，置清水中，浸至无干心，闷透，切齐两端，用木板搓成圆柱状，晒干，打光，习称"光山药"。

【主要产地】 河南省温县、武陟、沁阳、修武等地；山西、河北、山东等地亦产。

【炮制】　**土炒山药**　取灶心土细粉，置炒制容器内，炒至灵活状态，加入净山药片，用武火炒至表面挂匀土粉、片面呈焦黄色、内呈黄色时取出，筛去土粉，放凉。

每100kg山药片，用灶心土30kg。

【性状】 土炒山药 本品为类圆形、椭圆形或不规则形的厚片。表面土黄色。略具焦香气，味淡、微酸。

【鉴别】 （1）本品粉末类白色。淀粉粒单粒扁卵形、三角状卵形、类圆形或矩圆形，直径8～35μm，脐点点状、人字状、十字状或短缝状，可见层纹；复粒稀少，由2～3分粒组成。草酸钙针晶束存在于黏液细胞中，长约240μm，针晶粗2～5μm。具缘纹孔导管、网纹导管、螺纹导管及环纹导管，直径12～48μm。

（2）取本品粉末4g，加乙醇30ml，超声提取30分钟，滤过，滤液蒸干，残渣加乙醇1ml使溶解，作为供试品溶液。另取山药对照药材4g，同法制成对照药材溶液。照薄层色谱法（《中国药典》2020年版四部通则0502）试验，吸取上述两种溶液各5μl，分别点于同一硅胶G薄层板上，以乙酸乙酯－甲醇－浓氨试液（9∶1∶0.5）为展开剂，展开，取出，晾干，喷以10%硫酸乙醇溶液，在105℃加热至斑点显色清晰，置紫外光灯（365nm）下检视。供试品色谱中，在与对照药材色谱相应的位置上，显相同颜色的荧光斑点。

【检查】 水分 不得过12.0%（《中国药典》2020年版四部通则0832第二法）。

总灰分 不得过5.0%（《中国药典》2020年版四部通则2302）。

二氧化硫残留量 照二氧化硫残留量测定法（《中国药典》2020年版四部通则2331）测定，不得过400mg/kg。

【浸出物】 照水溶性浸出物测定法（《中国药典》2020年版四部通则2201）项下的冷浸法测定，不得少于4.0%。

【性味与归经】 甘，平。归脾、肺、肾经。

【功能与主治】 补脾养胃，生津益肺，补肾涩精。用于脾虚食少，久泻不止，肺虚喘咳，肾虚遗

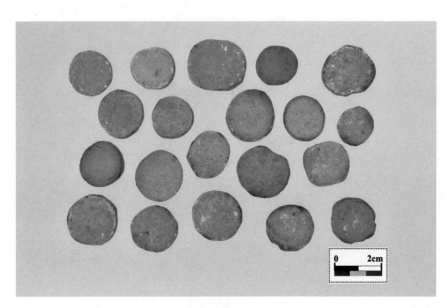

土炒山药

精，带下，尿频，虚热消渴。土炒山药补脾止泻。用于脾虚久泻，或大便泄泻。

【用法与用量】 15～30g。

【贮藏】 置通风干燥处，防蛀。

【收载标准】《中国药典》2020年版一部30页。

山櫃 Shanjiang
LINDERA REFLEXA RADIX ET RAMULUS

【来源】 本品为樟科植物山櫃 *Lindera reflexa* Hemsl. 的干燥根及茎枝。全年采收，除去泥土，晒干。

【主要产地】 河南。长江中下游各地亦产。

【炮制】 除去杂质，劈成碎块。

【性状】 本品根呈不规则的块状，大小、厚薄不等。表面残存栓皮红棕色。除去栓皮为黄色，具少量支根及支根痕，劈开面呈淡黄色。纵向撕裂纹理纤维状。质地坚硬，不易折断。茎枝为条段状。外皮黄绿色、灰绿黑色或棕黄色。劈开面呈淡黄色或黄白色，有的可见髓。气香，味辛。

【鉴别】 本品粉末淡黄色或黄褐色。纤维单个散在或成束，长梭形，长200～700μm，壁稍厚，木化。导管以具缘纹孔导管为主，亦有网纹导管，直径25～100μm。木栓细胞多角形。薄壁细胞长方形、类方形、长多角形，壁稍弯曲，微木化，呈连珠状增厚。石细胞少见，呈类方形或不规则形，壁较厚。

【检查】 水分 不得过13.0%（《中国药典》2020年版四部通则0832第二法）。

总灰分 不得过6.0%（《中国药典》2020年版四部通则2302）。

酸不溶性灰分 不得过3.0%（《中国药典》2020年版四部通则2302）。

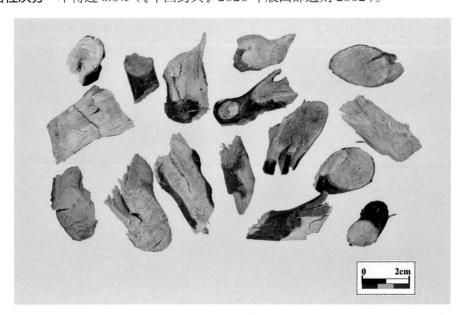

山櫃（根）

【浸出物】 照醇溶性浸出物测定法（《中国药典》2020 年版四部通则 2201）项下的热浸法测定，用 70% 乙醇作溶剂，不得少于 10.0%。

【性味】 辛，温。

【功能与主治】 行气止痛、止血、消肿。用于胃痛、刀伤出血、疥癣、风疹。

【用法与用量】 3～7g，外用适量。

【贮藏】 置阴凉干燥处。

【收载标准】 《河南省中药材标准》（二）1993 年版 10 页。

川牛膝 Chuanniuxi
CYATHULAE RADIX

【来源】 本品为苋科植物川牛膝 *Cyathula officinalis* Kuan 的干燥根。秋、冬二季采挖，除去芦头、须根及泥沙，烘或晒至半干，堆放回润，再烘干或晒干。

【主要产地】 四川、贵州、云南等地。

【炮制】 盐川牛膝 取净川牛膝片，加盐水拌匀，闷润至透，置炒制容器内，以文火炒干，取出，放凉。

每 100kg 川牛膝，用食盐 2kg。

【性状】 盐川牛膝 本品为类圆形薄片。表面暗褐色，略具焦斑。切面黄色或焦黄色，维管束点状，排列成数轮同心环。气微，味咸。

【性味与归经】 甘、微苦，平。归肝、肾经。

【功能与主治】 逐瘀通经，通利关节，利尿通淋。用于经闭癥瘕，胞衣不下，跌仆损伤，风湿痹

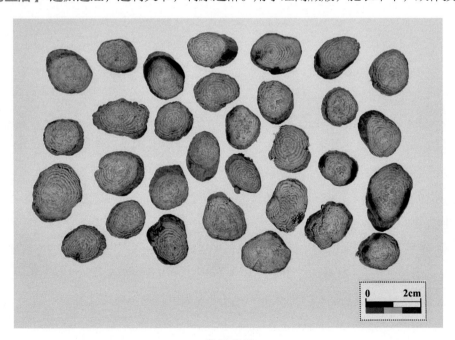

盐川牛膝

痛，足痿筋挛，尿血血淋。

【用法与用量】 5～10g。

【注意事项】 孕妇忌用。

【贮藏】 置阴凉干燥处，防潮。

【收载标准】《中国药典》2020年版一部39页。

川乌 Chuanwu
ACONITI RADIX

【来源】 本品为毛茛科植物乌头 *Aconitum carmichaeli* Debx. 的干燥母根。6月下旬至8月上旬采挖，除去子根、须根及泥沙，晒干。

【主要产地】 四川、陕西等地。

【炮制】 **复制川乌** 将生川乌大小个分开，用水浸泡，夏秋季泡10天左右，每日换水3次；春冬季泡15天左右，每日换水2次。泡至口尝微有麻辣感为度，捞出，移置适宜容器内，加生姜、甘草、黑豆、白矾同煮，煮透为度，取出，除去黑豆、甘草、生姜，晾至半干，切顺刀片，干燥。

每100kg川乌，用黑豆12kg，甘草和生姜各3kg。

醋制川乌 将生川乌大小个分开，与甘草同置水中浸泡，夏秋季泡10天左右，每日换水3次；春冬季泡15天左右，每日换水2次。泡至口尝微有麻辣感为度，捞出，移置适宜容器内，加醋与水适量同煮，煮至中央无白心为度，取出，晾至半干，切顺刀片，干燥。

每100kg川乌，用甘草6kg、醋18kg。

【性状】 本品为不规则或长三角的片。表面黑褐色或黄褐色，有灰棕色形成层环纹。体轻，质脆，断面有光泽。气微，微有麻舌感。

【鉴别】 取本品粉末2g，加氨试液2ml润湿，加乙醚20ml，超声处理30分钟，滤过，滤液挥干，残渣加二氯甲烷1ml使溶解，作为供试品溶液。另取苯甲酰新乌头原碱对照品，加异丙醇－三氯甲烷（1：1）混合溶液制成每1ml含1mg的溶液，作为对照品溶液。照薄层色谱法（《中国药典》2020年版四部通则0502）试验，吸取上述两种溶液各5μl，分别点于同一硅胶G薄层板上，以正己烷－乙酸乙酯－甲醇（6.4：3.6：1）为展开剂，置氨蒸气饱和20分钟的展开缸内，展开，取出，晾干，喷以稀碘化铋钾试液。供试品色谱中，在与对照品色谱相应的位置上，显相同颜色的斑点。

【检查】 **水分** 不得过13.0%（《中国药典》2020年版四部通则0832第二法）。

双酯型生物碱 照高效液相色谱法（《中国药典》2020年版四部通则0512）测定。

色谱条件与系统适用性试验 以十八烷基硅烷键合硅胶为填充剂；以乙腈－四氢呋喃（25：15）为流动相A，以0.1mol/L醋酸铵溶液（每1000ml加冰醋酸0.5ml）为流动相B，按下表中的规定进行梯度洗脱；检测波长为235nm。理论板数按新乌头碱峰计算应不低于2000。

时间（分钟）	流动相A（%）	流动相B（%）
0～48	15 → 26	85 → 74
48～49	26 → 35	74 → 65
49～58	35	65
58～65	35 → 15	65 → 85

对照品溶液的制备　取乌头碱对照品、次乌头碱对照品及新乌头碱对照品适量，精密称定，加异丙醇－三氯甲烷（1∶1）混合溶液分别制成每1ml含乌头碱50μg、次乌头碱和新乌头碱各0.15mg的混合溶液，即得。

供试品溶液的制备　取本品粉末（过三号筛）约2g，精密称定，置具塞锥形瓶中，加氨试液3ml，精密加入异丙醇－乙酸乙酯（1∶1）混合溶液50ml，称定重量，超声处理（功率300W，频率40kHz；水温在25℃以下）30分钟，放冷，再称定重量，用异丙醇－乙酸乙酯（1∶1）混合溶液补足减失的重量，摇匀，滤过。精密量取续滤液25ml，40℃以下减压回收溶剂至干，残渣精密加入异丙醇－三氯甲烷（1∶1）混合溶液3ml溶解，滤过，取续滤液，即得。

测定法　分别精密吸取对照品溶液与供试品溶液各10μl，注入液相色谱仪，测定，即得。

本品含双酯型生物碱以乌头碱（$C_{34}H_{47}NO_{11}$）、次乌头碱（$C_{33}H_{45}NO_{10}$）及新乌头碱（$C_{33}H_{45}NO_{11}$）的总量计，不得过0.040%。

【**性味与归经**】　辛、苦，热；有毒。归心、肝、肾、脾经。

【**功能与主治**】　祛风除湿，温经止痛。用于风寒湿痹，关节疼痛，心腹冷痛，寒疝作痛及麻醉止痛。制川乌，毒性降低。

【**用法与用量**】　1.5～3g，先煎、久煎。

【**注意事项**】　孕妇慎用；不宜与半夏、瓜蒌、瓜蒌子、瓜蒌皮、天花粉、川贝母、浙贝母、平贝母、伊贝母、湖北贝母、白蔹、白及同用。

【**贮藏**】　置通风干燥处，防蛀。

【**收载标准**】　《中国药典》2020年版一部40页。

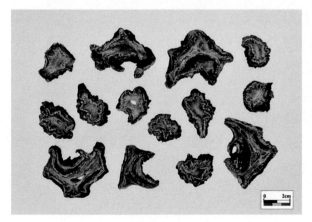

复制川乌

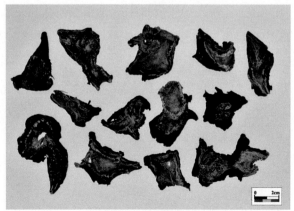

醋制川乌

川芎 Chuanxiong
CHUANXIONG RHIZOMA

【来源】 本品为伞形科植物川芎 *Ligusticum chuanxiong* Hort. 的干燥根茎。夏季当茎上的节盘显著突出，并略带紫色时采挖，除去泥沙，晒后烘干，再去须根。

【主要产地】 四川。

【炮制】 **炒川芎** 取川芎片，置炒制容器内，用文火加热炒至黄色时，取出，放凉。

麸炒川芎 先将炒制容器加热，至撒入麸皮即刻烟起，随即投入川芎片，迅速翻动，炒至表面呈黄色时，取出，筛去麸皮，放凉。

每100kg川芎片，用麸皮18kg。

酒川芎 取川芎片，用黄酒拌匀，闷润至黄酒被吸尽，置炒制容器内，文火炒至表面呈黄色，取出，放凉。

每100kg川芎片，用黄酒12kg。

【性状】 **炒川芎** 为不规则厚片，切面灰黄色至黄棕色，偶见焦斑，具明显波状环纹或多角形纹理，折断面黄白色。味苦、辛，微甜。

麸炒川芎 为不规则厚片，切面灰黄色至黄棕色，偶见焦斑，具明显波状环纹或多角形纹理，折断面黄白色。略具焦香气。味苦、辛，微甜。

酒川芎 为不规则厚片。切面灰黄色至黄棕色，偶见焦斑，具有明显波状环纹或多角形纹理。气浓香，略有酒香气，味苦、辛，微甜。

【鉴别】 （1）本品粉末淡黄棕色或灰棕色。淀粉粒较多，单粒椭圆形、长圆形、类圆形、卵圆形或肾形，直径5～16μm，长约21μm，脐点点状、长缝状或人字状；偶见复粒，由2～4分粒组成。草酸钙晶体存在于薄壁细胞中，呈类圆形团块状或类簇晶状，直径10～25μm。木栓细胞深黄棕色，表面观呈多角形，微波状弯曲。油室多已破碎，偶可见油室碎片，分泌细胞壁薄，含有较多的油滴。导管主要为螺纹导管，亦有网纹及梯纹导管，直径14～50μm。

（2）取本品粉末1g，加乙醚20ml，加热回流1小时，滤过，滤液挥干，残渣加乙酸乙酯2ml使溶解，作为供试品溶液。另取川芎对照药材1g，同法制成对照药材溶液。再取欧当归内酯A对照品，加乙酸乙酯制成每1ml含0.1mg的溶液（置棕色量瓶中），作为对照品溶液。照薄层色谱法（《中国药典》2020年版四部通则0502）试验，吸取上述三种溶液各10μl，分别点于同一硅胶GF$_{254}$薄层板上，以正己烷－乙酸乙酯（3∶1）为展开剂，展开，取出，晾干，置紫外光灯（254nm）下检视。供试品色谱中，在与对照药材色谱和对照品色谱相应的位置上，显相同颜色的斑点。

【检查】 **水分** 不得过12.0%（《中国药典》2020年版四部通则0832第四法）。

总灰分 不得过6.0%（《中国药典》2020年版四部通则2302）。

酸不溶性灰分 不得过2.0%（《中国药典》2020年版四部通则2302）。

【浸出物】 照醇溶性浸出物测定法（《中国药典》2020年版四部通则2201）项下的热浸法测定，用乙醇作溶剂，不得少于12.0%。

【**含量测定**】 照高效液相色谱法（《中国药典》2020 年版四部通则 0512）测定。

色谱条件与系统适用性试验 以十八烷基硅烷键合硅胶为填充剂；以甲醇 -1% 醋酸溶液（30 : 70）为流动相；检测波长为 321nm。理论板数按阿魏酸峰计算应不低于 4 000。

对照品溶液的制备 取阿魏酸对照品适量，精密称定，置棕色量瓶中，加 70% 甲醇制成每 1ml 含 20μg 的溶液，即得。

供试品溶液的制备 取本品粉末（过四号筛）约 0.5g，精密称定，置具塞锥形瓶中，精密加入 70% 甲醇 50ml，密塞，称定重量，加热回流 30 分钟，放冷，再称定重量，用 70% 甲醇补足减失的重量，摇匀，静置，取上清液，滤过，取续滤液，即得。

测定法 分别精密吸取对照品溶液与供试品溶液各 10μl，注入液相色谱仪，测定，即得。

本品按干燥品计算，含阿魏酸（$C_{10}H_{10}O_4$）不得少于 0.10%。

【**性味与归经**】 辛，温。归肝、胆、心包经。

【**功能与主治**】 活血行气，祛风止痛。用于胸痹心痛，胸胁刺痛，跌仆肿痛，月经不调，经闭痛经，癥瘕腹痛，头痛，风湿痹痛。酒川芎，增强其活血、行气、止痛作用。炒川芎、麸炒川芎，缓和辛燥之性。

【**用法与用量**】 3~10g。

【**注意事项**】 孕妇慎用。

【**贮藏**】 置阴凉干燥处，防蛀。

【**收载标准**】《中国药典》2020 年版一部 42 页。

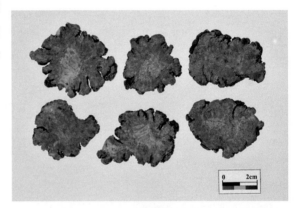

炒川芎

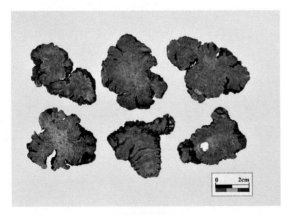

麸炒川芎

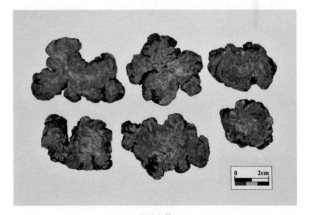

酒川芎

天冬 Tiandong
ASPARAGI RADIX

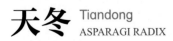

【**来源**】 本品为百合科植物天冬 *Asparagus cochinchinensis*（Lour.）Merr. 的干燥块根。秋、冬

二季采挖，洗净，除去茎基和须根，置沸水中煮或蒸至透心，趁热除去外皮，洗净，干燥。

【主要产地】 贵州、四川、广西、浙江、云南等地。

【炮制】 **天冬段** 除去杂质，迅速洗净，润透，切段或厚片，干燥。

蜜天冬 先将炼蜜加适量沸水稀释后，加入净天冬，拌匀，闷透，置炒制容器内，用文火炒至不粘手为度，取出，放凉。

每100kg天冬，用炼蜜12kg。

【性状】 **天冬段** 本品为类圆柱形的段或椭圆形厚片，外表面黄白色至淡黄棕色，半透明，光滑或具深浅不等的纵皱纹，偶有残存的灰棕色外皮。质硬或柔润，有黏性。切面角质样，中柱黄白色。气微，味甜、微苦。

蜜天冬 形如天冬段或片。味甜。

【鉴别】 （1）本品横切面：根被有时残存。皮层宽广，外侧有石细胞散在或断续排列成环，石细胞浅黄棕色，长条形、长椭圆形或类圆形，直径32～110μm，壁厚，纹孔和孔沟极细密；黏液细胞散在，草酸钙针晶束存在于椭圆形黏液细胞中，针晶长40～99μm。内皮层明显。中柱韧皮部束和木质部束各31～135个，相互间隔排列，少数导管深入至髓部，髓细胞亦含草酸钙针晶束。

（2）取本品粉末1g，加甲醇25ml，超声处理30分钟，滤过，取滤液回收溶剂至干，残渣加水5ml使溶解，通过已处理好的C18固相萃取柱（1.0g，6ml，依次用甲醇与水各6ml预洗），依次用水、10%甲醇、甲醇各10ml洗脱，收集甲醇洗脱液，回收溶剂至干，残渣加甲醇1ml使溶解，作为供试品溶液。另取天冬对照药材1g，同法制成对照药材溶液。照薄层色谱法（《中国药典》2020年版四部通则0502）试验，吸取上述两种溶液各6μl，分别点于同一硅胶G薄层板上，使成条状。以三氯甲烷－甲醇－水（13：7：2）10℃以下放置的下层溶液为展开剂，展开，取出，晾干，喷以10%硫酸乙醇溶液，在105℃加热至斑点显色清晰，分别置日光及紫外光灯（365nm）下检视。供试品色谱中，在与对照药材色谱相应的位置上，显相同颜色的斑点；紫外光灯下显相同颜色的荧光斑点。

【检查】 **水分** 不得过16.0%（《中国药典》2020年版四部通则0832第二法）。

总灰分 不得过5.0%（《中国药典》2020年版四部通则2302）。

二氧化硫残留量 照二氧化硫残留量测定法（《中国药典》2020年版四部通则2331）测定，不得过400mg/kg。

【浸出物】 照醇溶性浸出物测定法（《中国药典》2020年版四部通则2201）项下的热浸法测定，用稀乙醇作溶剂，天冬段不得少于80.0%。

【性味与归经】 甘、苦，寒。归肺、肾经。

【功能与主治】 养阴润燥，清肺生津。用于肺燥干咳，顿咳痰黏，腰膝酸痛，骨蒸潮热，内热消渴，热病津伤，咽干口渴，肠燥便秘。蜜天冬，增强润肺止咳作用。

【用法与用量】 6～12g。

【贮藏】 置通风干燥处，防霉，防蛀。

【收载标准】《中国药典》2020 年版一部 56 页。

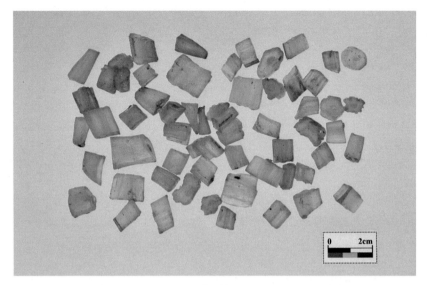

蜜天冬

木香 Muxiang
AUCKLANDIAE RADIX

【来源】 本品为菊科植物木香 *Aucklandia lappa* Decne. 的干燥根。秋、冬二季采挖，除去泥沙和须根，切段，大的再纵剖成瓣，干燥后撞去粗皮。

【主要产地】 云南、广西、四川等地。

【炮制】 **面煨木香** 将木香截成 1.8～2.0cm 长段，另取面粉，加水适量，做成适宜的团块，将木香段逐个包裹，置炉旁焙或与沙同炒，煨至面皮呈焦黄色，闻到木香气味为度，取出，放凉，去面皮。

每 100kg 木香段，用面粉 60kg。

【性状】 **面煨木香** 本品为圆柱形或半圆柱形段状，长 1.8～2.0cm。外表皮棕褐色，有面皮痕迹，气微香，味微苦。

【鉴别】 （1）本品粉末黄绿色。菊糖多见，表面现放射状纹理。木纤维多成束，长梭形，直径 16～24μm，纹孔口横裂缝状、十字状或人字状。网纹导管多见，也有具缘纹孔导管，直径 30～90μm。油室碎片有时可见，内含黄色或棕色分泌物。

（2）取本品粉末 0.5g，加甲醇 10ml，超声处理 30 分钟，滤过，取滤液作为供试品溶液。另取去氢木香内酯对照品、木香烃内酯对照品，加甲醇分别制成每 1ml 含 0.5mg 的溶液，作为对照品溶液。照薄层色谱法（《中国药典》2020 年版四部通则 0502）试验，吸取上述三种溶液各 5μl，分别点于同一硅胶 G 薄层板上，以环己烷－甲酸乙酯－甲酸（15：5：1）的上层溶液为展开剂，展开，取出，晾干，喷以 1% 香草醛硫酸溶液，加热至斑点显色清晰。供试品色谱中，在与对照品色谱相应的位置上，显相同颜色的斑点。

【性味与归经】 辛、苦，温。归脾、胃、大肠、三焦、胆经。

【功能与主治】 行气止痛，健脾消食。用于胸胁、脘腹胀痛，泻痢后重，食积不消，不思饮食。面煨木香实肠止泻。用于泄泻腹痛。

【用法与用量】 3～6g。

【贮藏】 置干燥处，防潮。

【收载标准】 《中国药典》2020 年版一部 63 页。

贝母

Beimu
FRITILLARIAE WUYANGENSIS BULBUS

【来源】 本品为百合科植物舞阳贝母 *Fritillaria wuyangensis* Z.Y.Gao 的干燥鳞茎或鳞叶。夏初时采挖，除去须根和泥沙，干燥。

【主要产地】 河南省舞钢、桐柏、西平、遂平、泌阳、方城、信阳市等地。

【炮制】 除去杂质，用时捣碎。

【性状】 本品多为卵圆形或卵圆锥形的单瓣鳞叶，高 0.5～1.5cm，直径 0.2～0.6cm，一端钝圆，一端略呈锐尖，背面略呈弓形，腹面较平或微凹，表面类白色、黄白色或淡棕黄色；有的略呈肾形、不规则的倒锥状，高 0.5～1cm，直径 0.5～1.6cm，上端稍宽略平截，下端稍窄微凹，有残留的须根痕；偶有 2 片大小不等的鳞叶合抱，呈宽卵圆形。质硬而脆，断面类白色，富粉性。气微，味苦。

【鉴别】 （1）本品粉末类白色或淡棕黄色。淀粉粒甚多，单粒卵圆形、广卵圆形、椭圆形或类圆形，直径 6～58μm，脐点点状、裂缝状、人字形或飞鸟状，层纹隐约可见；偶见复粒，由 2～3 粒组成。表皮细胞方形或类多角形，垂周壁呈不规则连珠状增厚；气孔少见，扁圆形，副卫细胞 4～5 个。草酸钙结晶细小，棱形、方形或颗粒状。导管多为螺纹，直径 6～20μm。

（2）取本品粉末 5g，加浓氨试液 2ml 与三氯甲烷 20ml，振摇，放置过夜，滤过，滤液蒸干，残渣加三氯甲烷 1ml 使溶解，作为供试品溶液。另取贝母素甲对照品、贝母素乙对照品，加三氯甲烷制成每 1ml 各含 1mg 的混合溶液，作为对照品溶液。照薄层色谱法（《中国药典》2020 年版四部通则 0502）试验，吸取供试品溶液 10μl，对照品溶液 5μl，分别点于同一硅胶 G 薄层板上，以乙酸乙酯－甲醇－浓氨试液（17：2：1）为展开剂，展开，取出，晾干，喷以稀碘化铋钾试液。供试品色谱中，在与对照品色谱相应的位置上，显相同颜色的斑点。

【检查】 水分 不得过 13.0%（《中国药典》2020 年版四部通则 0832 第二法）。

总灰分 不得过 5.0%（《中国药典》2020 年版四部通则 2302）。

【浸出物】 照醇溶性浸出物测定法（《中国药典》2020 年版四部通则 2201）项下的热浸法测定，用稀乙醇作溶剂，不得少于 10.0%。

【性味与归经】 微苦，寒。归肺、心经。

【功能与主治】 清热润肺，化痰止咳，开郁散结。用于风热、燥热所致的痰火咳嗽，肺痈，乳痈，疮毒，心胸郁闷。

【用法与用量】 3～9g，研粉冲服或煎服。

【注意事项】 不宜与川乌、制川乌、草乌、制草乌、附子同用。

【贮藏】 置干燥处，防蛀。

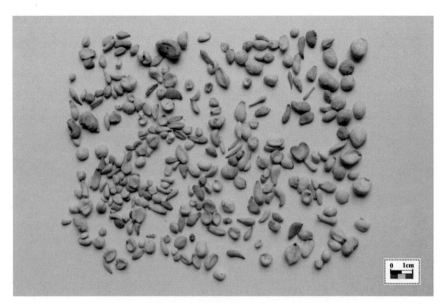

贝母

牛膝 Niuxi
ACHYRANTHIS BIDENTATAE RADIX

【来源】 本品为苋科植物牛膝 *Achyranthes bidentata* Bl. 的干燥根。冬季茎叶枯萎时采挖，除去须根和泥沙，捆成小把，晒至干皱后，将顶端切齐，晒干。

【主要产地】 河南省武陟、温县、沁阳、博爱、孟州等地。

【炮制】 **炒牛膝** 取净牛膝段，置炒制容器内，用文火加热微炒，取出，放凉。

盐牛膝 取净牛膝段，加盐水拌匀，闷透，置炒制容器内，用文火加热炒干，取出，放凉。

每100kg 牛膝段，用食盐 2kg。

【性状】 **炒牛膝** 本品为圆柱形的段。外表皮灰黄色或淡棕色，有微细的纵皱纹及横长皮孔，多有焦斑。质硬脆，易折断，受潮后变软。切面平坦，淡棕色或棕色，略呈角质样而油润，中心维管束木质部较大，黄白色，其外周散有多数黄白色点状维管束，断续排列成2～4 轮。气微，味微甜而稍苦涩。

盐牛膝 形如炒牛膝，外表皮深棕色，多有焦斑，略有咸味。

【鉴别】 （1）本品横切面：木栓层为数列扁平细胞，切向延伸。栓内层较窄。异型维管束外韧型，断续排列成2～4 轮；最外轮维管束较小，有的仅 1 至数个导管；束间形成层几连接成环，向内维管束较大；木质部由导管及小的木纤维组成；根中心木质部集成2～3 群。薄壁细胞含草酸钙砂晶。

（2）取本品粉末 4g，加80% 甲醇50ml，加热回流 3 小时，滤过，滤液蒸干，残渣加水 15ml，微热使溶解，加在 D101 型大孔吸附树脂柱（内径为 1.5cm，柱高为 15cm）上，用水 100ml 洗脱，弃去水液，再用 20% 乙醇 100ml 洗脱，弃去洗脱液，继用 80% 乙醇 100ml 洗脱，收集洗脱液，蒸干，残渣加 80% 甲醇 1ml 使溶解，作为供试品溶液。另取牛膝对照药材 4g，同法制成对照药材溶液。再取 β－蜕皮甾酮对照品、人参皂苷 Ro 对照品，加甲醇分别制成每 1ml 含 1mg 的溶液，作为对照品溶液。照薄层色谱法（《中国药典》2020 年版四部通则 0502）试验，吸取供试品溶液 4～8μl、对照药材溶液和对照品溶液各 4μl，分别点于同一硅胶 G 薄层板上，以三氯甲烷－甲醇－水－甲酸（7：3：0.5：0.05）为展开剂，展开，取出，晾干，喷以 5% 香草醛硫酸溶液，在 105℃加热至斑点显色清晰。供试品色谱中，在与对照药材色谱和对照品色谱相应的位置上，显相同颜色的斑点。

【检查】 水分 不得过 15.0%（《中国药典》2020 年版四部通则 0832 第二法）。

二氧化硫残留量 照二氧化硫残留量测定法（《中国药典》2020 年版四部通则 2331）测定，不得过 400mg/kg。

【性味与归经】 苦、甘、酸，平。归肝、肾经。

【功能与主治】 逐瘀通经，补肝肾，强筋骨，利尿通淋，引血下行。用于经闭，痛经，腰膝酸痛，筋骨无力，淋证，水肿，头痛，眩晕，牙痛，口疮，吐血，衄血。炒牛膝滋补肝肾，强筋骨。盐牛膝引药入肾，增强补肝肾、强筋骨的作用，并能引药下行。

【用法与用量】 5～12g。

【注意事项】 孕妇慎用。

【贮藏】 置阴凉干燥处，防潮。

【收载标准】《中国药典》2020 年版一部 74 页。

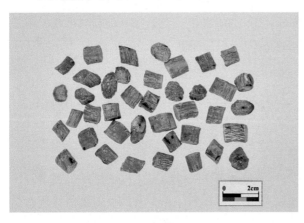

炒牛膝

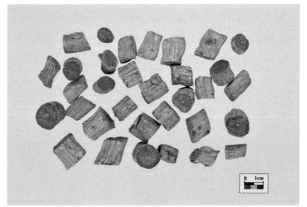

盐牛膝

牛蒡根 Niubanggen
ARCYII LAPPAE RADIX

【来源】 本品为菊科植物牛蒡 *Arctium lappa* L. 的干燥根。秋季采挖 2 年以上的根，洗净，晒干。

【主要产地】 分布全国各地，以山东、江苏、河南、陕西、安徽、浙江为主要产地。

【炮制】 除去杂质，洗净润透，切厚片，干燥。

【性状】　本品为类圆形或椭圆形的厚片，表面黄褐色或黑褐色。质硬而脆，断面疏松、有裂隙或略平整而致密，皮部黑褐色，木部黄白色或黄褐色，形成层明显。气微，味淡。

【鉴别】　（1）本品粉末灰棕色。菊糖多见，多存在于薄壁细胞中，表面现放射状纹理。网纹导管众多，直径21～113μm。薄壁细胞类方形或类圆形。木栓细胞表面观类方形或多角形，壁稍厚。木纤维少见，细长。

（2）取本品粉末1g，加乙酸乙酯5ml，超声处理20分钟，滤过，滤液浓缩至干，残渣加甲醇0.5ml使溶解，作为供试品溶液。另取牛蒡根对照药材1g，同法制成对照药材溶液。照薄层色谱法（《中国药典》2020年版四部通则0502）试验，吸取上述两种溶液各15μl，分别点于同一硅胶G薄层板上，以甲苯－乙酸乙酯－甲酸（20∶4∶0.5）为展开剂，展开，取出，晾干，喷以10%硫酸乙醇溶液，置紫外光灯（365nm）下检视。供试品色谱中，在与对照药材色谱相应的位置上，显相同颜色的斑点。

【检查】　水分　不得过12.0%（《中国药典》2020年版四部通则0832第二法）。

总灰分　不得过7.0%（《中国药典》2020年版四部通则2302）。

酸不溶性灰分　不得过3.5%（《中国药典》2020年版四部通则2302）。

【浸出物】　照水溶性浸出物测定法（《中国药典》2020年版四部通则2201）项下的热浸法测定，不得少于50.0%。

【性味与归经】　苦、微甘，凉。归肺、心经。

【功能与主治】　散风热，消肿毒。用于风热感冒，头痛，咳嗽，热毒面肿，咽喉肿痛，齿龈瘪痛，风湿痹痛，癥瘕积块，痈疖恶疮，痔疮脱肛。

【用法与用量】　6～15g；内服，煎汤或研末酒浸。外用适量，熬膏外敷或煎水洗。

【贮藏】　置阴凉通风干燥处。

【收载标准】《山东省中药材标准》2012年版25页。

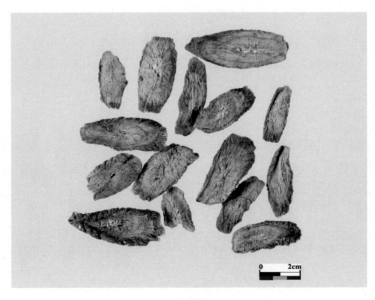

牛蒡根

升麻 Shengma
CIMICIFUGAE RHIZOMA

【来源】 本品为毛茛科植物大三叶升麻 *Cimicifuga heracleifolia* Kom.、兴安升麻 *Cimicifuga dahurica*（Turcz.）Maxim. 或升麻 *Cimicifuga foetida* L. 的干燥根茎。秋季采挖，除去泥沙，晒至须根干时，燎去或除去须根，晒干。

【主要产地】 辽宁、黑龙江、吉林、河北、河南、山西、湖北、四川、内蒙古、陕西、青海、甘肃、贵州、新疆、云南等地。

【炮制】 **蜜升麻** 先将炼蜜加适量沸水稀释后，加入净升麻片拌匀，闷透，置炒制容器内，炒至不粘手，取出，放凉。

每100kg升麻片，用炼蜜24kg。

升麻炭 将净升麻片置炒制容器内，武火炒至表面焦黑色，内部黑褐色时，喷淋清水少许，灭尽火星，取出，及时摊晾，凉透。

【性状】 **蜜升麻** 本品为不规则的厚片。外表皮黑褐色或棕褐色，有的可见须根痕或坚硬的细须根残留，有的可见圆形空洞的茎基痕。切面黑褐色或焦黄色，有裂隙，纤维性，皮部薄。体轻，质脆。具蜜香气，味甜、微苦而涩。

升麻炭 本品为不规则的厚片。表面焦黑色，可见放射状或不规则网状纹理，内部黑褐色或棕褐色。气微香，味微苦。

【检查】 **水分** 不得过11.0%（《中国药典》2020年版四部通则0832第二法）。

总灰分 不得过8.0%（《中国药典》2020年版四部通则2302）。

酸不溶性灰分 **蜜升麻** 不得过2.0%；**升麻炭** 不得过4.0%（《中国药典》2020年版四部通则2302）。

【浸出物】 **蜜升麻** 照醇溶性浸出物测定法（《中国药典》2020年版四部通则2201）项下的热浸法测定，用稀乙醇作溶剂，不得少于20.0%。

【性味与归经】 辛、微甘，微寒。归肺、脾、胃、大肠经。

【功能与主治】 发表透疹，清热解毒，升举阳气。用于风热头痛，齿痛，口疮，咽喉肿痛，麻

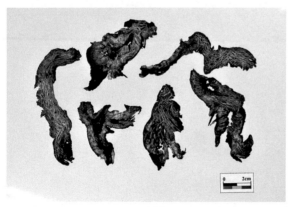

蜜升麻

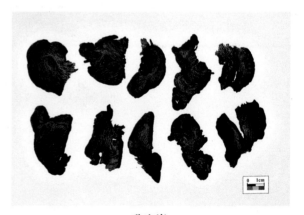

升麻炭

疹不透，阳毒发斑；脱肛，子宫脱垂。蜜升麻减轻散风作用。用于阴虚下陷。升麻炭缓和散风作用。用于肠风下血。

【用法与用量】 3～10g。

【贮藏】 置通风干燥处。蜜升麻，密闭，贮于阴凉干燥处。

【收载标准】《中国药典》2020年版一部75页。

丹参 Danshen
SALVIAE MILTIORRHIZAE RADIX ET RHIZOMA

【来源】 本品为唇形科植物丹参 *Salvia miltiorrhiza* Bge. 的干燥根和根茎。春、秋二季采挖，除去泥沙，干燥。

【主要产地】 辽宁、北京、河北、河南、山西、陕西、山东、安徽、江苏、浙江、江西、福建、四川等地。

【炮制】 **丹参炭** 取丹参片，置炒制容器内，用武火炒至外呈黑色、内呈焦黑色时，喷淋清水少许，熄灭火星，取出，晾干。

【性状】 **丹参炭** 本品为类圆形或椭圆形的厚片。外表皮呈黑色，粗糙，具纵皱纹。内呈焦黑色，气微，味微苦涩。

【性味与归经】 苦，微寒。归心、肝经。

【功能与主治】 活血祛瘀，通经止痛，清心除烦，凉血消痈。用于胸痹心痛，脘腹胁痛，癥瘕积聚，热痹疼痛，心烦不眠，月经不调，痛经，经闭，疮疡肿痛。丹参炭止血。

【用法与用量】 10～15g。

【注意事项】 不宜与藜芦同用。

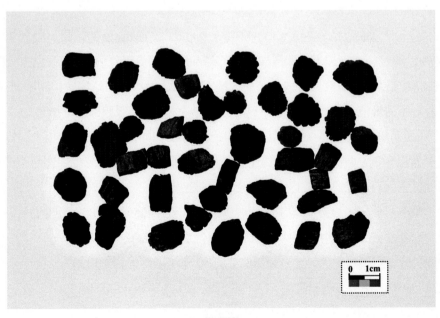

丹参炭

【贮藏】 置干燥处。

【收载标准】《中国药典》2020 年版一部 77 页。

乌药 Wuyao
LINDERAE RADIX

【来源】 本品为樟科植物乌药 *Lindera aggregata*（Sims）Kosterm. 的干燥块根。全年均可采挖，除去细根，洗净，趁鲜切片，晒干，或直接晒干。

【主要产地】 浙江、湖南等地。

【炮制】 **醋乌药** 取乌药片，加醋拌匀，闷透，置炒制容器内，文火炒至微带焦斑时，取出，放凉。

　　每 100kg 乌药片，用醋 12kg。

酒乌药 取乌药片，加黄酒拌匀，闷透，置炒制容器内，用文火炒至微干时，取出，放凉。

　　每 100kg 乌药片，用黄酒 12kg。

【性状】 **醋乌药** 本品为类圆形的薄片，外表皮棕褐色。切面深黄色或灰棕色，略有焦斑，射线放射状，可见年轮环纹。质脆，易折断。具醋气，味微酸、微苦。

酒乌药 本品为类圆形的薄片，外表皮黄棕色或黄褐色。切面黄白色或淡黄棕色，偶有焦斑，射线放射状，可见年轮环纹。质脆，易折断。略具酒气。

【鉴别】 （1）本品粉末黄白色至黄棕色。淀粉粒甚多，单粒类球形、长圆形或卵圆形，直径 4～39μm，脐点叉状、人字状或裂缝状；复粒由 2～4 分粒组成。木纤维淡黄色，多成束，直径 20～30μm，壁厚约 5μm，有单纹孔，胞腔含淀粉粒。韧皮纤维近无色，长梭形，多单个散在，直径 15～17μm，壁极厚，孔沟不明显。具缘纹孔导管直径约 68μm，具缘纹孔排列紧密。木射线细胞壁稍增厚，纹孔较密。油细胞长圆形，含棕色分泌物。

（2）取本品粉末 1g，加石油醚（30～60℃）30ml，放置 30 分钟，超声处理（保持水温低于 30℃）10 分钟，滤过，滤液挥干，残渣加乙酸乙酯 1ml 使溶解，作为供试品溶液。另取乌药对照药材 1g，同法制成对照药材溶液。再取乌药醚内酯对照品，用乙酸乙酯溶解，制成每 1ml 含 0.75mg 的溶液，作为对照品溶液。照薄层色谱法（《中国药典》2020 年版四部通则 0502）试验，吸取供试品溶液 4μl、对照药材溶液 4μl、对照品溶液 3μl，分别点于同一硅胶 H 薄层板上，以甲苯－乙酸乙酯（15：1）为展开剂，展开，取出，晾干，喷以 1% 香草醛硫酸溶液。供试品色谱中，在与对照药材色谱和对照品色谱相应的位置上，显相同颜色的斑点。

【检查】 **水分** 不得过 11.0%（《中国药典》2020 年版四部通则 0832 第四法）。

总灰分 不得过 4.0%（《中国药典》2020 年版四部通则 2302）。

酸不溶性灰分 不得过 2.0%（《中国药典》2020 年版四部通则 2302）。

【浸出物】 照醇溶性浸出物测定法（《中国药典》2020 年版四部通则 2201）项下的热浸法测定，用 70% 乙醇作溶剂，不得少于 12.0%。

【含量测定】 乌药醚内酯 照高效液相色谱法（《中国药典》2020年版四部通则0512）测定。

色谱条件与系统适用性试验 以十八烷基硅烷键合硅胶为填充剂；以乙腈－水（56∶44）为流动相；检测波长为235nm。理论板数按乌药醚内酯峰计算应不低于2 000。

对照品溶液的制备 取乌药醚内酯对照品适量，精密称定，加甲醇制成每1ml含40μg的溶液，即得。

供试品溶液的制备 取本品粗粉约1g，精密称定，置索氏提取器中，加乙醚适量，提取4小时，提取液挥干，残渣用甲醇分次溶解，转移至50ml量瓶中，加甲醇至刻度，摇匀，滤过，取续滤液，即得。

测定法 分别精密吸取对照品溶液与供试品溶液各10μl，注入液相色谱仪，测定，即得。

本品按干燥品计算，含乌药醚内酯（$C_{15}H_{16}O_4$）不得少于0.030%。

去甲异波尔定 照高效液相色谱法（《中国药典》2020年版四部通则0512）测定。

色谱条件与系统适用性试验 以十八烷基硅烷键合硅胶为填充剂；以乙腈为流动相A，以含0.5%甲酸和0.1%三乙胺溶液为流动相B，按下表中的规定进行梯度洗脱；检测波长为280nm。理论板数按去甲异波尔定峰计算应不低于5 000。

时间（分钟）	流动相A（%）	流动相B（%）
0～13	10→22	90→78
13～22	22	78

对照品溶液的制备 取去甲异波尔定对照品适量，精密称定，加甲醇－盐酸溶液（0.5→100）（2∶1）的混合溶液制成每1ml含0.2mg的溶液，即得。

供试品溶液的制备 取本品粉末（过三号筛）约0.5g，精密称定，置圆底烧瓶中，精密加入甲醇－盐酸溶液（0.5→100）（2∶1）的混合溶液25ml，密塞，称定重量，加热回流并保持微沸1小时，放冷，再称定重量，用甲醇－盐酸溶液（0.5→100）（2∶1）的混合溶液补足减失的重量，摇匀，滤过，取续滤液，即得。

测定法 分别精密吸取对照品溶液与供试品溶液各5μl，注入液相色谱仪，测定，即得。

本品按干燥品计算，含去甲异波尔定（$C_{18}H_{19}NO_4$）不得少于0.40%。

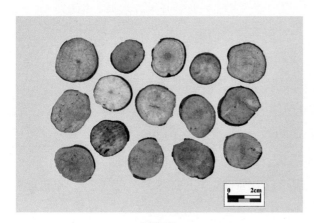

酒乌药

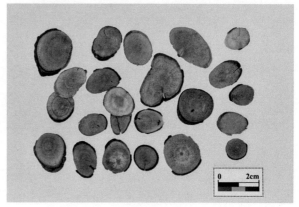

醋乌药

【性味与归经】 辛，温。归肺、脾、肾、膀胱经。

【功能与主治】 行气止痛，温肾散寒。用于寒凝气滞，胸腹胀痛，气逆喘急，膀胱虚冷，遗尿尿频，疝气疼痛，经寒腹痛。醋乌药下气。酒乌药行气。

【用法与用量】 6～10g。

【贮藏】 置阴凉干燥处，防蛀。

【收载标准】 《中国药典》2020 年版一部 79 页。

巴戟天 Bajitian
MORINDAE OFFICINALIS RADIX

【来源】 本品为茜草科植物巴戟天 *Morinda officinalis* How 的干燥根。全年均可采挖，洗净，除去须根，晒至六七成干，轻轻捶扁，晒干。

【主要产地】 广东、广西等地。

【炮制】 **盐炙巴戟天** 取净巴戟肉，加盐水拌匀，闷透，置炒制容器内，以文火加热，炒至表面呈黄色或灰黄色时，取出，放凉。

每 100kg 巴戟天，用食盐 3kg。

酒巴戟天 取除去木心的巴戟天，加黄酒拌匀，闷透，置炒制容器内，用文火炒至表面呈黄色或灰黄色时，取出，放凉。

每 100kg 巴戟天段，用黄酒 12kg。

【性状】 **盐炙巴戟天** 本品为扁圆柱形短段或不规则块。表面灰黄色或暗灰色，具纵纹和横裂纹。切面皮部厚，紫色或淡紫色，中空。气微，味甘、咸而微涩。

酒巴戟天 本品为扁圆柱形或圆柱形。中空，略弯曲，外表皮灰黄色至黄棕色，具纵纹和横裂纹。切面皮部厚，紫色或淡紫色。质韧。略有酒香气，味甘而涩。

【鉴别】 取本品粉末 2.5g，加乙醇 25ml，加热回流 1 小时，放冷，滤过，滤液蒸干，残渣加乙醇 1ml 使溶解，取上清液作为供试品溶液。另取巴戟天对照药材 2.5g，同法制成对照药材溶液。照薄层色谱法（《中国药典》2020 年版四部通则 0502）试验，吸取上述两种溶液各 15μl，分别点于同一硅胶 GF$_{254}$ 薄层板上，以甲苯 - 乙酸乙酯 - 甲酸（8：2：0.1）为展开剂，展开，取出，晾干，置紫外光灯（254nm）下检视。供试品色谱中，在与对照药材色谱相应的位置上，显相同颜色的斑点。

【检查】 **水分** 不得过 15.0%（《中国药典》2020 年版四部通则 0832 第二法）。

【浸出物】 **酒巴戟天** 照水溶性浸出物测定法（《中国药典》2020 年版四部通则 2201）项下的冷浸法测定，不得少于 50.0%。

【含量测定】 照高效液相色谱法（《中国药典》2020 年版四部通则 0512）测定。

色谱条件与系统适用性试验 以十八烷基硅烷键合硅胶为填充剂；以甲醇 - 水（3：97）为流动相；蒸发光散射检测器检测。理论板数按耐斯糖峰计算应不低于 2 000。

对照品溶液的制备 取耐斯糖对照品适量，精密称定，加流动相制成每 1ml 含 0.2mg 的溶液，即得。

供试品溶液的制备 取本品粉末（过三号筛）0.5g，精密称定，置具塞锥形瓶中，精密加入流动相 50ml，称定重量，沸水浴中加热 30 分钟，放冷，再称定重量，用流动相补足减失的重量，摇匀，放置，取上清液滤过，取续滤液，即得。

测定法 分别精密吸取对照品溶液 10μl、30μl，供试品溶液 10μl，注入液相色谱仪，测定，用外标两点法对数方程计算，即得。

本品按干燥品计算，含耐斯糖（$C_{24}H_{42}O_{21}$）不得少于 2.0%。

【性味与归经】 甘、辛，微温。归肾、肝经。

【功能与主治】 补肾阳，强筋骨，祛风湿。用于阳痿遗精，宫冷不孕，月经不调，少腹冷痛，风湿痹痛，筋骨痿软。盐炙巴戟天、酒巴戟天，引药入肾，增强其温肾助阳、强筋骨、祛风湿作用。

【用法与用量】 3～10g。

【贮藏】 密闭，贮于阴凉干燥处。

【收载标准】《中国药典》2020 年版一部 83 页。

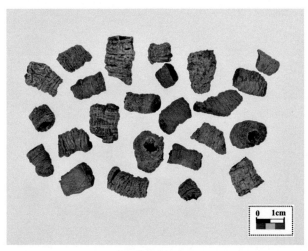

盐炙巴戟天

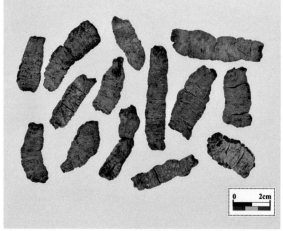

酒巴戟天

水防风 Shuifangfeng
LIBONOTIDIS RADIX

【来源】 本品为伞形植物宽萼岩风 *Libonotis laticalycina* Shan et Sheh. 的干燥根。夏、秋二季采挖，除去须根及泥沙，晒干。

【主要产地】 河南省荥阳、新密、登封、巩义等地。河北、江苏亦产。

【炮制】 水防风 除去杂质，洗净，润透，切厚片，干燥。

水防风炭 取水防风片，置炒制容器内，用中火炒至表面黑褐色或黑色，内部焦黄褐色。

【性状】 水防风 为圆形或类圆形厚片。外表面土黄色、灰黄色或浅棕色，具纵皱纹，有时可见横向皮孔及点状根瘤稍突起。体轻，皮部黄棕色或棕褐色，具放射状纹理及裂隙；木部黄色。具特异香气。味微辛稍甜。

水防风炭　形如水防风片。外表面呈黑褐色或黑色，内部呈焦黄褐色。气微香，具焦煳味。

【鉴别】　水防风　取本品粉末1g，加甲醇20ml，超声提取20分钟，滤过，滤液浓缩至5ml，作为供试品溶液。另取水防风对照药材1g，同法制成对照药材溶液。照薄层色谱法（《中国药典》2020年版四部通则0502）试验，吸取上述两种溶液各5μl，分别点于同一硅胶G薄层板上，以三氯甲烷–甲醇（8∶1）为展开剂，展开，取出，晾干，置紫外光灯（254nm）下检视。供试品色谱中，在与对照药材色谱相应的位置上，显相同颜色的斑点。

【检查】　总灰分　水防风　不得过9.0%（《中国药典》2020年版四部通则2302）。

【性味与归经】　辛、甘，温。归膀胱、肝、脾经。

【功能与主治】　解表，散风胜湿。用于风寒感冒，头痛，关节痛，皮肤瘙痒，荨麻疹。水防风炭止血，用于肠风下血。

【用法与用量】　4.5～9g。

【贮藏】　置阴凉干燥处，防蛀。

【收载标准】《河南省中药材标准（一）》1991年版20页。

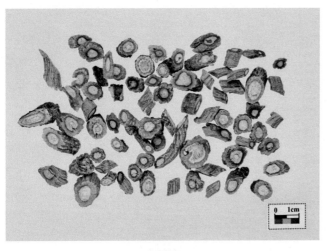

水防风

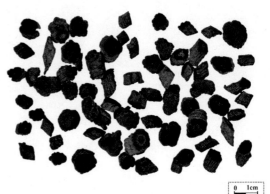

水防风炭

玉竹 Yuzhu
POLYGONATI ODORATI RHIZOMA

【来源】　本品为百合科植物玉竹 *Polygonatum odoratum*（Mill.）Druce 的干燥根茎。秋季采挖，除去须根，洗净，晒至柔软后，反复揉搓、晾晒至无硬心，晒干；或蒸透后，揉至半透明，晒干。

【主要产地】　湖南、河南、江苏、浙江等地。

【炮制】　蜜玉竹　取炼蜜，适量沸水稀释后，加入玉竹中拌匀，闷透，置炒制容器内，用文火炒至黄色至深黄色，不粘手。

每100kg玉竹，用炼蜜18kg。

【性状】 蜜玉竹　为不规则的厚片或段。表面深棕黄色，微有光泽，质稍黏。具焦香气，味甜。

【性味与归经】 甘，微寒。归肺、胃经。

【功能与主治】 养阴润燥，生津止渴。用于肺胃阴伤，燥热咳嗽，咽干口渴，内热消渴。蜜玉竹补中、润肺止咳。

【用法与用量】 6～12g。

【贮藏】 置通风干燥处，防霉，防蛀。

【收载标准】《中国药典》2020年版一部86页。

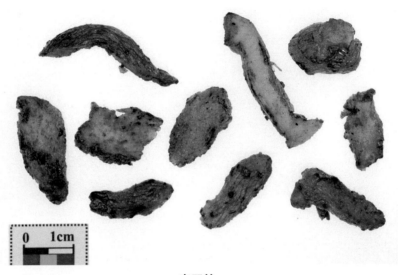

蜜玉竹

甘草 Gancao
GLYCYRRHIZAE RADIX ET RHIZOMA

【来源】 本品为豆科植物甘草 *Glycyrrhiza uralensis* Fisch.、胀果甘草 *Glycyrrhiza inflata* Bat. 或光果甘草 *Glycyrrhiza glabra* L. 的干燥根和根茎。春、秋二季采挖，除去须根，晒干。

【主要产地】 内蒙古、辽宁、山西、陕西、黑龙江、新疆、甘肃、青海、吉林等地。

【炮制】 炒甘草　取甘草片，置炒制容器内，用文火炒至深黄色时，取出，放凉。

【性状】 炒甘草　本品为类圆形或椭圆形的厚片。外表皮红棕色或灰棕色，具纵皱纹。切面深黄色，微具焦斑，有明显放射状纹理及形成层环。质坚实，具粉性。气微，味甜而特异。

【鉴别】 （1）本品粉末淡棕黄色。纤维成束，直径8～14μm，壁厚，微木化，周围薄壁细胞含草酸钙方晶，形成晶纤维。草酸钙方晶多见。具缘纹孔导管较大，稀有网纹导管。木栓细胞红棕色，多角形，微木化。

（2）取本品粉末1g，加乙醚40ml，加热回流1小时，滤过，弃去醚液，药渣加甲醇30ml，加热回流1小时，滤过，滤液蒸干，残渣加水40ml使溶解，用正丁醇提取3次，每次20ml，合并正丁醇液，用水洗涤3次，弃去水液，正丁醇液蒸干，残渣加甲醇5ml使溶解，作为供试品溶液。另取甘草对照药材1g，同法制成对照药材溶液。再取甘草酸铵对照品，加甲醇制成每1ml含2mg的溶液，作为对照品溶液。照薄层色谱法（《中国药典》2020 年版四部通则 0502）试验，吸取上述三种溶液各 1～2μl，分别点于同一用 1% 氢氧化钠溶液制备的硅胶 G 薄层板上，以乙酸乙酯－甲酸－冰醋酸－水（15：1：1：2）为展开剂，展开，取出，晾干，喷以 10% 硫酸乙醇溶液，在 105℃ 加热至斑点显色清晰，置紫外光灯（365nm）下检视。供试品色谱中，在与对照药材色谱相应的位置上，显相同颜色的荧光斑点；在与对照品色谱相应的位置上，显相同的橙黄色荧光斑点。

【检查】 **水分** 不得过 12.0%（《中国药典》2020 年版四部通则 0832 第二法）。

总灰分 不得过 7.0%（《中国药典》2020 年版四部通则 2302）。

重金属及有害元素 照铅、镉、砷、汞、铜测定法（《中国药典》2020 年版四部通则 2321 原子吸收分光光度法或电感耦合等离子体质谱法）测定，铅不得过 5mg/kg；镉不得过 1mg/kg；砷不得过 2mg/kg；汞不得过 0.2mg/kg；铜不得过 20mg/kg。

其他有机氯类农药残留量 照农药残留量测定法（《中国药典》2020 年版四部通则 2341 有机氯类农药残留量测定—第一法）测定。

含五氯硝基苯不得过 0.1mg/kg。

【性味与归经】 甘，平。归心、肺、脾、胃经。

【功能与主治】 补脾益气，清热解毒，祛痰止咳，缓急止痛，调和诸药。用于脾胃虚弱，倦怠乏力，心悸气短，咳嗽痰多，脘腹、四肢挛急疼痛，痈肿疮毒，缓解药物毒性、烈性。炒甘草，温中，调和脾胃。用于脾虚便泄、胃虚口渴、肺虚咳嗽等。

【用法与用量】 2～10g。

【注意事项】 不宜与海藻、京大戟、红大戟、甘遂、芫花同用。

【贮藏】 置通风干燥处，防蛀。

【收载标准】《中国药典》2020 年版一部 88 页。

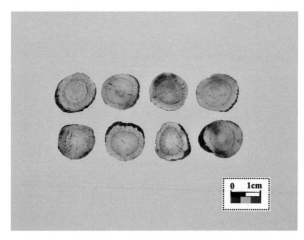
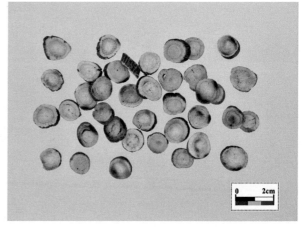

炒甘草

甘遂 Gansui
KANSUI RADIX

【来源】 本品为大戟科植物甘遂 *Euphorbia kansui* T. N. Liou ex T. P. Wang 的干燥块根。春季

开花前或秋末茎叶枯萎后采挖，撞去外皮，晒干。

【主要产地】 陕西、山西、河南等地。

【炮制】 **煨甘遂** 取定量面粉加水适量，制成面团，然后将甘遂逐个包裹，置热砂中同炒或置炉旁炕，至面皮呈焦黄色为度，取出，放凉，去面皮。

每100kg甘遂，用面粉50kg。

醋煮甘遂 取净甘遂，与醋拌匀，置适宜容器内，加清水适量同煮，煮至中央无白心，取出，干燥。

每100kg甘遂，用醋50kg。

【性状】 **煨甘遂** 本品为椭圆形、长圆柱形或连珠形，长1～5cm，直径0.5～2.5cm。表面焦黄色，凹陷处有棕色外皮残留。质脆，易折断，断面粉性，白色，木部微显放射状纹理。略有焦香气，味微甘而辣。

醋煮甘遂 形如煨甘遂，表面黄色至黄棕色，有浓郁的醋香气。

【鉴别】 取本品粉末1g，加乙醇10ml，超声处理30分钟，滤过，滤液蒸干，残渣加乙醇1ml使溶解，作为供试品溶液。另取甘遂对照药材1g，同法制成对照药材溶液。再取大戟二烯醇对照品，加甲醇制成每1ml含1mg的溶液，作为对照品溶液。照薄层色谱法（《中国药典》2020年版四部通则0502）试验，吸取上述三种溶液各2μl，分别点于同一硅胶G薄层板上，以石油醚（30～60℃）-丙酮（5：1）为展开剂，展开，取出，晾干，喷以10%硫酸乙醇溶液，在105℃加热至斑点显色清晰。分别置日光和紫外光灯（365nm）下检视，供试品色谱中，在与对照药材色谱和对照品色谱相应的位置上，显相同颜色的斑点或荧光斑点。

【性味与归经】 苦，寒；有毒。归肺、肾、大肠经。

【功能与主治】 泻水逐饮，消肿散结。用于水肿胀满，胸腹积水，痰饮积聚，气逆咳喘，二便不利，风痰癫痫，痈肿疮毒。面煨、醋煮甘遂可减低毒性。

【用法与用量】 0.5～1.5g，炮制后多入丸散用。

【注意事项】 孕妇禁用；不宜与甘草同用。

【贮藏】 置通风干燥处，防蛀。

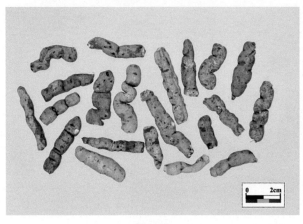

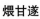

煨甘遂

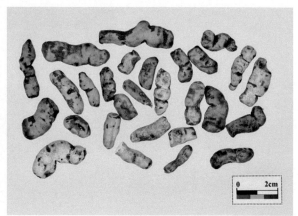

醋煮甘遂

【收载标准】《中国药典》2020 年版一部 89 页。

石菖蒲 Shichangpu
ACORI TATARINOWII RHIZOMA

【来源】 本品为天南星科植物石菖蒲 *Acorus tatarinowii* Schott 的干燥根茎。秋、冬二季采挖，除去须根及泥沙，晒干。

【主要产地】 四川、江苏、浙江等地。

【炮制】 **麸炒石菖蒲** 先将炒制容器加热，至撒入麸皮即刻烟起，随即投入净石菖蒲片，迅速翻动，炒至表面呈黄色时，取出，筛去麸皮，放凉。

每 100kg 石菖蒲片，用麸皮 12kg。

【性状】 **麸炒石菖蒲** 本品为扁圆形或长条形的厚片。表面黄棕色至深棕色，切面纤维性，内皮层环明显，可见多数维管束小点及棕色油细胞。有焦香气，味苦、微辛。

【鉴别】 （1）本品粉末灰棕色至棕色。淀粉粒单粒球形、椭圆形或长卵形，直径 2～9μm；复粒由 2～20（或更多）分粒组成。纤维束周围细胞中含草酸钙方晶，形成晶纤维。草酸钙方晶呈多面形、类多角形、双锥形，直径 4～16μm。分泌细胞呈类圆形或长圆形，胞腔内充满黄绿色、橙红色或红色分泌物。

（2）取本品粉末 0.2g，加石油醚（60～90℃）20ml，加热回流 1 小时，滤过，滤液蒸干，残渣加石油醚（60～90℃）1ml 使溶解，作为供试品溶液。另取石菖蒲对照药材 0.2g，同法制成对照药材溶液。照薄层色谱法（《中国药典》2020 年版四部通则 0502）试验，吸取上述两种溶液各 2μl，分别点于同一硅胶 G 薄层板上，以石油醚（60～90℃）-乙酸乙酯（4：1）为展开剂，展开，取出，晾干，放置约 1 小时，置紫外光灯（365nm）下检视。供试品色谱中，在与对照药材色谱相应的位

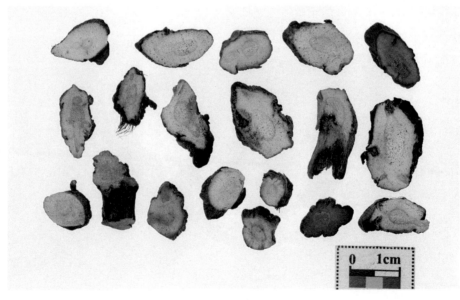

麸炒石菖蒲

置上，显相同颜色的荧光斑点；再以碘蒸气熏至斑点显色清晰，供试品色谱中，在与对照药材色谱相应的位置上，显相同颜色的斑点。

【检查】 水分　不得过 13.0%（《中国药典》2020 年版四部通则 0832 第四法）。

总灰分　不得过 10.0%（《中国药典》2020 年版四部通则 2302）。

【浸出物】 照醇溶性浸出物测定法（《中国药典》2020 年版四部通则 2201）项下的冷浸法测定，用稀乙醇作溶剂，不得少于 10.0%。

【性味与归经】 辛、苦，温。归心、胃经。

【功能与主治】 开窍豁痰，醒神益智，化湿开胃。用于神昏癫痫，健忘失眠，耳鸣耳聋，脘痞不饥，噤口下痢。麸炒石菖蒲增强祛湿、开胃作用。

【用法与用量】 3～10g。

【贮藏】 置干燥处，防霉。

【收载标准】《中国药典》2020 年版一部 93 页。

北沙参
Beishashen
GLEHNIAE RADIX

【来源】 本品为伞形科植物珊瑚菜 *Glehnia littoralis* Fr.Schmidt ex Miq. 的干燥根。夏、秋二季采挖，除去须根，洗净，稍晾，置沸水中烫后，除去外皮，干燥。或洗净直接干燥。

【主要产地】 辽宁、山东、河北、江苏等地。

【炮制】 蜜北沙参　先将炼蜜加适量沸水稀释后，加入北沙参段中拌匀，闷透，置炒制容器内，用文火炒至黄色时，取出，放凉。

每 100kg 北沙参段，用炼蜜 12～18kg。

米炒北沙参　取大米置炒制容器内，文火加热，倒入北沙参段，与米拌炒至黄色，取出，筛去米，放凉。

每 100kg 北沙参段，用米 12kg。

【性状】 蜜北沙参　本品为类圆形的段，表面黄色、略带焦斑，稍有黏性。味甜。

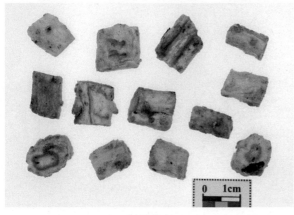
蜜北沙参

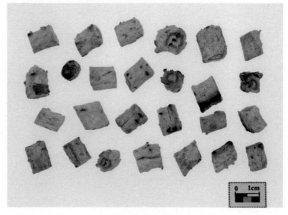
米炒北沙参

米炒北沙参 本品为类圆形的段，表面黄色、略带焦斑，气微，味微甘。

【**性味与归经**】 甘、微苦，微寒。归肺、胃经。

【**功能与主治**】 养阴清肺，益胃生津。用于肺热燥咳，劳嗽痰血，胃阴不足，热病津伤，咽干口渴。蜜北沙参增强润肺止咳作用。米炒北沙参增强健脾和胃作用。

【**用法与用量**】 5～12g。

【**注意事项**】 不宜与藜芦同用。

【**贮藏**】 置通风干燥处，防蛀。

【**收载标准**】《中国药典》2020 年版一部 103 页。

生姜 Shengjiang
ZINGIBERIS RHIZOMA RECENS

【**来源**】 本品为姜科植物姜 *Zingiber officinale* Rosc. 的新鲜根茎。秋、冬二季采挖，除去须根及泥沙。

【**主要产地**】 四川、贵州、广西、广东、浙江、江西、陕西等地。

【**炮制**】 **煨生姜** 取生姜块，置无烟炉火上，烤至半熟；或用草纸包裹生姜数层，浸湿后置炉台上或热火灰中，煨至纸变焦黄、姜半熟为度，取出，除去纸，切薄片。

【**性状**】 **煨生姜** 本品为不规则薄片，姜皮偶见焦斑，表面显油黄色。

【**鉴别**】 取本品 1g，切成 1～2mm 的小块，加乙酸乙酯 20ml，超声处理 10 分钟，滤过，滤液蒸干，残渣加乙酸乙酯 1ml 使溶解，作为供试品溶液。另取 6- 姜辣素对照品，加甲醇制成每 1ml 含 0.5mg 的溶液，作为对照品溶液。照薄层色谱法（《中国药典》2020 年版四部通则 0502）试验，吸取供试品溶液 6μl、对照品溶液 4μl，分别点于同一硅胶 G 薄层板上，以石油醚（60～90℃）- 三氯甲烷 - 乙酸乙酯（2：1：1）为展开剂，展开，取出，晾干，喷以香草醛硫酸试液，在 105℃加热至斑点显色清晰。供试品色谱中，在与对照品色谱相应的位置上，显相同颜色的斑点。

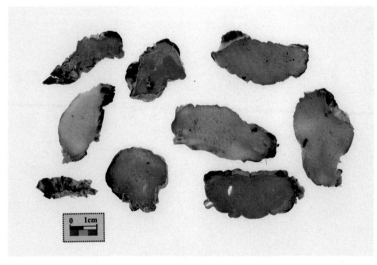

煨生姜

【检查】　总灰分　不得过 2.0%（《中国药典》2020 年版四部通则 2302）。

【性味与归经】　辛，微温。归肺、脾、胃经。

【功能与主治】　解表散寒，温中止呕，化痰止咳，解鱼蟹毒。用于风寒感冒，胃寒呕吐，寒痰咳嗽，鱼蟹中毒。煨姜用于温中止呕。

【用法与用量】　3~10g。

【贮藏】　置阴凉干燥处，或埋入湿沙内，防冻。

【收载标准】《中国药典》2020 年版一部 104 页。

仙茅 Xianmao
CURCULIGINIS RHIZOMA

【来源】　本品为石蒜科植物仙茅 *Curculigo orchioides* Gaertn. 的干燥根茎。秋、冬二季采挖，除去根头和须根，洗净，干燥。

【主要产地】　四川、云南、贵州等地。

【炮制】　酒仙茅　取净仙茅，用黄酒拌匀，闷润，置炒制容器内，文火炒至微干，取出，放凉。每 100kg 仙茅，用黄酒 10kg。

【性状】　酒仙茅　本品为类圆形或不规则形的厚片或段。外表皮棕色至褐色，粗糙，有的可见纵横皱纹和细孔状的须根痕。切面灰白色至棕褐色，有多数棕色小点，中间有深色环纹。微有酒香气，味微苦、辛。

【鉴别】　取本品粉末 2g，加乙醇 20ml，加热回流 30 分钟，滤过，滤液蒸干，残渣加乙醇 1ml 使溶解，作为供试品溶液。取仙茅对照药材 2g，同法制成对照药材溶液。再取仙茅苷对照品，加乙醇制成每 1ml 含 0.2mg 的溶液，作为对照品溶液。照薄层色谱法（《中国药典》2020 年版四部通则 0502）试验，吸取供试品溶液和对照药材溶液各 4μl，对照品溶液 6μl，分别点于同一硅胶 G 薄层板上，以二氯甲烷 - 丙酮 - 甲酸（5：2：1）为展开剂，展开，取出，晾干，喷以 2% 香草醛的 10% 硫酸乙醇溶液，在 105℃加热至斑点显色清晰，置日光下检视。供试品色谱中，在与对照药材色谱和对照品色谱相应的位置上，显相同颜色的斑点。

【检查】　水分　不得过 13.0%（《中国药典》2020 年版四部通则 0832 第二法）。

总灰分　不得过 10.0%（《中国药典》2020 年版四部通则 2302）。

酸不溶性灰分　不得过 2.0%（《中国药典》2020 年版四部通则 2302）。

【浸出物】　照醇溶性浸出物测定法（《中国药典》2020 年版四部通则 2201）项下的热浸法测定，用乙醇作溶剂，不得少于 7.0%。

【含量测定】　照高效液相色谱法（《中国药典》2020 年版四部通则 0512）测定。

色谱条件与系统适用性试验　以十八烷基硅烷键合硅胶为填充剂；以乙腈 -0.1% 磷酸溶液（21：79）为流动相；检测波长为 285nm。理论板数按仙茅苷峰计算应不低于 3 000。

对照品溶液的制备　取仙茅苷对照品适量，精密称定，加甲醇制成每 1ml 含 70μg 的溶液，即

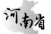

得。

供试品溶液的制备 取本品粉末（过三号筛）约 1g，精密称定，精密加入甲醇 50ml，称定重量，加热回流 2 小时，取出，放冷，再称定重量，用甲醇补足减失的重量，摇匀，滤过。精密量取续滤液 20ml，蒸干，残渣加甲醇溶解，转移至 10ml 量瓶中，加甲醇至刻度，摇匀，滤过，取续滤液，即得。

测定法 分别精密吸取对照品溶液与供试品溶液各 10μl，注入液相色谱仪，测定，即得。

本品按干燥品计算，含仙茅苷（$C_{22}H_{26}O_{11}$）不得少于 0.060%。

【**性味与归经**】 辛，热；有毒。归肾、肝、脾经。

【**功能与主治**】 补肾阳，强筋骨，祛寒湿。用于阳痿精冷，筋骨痿软，腰膝冷痛，阳虚冷泻。酒仙茅增强补肾与壮筋骨作用。

【**用法与用量**】 3～10g。

【**贮藏**】 置干燥处，防霉，防蛀。

【**收载标准**】《中国药典》2020 年版一部 105 页。

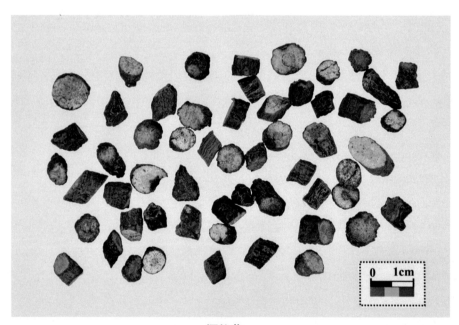

酒仙茅

白术 Baizhu
ATRACTYLODIS MACROCEPHALAE RHIZOMA

【**来源**】 本品为菊科植物白术 *Atractylodes macrocephala* Koidz. 的干燥根茎。冬季下部叶枯黄、上部叶变脆时采挖，除去泥沙，烘干或晒干，再除去须根。

【**主要产地**】 浙江、湖北、安徽、湖南、江西等地。

【**炮制**】 **土炒白术** 取灶心土细粉，置炒制容器内，中火炒至呈灵活状态时，加入净白术片，拌炒至表面挂土色，有香气逸出时，取出，筛去伏龙肝细粉，放凉。

每 100kg 白术片，用灶心土细粉 20kg。

焦白术　取白术片，置炒制容器内，用武火炒至表面焦黄色时，取出，放凉。

麸白术　先将炒制容器加热，至撒入麸皮即刻烟起，随即投入白术片，迅速翻动，炒至表面呈黄色或深黄色时，取出，筛去麸皮，放凉。

每 100kg 白术片，用麦麸 10kg。

米炒白术　取白术片与米拌炒至米成黑色、白术片呈焦黄色为度，取出，筛去米，放凉。

每 100kg 白术片，用米 12kg。

白术炭　取净白术片，置炒制容器内，用武火炒至表面焦黑色，内呈黑褐色时，喷淋清水少许，熄灭火星，取出，晾干。

米泔水浸白术　将白术片用米泔水拌匀，浸泡至透，捞出，干燥。

每 100kg 白术片，用米泔水 100kg。

【性状】　**土炒白术**　呈不规则的厚片，表面显土色，附有细土末。有土香气，味甘、微辛。

焦白术　呈不规则的厚片，表面焦黄色，有明显焦斑。质松脆，微有焦香气，味微苦。

麸白术　呈不规则的厚片，表面黄棕色或棕褐色，偶见焦斑。有焦麸香气。

米炒白术　呈不规则的厚片，表面焦黄色。

白术炭　呈不规则的厚片，表面焦黑色。体轻，质松脆。折断面黄棕色。气焦香，味苦。

米泔水浸白术　呈不规则的厚片。

【鉴别】　**土炒白术、焦白术、麸白术**　取本品粉末 0.5g，加正己烷 2ml，超声处理 15 分钟，滤过，取滤液作为供试品溶液。另取白术对照药材 0.5g，同法制成对照药材溶液。照薄层色谱法（《中国药典》2020 年版四部通则 0502）试验，吸取上述新制备的两种溶液各 10μl，分别点于同一硅胶 G 薄层板上，以石油醚（60~90℃）- 乙酸乙酯（50∶1）为展开剂，展开，取出，晾干，喷以 5% 香草醛硫酸溶液，加热至斑点显色清晰。供试品色谱中，在与对照药材色谱相应的位置上，显相同颜色的斑点，并应显有一桃红色主斑点（苍术酮）。

【检查】　**水分**　不得过 15.0%（《中国药典》2020 年版四部通则 0832 第二法）。

总灰分　土炒白术、焦白术、麸白术　不得过 6.0%（《中国药典》2020 年版四部通则 2302）。

二氧化硫残留量　照二氧化硫残留量测定法（《中国药典》2020 年版四部通则 2331）测定，不得过 400mg/kg。

【浸出物】　**土炒白术、焦白术、麸白术**　照醇溶性浸出物测定法（通则 2201）项下的热浸法测定，用 60% 乙醇作溶剂，不得少于 35.0%。

【性味与归经】　苦、甘，温。归脾、胃经。

【功能与主治】　健脾益气，燥湿利水，止汗，安胎。用于脾虚食少，腹胀泄泻，痰饮眩悸，水肿，自汗，胎动不安。土白术健脾，和胃，安胎。用于脾虚食少，泄泻便溏，胎动不安。麸白术、米炒白术、焦白术增强其健脾止泻的作用。白术炭增强止泻治痢作用。米泔水浸白术，去燥性。

【用法与用量】　6~12g。

【贮藏】　置阴凉干燥处，防蛀。

【收载标准】《中国药典》2020 年版一部 107 页。

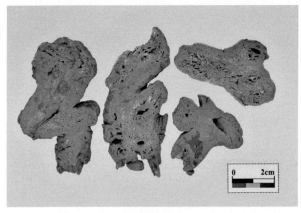

土炒白术

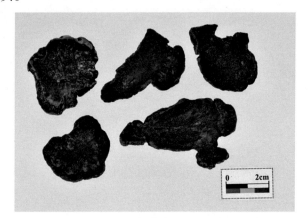

焦白术

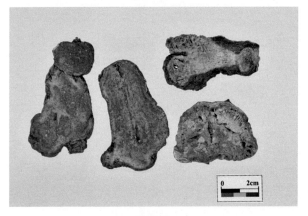

麸白术

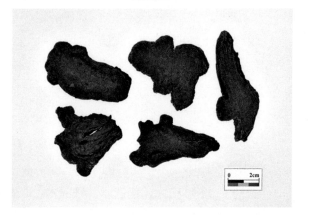

白术炭

白头翁 Baitouweng
PULSATILLAE RADIX

【来源】 本品为毛茛科植物白头翁 *Pulsatilla chinensis*（Bge.）Regel 的干燥根。春、秋二季采挖，除去泥沙，干燥。

【主要产地】 吉林、黑龙江、辽宁、河北、山东、山西、陕西、江苏、河南、安徽等地。

【炮制】 白头翁炭 取净白头翁片，置炒制容器内，用武火炒至焦褐色时，喷淋清水少许，熄灭火星，取出，晾干。

【性状】 白头翁炭 本品为类圆形薄片。表面焦褐色，内部棕褐色。质松脆，略具焦香气，味微苦。

【性味与归经】 苦，寒。归胃、大肠经。

【功能与主治】 清热解毒，凉血止痢。用于热毒血痢，阴痒带下。白头翁炭增强止血作用。

【用法与用量】 9～15g。

【贮藏】 置通风干燥处。

【收载标准】《中国药典》2020 年版一部 108 页。

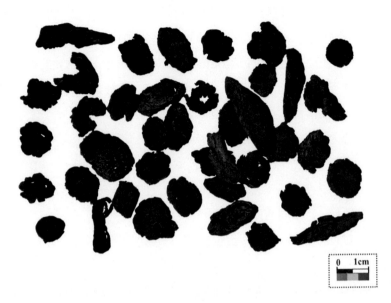

白头翁炭

白芍 Baishao
PAEONIAE RADIX ALBA

【来源】 本品为毛茛科植物芍药 *Paeonia lactiflora* Pall. 的干燥根。夏、秋二季采挖，洗净，除去头尾和细根，置沸水中煮后除去外皮或去皮后再煮，晒干。

【主要产地】 浙江、安徽、四川等地。

【炮制】 **麸炒白芍** 将炒制容器加热，至撒入麸皮即刻烟起，随即投入净白芍片，迅速翻动，用中火炒至黄色时，取出，筛去麦麸皮，放凉，即得。

每 100kg 白芍片，用麸皮 12kg。

醋白芍 取净白芍片，加醋拌匀，闷润，置炒制容器内用文火炒至黄色，取出，放凉。

每 100kg 白芍片，用醋 18kg。

土炒白芍 取灶心土细粉，置炒制容器内炒至呈灵活状态时，加入净白芍片，用中火炒至外呈土黄色，内呈微黄色，取出，筛去灶心土，放凉。

每 100kg 白芍片，用灶心土 20kg。

白芍炭 取净白芍片，置炒制容器内，用武火炒至表面焦黑色、内部黑褐色时，喷淋清水少许，熄灭火星，取出，晾干。

【性状】 **麸炒白芍** 本品为类圆形的薄片。表面黄色。切面形成层环明显，可见稍隆起的筋脉纹呈放射状排列。具焦麸香气，味微苦、酸。

醋白芍 形如麸炒白芍，表面微黄色至棕黄色。微有醋气，味微苦、酸。

土炒白芍 形如麸炒白芍，表面土黄色，微有焦土味。

白芍炭　本品为类圆形的薄片。表面焦黑色，内部黑褐色。具焦香气，味苦。

【鉴别】（1）本品（除白芍炭外）粉末黄白色至黄褐色。糊化淀粉团块甚多。草酸钙簇晶直径 11～35μm，存在于薄壁细胞中，常排列成行，或一个细胞中含数个簇晶。具缘纹孔导管和网纹导管直径 20～65μm。纤维长梭形，直径 15～40μm，壁厚，微木化，具大的圆形纹孔。

（2）取本品（除白芍炭外）粉末 0.5g，加乙醇 10ml，振摇 5 分钟，滤过，滤液蒸干，残渣加乙醇 lml 使溶解，作为供试品溶液。另取芍药苷对照品，加乙醇制成每 1ml 含 1mg 的溶液，作为对照品溶液。照薄层色谱法（《中国药典》2020 年版四部通则 0502）试验，吸取上述两种溶液各 10μl，分别点于同一硅胶 G 薄层板上，以三氯甲烷－乙酸乙酯－甲醇－甲酸（40：5：10：0.2）为展开剂，展开，取出，晾干，喷以 5% 香草醛硫酸溶液，加热至斑点显色清晰。供试品色谱中，在与对照品色谱相应的位置上，显相同的蓝紫色斑点。

【检查】　**水分**　麸炒白芍、醋白芍、土炒白芍　不得过 14.0%（《中国药典》2020 年版四部通则 0832 第二法）。

总灰分　麸炒白芍、醋白芍　不得过 4.0%（《中国药典》2020 年版四部通则 2302）。

重金属及有害元素　照铅、镉、砷、汞、铜测定法（《中国药典》2020 年版四部通则 2321 原子吸收分光光度法或电感耦合等离子体质谱法）测定，铅不得过 5mg/kg；镉不得过 1mg/kg；砷不得过 2mg/kg；汞不得过 0.2mg/kg；铜不得过 20mg/kg。

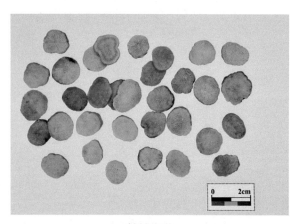

麸炒白芍

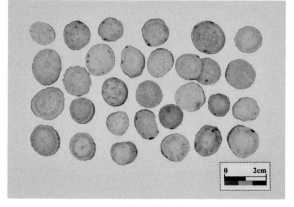

醋白芍

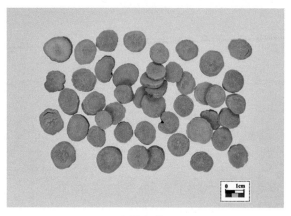

土炒白芍

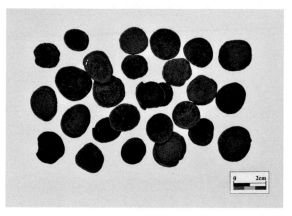

白芍炭

二氧化硫残留量 照二氧化硫残留量测定法（《中国药典》2020年版四部通则2331）测定，不得过400mg/kg。

【含量测定】 麸炒白芍、醋白芍 照高效液相色谱法（《中国药典》2020年版四部通则0512）测定。

色谱条件与系统适用性试验 以十八烷基硅烷键合硅胶为填充剂；以乙腈-0.1%磷酸溶液（14：86）为流动相；检测波长为230nm。理论板数按芍药苷峰计算应不低于2000。

对照品溶液的制备 取芍药苷对照品适量，精密称定，加甲醇制成每1ml含60μg的溶液，即得。

供试品溶液的制备 取本品中粉约0.1g，精密称定，置50ml量瓶中，加稀乙醇35ml，超声处理（功率240W，频率45kHz）30分钟，放冷，加稀乙醇至刻度，摇匀，滤过，取续滤液，即得。

测定法 分别精密吸取对照品溶液与供试品溶液各10μl，注入液相色谱仪，测定，即得。

本品按干燥品计算，含芍药苷（$C_{23}H_{28}O_{11}$）不得少于1.2%。

【性味与归经】 苦、酸，微寒。归肝、脾经。

【功能与主治】 养血调经，敛阴止汗，柔肝止痛，平抑肝阳。用于血虚萎黄，月经不调，自汗，盗汗，胁痛，腹痛，四肢挛痛，头痛眩晕。醋白芍增强其柔肝作用。麸炒白芍、土炒白芍缓和其酸寒之性。白芍炭止血。

【用法与用量】 6～15g。

【注意事项】 不宜与藜芦同用。

【贮藏】 置干燥处，防蛀。

【收载标准】 《中国药典》2020年版一部108页。

白茅根 Baimaogen
IMPERATAE RHIZOMA

【来源】 本品为禾本科植物白茅 Imperata cylindrica Beauv. var. *major*（Nees）C. E. Hubb. 的新鲜根茎。春、秋二季采挖。

【主要产地】 全国大部分地区均产。

【炮制】 鲜白茅根（冻干） 取鲜白茅根，去除杂质及非药用部位，洗净，切段，冷冻干燥。

【性状】 鲜白茅根（冻干） 本品为圆柱形的段。外表皮黄白色或淡黄色，微有光泽，具纵皱纹，有的可见稍隆起的节。切面皮部白色，多有裂隙，放射状排列，中柱淡黄色或中空，易与皮部剥离。气微，味微甜。

【鉴别】 （1）本品横切面：表皮细胞1列，类方形，形小，有的含硅质块。下皮纤维1～3列，壁厚，木化。皮层较宽广，有10余个叶迹维管束，有限外韧型，其旁常有裂隙；内皮层细胞内壁增厚，有的含硅质块。中柱内散有多数有限外韧型维管束，维管束鞘纤维环列，木化，外侧的维管束与纤维连接成环。中央常成空洞。

粉末黄白色。表皮细胞平行排列，每纵行常由 1 个长细胞和 2 个短细胞相间排列，长细胞壁波状弯曲。内皮层细胞长方形，一侧壁增厚，层纹和壁孔明显，壁上有硅质块。下皮纤维壁厚，木化，常具横隔。

（2）取本品粉末 1g，加乙醚 20ml，超声处理 10 分钟，滤过，滤液蒸干，残渣加乙醚 1ml 使溶解，作为供试品溶液。另取白茅根对照药材 1g，同法制成对照药材溶液。照薄层色谱法（《中国药典》2020 年版四部通则 0502）试验，吸取上述两种溶液各 10μl，分别点于同一硅胶 G 薄层板上，以二氯甲烷为展开剂，展开，取出，晾干，喷以 10% 硫酸乙醇溶液，在 105℃加热至斑点显色清晰。供试品色谱中，在与对照药材色谱相应的位置上，显相同颜色的斑点。

【检查】 **水分**　不得过 12.0%（《中国药典》2020 年版四部通则 0832 第二法）。

总灰分　不得过 5.0%（《中国药典》2020 年版四部通则 2302）。

【浸出物】 照水溶性浸出物测定法（《中国药典》2020 年版四部通则 2201）项下的热浸法测定，不得少于 28.0%。

【性味与归经】 甘，寒。归肺、胃、膀胱经。

【功能与主治】 凉血止血，清热利尿。用于血热吐血，衄血，尿血，热病烦渴，湿热黄疸，水肿尿少，热淋涩痛。

【用法与用量】 9～30g。

【贮藏】 置干燥处。

【收载标准】《中国药典》2020 年版一部 111 页。

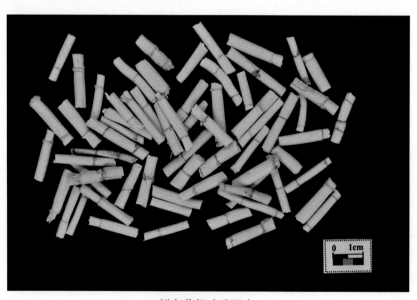

鲜白茅根（冻干）

白薇 Baiwei
CYNANCHI ATRATI RADIX ET RHIZOMA

【来源】 本品为萝藦科植物白薇 *Cynanchum atratum* Bge. 或蔓生白薇 *Cynanchum versicolor* Bge.

的干燥根及根茎。春、秋二季采挖，洗净，干燥。

【主要产地】 辽宁、山东、安徽等地。

【炮制】 蜜白薇 取炼蜜，加适量沸水稀释后，加入净白薇段中拌匀，闷透，置炒制容器内，用文火炒至黄色至深黄色、不粘手时，取出，放凉。

每100kg白薇，用炼蜜25kg。

【性状】 蜜白薇 本品为细圆柱形段，长1～1.5cm。根茎粗短，有结节，有的具圆形的茎痕，结节处簇生多数细根。根细，表面深棕黄色，略有光泽，质稍黏。有蜜香气，味微甜。

【鉴别】 （1）本品根横切面：表皮细胞1列，通常仅部分残留。下皮细胞1列，径向稍延长；分泌细胞长方形或略弯曲，内含黄色分泌物。皮层宽广，内皮层明显。木质部细胞均木化，导管大多位于两侧，木纤维位于中央。薄壁细胞含草酸钙簇晶及大量淀粉粒。

粉末棕黄色。草酸钙簇晶较多，直径7～45μm。分泌细胞类长方形，常内含黄色分泌物。木纤维长160～480μm，直径14～24μm。石细胞长40～50μm，直径10～30μm。导管以网纹导管、具缘纹孔导管为主。淀粉粒单粒脐点点状、裂缝状或三叉状，直径4～10μm；复粒由2～6分粒组成。

（2）取本品粉末1g，加甲醇30ml，超声处理20分钟，放冷，滤过，滤液蒸干，残渣加甲醇1ml使溶解，作为供试品溶液。另取白薇对照药材1g，同法制成对照药材溶液。照薄层色谱法（《中国药典》2020年版四部通则0502）试验，吸取上述两种溶液各2μl，分别点于同一硅胶G薄层板上，以正丁醇－乙酸乙酯－水（4：1：5）的上层溶液为展开剂，展开，取出，晾干，喷以10%硫酸乙醇溶液，在105℃加热至斑点显色清晰。供试品色谱中，在与对照药材色谱相应的位置上，显相同颜色的斑点。

【性味与归经】 苦、咸，寒。归胃、肝、肾经。

【功能与主治】 清热凉血，利尿通淋，解毒疗疮。用于温邪伤营发热，阴虚发热，骨蒸劳热，产后血虚发热，热淋，血淋，痈疽肿毒。

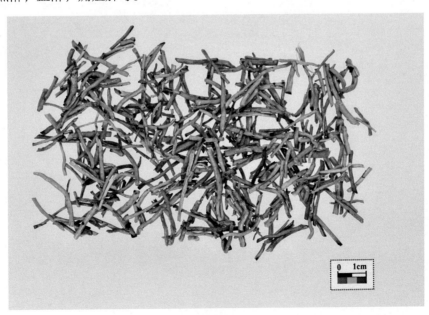

蜜白薇

【用法与用量】 5～10g。

【贮藏】 密闭，贮于阴凉干燥处。

【收载标准】《中国药典》2020年版一部115页。

玄参 Xuanshen
SCROPHULARIAE RADIX

【来源】 本品为玄参科植物玄参 *Scrophularia ningpoensis* Hemsl. 的干燥根。冬季茎叶枯萎时采挖。除去根茎、幼芽、须根及泥沙，晒或烘至半干，堆放3～6天，反复数次至干燥。

【主要产地】 浙江、四川、湖北等地。

【炮制】 **盐玄参** 取净玄参片，加盐水拌匀，闷透，置炒制容器内，用文火微炒，取出，放凉。每100kg玄参片，用食盐5kg。

盐蒸玄参 取净玄参片，加盐水拌匀，润透，置适宜的蒸制容器内，用蒸汽加热，蒸至内呈漆黑润泽，取出，稍晾，拌回蒸液，再晾至六成干，干燥。

每100kg玄参片，用盐12kg。

油蜜玄参 取麻油、蜂蜜各等份，置容器内混合搅拌至发白沫，然后倒入净玄参拌匀，置笼内

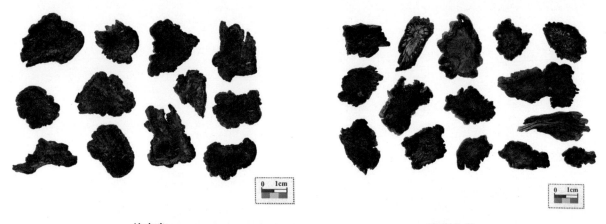

盐玄参 　　　　　　　　　　　　　　　　　盐蒸玄参

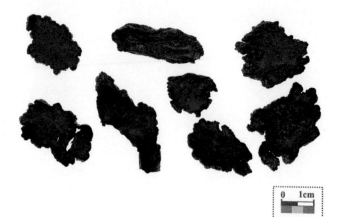

油蜜玄参

蒸至内外漆黑发亮为度，取出，切斜片。

每100kg玄参，用麻油、蜂蜜各6kg。

【性状】 **盐玄参** 呈类圆形或不规则薄片，表面黑褐色，质柔韧，略有咸味。

盐蒸玄参 呈类圆形或不规则薄片，表面黑褐色，质柔韧，略有咸味。

油蜜玄参 呈类圆形或不规则薄片，表面黑褐色，质柔韧，味甘。

【性味与归经】 甘、苦、咸，微寒。归肺、胃、肾经。

【功能与主治】 清热凉血，滋阴降火，解毒散结。用于热入营血，温毒发斑，热病伤阴，舌绛烦渴，津伤便秘，骨蒸劳嗽，目赤，咽痛，白喉，瘰疬，痈肿疮毒。盐玄参、盐蒸玄参引药入肾，增强其滋阴益精作用。油蜜玄参增强其润燥滑肠的作用。

【用法与用量】 9～15g。

【注意事项】 不宜与藜芦同用。

【贮藏】 置干燥处，防霉，防蛀。

【收载标准】 《中国药典》2020年版一部121页。

半夏 Banxia
PINELLIAE RHIZOMA

【来源】 本品为天南星科植物半夏 *Pinellia ternata* (Thunb.) Breit. 的干燥块茎。夏、秋二季采挖，洗净，除去外皮和须根，晒干。

【主要产地】 四川、湖北、安徽、河南、江苏等地。

【炮制】 **清半夏片** 取净半夏，大小分开，用清水浸泡。夏天泡7天左右，冬天泡14天左右。每日换水1～2次，泡至口尝稍有麻辣感时，移至适宜容器内加白矾与水煮透，再加面粉拌匀，取出，制成团，略晾后，切片，干燥，筛去粉末。

每100kg半夏，用白矾12～18kg，面粉适量。

姜半夏片 取清半夏片，用生姜汁拌匀，稍润，置适宜容器内用文火炒至黄色为度，取出，放凉。

每100kg清半夏片，用生姜12kg。

复制半夏 取净半夏，大小分开，用清水浸泡。夏天泡7天左右，冬天泡14天左右。每日换水1～2次，泡至口尝稍有麻辣感时，再加白矾浸泡1日，取出。另取甘草碾碎，加水煎汁二次，合并滤液，用甘草汁泡生石灰，加水适量混合，除去石灰渣，倒入半夏浸泡，每日搅拌，使其颜色均匀，内外均呈黄色，无白心为度，捞出，洗去石灰，阴干。

每100kg半夏，用白矾1.8kg、甘草15kg、生石灰39kg。

【性状】 **清半夏片** 本品为椭圆形、类圆形或不规则的片。切面黄白色至黄棕色，可见灰白色点状或短线状维管束迹。质脆，易折断，断面呈角质样。气微，味微涩，微有麻舌感。

姜半夏片 形如清半夏片。表面棕色至棕褐色。质硬脆，断面淡黄棕色，常具角质样光泽。气微香，味淡、微有麻舌感，嚼之略粘牙。

复制半夏 呈类球形或破碎成不规则颗粒状。表面淡黄白色、黄色或棕黄色。质较松脆或硬脆，断面黄色或淡黄色，颗粒者质稍硬脆。气微，味淡略甘、微有麻舌感。

【鉴别】 （1）本品粉末淡黄色至黄棕色。淀粉粒甚多，单粒类圆形、半圆形或圆多角形，直径2～20μm，脐点裂缝状、人字状或星状；复粒由2～6分粒组成；或糊化淀粉粒众多，存在于薄壁细胞中。草酸钙针晶束存在于椭圆形黏液细胞中或散在，针晶长20～144μm。螺纹导管直径10～24μm。

（2）**清半夏片** 取本品粉末1g，加甲醇10ml，加热回流30分钟，滤过，滤液挥至0.5ml，作为供试品溶液。另取丙氨酸对照品、缬氨酸对照品、亮氨酸对照品，加70%甲醇制成每1ml各含1mg的混合溶液，作为对照品溶液。照薄层色谱法（《中国药典》2020年版四部通则0502）试验，吸取供试品溶液5μl、对照品溶液1μl，分别点于同一硅胶G薄层板上，以正丁醇－冰醋酸－水（8：3：1）为展开剂，展开，取出，晾干，喷以茚三酮试液，在105℃加热至斑点显色清晰。供试品色谱中，在与对照品色谱相应的位置上，显相同颜色的斑点。

姜半夏片 取本品粉末5g，加甲醇50ml，加热回流1小时，放冷，滤过，滤液蒸干，残渣加乙醚30ml使溶解，滤过，滤液挥干，残渣加甲醇0.5ml使溶解，作为供试品溶液。另取半夏对照药材5g、干姜对照药材0.1g，同法分别制成对照药材溶液。照薄层色谱法（《中国药典》2020年版四部通则0502）试验，吸取上述三种溶液各10μl，分别点于同一硅胶G薄层板上，以石油醚（60～90℃）－乙酸乙酯－冰醋酸（10：7：0.1）为展开剂，展开，取出，晾干，喷以10%硫酸乙醇溶液，在105℃加热至斑点显色清晰。供试品色谱中，在与半夏对照药材色谱相应的位置上，显相同颜色的主斑点；在与干姜对照药材色谱相应的位置上，显一个相同颜色的斑点。

复制半夏 取本品粉末2g，加盐酸2ml，三氯甲烷20ml，加热回流1小时，放冷，滤过，滤液蒸干，残渣加无水乙醇0.5ml使溶解，作为供试品溶液。另取半夏对照药材2g，同法制成对照药材溶液。再取甘草次酸对照品，加无水乙醇制成每1ml含1mg的溶液，作为对照品溶液。照薄层色谱法（《中国药典》2020年版四部通则0502）试验，吸取供试品溶液和对照药材溶液各5μl、对照品溶液2μl，分别点于同一硅胶GF$_{254}$薄层板上，以石油醚（30～60℃）－乙酸乙酯－丙酮－甲酸（30：6：5：0.5）为展开剂，展开，取出，晾干，置紫外光灯（254nm）下检视。供试品色谱中，在与对照药材色谱和对照品色谱相应的位置上，显相同颜色的斑点。

（3）**清半夏片** 取本品粉末1g，加乙醇10ml，加热回流1小时，滤过，滤液浓缩至0.5ml，作为供试品溶液。另取半夏对照药材1g，同法制成对照药材溶液。照薄层色谱法（《中国药典》2020年版四部通则0502）试验，吸取上述两种溶液各5μl，分别点于同一硅胶G薄层板上，以石油醚（60～90℃）－乙酸乙酯－丙酮－甲酸（30：6：4：0.5）为展开剂，展开，取出，晾干，喷以10%硫酸乙醇溶液，在105℃加热至斑点显色清晰。供试品色谱中，在与对照药材色谱相应的位置上，显相同颜色的斑点。

【检查】 **水分** 不得过13.0%（《中国药典》2020年版四部通则0832第二法）。

总灰分 **清半夏片** 不得过4.5%；**姜半夏片** 不得过7.5%；**复制半夏** 不得过9.0%（《中国药

典》2020年版四部通则2302）。

白矾限量 取本品粉末（过四号筛）约5g，精密称定，置坩埚中，缓缓炽热，至完全炭化时，逐渐升高温度至450℃，灰化4小时，取出，放冷，在坩埚中小心加入稀盐酸约10ml，用表面皿覆盖坩埚，置水浴上加热10分钟，表面皿用热水5ml冲洗，洗液并入坩埚中，滤过，用水50ml分次洗涤坩埚及滤渣，合并滤液及洗液，加0.025%甲基红乙醇溶液1滴，滴加氨试液至溶液显微黄色。加醋酸–醋酸铵缓冲液（pH6.0）20ml，精密加乙二胺四醋酸二钠滴定液（0.05mol/L）25ml，煮沸3～5分钟，放冷，加二甲酚橙指示液1ml，用锌滴定液（0.05mol/L）滴定至溶液自黄色转变为红色，并将滴定的结果用空白试验校正。每1ml的乙二胺四醋酸二钠滴定液（0.05mol/L）相当于23.72mg的含水硫酸铝钾 $[KAl(SO_4)_2 \cdot 12H_2O]$。

按干燥品计算，白矾以含水硫酸铝钾 $[KAl(SO_4)_2 \cdot 12H_2O]$ 计，**清半夏片** 不得过10.0%；**姜半夏片** 不得过8.5%。

【浸出物】 照水溶性浸出物测定法（《中国药典》2020年版四部通则2201）项下的冷浸法测定，**清半夏片** 不得少于7.0%；**姜半夏片** 不得少于10.0%；**复制半夏** 不得少于5.0%。

【性味与归经】 辛，温。归脾、胃、肺经。

【功能与主治】 燥湿化痰，降逆止呕，消痞散结。用于湿痰寒痰，咳喘痰多，痰饮眩悸，风痰眩晕，痰厥头痛，呕吐反胃，胸脘痞闷，梅核气；外治痈肿痰核。清半夏片燥湿化痰。用于湿痰咳嗽，胃脘痞满，痰涎凝聚，咯吐不出。姜半夏片温中化痰，降逆止呕。用于痰饮呕吐，胃脘痞满。复制半夏燥湿化痰。用于痰多咳喘，痰饮眩悸，风痰眩晕，痰厥头痛。

【用法与用量】 3～9g。外用适量，磨汁

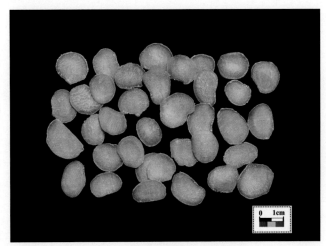

清半夏片

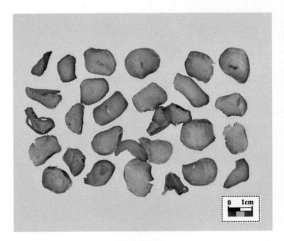

姜半夏片

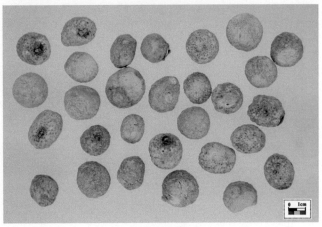

复制半夏

涂或研末以酒调敷患处。

【注意事项】 不宜与川乌、制川乌、草乌、制草乌、附子同用。

【贮藏】 置通风干燥处，防蛀。

【收载标准】《中国药典》2020年版一部123页。

地丁 Diding
GUELDENSTAEDRTIAE RADIX

【来源】 本品为豆科植物米口袋 *Gueldenstaedtia verna*（Georgi）A.Bor. 的干燥根。春、夏二季采挖，除去杂质，晒干。

【主要产地】 黑龙江、吉林、辽宁、内蒙古、河北、山西、河南、湖北等地。

【炮制】 除去杂质，洗净，稍润，切段，晒干。

【性状】 本品为不规则的段。圆柱形，表面红棕色或灰黄色，有纵纹及横向皮孔；质坚硬，断面黄白色，有放射状纹理，边缘乳白色，绵毛状。气微，味淡、微甜，嚼之有豆腥味。

【鉴别】 （1）本品横切面：木栓细胞数列。栓内层较窄，有裂隙，并有较多的纤维束，纤维壁厚，可见层纹，不木化或微木化。中柱占根的大部分。射线较宽。韧皮部有裂隙，散有较多的厚壁纤维束。形成层成环。木质部导管较大，直径20～70μm，单个或2～3个成束。木纤维成束，壁厚，微木化或不木化。薄壁细胞含淀粉粒。

（2）取本品粉末2g，加甲醇20ml，超声处理30分钟，滤过，滤液浓缩至干，残渣加甲醇2ml使溶解，作为供试品溶液。另取甜地丁对照药材1g，加甲醇同法制成对照药材溶液。照薄层色谱法（《中国药典》2020年版四部通则0502）试验，吸取上述两种溶液各5μl，分别点于同一硅胶G薄

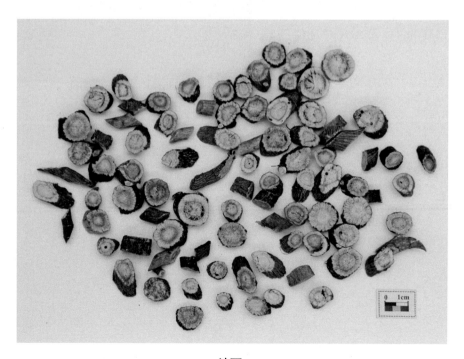

地丁

层板上，以甲苯－乙酸乙酯－甲醇（7：3：1）为展开剂，预饱和 15 分钟，展开，取出，晾干，喷以三氯化铝试液，置紫外光灯（365nm）下检视。供试品色谱中，在与对照药材色谱相应的位置上，显相同颜色的荧光斑点。

【检查】 **水分** 不得过 11.0%（《中国药典》2020 年版四部通则 0832 第二法）。

总灰分 不得过 12.0%（《中国药典》2020 年版四部通则 2302）。

【性味与归经】 甘、苦，寒。归心、肝经。

【功能与主治】 清热解毒，凉血消肿。用于痈肿疔疮及化脓性炎症。

【用法与用量】 9～15g。外用鲜品适量，捣敷患处，或煎水洗。

【贮藏】 置通风干燥处。

【收载标准】《河南省中药材标准（一）》1991 年版 78 页。

地黄 Dihuang
REHMANNIAE RADIX

【来源】 本品为玄参科植物地黄 *Rehmannia glutinosa* Libosch. 的干燥块根。秋季采挖，除去芦头、须根及泥沙，缓缓烘焙至约八成干。习称"生地黄"。

【主要产地】 河南省武陟、温县、博爱、沁阳、孟州等地，陕西、浙江等地亦产。

【炮制】 **焦生地黄** 取生地黄片，置炒制容器内，用文火炒至微焦，取出，晾凉。

酒生地黄 取生地黄片，加黄酒拌匀，闷透，置炒制容器内，用文火炒至微焦，取出，晾凉。

每 100kg 生地黄，用黄酒 12kg。

生地黄炭 取生地黄片，置炒制容器内，用武火炒至发泡鼓起，表面焦黑色、内部焦褐色，喷淋清水少许，灭尽火星，取出，晾干。

【性状】 **焦生地黄** 为类圆形或不规则的厚片。外表皮棕黑色或棕灰色，极皱缩，具不规则的横曲纹，带焦斑。切面棕黄色至黑色或乌黑色，有光泽，具黏性。气微，味微甜。

酒生地黄 为类圆形或不规则的厚片。外表皮棕黑色或棕灰色，极皱缩，具不规则的横曲纹，带焦斑。切面棕黄色至黑色或乌黑色，有光泽，具黏性。气微，味微甜，略带酒气。

生地黄炭 为类圆形或不规则块状。表面焦黑色，质轻松而鼓胀，易折断，断面外皮焦脆，中心部呈棕黑色并有蜂窝状裂隙。气微香，有焦苦味。

【鉴别】 取本品粉末 1g，加 80% 甲醇 50ml，超声处理 30 分钟，滤过，滤液蒸干，残渣加水 5ml 使溶解，用水饱和的正丁醇振摇提取 4 次，每次 10ml，合并正丁醇液，蒸干，残渣加甲醇 2ml 使溶解，作为供试品溶液。另取毛蕊花糖苷对照品，加甲醇制成每 1ml 含 1mg 的溶液，作为对照品溶液。照薄层色谱法（《中国药典》2020 版四部通则 0502）试验，吸取供试品溶液 5µl、对照品溶液 2µl，分别点于同一硅胶 G 薄层板上，以乙酸乙酯－甲醇－甲酸（16：0.5：2）为展开剂，展开，取出，晾干，用 0.1% 的 2,2- 二苯基 -1- 苦肼基无水乙醇溶液浸板，晾干。供试品色谱中，在与对照品色谱相应的位置上，显相同颜色的斑点。

【检查】 水分 不得过 15.0%（《中国药典》2020 版四部通则 0832 第二法）。

总灰分 不得过 8.0%（《中国药典》2020 版四部通则 2302）。

酸不溶性灰分 不得过 3.0%（《中国药典》2020 版四部通则 2302）。

【浸出物】 照水溶性浸出物测定法（《中国药典》2020 年版四部通则 2201）项下的冷浸法测定，不得少于 65.0%。

【含量测定】 照高效液相色谱法（《中国药典》2020 版四部通则 0512）测定。

色谱条件与系统适用性试验 以十八烷基硅烷键合硅胶为填充剂；以甲醇 -0.1% 磷酸溶液（5 ：95）为流动相，检测波长为 203nm。理论板数按地黄苷 D 峰计算应不低于 5 000。

对照品溶液的制备 取地黄苷 D 对照品适量，精密称定，加 25% 甲醇制成每 1ml 含 70μg 的溶液，即得。

供试品溶液的制备 取本品切成约 5mm 的小块，经 80℃减压干燥 24 小时后，研成粗粉，取约 1g，精密称定，置具塞锥形瓶中，精密加入 25% 甲醇溶液 25ml，称定重量，超声处理（功率 400W，频率 50kHz）1 小时，放冷，再称定重量，用 25% 甲醇补足减失的重量，摇匀，高速离心 10 分钟，取上清液滤过，取续滤液，即得。

测定法 分别精密吸取对照品溶液与供试品溶液各 10μl，注入液相色谱仪，测定，即得。

本品含地黄苷 D（$C_{27}H_{42}O_{20}$）不得少于 0.050%。

【性味与归经】 甘，寒。归心、肝、肾经。

【功能与主治】 清热凉血，养阴生津。用于热病舌绛烦渴，阴虚内热，骨蒸劳热，内热消渴，吐血，衄血，发斑发疹。炒焦后增强健脾作用，酒制后增强活血通络作用，炒炭后增强止血作用。

【用法与用量】 9～15g。

【贮藏】 置通风干燥处。

【收载标准】《中国药典》2020 年版一部 129 页。

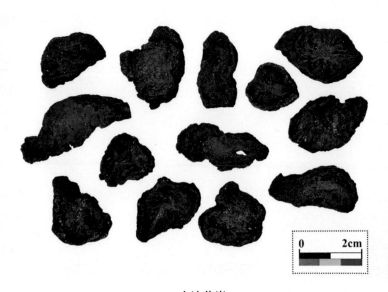

生地黄炭

百合 Baihe
LILII BULBUS

【来源】 本品为百合科植物卷丹 *Lilium lancifolium* Thunb.、百合 *Lilium brownii* F.E.Brown var. *viridulum* Baker 或细叶百合 *Lilium pumilum* DC. 的新鲜肉质鳞叶。秋季采挖，洗净，剥取鳞叶。

【主要产地】 全国大部分地区均产。

【炮制】 **鲜百合（冻干）** 取鲜百合，去除杂质及非药用部位，洗净，冷冻干燥。

【性状】 **鲜百合（冻干）** 本品为长椭圆形，长 2～5cm，宽 1～2cm，中部厚 1.3～5mm。表面黄白色至淡黄色，有的微带紫色，有数条纵直平行的白色维管束。顶端稍尖，基部较宽，边缘薄，微波状，略向内弯曲。体轻，质松泡，易折断，断面不平坦，多裂隙。气微，味微苦。

【鉴别】 取本品粉末 1g，加甲醇 10ml，超声处理 20 分钟，滤过，滤液浓缩至 1ml，作为供试品溶液。另取百合对照药材 1g，同法制成对照药材溶液。照薄层色谱法（《中国药典》2020 年版四部通则 0502）试验，吸取上述两种溶液各 10μl，分别点于同一硅胶 G 薄层板上，以石油醚（60～90℃）- 乙酸乙酯 - 甲酸（15：5：1）的上层溶液为展开剂，展开，取出，晾干，喷以 10% 磷钼酸乙醇溶液，加热至斑点显色清晰。供试品色谱中，在与对照药材色谱相应的位置上，显相同颜色的斑点。

【检查】 **水分** 不得过 13.0%（《中国药典》2020 年版四部通则 0832 第二法）。

总灰分 不得过 5.0%（《中国药典》2020 年版四部通则 2302）。

【浸出物】 照水溶性浸出物测定法（《中国药典》2020 年版四部通则 2201）项下的冷浸法测定，不得少于 18.0%。

【性味与归经】 甘，寒。归心、肺经。

【功能与主治】 养阴润肺，清心安神。用于阴虚燥咳，劳嗽咳血，虚烦惊悸，失眠多梦，精神恍

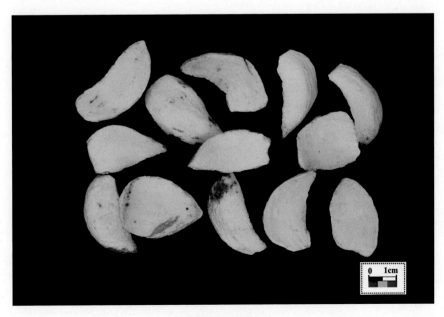

鲜百合（冻干）

惚。

【用法与用量】 6～12g。

【贮藏】 置通风干燥处。

【收载标准】《中国药典》2020 年版一部第 137 页。

当归 Danggui
ANGELICAE SINENSIS RADIX

【来源】 本品为伞形科植物当归 *Angelica sinensis*（Oliv.）Diels 的干燥根。秋末采挖，除去须根和泥沙，待水分稍蒸发后，捆成小把，上棚，用烟火慢慢熏干。

【主要产地】 甘肃、湖北、陕西、四川、云南等地。

【炮制】 **当归头** 取原药材，洗净，稍润，将当归头部分切薄片，低温干燥（有取当归头部分，纵向切薄片）。

当归身 取切去归头、归尾的当归，切薄片，低温干燥。

当归尾 取净当归须根部分，切片，低温干燥。

土炒当归 取灶心土（伏龙肝）细粉，置炒制容器内，炒至灵活状态，加入净当归片，炒至外呈焦黄色，内呈微黄色时，取出，放凉。筛去土粉。

每 100kg 当归片，用灶心土 50kg。

当归炭 取当归片，置炒制容器内，用武火炒至黑褐色，喷淋清水，取出，晾干。

炒当归 取当归片，置炒制容器内，用文火加热炒至黄色时，取出，放凉。

油当归 将当归片与麻油拌匀，略润，至炒制容器内用文火炒至片面呈深黄色或微带焦斑、油亮为度，取出，放凉。

每 100kg 当归片，用麻油 12kg。

蜜当归 先将炼蜜加适量沸水稀释后，加入净当归片中拌匀，闷透，置炒制容器内，用文火炒至深黄色、不粘手时，取出，放凉。

每 100kg 当归片，用炼蜜 18kg。

【性状】 **当归头** 为类圆形、椭圆形或不规则的薄片。外表皮黄棕色至棕褐色。断面较光滑，黄白色或淡棕黄色，平坦，有裂隙，中间有浅棕色的形成层环，并有多数棕色的油点，质柔软，有浓郁香气，味甘、辛、微苦。

当归身 为类圆形、椭圆形或不规则的薄片，切面黄白色，平坦，周边黄棕色，质柔韧，香气浓郁，味甘、辛、微苦。

当归尾 为类圆形、椭圆形或不规则的薄片或短段。表面黄棕色至棕褐色，可见纵皱纹。断面黄白色或淡黄棕色，皮部厚，有棕色油点（分泌腔），木部色较淡，间有 1 个黄棕色环纹。质柔韧。气香特异，味甘、辛、微苦。

土炒当归 为类圆形、椭圆形或不规则的薄片。外表皮棕黄色至棕褐色。切面棕黄色或土黄色，平坦，有裂隙，中间有浅棕色的形成层环，并有多数棕色的油点。具土香气，味甘、辛、微苦。

　　当归炭　为类圆形、椭圆形或不规则的薄片。表面黑褐色，折断面中间呈灰棕色。质枯脆。具焦香气，味涩。

　　炒当归　为类圆形、椭圆形或不规则的薄片。表面黄色，香气浓郁。

　　油当归　为类圆形、椭圆形或不规则的薄片。表面黄色，具油亮光泽，有麻油香气。

　　蜜当归　为类圆形、椭圆形或不规则的薄片。表面黄色，有蜜糖光泽，味甘甜。

　　【鉴别】（1）本品粉末淡黄棕色至黑褐色。韧皮薄壁细胞纺锤形，壁略厚，表面有极细微的斜

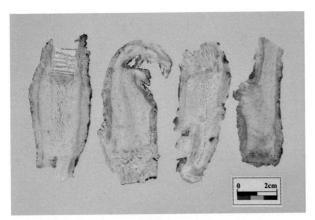

当归头

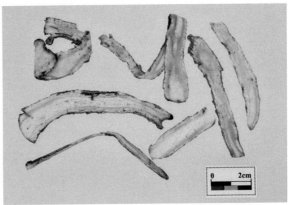

当归身

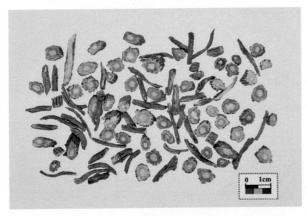

当归尾

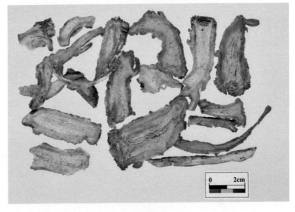

炒当归

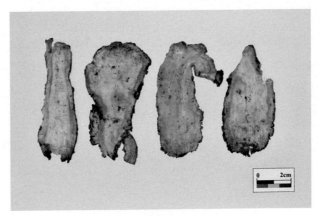

蜜当归

向交错纹理，有时可见菲薄的横隔。梯纹导管和网纹导管多见，直径约至 80μm。有时可见油室碎片。

（2）取本品粉末 0.5g，加乙醚 20ml，超声处理 10 分钟，滤过，滤液蒸干，残渣加乙醇 1ml 使溶解，作为供试品溶液。另取当归对照药材 0.5g，同法制成对照药材溶液。照薄层色谱法（《中国药典》2020 年版四部通则 0502）试验，吸取上述两种溶液各 10μl，分别点于同一硅胶 G 薄层板上，以正己烷－乙酸乙酯（4∶1）为展开剂，展开，取出，晾干，置紫外光灯（365mn）下检视。供试品色谱中，在与对照药材色谱相应的位置上，显相同颜色的荧光斑点。

【性味与归经】 甘、辛，温。归肝、心、脾经。

【功能与主治】 活血补血，调经止痛，润肠通便。用于血虚萎黄，眩晕心悸，月经不调，经闭、痛经，虚寒腹痛，风湿痹痛，跌仆损伤，痈疽疮疡，肠燥便秘。当归头止血。当归身补血。当归尾破血。土炒当归既能增强入脾补血作用，又缓和油润而不至滑肠，用于血虚便溏，腹中时痛。当归炭以止血为主，用于血痢，崩中漏下，月经过多。炒当归活血止痛。油当归、蜜当归增强其润燥滑肠作用，用于产后、老年血虚肠燥的大便秘结。

【用法与用量】 6～12g。

【贮藏】 置阴凉干燥处，防潮，防蛀。

【收载标准】《中国药典》2020 年版一部 139 页。

延胡索（元胡） Yanhusuo
CORYDALIS RHIZOMA

【来源】 本品为罂粟科植物延胡索 *Corydalis yanhusuo* W. T. Wang 的干燥块茎。夏初茎叶枯萎时采挖，除去须根，洗净，置沸水中煮或蒸至恰无白心时，取出，晒干。

【主要产地】 浙江等地。

【炮制】 **酒延胡索** 取净延胡索，加黄酒拌匀，闷透，置预热的炒制容器内，用文火炒干时，取出，放凉。

每 100kg 延胡索，用黄酒 20kg。

延胡索炭 取净延胡索，置预热的炒制容器内，用武火炒至外呈黑色，内呈焦黑色时，喷淋清水少许，熄灭火星，取出，晾干。

【性状】 **酒延胡索** 本品为不规则的圆形厚片或不规则的粗颗粒。表面深黄色或黄褐色，有不规则细皱纹。切面或断面黄色，角质样，具蜡样光泽。质硬而脆。略有酒气，味苦。

延胡索炭 形如酒延胡索，外呈黑色，内呈焦褐色至焦黑色。

【鉴别】 **酒延胡索** 本品粉末棕黄色。糊化淀粉粒团块淡黄色或近无色。下皮厚壁细胞绿黄色，细胞多角形、类方形或长条形，壁稍弯曲，木化，有的成连珠状增厚，纹孔细密。螺纹导管直径 16～32μm。

【检查】 **黄曲霉毒素** 照真菌毒素测定法（《中国药典》2020 年版四部通则 2351）中黄曲霉毒

素测定法第一法测定。

供试品溶液的制备 取供试品粉末约 5g，精密称定，置于均质瓶中，加入氯化钠 1g，精密加入 70% 甲醇溶液 75ml，高速振荡 5 分钟，离心 10 分钟（离心速度每分钟 8 000 转），精密量取上清液 15ml，置 100ml 量瓶中，用水稀释至刻度，摇匀，离心 10 分钟（离心速度每分钟 8 000 转），精密量取上清液 20ml，通过免疫亲合柱，流速每分钟 3ml，用水 10～20ml 洗脱，弃去水洗液，使空气进入柱子，将水挤出柱子，再用 1.5ml 甲醇洗脱，收集洗脱液，置 2ml 量瓶中，并用水稀释至刻度，摇匀，即得。

本品每 1 000g 含黄曲霉毒素 B_1 不得过 5μg，黄曲霉毒素 G_2、黄曲霉毒素 G_1、黄曲霉毒素 B_2 和黄曲霉毒素 B_1 的总量不得过 10μg。

【**性味与归经**】 辛、苦，温。归肝、脾经。

【**功能与主治**】 活血，利气，止痛。用于胸胁、脘腹疼痛，胸痹心痛，经闭、痛经，产后瘀阻，跌仆肿痛。酒延胡索增强其活血祛瘀、止痛的作用。延胡索炭止血、止痛。用于血崩，血淋。

【**用法与用量**】 3～10g；研末吞服，一次 1.5～3g。

【**贮藏**】 置干燥处，防蛀。

【**收载标准**】《中国药典》2020 年版一部 145 页。

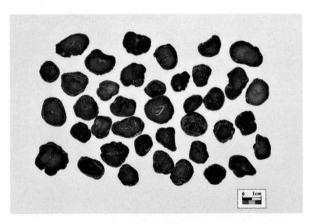

酒延胡索

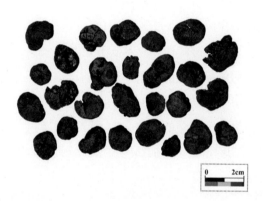

延胡索炭

防己 Fangji
STEPHANIAE TETRANDRAE RADIX

【**来源**】 本品为防己科植物粉防己 *Stephania tetrandra* S. Moore 的干燥根。秋季采挖，洗净，除去粗皮，晒至半干，切段，个大者再纵切，干燥。

【**主要产地**】 江西、安徽、湖北、浙江等地。

【**炮制**】 **炒防己** 取防己片，置炒制容器内，用文火炒至表面微黄色，取出，放凉。

【**性状**】 **炒防己** 本品为类圆形或半圆形的厚片。表面微黄色。切面粉性，有稀疏的放射状纹理。气微，味苦。

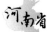

【鉴别】 （1）本品粉末呈黄白色。淀粉粒众多，单粒类圆形、椭圆形或盔帽形，脐点点状、裂缝状或星状；复粒多由2～6个分粒组成。草酸钙结晶细小，多存在于薄壁细胞中。导管多为具缘纹孔导管和网纹导管。木栓细胞棕黄色，多角形或类长方形。石细胞成群或单个散在，少见，类方形、椭圆形或不规则形，壁稍厚，胞腔大，纹孔及孔沟明显。木纤维长梭形，多碎断。

（2）取本品粉末1g，加乙醇15ml，加热回流1小时，放冷，滤过，滤液蒸干，残渣加乙醇5ml使溶解，作为供试品溶液。另取粉防己碱对照品、防己诺林碱对照品，加三氯甲烷制成每1ml各含1mg的混合溶液，作为对照品溶液。照薄层色谱法（《中国药典》2020年版四部通则0502）试验，吸取上述两种溶液各5μl，分别点于同一硅胶G薄层板上，以三氯甲烷-丙酮-甲醇-5%浓氨试液（6：1：1：0.1）为展开剂，展开，取出，晾干，喷以稀碘化铋试液。供试品色谱中，在与对照品色谱相应的位置上，显相同颜色的斑点。

【检查】 水分 不得过12.0%（《中国药典》2020年版四部通则0832第二法）。

总灰分 不得过4.0%（《中国药典》2020年版四部通则2302）。

【浸出物】 照醇溶性浸出物测定法（《中国药典》2020年版四部通则2201）项下的热浸法测定，用甲醇作溶剂，不得少于5.0%。

【含量测定】 照高效液相色谱法（《中国药典》2020年版四部通则0512）测定。

色谱条件与系统适用性试验 以十八烷基硅烷键合硅胶为填充剂；以乙腈-甲醇-水-冰醋酸（40：30：30：1）（每100ml含十二烷基磺酸钠0.41g）为流动相；检测波长为280nm。理论板数按粉防己碱峰计算应不低于4 000。

对照品溶液的制备 取粉防己碱对照品、防己诺林碱对照品适量，精密称定，加甲醇分别制成每1ml含粉防己碱0.1mg、防己诺林碱0.05mg的混合溶液，即得。

供试品溶液的制备 取本品粉末（过三号筛）约0.5g，精密称定，精密加入2%盐酸甲醇溶液25ml，称定重量，加热回流30分钟，放冷，再称定重量，用2%盐酸甲醇溶液补足减失的重量，摇

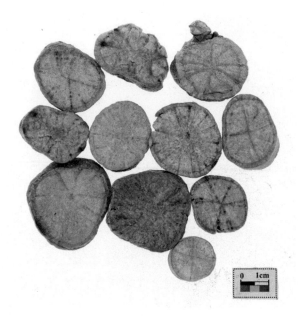

炒防己

匀，滤过，精密量取续滤液 5ml，置 10ml 量瓶中，加流动相至刻度，摇匀，即得。

测定法 分别精密吸取对照品溶液与供试品溶液各 10μl，注入液相色谱仪，测定，即得。

本品按干燥品计算，含粉防己碱（$C_{38}H_{42}N_2O_6$）与防己诺林碱（$C_{37}H_{40}N_2O_6$）的总量不得少于 1.4%。

【**性味与归经**】 苦，寒。归膀胱、肺经。

【**功能与主治**】 祛风止痛，利水消肿。用于风湿痹痛，水肿脚气，小便不利，湿疹疮毒。

【**用法与用量**】 5～10g。

【**贮藏**】 置于干燥处，防霉，防蛀。

【**收载标准**】《中国药典》2020 年版一部 155 页。

防风 Fangfeng
SAPOSHNIKOVIAE RADIX

【**来源**】 本品为伞形科植物防风 *Saposhnikovia divaricata*（Turcz.）Schischk. 的干燥根。春、秋二季采挖未抽花茎植株的根，除去须根和泥沙，晒干。

【**主要产地**】 黑龙江、吉林、辽宁、山西、内蒙古、河北、河南等地。

【**炮制**】 **防风炭** 取防风片，置炒制容器内，用武火炒至表面焦黑色，内呈棕褐色时，喷淋清水少许，熄灭火星，取出，晾干。

【**性状**】 **防风炭** 本品为圆形或椭圆形的厚片。表面焦黑色，内呈棕褐色。切面有裂隙，具放射状纹理。质松脆。有焦香气，味苦。

【**性味与归经**】 辛、甘，微温。归膀胱、肝、脾经。

【**功能与主治**】 祛风解表，胜湿止痛，止痉。用于感冒头痛，风湿痹痛，风疹瘙痒，破伤风。防风炭止血。用于肠风下血。

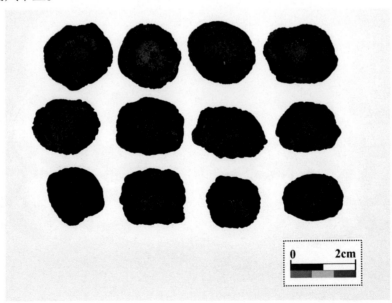

防风炭

【**用法与用量**】 5～10g。

【**贮藏**】 置阴凉干燥处，防蛀。

【**收载标准**】《中国药典》2020 年版一部 156 页。

红大戟 Hongdaji
KNOXIAE RADIX

【**来源**】 本品为茜草科植物红大戟 *Knoxia valerianoides* Thorel et Pitard 的干燥块根。秋、冬二季采挖，除去须根，洗净，置沸水中略烫，干燥。

【**主要产地**】 广西、广东、云南等地。

【**炮制**】 **醋红大戟** 取净红大戟，加醋煮至药透醋尽，晾至六七成干时，切厚片，干燥；或取净红大戟片，加醋拌匀，闷透，置炒制容器内，炒干，取出，放凉。

每 100kg 红大戟，用米醋 20～36kg。

煨红大戟 取面粉，加水适量，制成适宜的面团，然后将红大戟逐个包裹，置炉旁煨至面皮焦黄色，取出，剥去面皮，趁热切片，放凉。

每 100kg 红大戟，用面粉 50kg。

【**性状**】 **醋红大戟** 呈不规则长圆形或圆形厚片。切面皮部红褐色，木部棕黄色。质坚韧。微有醋香气，味甘、微辛。

煨红大戟 呈不规则长圆形或圆形厚片。表面棕褐色。质硬。

【**鉴别**】 本品粉末红棕色至棕褐色。草酸钙针晶散在或成束存在于黏液细胞中，长 50～153μm。导管主要为具缘纹孔，直径 12～74μm。木纤维多成束，长梭形，直径 16～24μm，纹孔口斜裂缝状或人字状。木栓细胞表面观呈类长方形或类多角形，微木化，有的细胞中充满红棕色或棕色物。色素块散在，淡黄色、棕黄色或红棕色。

【**性味与归经**】 苦，寒；有小毒。归肺、脾、肾经。

【**功能与主治**】 泻水逐饮，消肿散结。用于水肿胀满，胸腹积水，痰饮积聚，气逆咳喘，二便不

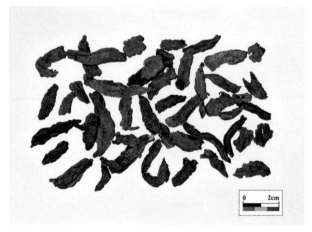

醋红大戟

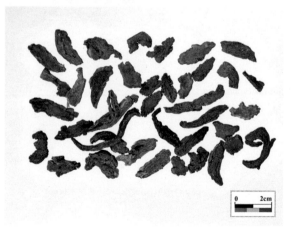

煨红大戟

利，痈肿疮毒，瘰疬痰核。醋红大戟有缓和峻泻作用。

【用法与用量】 1.5～3g。

【注意事项】 孕妇禁用，不宜与甘草同用。

【贮藏】 密闭，置阴凉干燥处。

【收载标准】《中国药典》2020年版一部156页。

红要子 Hongyaozi
PTEROXYGONI GIRALDII RHIZOMA

【来源】 本品为蓼科植物翼蓼 *Pteroxygonum giraldii* Drammer et Diels. 的干燥块茎。春、秋二季采挖，除去须根及泥沙，洗净，晒干；块茎大者切开，晒干。

【主要产地】 河南省栾川、宜阳、卢氏、西峡、登封、林州、新县等地。河北、陕西、湖南、江苏等地亦产。

【炮制】 除去杂质，洗净，润透，切厚片，干燥。

【性状】 本品为圆形、半圆形的厚片。外表面棕红色至棕褐色，皱缩，具明显不规则的沟纹，有时可见须根痕和不定芽。切面淡紫红色或紫褐色，粉性，可见纵横交错的维管束痕。质坚硬。气微，味微苦而涩。

【鉴别】 本品粉末黄棕色或棕褐色。草酸钙簇晶众多，散在或存在于薄壁细胞中，棱角较钝，直径25～110μm。淀粉粒单粒长圆形、三角状卵形或近圆球形，直径4～20μm，层纹不明显，脐点星状、点状或裂缝状。网纹导管直径25～90μm。纤维单个或成束散在，壁较厚。木栓组织碎片散在，细胞长方形，多呈棕色或棕褐色。

【性味】 微苦、涩，凉。

【功能与主治】 清热解毒，凉血止血，收敛。用于胃肠炎，菌痢、扁桃体炎，月经不调，功能性子宫出血等。外用治外伤出血，烫火伤、痈疖等。

【用法与用量】 6～12g。外用适量。

【贮藏】 置通风干燥处，防蛀。

【收载标准】《河南省中药材标准（二）》1993年版43页。

麦冬 Maidong
OPHIOPOGONIS RADIX

【来源】 本品为百合科植物麦冬 *Ophiopogon japonicus*（L.f）Ker-Gawl. 的干燥块根。夏季采挖，洗净，反复暴晒、堆置，至七八成干，除去须根，干燥。

【主要产地】 浙江、江苏、四川等地。

【炮制】 **朱麦冬** 取净麦冬，喷清水少许，微润，加朱砂细粉，拌匀，取出，晾干。
每100kg麦冬，用朱砂粉2kg。

米麦冬 取大米置炒制容器内，文火加热，倒入麦冬，与米拌炒至米呈焦黑，麦冬呈黄色、微显焦斑，取出，筛去米，放凉。

每100kg麦冬，用米12kg。

蜜麦冬 先将炼蜜加适量沸水稀释后，加入净麦冬中拌匀，闷透，置炒制容器内，用文火炒至老黄色、不粘手时，取出，放凉。

每100kg麦冬，用炼蜜12kg。

【性状】 **朱麦冬** 呈扁纺锤形，两端略尖。表面红色，外被朱砂细粉。质柔软，断面黄白色，半透明，中柱细小，浅黄色。气微香，味甘、微苦。

米麦冬 呈扁纺锤形，两端略尖。表面黄色或略显焦斑。质柔软，断面黄白色，半透明，中柱细小，浅黄色。气微香，味甘、微苦。

蜜麦冬 呈扁纺锤形，两端略尖。表面老黄色。质柔软，断面黄白色，半透明，中柱细小，浅黄色。气香，味甜。

【性味与归经】 甘、微苦，微寒。归心、肺、胃经。

【功能与主治】 养阴生津，润肺清心。用于肺燥干咳，阴虚痨嗽，喉痹咽痛，津伤口渴，内热消渴，心烦失眠，肠燥便秘。蜜麦冬增强润肺止咳作用。朱麦冬增强安神作用。

【用法与用量】 6～12g。

【贮藏】 密闭，置阴凉干燥处，防潮。

【收载标准】《中国药典》2020年版一部162页。

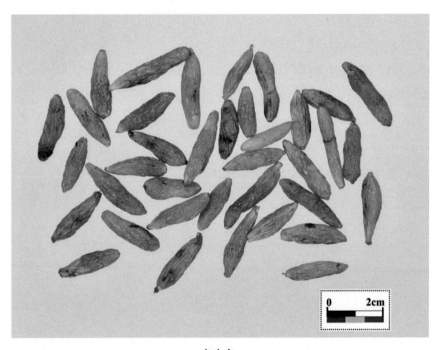

蜜麦冬

远志 Yuanzhi
POLYGALAE RADIX

【来源】 本品为远志科植物远志 *Polygala tenuifolia* Willd. 或卵叶远志 *Polygala sibirica* L. 的干燥根。春、秋二季采挖，除去须根及泥沙，晒干或抽取木心晒干。

【主要产地】 山西、陕西、吉林、河南等地。

【炮制】 **蜜远志** 先将炼蜜加适量沸水稀释后，加入净远志段中拌匀，闷透，置炒制容器内，用文火炒至蜜被吸尽，药色深黄，略带焦斑，疏散不粘手时，取出，放凉。

每 100kg 远志段，用炼蜜 18kg。

麸炒远志 取甘草汁适量，置适宜容器中，倒入净远志，浸泡至汁尽为度，取出，干燥，备用。取麸皮撒入炒制容器内，待麸皮冒烟时，倒入甘草汁浸过的远志，用中火炒至远志表面微带焦斑，取出，除去麸皮，放凉。

每 100kg 远志段，用甘草 6kg、麸皮 12～18kg。

朱远志 取制远志，加水润湿后撒入朱砂细粉，拌匀，晾干。

每 100kg 远志段，用朱砂 2kg。

【性状】 **蜜远志** 本品为圆筒形的段。表面棕黄色至深棕色，有横皱纹、纵皱纹及裂纹。切面棕黄色。有蜜香气，味苦、微甜，嚼之略有刺喉感。

麸炒远志 本品为圆筒形的段。表面微带焦斑。有横皱纹、纵皱纹及裂纹。切面棕黄色。气微，味苦，微辛，嚼之略有刺喉感。

朱远志 本品为圆筒形的段。外被朱砂细粉，有横皱纹、纵皱纹及裂纹。气微，味苦，微辛，嚼之略有刺喉感。

【鉴别】 取本品粉末 0.5g，加 70% 乙醇 5ml，超声处理 15 分钟，滤过，滤液作为供试品溶液。另取远志对照药材 0.5g，同法制成对照药材溶液。照薄层色谱法（《中国药典》2020 年版四部通则 0502）试验，吸取上述两种溶液各 2μl，分别点于同一硅胶 G 薄层板上，以乙酸乙酯－冰醋酸－水（55∶13∶13）为展开剂，展开，取出，晾干，置紫外光灯（365nm）下检视。供试品色谱中，在与对照药材色谱相应的位置上，显相同颜色的荧光斑点。

【检查】 **水分** 不得过 12.0%（《中国药典》2020 年版四部通则 0832 第二法）。

总灰分 蜜远志、麸炒远志 不得过 6.0%（《中国药典》2020 年版四部通则 2302）。

黄曲霉毒素 照真菌毒素测定法（《中国药典》2020 年版四部通则 2351）测定。

本品每 1 000g 含黄曲霉毒素 B_1 不得过 5μg，黄曲霉毒素 G_2、黄曲霉毒素 G_1、黄曲霉毒素 B_2 和黄曲霉毒素 B_1 总量不得过 10μg。

【浸出物】 **蜜远志** 照醇溶性浸出物测定法（《中国药典》2020 年版四部通则 2201）项下的热浸法测定，用 70% 乙醇作溶剂，不得少于 30.0%。

【性味与归经】 苦、辛，温。归心、肾、肺经。

【功能与主治】 安神益智，交通心肾，祛痰，消肿。用于心肾不交引起的失眠多梦，健忘惊悸，神志恍惚，咳痰不爽，疮疡肿毒，乳房肿痛。蜜远志增强润肺化痰止咳的作用。多用于咳嗽，痰多，难咯出者。麸炒远志缓和其苦燥之性。朱远志安神定惊。用于惊悸失眠。

【用法与用量】 3～10g。

【贮藏】 密闭，置于阴凉干燥处。

【收载标准】《中国药典》2020年版一部163页。

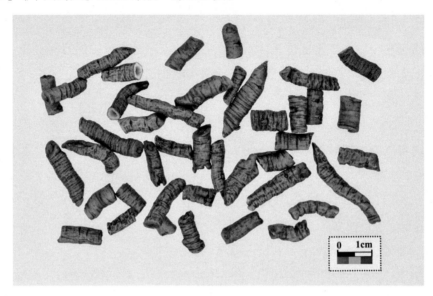

蜜远志

赤芍 Chishao
PAEONIAE RADIX RUBRA

【来源】 本品为毛茛科植物芍药 *Paeonia lactiflora* Pall. 或川赤芍 *Paeonia veitchii* Lynch 的干燥根。春、秋二季采挖，除去根茎、须根及泥沙，晒干。

【主要产地】 陕西、吉林、辽宁、河北、黑龙江、四川、贵州、湖北、河南、甘肃、江西、安徽等地。

【炮制】 **炒赤芍** 取净赤芍片，置炒制容器内，用文火炒至表面色泽加深，微带焦斑时，取出，放凉。

酒赤芍 取净赤芍片，用黄酒拌匀，闷润至黄酒被吸尽，置炒制容器内，用文火炒至微黄色时，取出，放凉。

每100kg赤芍片，用黄酒12kg。

【性状】 **炒赤芍** 本品为类圆形厚片。外表面棕褐色。切面棕黄色至棕褐色，偶见焦斑，皮部窄，木部放射状纹理明显，有的有裂隙。质硬而脆。气微香，味微苦、酸涩。

酒赤芍 形如炒赤芍，微黄色。微具酒气。

【鉴别】 （1）本品横切面：木栓层为数列棕色细胞。栓内层薄壁细胞切向延长。韧皮部较窄。形成层成环。木质部射线较宽，导管群做放射状排列，导管旁有木纤维。薄壁细胞含草酸钙簇晶，并含淀粉粒。

（2）取本品粉末0.5g，加乙醇10ml，振摇5分钟，滤过，滤液蒸干，残渣加乙醇2ml使溶解，作为供试品溶液。另取芍药苷对照品，加乙醇制成每 1ml 含 2mg 的溶液，作为对照品溶液。照薄层色谱法（《中国药典》2020 年版四部通则 0502）试验，吸取上述两种溶液各 4μl，分别点于同一硅胶 G 薄层板上，以三氯甲烷 - 乙酸乙酯 - 甲醇 - 甲酸（40：5：10：0.2）为展开剂，展开，取出，晾干，喷以 5% 香草醛硫酸溶液，加热至斑点显色清晰。供试品色谱中，在与对照品色谱相应的位置上，显相同的蓝紫色斑点。

【检查】 水分　不得过 10.0%（《中国药典》2020 年版四部通则 0832 第二法）。

总灰分　不得过 10.0%（《中国药典》2020 年版四部通则 2302）。

【含量测定】 照高效液相色谱法（《中国药典》2020 年版四部通则 0512）测定。

色谱条件与系统适用性试验　以十八烷基硅烷键合硅胶为填充剂；以甲醇 -0.05mol/L 磷酸二氢钾溶液（40：65）为流动相；检测波长为 230nm。理论板数按芍药苷峰计算应不低于 3 000。

对照品溶液的制备　取芍药苷对照品适量，精密称定，加甲醇制成每 1ml 含 0.5mg 的溶液，即得。

供试品溶液的制备　取本品粗粉约 0.5g，精密称定，置具塞锥形瓶中，精密加入甲醇 25ml，称定重量，浸泡 4 小时，超声处理 20 分钟，放冷，再称定重量，用甲醇补足减失的重量，摇匀，滤过，取续滤液，即得。

测定法　分别精密吸取对照品溶液与供试品溶液各 10μl，注入液相色谱仪，测定，即得。

本品按干燥品计算，含芍药苷（$C_{23}H_{28}O_{11}$）不得少于 1.5%。

【性味与归经】 苦，微寒。归肝经。

【功能与主治】 清热凉血，散瘀止痛。用于热入营血，温毒发斑，吐血衄血，目赤肿痛，肝郁胁痛，经闭痛经，癥瘕腹痛，跌仆损伤，痈肿疮疡。炒赤芍活血止痛而不寒中。用于瘀滞疼痛。酒赤芍增强活血散瘀作用。

【用法与用量】 6～12g。

【注意事项】 不宜与藜芦同用。

【贮藏】 置通风干燥处。酒赤芍密闭，置阴凉干燥处，防潮。

【收载标准】《中国药典》2020 年版一部 165 页。

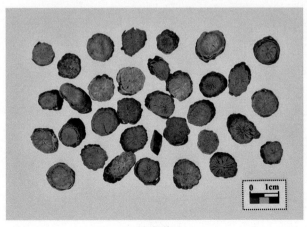

炒赤芍

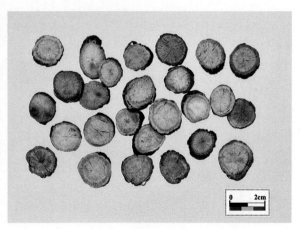

酒赤芍

苍术 Cangzhu
ATRACTYLODIS RHIZOMA

【来源】 本品为菊科植物茅苍术 *Atractylodes lancea*（Thunb.）DC. 或北苍术 *Atractylodes chinensis*（DC.）Koidz. 的干燥根茎。春、秋二季采挖，除去泥沙，晒干，撞去须根。

【主要产地】 江苏、安徽、湖北、山西、内蒙古等地。

【炮制】 **米泔水制苍术** 取苍术片，用米泔水喷洒湿润，置炒制容器内用文火炒至微黄色；或取净苍术药材，用米泔水浸泡，润透后切顺刀片，干燥，配方前炒黄后用。

每100kg苍术片，用米泔水20kg。

土炒苍术 将灶心土粉置炒制容器内炒至滑利，倒入苍术片，用中火炒至闻到苍术固有香气为度，取出，筛去土，放凉。

每100kg苍术片，用灶心土粉30kg。

【性状】 **米泔水制苍术** 呈不规则的厚片。表面微黄色，散有多数棕褐色油室。有香气。

土炒苍术 呈不规则的厚片。挂土色，表面黄色或焦黄色，香气较生品浓。

【性味与归经】 辛、苦，温。归脾、胃、肝经。

【功能与主治】 燥湿健脾，祛风散寒，明目。用于湿阻中焦，脘腹胀满，泄泻，水肿，脚气痿躄，风湿痹痛，风寒感冒，夜盲，眼目昏涩。米泔水制苍术降低其辛燥之性。土苍术缓和燥性，增强健脾和胃作用。

【用法与用量】 3～9g。

【贮藏】 置阴凉干燥处。

【收载标准】《中国药典》2020年版一部168页。

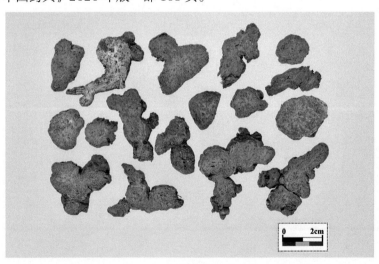

土炒苍术

芦根 Lugen
PHRAGMITIS RHIZOMA

【来源】 本品为禾本科植物芦苇 *Phragmites communis* Trin. 的新鲜根茎。

【主要产地】 全国各地均产。

【炮制】 **鲜芦根（冻干）** 取鲜芦根，除去杂质，洗净，切段，冷冻干燥。

【性状】 **鲜芦根（冻干）** 本品为圆柱形段。表面黄白色，节呈环状，节间有纵皱纹。切面黄白色，中空，有小孔排列成环。气微，味甘。

【鉴别】 （1）本品粉末浅灰棕色。表皮细胞表面观有长细胞与两个短细胞（栓质细胞、硅质细胞）相间排列；长细胞长条形，壁厚并波状弯曲，纹孔细小；栓质细胞新月形，硅质细胞较栓质细胞小，扁圆形。纤维成束或单根散在，直径6～33μm，壁厚不均，有的一边厚一边薄，孔沟较密。石细胞多单个散在，形状不规则，有的作纤维状，有的具短分支，大小悬殊，直径5～40μm，壁厚薄不等。厚壁细胞类长方形或长圆形，壁较厚，孔沟和纹孔较密。

（2）取本品粉末1g，加三氯甲烷10ml，超声处理20分钟，滤过，滤液作为供试品溶液。另取芦根对照药材1g，同法制成对照药材溶液。照薄层色谱法（《中国药典》2020年版四部通则0502）试验，吸取上述两种溶液各10μl，分别点于同一硅胶G薄层板上，以石油醚（60～90℃）－甲酸乙酯（15∶5）为展开剂，展开，取出，晾干，喷以10%硫酸乙醇溶液，在110℃加热至斑点显色清晰，置紫外光灯（365nm）下检视。供试品色谱中，在与对照药材色谱相应的位置上，显相同颜色的荧光斑点。

【检查】 **水分** 不得过12.0%（《中国药典》2020年版四部通则0832第二法）。

总灰分 不得过11.0%（《中国药典》2020年版四部通则2302）。

酸不溶性灰分 不得过8.0%（《中国药典》2020年版四部通则2302）。

【浸出物】 照水溶性浸出物测定法（《中国药典》2020年版四部通则2201）项下的热浸法测定，不得少于12.0%。

【性味与归经】 甘，寒。归肺、胃经。

【功能与主治】 清热泻火，生津止渴，除烦，止呕，利尿。用于热病烦渴，肺热咳嗽，肺痈吐脓，胃热呕哕，热淋涩痛。

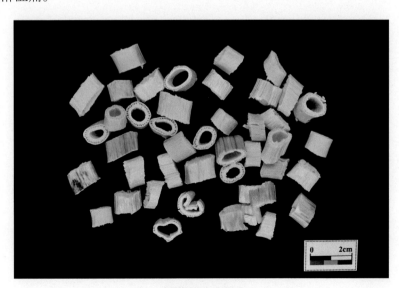

鲜芦根（冻干）

【用法与用量】 15～30g。

【贮藏】 置通风干燥处，防潮。

【收载标准】《中国药典》2020 年版一部 171 页。

两头尖 Liangtoujian
ANEMONES RADDEANAE RHIZOMA

【来源】 本品为毛茛科植物多被银莲花 *Anemone raddeana* Regel 的干燥根茎。夏季采挖，除去须根，洗净，干燥。

【主要产地】 吉林、山东等地。

【炮制】 **酒两头尖** 取净两头尖，打碎，加黄酒拌匀，闷透，置炒制容器内，用文火炒至微干，取出，放凉。

每 100kg 两头尖，用黄酒 12kg。

【性状】 本品为不规则颗粒状，棕色至棕黑色，微有酒气。

【鉴别】 （1）本品粉末灰褐色。淀粉粒众多，单粒类圆形或椭圆形，直径 2～11μm，脐点点状或短缝状，层纹不明显；复粒由 2～4 分粒组成。表皮细胞红棕色、黄色或亮黄色，外壁木栓化增厚，常呈脊状或瘤状突入细胞内。网纹导管、螺纹导管或梯纹导管多见，直径 10～33μm，少有具缘纹孔导管。

（2）取本品粉末 1g，加甲醇 50ml，加热回流 2 小时，放冷，滤过，滤液蒸干，残渣加水 10ml 溶解，用乙醚振摇提取 2 次，每次 15ml，弃去乙醚液，水液用水饱和的正丁醇振摇提取 3 次，每次 20ml，合并正丁醇液，蒸干，残渣加甲醇 2ml 使溶解，作为供试品溶液。另取竹节香附素 A 对照品适量，加甲醇制成每 1ml 含 1mg 的溶液，作为对照品溶液。照薄层色谱法（《中国药典》2020 年版

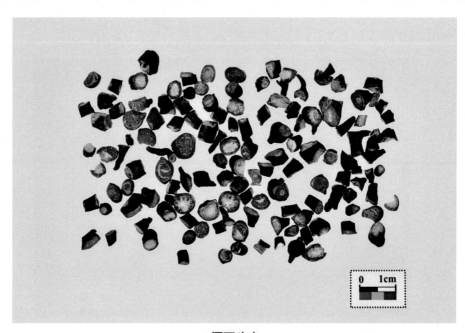

酒两头尖

四部通则 0502）试验，吸取上述两种溶液各 2μl，分别点于同一硅胶 G 薄层板上，以三氯甲烷 - 甲醇 - 水（7：3：1）的下层溶液为展开剂，展开，取出，晾干，喷以 10% 硫酸乙醇溶液，105℃加热 5 分钟。供试品色谱中，在与对照品色谱相应的位置上，显相同颜色的斑点。

【性味与归经】 辛，热；有毒。归脾经。

【功能与主治】 祛风湿，消痈肿。用于风寒湿痹，四肢拘挛，骨节疼痛，痈肿溃烂。酒制增强祛风消肿作用。

【用法与用量】 1.5～3g。外用适量。

【贮藏】 密闭，贮于阴凉干燥处。

【收载标准】《中国药典》2020 年版一部 175 页。

何首乌 Heshouwu
POLYGONI MULTIFLORI RADIX

【来源】 本品为蓼科植物何首乌 *Polygonum multiflorum* Thunb. 的干燥块根。秋、冬二季叶枯萎时采挖，削去两端，洗净，个大的切成块，干燥。

【主要产地】 河南、广东、广西、安徽、贵州等地。

【炮制】 **九制何首乌** 将何首乌浸入黑豆汁内，充分吸收，捞起，放入蒸制容器内，蒸约 6～8 小时，闷约 8 小时，取出干燥至外干内润；再浸入适量黄酒、黑豆汁内润透，再蒸，再干燥，如此反复蒸至内外棕黑色，有香气为度，干燥。

每 100kg 何首乌片（块），用黑豆 10kg，黄酒 25～30kg。

【性状】 **九制何首乌** 本品为不规则皱缩状的块片，大小、厚薄不一。表面黑褐色或棕褐色。质坚硬，断面角质样，棕褐色或黑色。气微，味微甘而苦涩。

【鉴别】 取本品粉末 0.25g，加乙醇 50ml，加热回流 1 小时，滤过，滤液浓缩至 3ml，作为供试品溶液。另取何首乌对照药材 0.25g，同法制成对照药材溶液。照薄层色谱法（《中国药典》2020 年版四部通则 0502）试验，吸取上述两种溶液各 2μl，分别点于同一以羧甲基纤维素钠为黏合剂的硅胶 H 薄层板上使成条状，以三氯甲烷 - 甲醇（7：3）为展开剂，展至约 3.5cm，取出，晾干，再以三氯甲烷 - 甲醇（20：1）为展开剂，展至约 7cm，取出，晾干，置紫外光灯（365nm）下检视。供试品色谱中，在与对照药材色谱相应的位置上，显相同颜色的荧光斑点。

【检查】 **水分** 照水分测定法（《中国药典》2020 年版四部通则 0832 第二法）测定，不得过 12.0%。

总灰分 不得过 9.0%（《中国药典》2020 年版四部通则 2302）。

【浸出物】 照醇溶性浸出物测定法（《中国药典》2020 年版四部通则 2201）项下的热浸法测定，以乙醇作溶剂，不得少于 5.0%。

【含量测定】 照高效液相色谱法（《中国药典》2020 年版四部通则 0512）测定。

色谱条件与系统适用性试验 以十八烷基硅烷键合硅胶为填充剂；以甲醇 -0.1% 磷酸溶液（80：20）为流动相；检测波长为 254nm；理论板数按大黄素峰计算应不低于 3 000。

对照品溶液的制备 取大黄素对照品、大黄素甲醚对照品适量，精密称定，加甲醇分别制成每 1ml 含大黄素 80μg、大黄素甲醚 40μg 的溶液，即得。

供试品溶液的制备 取本品粉末（过四号筛）约 1g，精密称定，置具塞锥形瓶中，精密加入甲醇 50ml，称定重量，加热回流 1 小时，取出，放冷，再称定重量，用甲醇补足减失的重量，摇匀，滤过，取续滤液，即得。

测定法 分别精密吸取对照品溶液与供试品溶液各 10μl，注入液相色谱仪，测定，即得。

本品按干燥品计算，含游离蒽醌以大黄素（$C_{15}H_{10}O_5$）和大黄素甲醚（$C_{16}H_{12}O_5$）的总量计，不得少于 0.08％。

【性味与归经】 苦、甘、涩，微温。归肝、心、肾经。

【功能与主治】 补肝肾，益精血，乌须发，强筋骨，化浊降脂。用于血虚萎黄，眩晕耳鸣，须发早白，腰膝酸软，肢体麻木，崩漏带下，高脂血症。

【用法与用量】 6～12g。

【贮藏】 置干燥处，防蛀。

【收载标准】《中国药典》2020 年版一部 183 页。

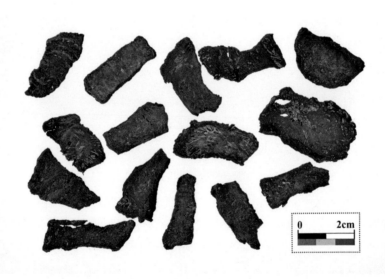

九制何首乌

苦参 Kushen
SOPHORAE FLAVESCENTIS RADIX

【来源】 本品为豆科植物苦参 *Sophora flavescens* Ait. 的干燥根。春、秋二季采挖，除去根头和小支根，洗净，干燥，或趁鲜切片，干燥。

【主要产地】 全国大部分地区均产。

【炮制】 **苦参炭** 取净苦参片，置炒制容器内，用武火加热，炒至表面呈焦黑色，内部焦黄色，喷淋清水少许，熄灭火星，取出，晾干。

【性状】 **苦参炭** 本品为类圆形或不规则形的厚片。外表面焦黑色或棕黑色，内部焦黄色。切面有放射状纹理及裂隙，有的可见同心性环纹。质硬而脆。具焦香气，味苦涩。

【性味与归经】 苦，寒。归心、肝、胃、大肠、膀胱经。

【功能与主治】 清热燥湿，杀虫，利尿。用于热痢，便血，黄疸尿闭，赤白带下，阴肿阴痒，湿疹，湿疮，皮肤瘙痒，疥癣麻风；外治滴虫性阴道炎。苦参炭止血止痢。用于热痢、便血。

【用法与用量】 4.5～9g。外用适量，煎汤洗患处。

【注意事项】 不宜与藜芦同用。

【贮藏】 置干燥处。

【收载标准】《中国药典》2020 年版一部 211 页。

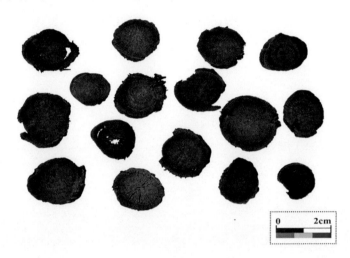

苦参炭

郁金 Yujin
CURCUMAE RADIX

【来源】 本品为姜科植物温郁金 Curcuma wenyujin Y. H. Chen et C. Ling、姜黄 Curcuma longa L.、广西莪术 Curcuma kwangsiensis S. G. Lee et C. F. Liang 或蓬莪术 Curcuma phaeocaulis Val. 的干燥块根。前两者分别习称"温郁金"和"黄丝郁金"，其余按性状不同习称"桂郁金"或"绿丝郁金"。冬季茎叶枯萎后采挖，除去泥沙和细根，蒸或煮至透心，干燥。

【主要产地】 四川、广西、浙江等地。

【炮制】 醋郁金 取净郁金片，用醋拌匀，闷润至米醋被吸尽，置炒制容器内，用文火炒干，取出，放凉。或者取净郁金，置适宜容器内，加醋与适量水共煮，煮至水尽，取出，晾至六成干，切片，干燥。

每 100kg 郁金，用米醋 24kg。

酒郁金 取净郁金片，加黄酒拌匀，闷透，置炒制容器内，用文火炒至微干，取出，晾干。

每 100kg 郁金片，用黄酒 12kg。

【性状】 醋郁金 本品为不规则的薄片或碎块，表面黄褐色至黑色，带焦斑。断面角质样。质坚实。有醋香气。

酒郁金 本品为不规则的薄片或碎块，暗黄色，略具酒气。

【鉴别】 取本品粉末2g，加无水乙醇25ml，超声处理30分钟，滤过，滤液蒸干，残渣加乙醇1ml使溶解，作为供试品溶液。另取郁金对照药材2g，同法制成对照药材溶液。照薄层色谱法（《中国药典》2020年版四部通则0502）试验，吸取上述两种溶液各5μl，分别点于同一硅胶G薄层板上，以正己烷－乙酸乙酯（17∶3）为展开剂，预饱和30分钟，展开，取出，晾干，喷以10%硫酸乙醇溶液，在105℃加热至斑点显色清晰。置日光和紫外光灯（365nm）下检视。供试品色谱中，在与对照药材色谱相应的位置上，显相同颜色的主斑点或荧光斑点。

【性味与归经】 辛、苦，寒。归肝、心、肺经。

【功能与主治】 活血止痛，行气解郁，清心凉血，利胆退黄。用于胸胁刺痛，胸痹心痛，经闭痛经，乳房胀痛，热病神昏，癫痫发狂，血热吐衄，黄疸尿赤。醋郁金增强疏肝止痛作用，用于产后心痛。酒郁金增强破瘀作用。

【用法与用量】 3～9g。

【注意事项】 不宜与丁香、母丁香同用。

【贮藏】 密闭，置阴凉干燥处。

【收载标准】《中国药典》2020年版一部217页。

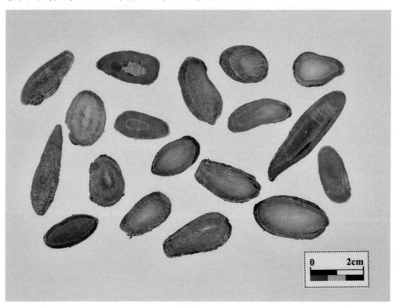

醋郁金

虎掌南星 Huzhangnanxing
PINELLIAE PEDATISECTAE RHIZOMA

【来源】 本品为天南星科植物掌叶半夏 *Pinellia pedatisecta* Schott. 的干燥块茎。秋、冬二季茎叶枯萎时采挖，除去须根及外皮，干燥。

【主要产地】 河南、河北、山东、安徽、江苏、四川等地。

【炮制】 **生虎掌南星** 除去杂质，洗净，干燥。

制虎掌南星

（1）取净虎掌南星，按大小分开，用水浸泡，夏季泡7天左右，冬季泡14天左右，每日换水2～3次，泡至切开口尝微有麻辣感时，取出，再与捣碎的生姜、白矾同入锅内，加水适量煮至内无白心，取出，晾至六成干，切薄片，干燥。

每100kg虎掌南星，用生姜、白矾各12kg。

（2）取鲜虎掌南星，去除外皮和须根。另取白矾、鲜姜加适量水煮沸后，趁热投入鲜虎掌南星，微沸60分钟，停火浸泡2天，再以原汁加压加热，保持125℃，35～40分钟，取出，晾至六成干，切薄片，干燥，即得。

每100kg鲜虎掌南星，用白矾12kg，生姜10kg。

【性状】 **生虎掌南星** 呈扁球形，主块茎周围通常附着数个半球形大小不等的侧块茎或侧芽。表面黄白色或淡棕色，顶端中心有一大凹陷茎痕，周围有麻点状根痕，底部平圆。质坚硬，不易破碎，断面白色或黄白色，粉性。气微，味辣，有麻舌感。

制虎掌南星 为类圆形或椭圆形薄片，表面棕黄色至棕褐色，角质样，半透明，光滑，质坚脆。气微，味辛，微有麻舌感，嚼之略粘牙。

【鉴别】 （1）**生虎掌南星** 本品粉末淡黄白色。淀粉粒众多，单粒圆球形、椭圆形或盔帽形，直径3～21μm，脐点圆点状、裂缝状、星状或"人"字形；复粒由2～10粒组成。草酸钙针晶散在或成束存在于黏液细胞中，长13～96μm。可见环纹及螺纹导管。

制虎掌南星 本品粉末淡黄褐色，糊化淀粉粒众多，多存在于薄壁细胞中。草酸钙针晶散在或成束存在于黏液细胞中，长13～96μm。可见环纹及螺纹导管。

（2）**生虎掌南星** 取本品粉末4g，加三氯甲烷40ml，超声处理30分钟，滤过，滤液置水浴上低温挥干，残渣加三氯甲烷2ml使溶解，作为供试品溶液。另取虎掌南星对照药材4g，同法制成对照药材溶液。再取β-谷甾醇对照品，加三氯甲烷制成每1ml含1mg的溶液，作为对照品溶液。照薄层色谱法（《中国药典》2020年版四部通则0502）试验，吸取上述三种溶液各2～5μl，分别点于

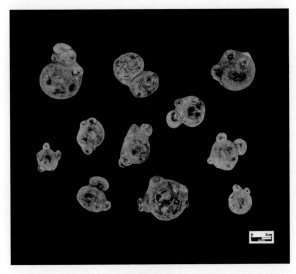

虎掌南星

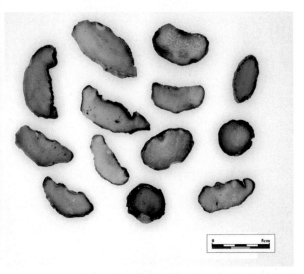

制虎掌南星

同一硅胶 G 薄层板上，以石油醚（60～90℃）– 乙酸乙酯 – 甲酸（8：2：0.2）为展开剂，展开，取出，晾干，喷以 5% 磷钼酸乙醇溶液，在 105℃加热至斑点显色清晰。供试品色谱中，在与对照药材色谱和对照品色谱相应的位置上，显相同颜色的斑点。

制虎掌南星 取本品粉末 5g，加乙醇 50ml，加热回流 1.5 小时，滤过，滤液蒸干，残渣加乙醚 10ml，超声处理 5 分钟，滤过，残渣再用乙醚重复处理 2 次，合并乙醚液，挥干，残渣加甲醇 1ml 使溶解，作为供试品溶液。另取制虎掌南星对照药材 5g，同法制成对照药材溶液。照薄层色谱法（《中国药典》2020 年版四部通则 0502）试验，吸取上述两种溶液各 2～5μl，分别点于同一硅胶 G 薄层板上，以环己烷 – 乙醚 – 丙酮 – 冰醋酸（40：10：5：0.5）为展开剂，展开，取出，晾干，喷以 10% 硫酸乙醇溶液，在 105℃加热至斑点显色清晰，分别置日光和紫外光灯（365nm）下检视。供试品色谱中，在与对照药材色谱相应的位置上，分别显相同颜色的斑点或荧光斑点。

【检查】**水分 生虎掌南星** 不得过 15.0%；**制虎掌南星** 不得过 16.0%（《中国药典》2020 年版四部通则 0832 第二法）。

总灰分 不得过 5.0%（《中国药典》2020 年版四部通则 2302）。

【浸出物】 照醇溶性浸出物测定法（《中国药典》2020 年版四部通则 2201）项下的热浸法测定，用稀乙醇作溶剂。**生虎掌南星** 不得少于 8.0%。

【性味与归经】 苦、辛，温；有毒。归肺，肝、脾经。

【功能与主治】 祛风定惊，化痰散结。用于中风，口眼歪斜，半身不遂，癫痫，破伤风。生虎掌南星外用治痈肿。

【用法与用量】 一般炮制后用 3～9g。外用生品适量。

【注意事项】 孕妇慎用。

【贮藏】 置通风干燥处，防霉，防蛀。

【收载标准】《河南省中药材标准（一）》1991 年版第 12 页。

狗脊
Gouji
CIBOTII RHIZOMA

【来源】 本品为蚌壳蕨科植物金毛狗脊 *Cibotium barometz*（L.）J. Sm. 的干燥根茎。秋、冬二季采挖，除去泥沙，干燥；或去硬根、叶柄及金黄色绒毛，切厚片，干燥，为"生狗脊片"；蒸后晒至六、七成干，切厚片，干燥，为"熟狗脊片"。

【主要产地】 福建、四川等地。

【炮制】 **酒蒸狗脊**

（1）取净狗脊片，加黄酒拌匀，润透后置适宜容器内，用武火加热蒸 4～6 小时，停火，闷 6～8 小时，取出，干燥。

每 100kg 狗脊片，用黄酒 15kg。

（2）取净狗脊片，水泡 1 天后，与黄酒拌匀，闷润至酒尽时，置适宜容器内蒸 6 小时，闷 1 天，取出，晒至半干，将适宜容器内余汁拌入狗脊内再蒸，反复3次，蒸至内外呈黑色为度，取出，干燥。

每100kg狗脊片，用黄酒18kg。

【性状】 **酒蒸狗脊** 本品为不规则长条形或类圆形厚片。表面深棕色，切面暗褐色，较平滑，近边缘1～4mm处有一条棕黄色隆起的木质部环纹或条纹，边缘不整齐，偶有金黄色绒毛残留。微有酒香气，味淡、微涩。

【鉴别】 取本品粉末2g，加甲醇50ml，超声处理30分钟，滤过，滤液蒸干，残渣加甲醇1ml使溶解，作为供试品溶液。另取原儿茶醛对照品、原儿茶酸对照品，加甲醇制成每1ml各含0.5mg的混合溶液，作为对照品溶液。照薄层色谱法（《中国药典》2020年版四部通则0502）试验，吸取供试品溶液3～6μl、对照品溶液2μl，分别点于同一硅胶G薄层板上，使成条状，以三氯甲烷－乙酸乙酯－甲醇－甲酸（12：2：1：0.8）为展开剂，展开，取出，晾干，喷以2%三氯化铁溶液－1%铁氰化钾溶液（1：1）（临用配制）。供试品色谱中，在与对照品色谱相应的位置上，显相同颜色的斑点。

【检查】 **水分** 不得过13.0%（《中国药典》2020年版四部通则0832第二法）。

总灰分 不得过3.0%（《中国药典》2020年版四部通则2302）。

【浸出物】 照醇溶性浸出物测定法（《中国药典》2020年版四部通2201）项下的热浸法测定，用稀乙醇作溶剂，不得少于20.0%。

【性味与归经】 苦、甘，温。归肝、肾经。

【功能与主治】 祛风湿，补肝肾，强腰膝。用于风湿痹痛，腰膝酸软，下肢无力。酒蒸狗脊增强其补肝肾作用。

【用法与用量】 6～12g。

【贮藏】 密闭，贮于阴凉干燥处。

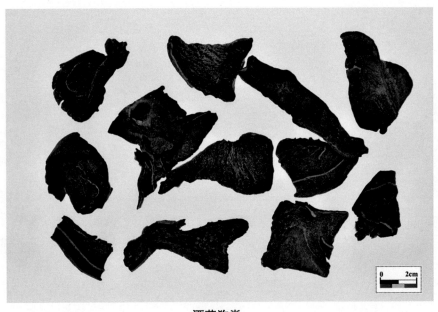

酒蒸狗脊

【收载标准】《中国药典》2020 年版一部 235 页。

狗脊贯众 Goujiguanzhong
WOODWARDIAE RHIZOMA

【来源】 本品为乌毛蕨科植物狗脊蕨 *Woodwardia japonica*（L.f）Sm. 或单芽狗脊 *Woodwardia unigemmata*（Makino）Nakai. 带叶柄基的干燥根茎。春、秋二季采挖，削去叶柄，须根，除净泥土，晒干。

【主要产地】 河南省信阳、桐柏山区。长江以南各省亦产。

【炮制】 狗脊贯众 除去杂质及须根，洗净，干燥，捣碎。

狗脊贯众炭 取狗脊贯众碎块，置炒制容器内，用武火炒至表面黑色，内部黑褐色时，喷淋清水少许，熄灭火星，取出，晾干。

【性状】 狗脊贯众 为不规则碎块。表面棕褐色至黑褐色。可见短粗的叶柄基和棕黑色细根碎末，以及棕红色膜质鳞片。质坚硬。气微，味微苦、涩。

狗脊贯众炭 形如狗脊贯众碎块。表面焦黑色，有光泽，内部焦棕褐色或黑褐色。质脆易碎。气微，味涩。

【鉴别】 狗脊贯众 本品粉末棕色。淀粉粒众多，单粒类圆球形、卵圆形，长圆形或不规则形，直径 1～8μm，脐点裂缝状。厚壁细胞窄长，先端钝圆或稍斜尖，直径 15～55μm，壁微木化或非木化，具斜纹孔。棕色块状物呈不规则形，散在。鳞片细胞长梭形，边缘有附属物。

【性味与归经】 苦，微寒。归脾、胃经。

【功能与主治】 杀虫，清热解毒，凉血止血。用于风热感冒，温热斑疹，吐血，衄血，肠风便血、血痢、血崩、带下。驱蛔虫、绦虫、蛲虫等。狗脊贯众炭用于止血。

【用法与用量】 4.5～9g。外用适量。

【贮藏】 置通风干燥处。

【收载标准】《河南省中药材标准（二）》1993 年版 56 页。

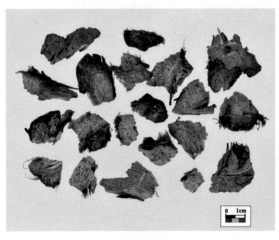

狗脊贯众

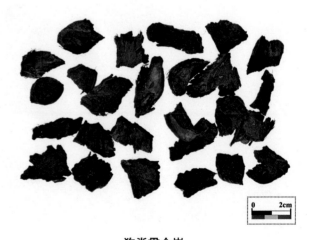

狗脊贯众炭

京大戟 Jingdaji
EUPHORBIAE PEKINENSIS RADIX

【来源】 本品为大戟科植物大戟 *Euphorbia pekinensis* Rupr. 的干燥根。秋、冬二季采挖，洗净，晒干。

【主要产地】 江苏等地。

【炮制】 **煨京大戟** 取面粉，加水适量，制成适宜的团块，然后将京大戟逐个包裹，置炉旁煨至面皮呈焦黄色，取出，剥去面皮，趁热切厚片，放凉。

每100kg京大戟，用面粉50kg。

【性状】 **煨京大戟** 为不规则长圆形或圆形厚片。表面棕褐色，粗糙，有皱纹。切面黄色，纤维性。质坚硬。气微，味微苦涩。

【性味与归经】 苦，寒；有毒。归肺、脾、肾经。

【功能与主治】 泻水逐饮，消肿散结。用于水肿胀满，胸腹积水，痰饮积聚，气逆咳喘，二便不利，痈肿疮毒，瘰疬痰核。煨京大戟可降低其毒性。

【用法与用量】 1.5～3g。

【注意事项】 孕妇禁用。不宜与甘草同用。

【贮藏】 置干燥处，防蛀。

【收载标准】《中国药典》2020年版一部236页。

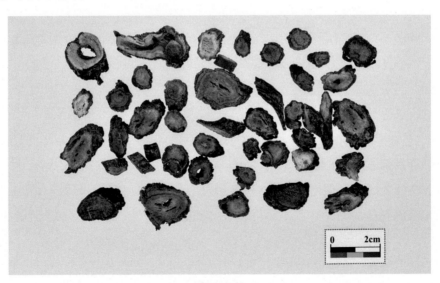

煨京大戟

泽泻 Zexie
ALISMATIS RHIZOMA

【来源】 本品为泽泻科植物东方泽泻 *Alisma orientale*（Sam.）Juzep. 或泽泻 *Alisma plantago-aquatica* Linn. 的干燥块茎。冬季茎叶开始枯萎时采挖，洗净，干燥，除去须根和粗皮。

【主要产地】 福建、四川等地。

【炮制】 **麸炒泽泻** 先将炒制容器加热，至撒入麸皮即刻烟起，随即投入净泽泻片，迅速翻动，用文火炒至表面呈黄色时，取出，筛去麸皮，放凉。

每 100kg 泽泻片，用麸皮 10kg。

【性状】 **麸炒泽泻** 本品为圆形或椭圆形厚片。外表皮黄色，可见细小突起的须根痕。切面淡黄棕色或黄褐色，偶见焦斑，粉性，有多数细孔。微有焦香气，味微苦。

【鉴别】 （1）本品粉末淡黄棕色。淀粉粒甚多，单粒长卵形、类球形或椭圆形，直径 3～14μm，脐点人字状、短缝状或三叉状；复粒由 2～3 分粒组成。薄壁细胞类圆形，具多数椭圆形纹孔，集成纹孔群。内皮层细胞垂周壁波状弯曲，较厚，木化，有稀疏细孔沟。油室大多破碎，完整者类圆形，直径 54～110μm，分泌细胞中有时可见油滴。

（2）取本品粉末 2g，加乙酸乙酯 20ml，超声处理 30 分钟，滤过，滤液加于氧化铝柱（200～300 目，5g，内径为 1cm，干法装柱）上，用乙酸乙酯 10ml 洗脱，收集洗脱液，蒸干，残渣加乙酸乙酯 1ml 使溶解，作为供试品溶液。另取 23- 乙酰泽泻醇 B 对照品，加乙酸乙酯制成每 1ml 含 2mg 的溶液，作为对照品溶液。照薄层色谱法（《中国药典》2020 年版四部通则 0502）试验，吸取上述两种溶液各 5μl，分别点于同一硅胶 GF$_{254}$ 薄层板上，以二氯甲烷－甲醇（15：1）为展开剂，展开，取出，晾干，喷以 2% 香草醛硫酸溶液－乙醇（1：9）混合溶液，在 105℃加热至斑点显色清晰，分别置日光和紫外光灯（365nm）下检视。供试品色谱中，在与对照品色谱相应的位置上，显相同颜色的斑点或荧光斑点。

【检查】 **水分** 不得过 13.0%（《中国药典》2020 年版四部通则 0832 第二法）。

总灰分 不得过 5.0%（《中国药典》2020 年版四部通则 2302）。

【浸出物】 照醇溶性浸出物测定法（《中国药典》2020 年版四部通则 2201）项下的热浸法测定，用乙醇作溶剂，不得少于 5.0%。

【含量测定】 照高效液相色谱法（《中国药典》2020 年版四部通则 0512）测定。

色谱条件与系统适用性试验 以十八烷基硅烷键合硅胶为填充剂；以乙腈－水（73：27）为流动相；检测波长为 208nm。理论板数按 23- 乙酰泽泻醇 B 峰计算应不低于 3 000。

对照品溶液的制备 取 23－乙酰泽泻醇 B 对照品适量，精密称定，加乙腈制成每 1ml 含 20μg 的溶液，即得。

供试品溶液的制备 取本品粉末（过五号筛）约 0.5g，精密称定，置具塞锥形瓶中，精密加入乙腈 25ml，密塞，称定重量，超声处理（功率 250W，频率 50kHz）30 分钟，放冷，再称定重量，用乙腈补足减失的重量，摇匀，滤过，取续滤液，即得。

测定法 分别精密吸取对照品溶液与供试品溶液各 10μl，注入液相色谱仪，测定，即得。

本品按干燥品计算，含 23－乙酰泽泻醇 B（C$_{32}$H$_{50}$O$_5$）不得少于 0.050%。

【性味与归经】 甘、淡、寒。归肾、膀胱经。

【功能与主治】 利水渗湿，泄热，化浊降脂。用于小便不利，水肿胀满，泄泻尿少，痰饮眩晕，热淋涩痛，高脂血症。麸炒泽泻增强健脾止泻作用。

【用法与用量】 6～10g。

【贮藏】 置干燥处，防蛀。

【收载标准】《中国药典》2020 年版一部 239 页。

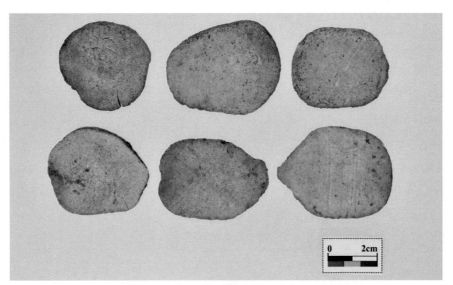

麸炒泽泻

茜草 Qiancao
RUBIAE RADIX ET RHIZOMA

【来源】 本品为茜草科植物茜草 *Rubia cordifolia* L. 的干燥根及根茎。春、秋二季采挖，除去泥沙，干燥。

【主要产地】 陕西、河北、河南、山东等地。

【炮制】 **酒茜草** 取茜草片或段，加黄酒拌匀，闷透，置炒制容器内，用文火炒干，取出，放凉。

每 100kg 茜草片或段，用黄酒 18kg。

【性状】 **酒茜草** 本品为不规则的厚片或段。表面棕褐色，外表皮具细纵纹，切面皮部狭，木部宽广，导管孔多数。微具酒香气，味微苦，久嚼刺舌。

【鉴别】 （1）取本品粉末 0.2g，加乙醚 5ml，振摇数分钟，滤过，滤液加氢氧化钠试液 1ml，振摇，静置使分层，水层显红色；醚层无色，置紫外光灯（365nm）下观察，显天蓝色荧光。

（2）取本品粉末 0.5g，加甲醇 10ml，超声处理 30 分钟，滤过，滤液浓缩至 1ml，作为供试品溶液。另取茜草对照药材 0.5g，同法制成对照药材溶液。再取大叶茜草素对照品，加甲醇制成每 1ml 含 2.5mg 的溶液，作为对照品溶液。照薄层色谱法（《中国药典》2020 年版四部通则 0502）试验，吸取上述三种溶液各 5μl，分别点于同一硅胶 G 薄层板上，以石油醚（60～90℃）－丙酮（4：1）为展开剂，展开，取出，晾干，置紫外光灯（365nm）下检视。供试品色谱中，在与对照药材色谱和对照品色谱相应的位置上，显相同颜色的荧光斑点。

【检查】 **水分** 不得过 12.0%（《中国药典》2020 年版四部通则 0832 第二法）。

总灰分 不得过 15.0%（《中国药典》2020 年版四部通则 2302）。

酸不溶性灰分 不得过 5.0%（《中国药典》2020 年版四部通则 2302）。

【**浸出物**】 照醇溶性浸出物测定法（《中国药典》2020 年版四部通则 2201）项下的热浸法测定，用乙醇作溶剂，不得少于 9.0%。

【**性味与归经**】 苦，寒。归肝经。

【**功能与主治**】 凉血，祛瘀，止血，通经。用于吐血，衄血，崩漏，外伤出血，瘀阻经闭，关节痹痛，跌仆肿痛。酒茜草增强行血作用。

【**用法与用量**】 6～10g。

【**贮藏**】 密闭，贮于阴凉干燥处。

【**收载标准**】《中国药典》2020 年版一部 245 页。

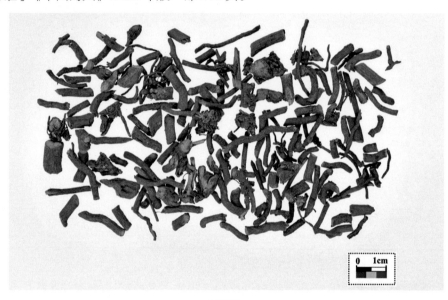

酒茜草

荚果蕨贯众 Jiaguojueguanzhong
MATTEUCCIAE STRUTHIOPTERIAE RHIZOMA

【**来源**】 本品为球子蕨科植物荚果蕨 *Matteuccia struthiopteria*（L.）Todaro. 的带叶柄基的干燥根茎。春、秋二季采挖，除去地上部分，晒干。

【**主要产地**】 河南省大别山、伏牛山等山区。北方各省亦有分布。

【**炮制**】 **荚果蕨贯众** 除去杂质及须根，洗净，干燥，捣碎。

荚果蕨贯众炭 取荚果蕨贯众碎块，置炒制容器内，用武火炒至表面为黑色，内呈黑褐色时，喷淋清水少许，熄灭火星，取出，晾干。

【**性状**】 **荚果蕨贯众** 呈不规则的碎块，大小不一。外表面棕褐色。可见叶柄基上具棕色膜质披针形鳞片，叶柄基断面棕色。根茎断面淡棕色，具类圆形裂隙。质硬而脆。气微，味微涩。

荚果蕨贯众炭 形如荚果蕨贯众块。表面焦黑色，有光泽。内部焦棕褐色或黑褐色。质脆，易碎。气微,味涩。

【鉴别】 荚果蕨贯众 本品粉末棕色。淀粉粒众多。多为单粒,类圆形或卵圆形,直径1～4μm,脐点点状或不明显;厚壁细胞棕色,胞腔大小不一,纹孔明显,细胞壁非木化。管胞梯纹、网纹或孔纹,长65μm,直径3～6μm。薄壁细胞长圆形,含有淀粉粒和颗粒状物。鳞片组织细胞棕色,狭长形。棕色块状物散在。

【性味与归经】 苦,凉。归肺、肾、大肠经。

【功能与主治】 杀虫,清热解毒,凉血止血。用于风热感冒,温热斑疹,吐血,衄血,肠风便血,血痢,血崩,带下。驱蛔虫、绦虫、蛲虫。荚果蕨贯众炭用于止血。

【用法与用量】 4.5～9g。外用适量。

【贮藏】 置通风干燥处。

【收载标准】《河南省中药材标准(二)》1993年版70页。

草乌
Caowu
ACONITI KUSNEZOFFII RADIX

【来源】 本品为毛茛科植物北乌头 *Aconitum kusnezoffii* Reichb. 的干燥块根。秋季茎叶枯萎时采挖,除去须根及泥沙,干燥。

【主要产地】 全国大部分地区均产。

【炮制】 甘草制草乌 取甘草打碎,去粗皮,与生草乌同置适宜的容器内,加水浸泡,夏季泡10天左右,冬季泡15天左右,每日换水2～3次,泡至口尝稍有麻辣感时,捞出,拣去甘草,再置适宜容器内,加水适量,煮透,捞出,晾至半干,切顺刀薄片,干燥。

每100kg净草乌,用甘草6kg。

醋制草乌 取甘草打碎,去粗皮,与生草乌同置适宜的容器内,加水浸泡,夏季泡10天左右,冬季泡15天左右,每日换水2～3次,泡至口尝稍有麻辣感时,捞出,拣去甘草,再置适宜容器内,加入醋、水,煮透,取出,晾至半干,切顺刀薄片,干燥。

每100kg净草乌,用甘草6kg、醋18kg。

复制草乌 取生草乌置适宜容器内,加水浸泡,夏季泡10天左右,冬季泡15天左右,每日换水2～3次,泡至口尝稍有麻辣感时,移置适宜容器内,加生姜、甘草、豆腐、水适量,煮透,取出,去生姜、甘草、豆腐,晾至半干,切顺刀薄片,干燥。

每100kg净草乌,用生姜、甘草、豆腐各6kg。

【性状】 本品为不规则圆形或近三角形的片。表面黑褐色,有灰白色多角形形成层环和点状维管束,并有空隙,周边皱缩或弯曲。质脆。气微,味微辛辣,稍有麻舌感。

【鉴别】 取本品粉末2g,加氨试液2ml润湿,加乙醚20ml,超声处理30分钟,滤过,滤液挥干,残渣加二氯甲烷1ml使溶解,作为供试品溶液。另取苯甲酰新乌头原碱对照品,加异丙醇－三氯甲烷(1:1)混合溶液制成每1ml含1mg的溶液,作为对照品溶液。照薄层色谱法(《中国药典》2020年版四部通则0502)试验,吸取上述两种溶液各5μl,分别点于同一硅胶G薄层板上,以正己烷－乙酸乙酯－甲醇（6.4∶3.6∶1）为展开剂，置氨蒸气饱和20分钟的展开缸内，展开，取出，晾干，喷以稀碘化铋钾试液。供试品色谱中，在与对照品色谱相应的位置上，显相同颜色的斑点。

【检查】 **水分** 不得过14.0%（《中国药典》2020年版四部通则0832第二法）。

双酯型生物碱 照高效液相色谱法（《中国药典》2020年版四部通则0512）测定。

色谱条件与系统适用性试验 以十八烷基硅烷键合硅胶为填充剂；以乙腈－四氢呋喃（25∶15）为流动相A，以0.1mol/L醋酸铵溶液（每1000ml加冰醋酸0.5ml）为流动相B，按下表中的规定进行梯度洗脱；检测波长为235nm。理论板数按新乌头碱峰计算应不低于2000。

时间（分钟）	流动相A（%）	流动相B（%）
0～48	15 → 26	85 → 74
48～48.1	26 → 35	74 → 65
48.1～58	35	65
58～65	35 → 15	65 → 85

对照品溶液的制备 取乌头碱对照品、次乌头碱对照品及新乌头碱对照品适量，精密称定，加异丙醇－三氯甲烷（1∶1）混合溶液分别制成每1ml含乌头碱30μg、次乌头碱10μg、新乌头碱50μg的溶液，即得。

供试品溶液的制备 取本品粉末（过三号筛）约2g，精密称定，置具塞锥形瓶中，加氨试液3ml，精密加入异丙醇－乙酸乙酯（1∶1）混合溶液50ml，称定重量，超声处理（功率300W，频率40kHz；水温在25℃以下）30分钟，放冷，再称定重量，用异丙醇－乙酸乙酯（1∶1）混合溶液补足减失的重量，摇匀，滤过。精密量取续滤液25ml，40℃以下减压回收溶剂至干，残渣精密加入异丙醇－三氯甲烷（1∶1）混合溶液3ml溶解，滤过，取续滤液，即得。

测定法 分别精密吸取对照品溶液与供试品溶液各10μl，注入液相色谱仪，测定，即得。

本品含双酯型生物碱以乌头碱（$C_{34}H_{47}NO_{11}$）、次乌头碱（$C_{33}H_{45}NO_{10}$）和新乌头碱（$C_{33}H_{45}NO_{11}$）的总量计，不得过0.040%。

【性味与归经】 辛、苦，热；有毒。归心、肝、肾、脾经。

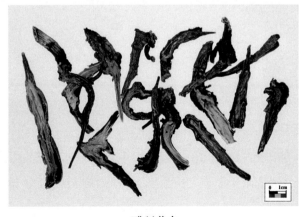

醋制草乌

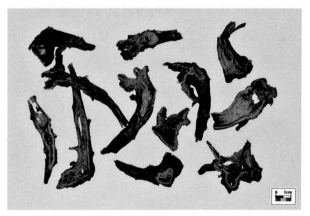

复制草乌

【功能与主治】 祛风除湿，温经止痛。用于风寒湿痹，关节疼痛，心腹冷痛，寒疝作痛及麻醉止痛。制草乌，毒性降低。

【用法与用量】 1.5～3g，宜先煎、久煎。

【注意事项】 孕妇慎用；不宜与半夏、瓜蒌、瓜蒌子、瓜蒌皮、天花粉、川贝母、浙贝母、平贝母、伊贝母、湖北贝母、白蔹、白及同用。

【贮藏】 置通风干燥处，防蛀。

【收载标准】《中国药典》2020 年版一部 247 页。

南沙参 Nanshashen
ADENOPHORAE RADIX

【来源】 本品为桔梗科植物轮叶沙参 *Adenophora tetraphylla*（Thunb.）Fisch. 或沙参 *Adenophora stricta* Miq. 的干燥根。春、秋二季采挖，除去须根，洗后趁鲜刮去粗皮，洗净，干燥。

【主要产地】 贵州、安徽、浙江、江苏等地。

【炮制】 蜜南沙参 取南沙参片，加入用适量沸水稀释后的炼蜜，拌匀，闷透，置预热的炒制容器内，用文火炒至黄橙色、不粘手时，取出，放凉。

每 100kg 南沙参片，用炼蜜 25kg。

【性状】 蜜南沙参 本品为圆形、类圆形或不规则形厚片。表面橙黄色或焦黄色，偶见焦斑。切面有不规则裂隙。体轻，质松泡。有蜜香气，味甜。

【鉴别】 本品粉末灰黄色。木栓石细胞类长方形、长条形、类椭圆形、类多边形，长18～155μm，宽 18～61μm，有的垂周壁连珠状增厚。有节乳管常连接成网状。菊糖结晶扇形、类圆形或不规则形。

【性味与归经】 甘，微寒。归肺、胃经。

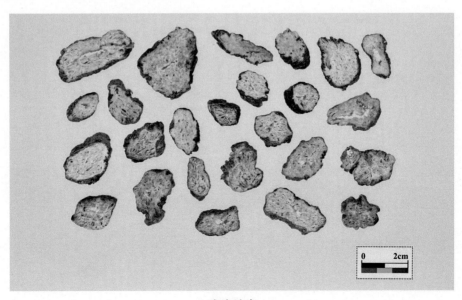

蜜南沙参

【功能与主治】　养阴清肺，益胃生津，化痰，益气。用于肺热燥咳，阴虚劳嗽，干咳痰黏，胃阴不足，食少呕吐，气阴不足，烦热口干。蜜南沙参增强润肺止咳作用。

【用法与用量】　9～15g。

【注意事项】　不宜与藜芦同用。

【贮藏】　置通风干燥处，防蛀。

【收载标准】　《中国药典》2020年版一部255页。

威灵仙
Weilingxian
CLEMATIDIS RADIX ET RHIZOMA

【来源】　本品为毛茛科植物威灵仙 *Clematis chinensis* Osbeck、棉团铁线莲 *Clematis hexapetala* Pall. 或东北铁线莲 *Clematis manshurica* Rupr. 的干燥根和根茎。秋季采挖，除去泥沙，晒干。

【主要产地】　安徽、浙江、江苏等地。

【炮制】　**酒威灵仙**　取威灵仙段，加黄酒拌匀，闷透，置炒制容器内，用文火炒干，取出，放凉。

每100kg威灵仙段，用黄酒10kg。

【性状】　**酒威灵仙**　本品为不规则的段。表面黑褐色、棕褐色或棕黑色，有细纵纹，有的皮部脱落，露出黄白色木部。切面皮部较广，木部淡黄色，略呈方形或近圆形，皮部与木部间常有裂隙。微有酒气，味淡、咸或辛辣。

【鉴别】　取本品粉末1g，加乙醇50ml，加热回流2小时，滤过，滤液浓缩至20ml，加盐酸3ml，加热回流1小时，加水10ml，放冷，加石油醚（60～90℃）25ml振摇提取，石油醚蒸干，残渣用无水乙醇10ml使溶解，作为供试品溶液。另取齐墩果酸对照品，加无水乙醇制成每1ml含

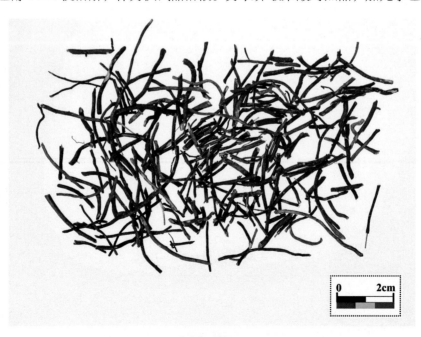

酒威灵仙

0.45mg 的溶液，作为对照品溶液。照薄层色谱法（《中国药典》2020 年版四部通则 0502）试验，吸取上述两种溶液各 3μl，分别点于同一硅胶 G 薄层板上，以甲苯 – 乙酸乙酯 – 甲酸（20 : 3 : 0.2）为展开剂，薄层板置展开缸中预饱和 30 分钟，展开，取出，晾干，喷以 10% 硫酸乙醇溶液，在 105℃加热至斑点显色清晰。供试品色谱中，在与对照品色谱相应的位置上，显相同颜色的斑点。

【检查】 **水分** 不得过 15.0%（《中国药典》2020 年版四部通则 0832 第二法）。

总灰分 不得过 10.0%（《中国药典》2020 年版四部通则 2302）。

酸不溶性灰分 不得过 4.0%（《中国药典》2020 年版四部通则 2302）。

【浸出物】 照醇溶性浸出物测定法（《中国药典》2020 年版四部通则 2201）项下的热浸法测定，用乙醇作溶剂，不得少于 15.0%。

【性味与归经】 辛、咸，温。归膀胱经。

【功能与主治】 祛风湿，通经络。用于风湿痹痛，肢体麻木，筋脉拘挛，屈伸不利。

【用法与用量】 6～10g。

【贮藏】 密闭，置于阴凉干燥处。

【收载标准】《中国药典》2020 年版一部 262 页。

香附 Xiangfu
CYPERI RHIZOMA

【来源】 本品为莎草科植物莎草 *Cyperus rotundus* L. 的干燥根茎。秋季采挖，燎去毛须，置沸水中略煮或蒸透后晒干，或燎后直接晒干。

【主要产地】 山东、浙江、湖南、河南等地。

【炮制】 **酒香附** 取净香附粒（片），用黄酒拌匀，闷润至酒尽时，置炒制容器内，用文火炒至干，取出，放凉。

每 100kg 香附粒（片），用黄酒 20kg。

香附炭 将净香附粒（片）置炒制容器内，用武火炒至表面焦黑色，内部焦褐色时，喷淋清水少许，灭尽火星，取出，及时摊晾，凉透。

四制香附

（1）取香附粒（片），用姜汁、盐水、黄酒、米醋拌匀，闷透，置炒制容器内，用文火加热，炒干，取出，放凉。

每 100kg 香附粒（片），用黄酒、米醋各 10kg，生姜 5kg，食盐 2kg。

（2）将净香附粒（片），分成四等份，分别与盐水、黄酒、醋、乳汁拌匀，闷润至汁尽时，分别置炒制容器内用文火微炒，取出，放凉后将四份混匀即四制香附。或将四种辅料混合后，再与净香附粒或片拌匀，闷润至汁尽时，置锅内用文火微炒，取出，放凉。

每 100kg 香附粒（片），用黄酒、乳汁、醋各 6kg，食盐 0.9kg。

【性状】 **酒香附** 为不规则的厚片或颗粒状。表面红紫色。质硬。略具酒香气，味微苦。

香附炭 为不规则的厚片或颗粒状。表面焦黑色，内部焦褐色。气焦香，味苦涩。

四制香附 为不规则的厚片或颗粒状。表面深棕褐色，内呈黄褐色。质硬。具有清香气，味微苦。

【鉴别】（1）**酒香附、四制香附** 本品粉末浅棕色。分泌细胞类圆形，直径35～72μm，内含淡黄棕色至红棕色分泌物，其周围5～8个细胞做放射状环列。表皮细胞多角形，常带有下皮纤维及厚壁细胞。下皮纤维成束，深棕色或红棕色，直径7～22μm，壁厚。厚壁细胞类方形、类圆形或形状不规则，壁稍厚，纹孔明显。石细胞少数，类方形、类圆形或类多角形，壁较厚。

（2）**酒香附、四制香附** 取本品粉末1g，加乙醚5ml，放置1小时，时时振摇，滤过，滤液挥干，残渣加乙酸乙酯0.5ml使溶解，作为供试品溶液。另取α-香附酮对照品，加乙酸乙酯制成每1ml含1mg的溶液，作为对照品溶液。照薄层色谱法（《中国药典》2020年版四部通则0502）试验，吸取上述两种溶液各2μl，分别点于同一硅胶GF$_{254}$薄层板上，以二氯甲烷-乙酸乙酯-冰醋酸（80：1：1）为展开剂，展开，取出，晾干，置紫外光灯（254nm）下检视。供试品色谱中，在与对照品色谱相应的位置上，显相同的深蓝色斑点；喷以二硝基苯肼试液，放置片刻，斑点渐变为橙红色。

【性味与归经】 辛、微苦、微甘，平。归肝、脾、三焦经。

【功能与主治】 疏肝解郁，理气宽中，调经止痛。用于肝郁气滞，胸胁胀痛，疝气疼痛，乳房胀痛，脾胃气滞，脘腹痞闷，胀满疼痛，月经不调，经闭痛经。酒香附行经络。用于胸胁胀痛。香附炭止血。用于崩漏。四制香附消积聚，行经络，化痰饮。用于胸腹胁肋胀痛，痰饮痞满，月经不调。

【用法与用量】 6～10g。

【贮藏】 密闭，贮于阴凉干燥处。

【收载标准】《中国药典》2020年版一部270页。

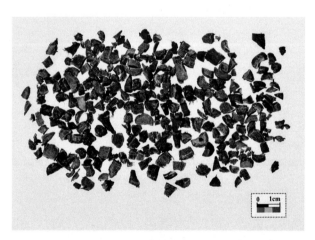

酒香附

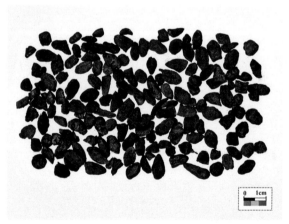

香附炭

前胡 Qianhu
PEUCEDANI RADIX

【来源】 本品为伞形科植物白花前胡 *Peucedanum praeruptorum* Dunn 的干燥根。冬季至次春茎叶枯萎或未抽花茎时采挖，除去须根，洗净，晒干或低温干燥。

【主要产地】 浙江、湖南、安徽、湖北等地。

【炮制】 炒前胡 取净前胡片，置炒制容器内，用文火炒至表面呈黄色时，取出，放凉。

【性状】 炒前胡 本品为类圆形或不规则形的薄片。表面呈黄色，偶有焦斑。具焦香气。

【鉴别】 取本品粉末 0.5g，加三氯甲烷 10ml，超声处理 10 分钟，滤过，滤液蒸干，残渣加甲醇 5ml 使溶解，作为供试品溶液。另取白花前胡甲素对照品、白花前胡乙素对照品，加甲醇制成每 1ml 各含 0.5mg 的混合溶液，作为对照品溶液。照薄层色谱法（《中国药典》2020 年版四部通则0502）试验，吸取上述两种溶液各 5μl，分别点于同一硅胶 G 薄层板上，以石油醚（60～90℃）-乙酸乙酯（3∶1）为展开剂，展开，取出，晾干，置紫外光灯（365nm）下检视。供试品色谱中，在与对照品色谱相应的位置上，显相同颜色的荧光斑点。

【检查】 水分 不得过 12.0%（《中国药典》2020 年版四部通则 0832 第二法）。

总灰分 不得过 8.0%（《中国药典》2020 年版四部通则 2302）。

酸不溶性灰分 不得过 2.0%（《中国药典》2020 年版四部通则 2302）。

【浸出物】 照醇溶性浸出物测定法（《中国药典》2020 年版四部通则 2201）项下的冷浸法测定，用稀乙醇作溶剂，不得少于 20.0%。

【性味与归经】 苦、辛，微寒。归肺经。

【功能与主治】 降气化痰，散风清热。用于痰热喘满，咯痰黄稠，风热咳嗽痰多。炒前胡缓和其寒性。

【用法与用量】 3～10g。

【贮藏】 置阴凉干燥处，防霉，防蛀。

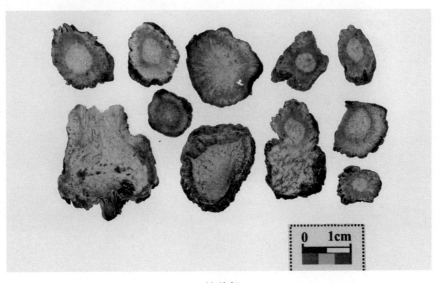

炒前胡

【**收载标准**】《中国药典》2020 年版一部 277 页。

秦艽 Qinjiao
GENTIANAE MACROPHYLLAE RADIX

【**来源**】 本品为龙胆科植物秦艽 *Gentiana macrophylla* Pall.、麻花秦艽 *Gentiana straminea* Maxim.、粗茎秦艽 *Gentiana crassicaulis* Duthie ex Burk. 或小秦艽 *Gentiana dahurica* Fisch. 的干燥根。前三种按性状不同分别习称"秦艽"和"麻花艽"，后一种习称"小秦艽"。春、秋二季采挖，除去泥沙；秦艽及麻花艽晒软，堆置"发汗"至表面呈红黄色或灰黄色时，摊开晒干，或不经"发汗"直接晒干；小秦艽趁鲜时搓去黑皮，晒干。

【**主要产地**】 甘肃、陕西、山西、青海、河北、四川、云南、内蒙古等地。

【**炮制**】 **酒秦艽** 取秦艽片与黄酒拌匀，闷润至酒尽时，干燥。

每 100kg 秦艽片，用黄酒 12kg。

【**性状**】 **酒秦艽** 本品为类圆形的厚片。外表皮黄棕色、灰黄色或棕褐色，粗糙，有扭曲纵纹或网状孔纹。切面皮部黄色或棕黄色，木部黄色，有的中心呈枯朽状。略有酒气，味苦、微涩。

【**性味与归经**】 辛、苦，平。归胃、肝、胆经。

【**功能与主治**】 祛风湿，清湿热，止痹痛，退虚热。用于风湿痹痛，中风半身不遂，筋脉拘挛，骨节酸痛，湿热黄疸，骨蒸潮热，小儿疳积发热。酒秦艽可增强其活血通络、舒筋、祛风作用。

【**用法与用量**】 3～10g。

【**贮藏**】 密闭，贮于阴凉干燥处。

【**收载标准**】《中国药典》2020 年版一部 282 页。

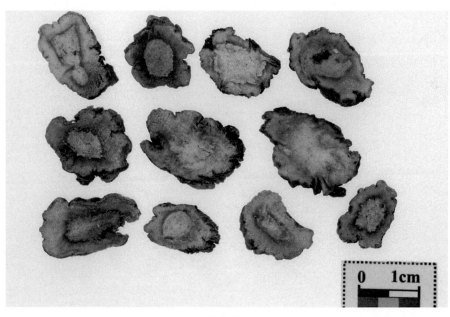

酒秦艽

莱菔根（地骷髅）_{Laifugen}
RAPHANI RADIX

【来源】 本品为十字花科植物萝卜 *Raphanus sativus* L. 的干燥老根。种子成熟后连根挖出，除去地上部分，洗净，晒干。

【主要产地】 全国各地均产。

【炮制】 洗净，稍润，切厚片，干燥。

【性状】 本品为不规则的圆形厚片。外表面灰绿色、灰黄色、黄褐色或稍带紫色。切面类白色，皮部薄，木部外侧具排列紧密略呈栅栏状的木化组织，内侧具多数不规则的裂隙。体轻，质松。气微，味微甘。

【性味与归经】 甘，平。归肺经。

【功能与主治】 宣肺化痰，消食，利水。用于咳嗽痰多，食积气滞，脘腹痞闷胀痛，水肿喘满。

【用法与用量】 内服：煎汤 15～30g 或入丸剂。外用：煎水洗。

【注意事项】 发黑、霉变者不可药用。

【贮藏】 置干燥通风处。

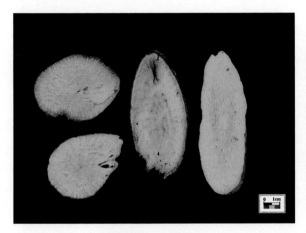

莱菔根（白萝卜）

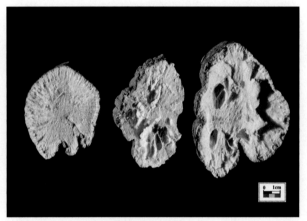

莱菔根（红萝卜）

莪术 _{Ezhu}
CURCUMAE RHIZOMA

【来源】 本品为姜科植物蓬莪术 *Curcuma phaeocaulis* Val.、广西莪术 *Curcuma kwangsiensis* S. G. Lee et C. F. Liang 或温郁金 *Curcuma wenyujin* Y. H. Chen et C. Ling 的干燥根茎，习称"温莪术"。冬季茎叶枯萎后采挖，洗净，蒸或煮至透心，晒干或低温干燥后除去须根和杂质。

【主要产地】 广西、浙江、四川等地。

【炮制】 **醋炙莪术** 取净莪术片，用适量的米醋拌匀，放置闷润，待米醋被药材吸收后，置炒制容器内用文火炒干，取出放凉。

每 100kg 莪术片，用醋 18kg。

【性状】 醋炙莪术 本品为类圆形或椭圆形的厚片。色泽加深，略具焦斑，角质样，具蜡样光泽。微有醋香气。

【鉴别】 （1）本品粉末黄色或棕黄色。油细胞多破碎，完整者直径 62～110μm，内含黄色油状分泌物。导管多为螺纹导管、梯纹导管，直径 20～65μm。纤维孔沟明显，直径 15～35μm。淀粉粒大多糊化。

（2）取本品粉末 0.5g，置具塞离心管中，加石油醚（30～60℃）10ml，超声处理 20 分钟，滤过，滤液挥干，残渣加无水乙醇 1ml 使溶解，作为供试品溶液。另取吉马酮对照品，加无水乙醇制成每 1ml 含 0.4mg 的溶液，作为对照品溶液。照薄层色谱法（《中国药典》2020 年版四部通则 0502）试验，吸取上述两种溶液各 10μl，分别点于同一硅胶 G 薄层板上，以石油醚（30～60℃）-丙酮 - 乙酸乙酯（94∶5∶1）为展开剂，展开，取出，晾干，喷以 1% 香草醛硫酸溶液，在 105℃加热至斑点显色清晰。供试品色谱中，在与对照品色谱相应的位置上，显相同颜色的斑点。

【检查】 吸光度 取本品中粉 30mg，精密称定，置具塞锥形瓶中，加三氯甲烷 10ml，超声处理 40 分钟或浸泡 24 小时，滤过，滤液转移至 10ml 量瓶中，加三氯甲烷至刻度，摇匀，照紫外 - 可见分光光度法（《中国药典》2020 年版四部通则 0401）测定，在 242nm 波长处有最大吸收，吸光度不得低于 0.45。

水分 不得过 14.0%（《中国药典》2020 年版四部通则 0832 第四法）。

总灰分 不得过 7.0%（《中国药典》2020 年版四部通则 2302）。

酸不溶性灰分 不得过 2.0%（《中国药典》2020 年版四部通则 2302）。

【浸出物】 照醇溶性浸出物测定法（《中国药典》2020 年版四部通 2201）项下的热浸法测定，用稀乙醇作溶剂，不得少于 7.0%。

【含量测定】 照挥发油测定法（《中国药典》2020 年版四部通则 2204）测定。

本品含挥发油不得少于 1.0%（ml/g）。

【性味与归经】 辛、苦，温。归肝、脾经。

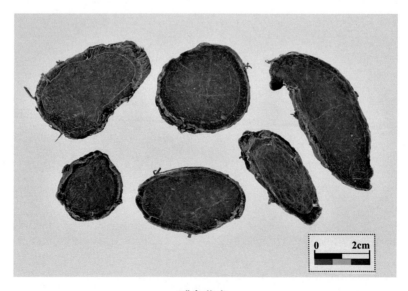

醋炙莪术

【功能与主治】 行气破血，消积止痛。用于癥瘕痞块，瘀血经闭，胸痹心痛，食积胀痛。

【用法与用量】 6～9g。

【注意事项】 孕妇禁用。

【贮藏】 密闭，置阴凉干燥处。

【收载标准】《中国药典》2020 年版一部 286 页。

莓叶委陵菜 Meiyeweilingcai
POTENTILLAE FRAGARIOIDIS RADIX ET RHIZOMA

【来源】 本品为蔷薇科植物莓叶委陵菜 *Potentilla fragarioides* L. 的干燥根及根茎。秋、冬二季采挖，除去泥沙，晒干。

【主要产地】 黑龙江、河北、河南、湖南、湖北、江苏、浙江等地。

【炮制】 除去杂质，洗净，切段，干燥。

【性状】 本品为不规则的段。根茎表面棕褐色，粗糙，周围着生多数须状根，或有圆形的根痕；顶端有棕色叶基，有的可见密被淡黄色茸毛的芽，叶基边缘膜质被有淡黄色茸毛。质坚硬，断面黄棕色至棕色，皮部较薄，木部可见淡棕色小点排列成断续的环状，中心有髓。根表面具纵沟纹；质脆，易折断，断面略平坦，黄棕色至棕色。气微，味涩。

【鉴别】 本品根茎横切面：木栓层约 10 列细胞，外有落皮层，细胞内充满棕色物。皮层窄。韧皮部较宽。形成层成环。木质部占大部分，射线宽窄不一，导管直径 21～45μm，单个散在或 3～4 个相聚。薄壁细胞含草酸钙簇晶及少数方晶，并含淀粉粒。

【性味】 甘、微苦，平。

【功能与主治】 止血。用于月经过多，功能性子宫出血，子宫肌瘤出血。

【用法与用量】 3～6g。

【贮藏】 置干燥处。

【收载标准】《中国药典》1977 年版一部 465 页。

桔梗 Jiegeng
PLATYCODONIS RADIX

【来源】 本品为桔梗科植物桔梗 *Platycodon grandiflorum*（Jacq.）A. DC. 的干燥根。春、秋二季采挖，洗净，除去须根，趁鲜剥去外皮或不去外皮，干燥。

【主要产地】 安徽、湖北、河南、辽宁、吉林、内蒙古、河北等地。

【炮制】 **蜜桔梗** 将炼蜜加适量沸水稀释后，加入净桔梗片中拌匀，闷透，置炒制容器内，用文火炒至片面呈黄色，不粘手时，取出，放凉。

每 100kg 桔梗片，用炼蜜 24kg。

【性状】 **蜜桔梗** 本品为椭圆形或不规则厚片。外皮多已除去或偶有残留。外表面棕黄色，略具光泽。切面皮部较窄；形成层环纹明显，淡褐色；木部宽，有较多裂隙。质脆，略带黏性。味甘。

【鉴别】（1）本品粉末淡黄色。有节乳汁管直径14～25μm，壁稍厚，连接成网状，乳汁管中含有细小的淡黄色油滴及颗粒状物。木薄壁细胞无色，断面观类长方形，末端壁呈细波状弯曲。网纹导管直径16～72μm。薄壁细胞含菊糖。

（2）取本品粉末1g，加7%硫酸乙醇－水（1：3）混合液20ml，加热回流3小时，放冷，用三氯甲烷振摇提取2次，每次20ml，合并三氯甲烷液，加水洗涤两次，每次30ml，弃去洗液，三氯甲烷液用无水硫酸钠脱水，滤过，滤液蒸干，残渣加甲醇1ml使溶解，作为供试品溶液。另取桔梗对照药材1g，同法制成对照药材溶液。照薄层色谱法（《中国药典》2020年版四部通则0502）试验，吸取上述两种溶液各10μl，分别点于同一硅胶G薄层板上，以三氯甲烷－乙醚（2：1）为展开剂，展开，取出，晾干，喷以10%硫酸乙醇溶液，在105℃加热至斑点显色清晰。供试品色谱中，在与对照药材色谱相应的位置上，显相同颜色的斑点。

【性味与归经】 苦、辛，平。归肺经。

【功能与主治】 宣肺，利咽，祛痰，排脓。用于咳嗽痰多，胸闷不畅，咽痛音哑，肺痈吐脓。蜜桔梗增强其镇咳、平喘、祛痰的作用。

【用法与用量】 3～10g。

【贮藏】 密闭，置于阴凉干燥处。

【收载标准】《中国药典》2020年版一部289页。

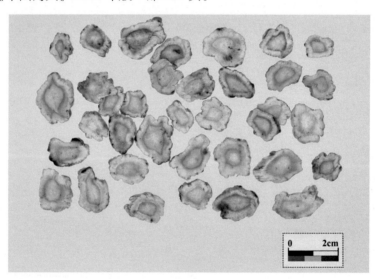

蜜桔梗

柴胡 Chaihu
BUPLEURI RADIX

【来源】 本品为伞形科植物柴胡 *Bupleurum chinense* DC. 或狭叶柴胡 *Bupleurum scorzonerifolium* Willd. 的干燥根。按性状不同，分别习称"北柴胡"和"南柴胡"。春、秋二季采挖，除去茎叶和泥沙，干燥。

【**主要产地**】 北柴胡主产于山西、甘肃、河北、河南、湖北、陕西等地；南柴胡主产于安徽、黑龙江、吉林、湖北、江苏、四川等地。

【**炮制**】 **酒柴胡** 取柴胡片，加黄酒拌匀，闷透，置炒制容器内，用文火炒至黄色时，取出，放凉。

每100kg柴胡片，用黄酒12kg。

炒柴胡 取柴胡片，置炒制容器内，用文火炒至黄色时，取出，放凉。

蜜柴胡 先将炼蜜加适量沸水稀释后，加入柴胡片中拌匀，闷透，置炒制容器内，用文火炒至深黄色时，取出，放凉。

每100kg柴胡片，用炼蜜24kg。

柴胡炭 取柴胡片，置炒制容器内，用武火炒至表面焦褐色、内部焦黄色时，喷淋清水少许，熄灭火星，取出，晾干。

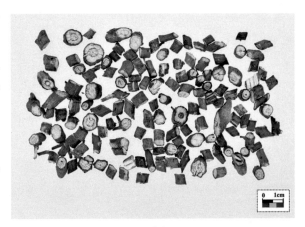

酒柴胡

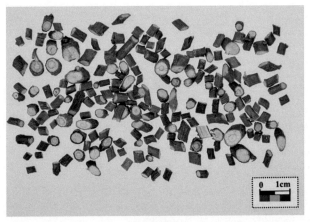

炒柴胡

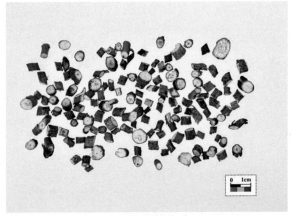

蜜柴胡

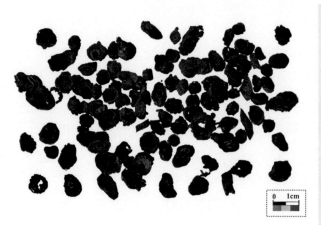

柴胡炭

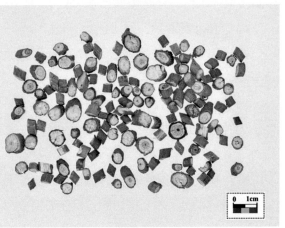

鳖血柴胡

鳖血柴胡 取柴胡片，用鳖血和适量水拌匀，稍闷，用文火炒干，取出，放凉。

每 100kg 柴胡片，用鳖血 12.5kg。

【性状】 **酒柴胡** 本品为不规则厚片。外表皮黑褐色、浅棕色或红棕色，切面木部黄色，具酒气，味微苦。

炒柴胡 本品为不规则厚片。切面木部黄色，具焦香气。

蜜柴胡 本品为不规则厚片。外表皮黑褐色、黑棕色或浅棕色，具纵皱纹和支根痕。切面深黄色或棕黄色，具蜜的特异香气。

柴胡炭 本品为不规则厚片。表面焦褐色，内部焦黄色。

鳖血柴胡 本品为不规则厚片。具血腥气。

【性味与归经】 辛、苦，微寒。归肝、胆、肺经。

【功能与主治】 疏散退热，疏肝解郁，升举阳气。用于感冒发热，寒热往来，胸胁胀痛，月经不调，子宫脱垂，脱肛。酒柴胡加强其行血通经作用。炒柴胡缓和其发散作用。蜜柴胡缓和其发散作用，而增强其补中作用。柴胡炭止血。鳖血柴胡多用于虚热，胁下痞痛。

【用法与用量】 3～10g。

【贮藏】 密闭，置阴凉干燥处。

【收载标准】《中国药典》2020 年版一部 293 页。

党参 Dangshen
CODONOPSIS RADIX

【来源】 本品为桔梗科植物党参 *Codonopsis pilosula* (Franch.) Nannf.、素花党参 *Codonopsis pilosula* Nannf. var. *modesta* (Nannf.) L. T. Shen 或川党参 *Codonopsis tangshen* Oliv. 的干燥根。秋季采挖，洗净，晒干。

【主要产地】 山西、陕西、甘肃、黑龙江、吉林等地。

【炮制】 **土炒党参** 取灶心土细粉，置炒制容器内中火炒至呈灵活状态时，加入净党参片，拌炒至表面挂土色，有香气逸出时，取出，筛去灶心土细粉，放凉。

每 100kg 党参片，用灶心土 30kg。

蜜党参 先将炼蜜加适量沸水稀释后，加入净党参片中拌匀，闷润至透，置炒制容器内用文火炒至深黄色，不粘手。

每 100kg 党参片，用炼蜜 18kg。

【性状】 **土炒党参** 为类圆形的厚片。表面呈棕黄色，可见细土粉黏附和焦斑。具焦香气，味微甜。

蜜党参 为类圆形的厚片。表面黄棕色，显光泽，略带黏性。有蜜香气，味甜。

【鉴别】 （1）本品横切面：木栓细胞数列至 10 数列，外侧有石细胞，单个或成群。栓内层窄。韧皮部宽广，外侧常现裂隙，散有淡黄色乳管群，并常与筛管群交互排列。形成层成环。木质部导管单个散在或数个相聚，呈放射状排列。薄壁细胞含菊糖。

（2）取本品粉末 1g，加甲醇 25ml，超声处理 30 分钟，滤过，滤液蒸干，残渣加水 15ml 使溶解，通过 D101 型大孔吸附树脂柱（内径为 1.5cm，柱高为 10cm），用水 50ml 洗脱，弃去水液，再用 50% 乙醇 50ml 洗脱，收集洗脱液，蒸干，残渣加甲醇 1ml 使溶解，作为供试品溶液。另取党参炔苷对照品，加甲醇制成每 1ml 含 1mg 的溶液，作为对照品溶液。照薄层色谱法（《中国药典》2020 年版四部通则 0502）试验，吸取供试品溶液 2~4μl、对照品溶液 2μl，分别点于同一高效硅胶 G 薄层板上，以正丁醇 - 冰醋酸 - 水（7 : 1 : 0.5）为展开剂，展开，取出，晾干，喷以 10% 硫酸乙醇溶液，在 100℃加热至斑点显色清晰，分别置日光和紫外光灯（365nm）下检视。供试品色谱中，在与对照品色谱相应的位置上，显相同颜色的斑点或荧光斑点。

【检查】 **二氧化硫残留量** 照二氧化硫残留量测定法（《中国药典》2020 年版四部通则 2331）测定，不得过 400mg/kg。

【性味与归经】 甘，平。归脾、肺经。

【功能与主治】 健脾益肺，养血生津。用于脾肺气虚，食少倦怠，咳嗽虚喘，气血不足，面色萎黄，心悸气短，津伤口渴，内热消渴。土党参增强其补气健脾的作用。蜜党参增强其补中益气，润肺止咳作用。用于润肺止咳。

【用法与用量】 9~30g。

【注意事项】 不宜与藜芦同用。

【贮藏】 土炒党参，置通风干燥处，防潮，防蛀。蜜党参，密闭，贮于阴凉干燥处。

【收载标准】《中国药典》2020 年版一部 293 页。

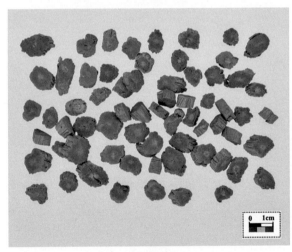

土炒党参

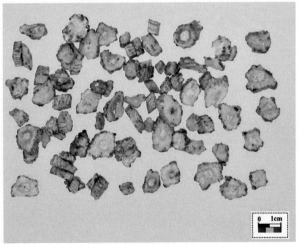

蜜党参

铁包金 Tiebaojin
BERCHEMIAE RADIX

【来源】 本品为鼠李科植物铁包金 Berchemia lineata（L.）DC. 的干燥根。全年可采，采挖后，去净泥土，晒干。

【主要产地】 广东、福建等地。

【炮制】 除去杂质，洗净，润透，切段或切厚片，干燥。

【性状】 本品为类圆形或不规则的厚片或段。栓皮结实，外皮黑褐色或棕褐色，有网状裂隙及纵皱。质坚硬。切面的木部甚大，质纹细致，暗黄棕色至橙黄色。气微，味淡微涩。

【性味与归经】 苦，平。归肝、肺经。

【功能与主治】 化瘀血，祛风湿，消肿毒。用于肺痨久咳，咳血，吐血，跌打损伤，风湿疼痛，痈肿，荨麻疹。

【用法与用量】 30～90g。外用捣敷或煎水洗。

【贮藏】 置干燥处。

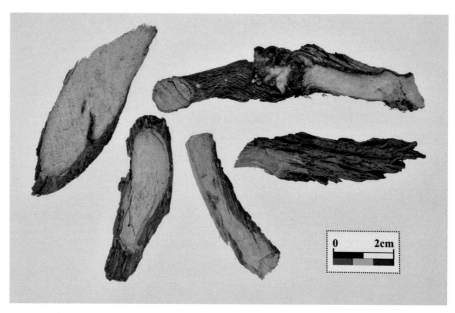

铁包金

铁丝威灵仙 Tiesiweilingxian
SMILACIS RADIX ET RHIZOMA

【来源】 本品为百合科植物短梗菝葜 *Smilax scobinicaulis* C. H. Wright. 或鞘柄菝葜 *Smilax stans* Maxim. 的干燥根及根茎。秋季采挖，除去茎、叶及泥土，捆成小把，晒干。

【主要产地】 河南省大别山、伏牛山、太行山等山区。

【炮制】 除去杂质，洗净，润透；根茎切厚片；根切段，晾干。

【性状】 **短梗菝葜** 根茎呈不规则厚片；外表面灰褐色或棕褐色，平滑，具稀疏细小钩状刺及少数纤细须根；质坚硬，难折断，切面黄白色。根为不规则的段；质坚韧，不易折断；外表面为灰褐色或棕褐色；切面中部类白色，外围为浅棕色环，内有一圈环状排列的小孔。气微，味淡。

鞘柄菝葜 与短梗菝葜相似，根茎切面肉红色。

【鉴别】 （1）本品根横切面：**短梗菝葜** 内皮层外侧组织多已脱落，有时可见残存的皮层细胞，内皮层由 1 列含棕色色素的厚壁细胞组成，细胞呈椭圆形，排列紧密，直径 40～60μm，细胞内壁及侧壁三面增厚，胞腔小，可见明显的层纹和孔沟；中柱鞘为 9～13 层木化厚壁纤维，细胞类圆形，直径 20～40μm；韧皮部由薄壁细胞和筛管群组成，与木质部相间排列，各 15～25 束呈辐射型，导管 2～3 个排成 1 列，导管直径 40～70～120μm，少数更大。中央髓部约占横断面 2/5，细胞类圆形，壁孔明显，内含淀粉粒及黄棕色块状物。

鞘柄菝葜 组织特征与短梗菝葜基本相同，中柱鞘纤维 7～9 层，纤维呈多角形，导管多单一排列成环状，偶见两个以上导管相聚存在。

（2）取本品粉末 1g，加水 10ml，用力振摇 1 分钟，产生持久性泡沫。

（3）取本品粉末 0.5g，加甲醇 5ml，温浸 30 分钟，滤过，滤液蒸干，加醋酐 1ml 与硫酸 1～2 滴，显黄色，渐变为红棕色、棕色、污绿色。

【检查】 **水分** 不得过 12.0%（《中国药典》2020 年版四部通则 0832 第二法）。

总灰分 不得过 8.0%（《中国药典》2020 年版四部通则 2302）。

酸不溶性灰分 不得过 3.0%（《中国药典》2020 年版四部通则 2302）。

【性味与归经】 辛、咸，温。归膀胱经。

【功能与主治】 祛风湿，通经络，消痰涎，散癖积。用于痛风顽痹，腰膝冷痛，脚气，疟疾，癥瘕积聚，破伤风，扁桃体炎，诸骨鲠喉。

【用法与用量】 6～9g。

【贮藏】 置通风干燥处，防蛀。

【收载标准】《河南省中药材标准（一）》1991 年版 69 页。

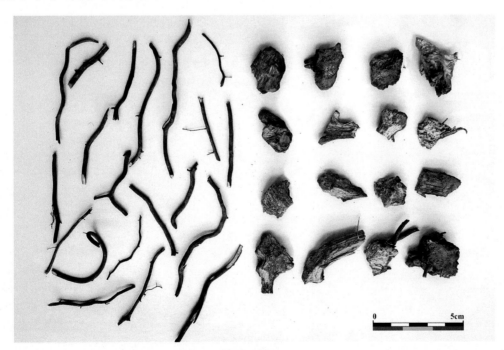

铁丝威灵仙

倒提壶 Daotihu
DELPHINII RADIX

【来源】 本品为毛茛科植物云南翠雀花 *Delphinium yunnanense* Franch. 的干燥根。秋季采挖，除去茎叶，干燥。

【主要产地】 四川、贵州、云南等地。

【炮制】 取净倒提壶，放入石灰水中浸泡 1～2 天取出，洗净石灰，干燥。

【性状】 本品为圆柱形段状，略弯曲，有的有分枝，直径约 0.15～1cm，长 1.4～8cm。表面浅黄色或黄褐色，具纵皱纹，间或有横皱纹，部分带有侧根痕。顶端有茎痕。质硬脆，易折断，断面黄白色，形成层不明显。气微，味微苦。

【鉴别】 （1）本品粉末灰白色。淀粉粒极多，单粒圆形、卵圆形，直径 3～27μm；复粒由 2～4 分粒组成。网纹导管直径 18～75μm。薄壁细胞类长方形或多角形，充满淀粉粒。

（2）取本品粉末 2g，加乙酸乙酯 20ml，超声处理 25 分钟，滤过，滤液作为供试品溶液。另取倒提壶对照药材 2g，同法制成对照药材溶液。照薄层色谱法（《中国药典》2020 年版四部通则 0502）试验，吸取上述两种溶液各 7μl，分别点于同一硅胶 G 薄层板上，以环己烷－乙醚－乙酸乙酯（40：11：5）为展开剂，展开，取出，晾干，喷以 10% 硫酸乙醇溶液，在 105℃加热至斑点显色清晰，置紫外光灯（365nm）下检视。供试品色谱中，在与对照药材色谱相应的位置上，显相同颜色的荧光斑点。

【检查】 水分 不得过 12.0%（《中国药典》2020 年版四部通则 0832 第二法）。

总灰分 不得过 4.5%（《中国药典》2020 年版四部通则 2302）。

【浸出物】 照水溶性浸出物测定法（《中国药典》2020 年版四部通则 2201）项下的热浸法测定，不得少于 34.0%。

【性味与归经】 辛、苦，温；有毒。归肝、肾、胃经。

【功能与主治】 驱风除湿，散寒止痛，补阴敛汗。用于风湿关节痛，胃寒疼痛，盗汗，跌打损伤。

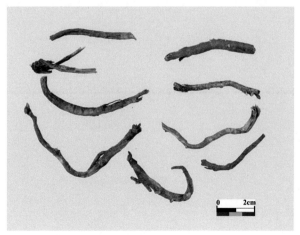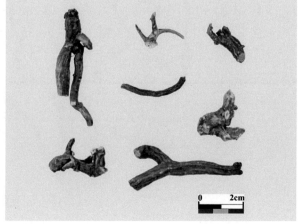

倒提壶

【用法与用量】 3～6g。外用适量，研末调敷或浸酒搽。

【注意事项】 内服不宜过量，孕妇慎服。

【贮藏】 置干燥处。

【收载标准】《贵州省中药材民族药材质量标准》2003 年版 309 页。

狼毒 Langdu
EUPHORBIAE EBRACTEOLATAE RADIX

【来源】 本品为大戟科植物月腺大戟 *Euphorbia ebracteolata* Hayata 或狼毒大戟 *Euphorbia fischeriana* Steud. 的干燥根。春、秋二季采挖，洗净，切片，晒干。

【主要产地】 辽宁、河南、山东、安徽等地。

【炮制】 **醋制狼毒** 取狼毒片与醋拌匀，置适宜容器中，加水适量，煮至药透汁尽，取出，干燥。

每 100kg 狼毒片或块，用醋 30kg。

【性状】 **醋制狼毒** 本品为类圆形、长圆形或不规则块片。外皮薄。切面有不规则大理石样纹理或环纹。气微，略有醋气，味微辛。

【鉴别】 取本品粗粉 2g，加乙醇 30ml，加热回流 1 小时，放冷，滤过，滤液蒸干，残渣加甲醇 2ml 使溶解，作为供试品溶液。另取狼毒对照药材 2g，同法制成对照药材溶液。照薄层色谱法（《中国药典》2020 年版四部通则 0502）试验，吸取上述两种溶液各 2μl，分别点于同一硅胶 G 薄层板上，以环己烷－乙酸乙酯（8.5∶1.5）为展开剂，展开，取出，晾干，喷以 10% 硫酸乙醇溶液，在 105℃加热至斑点显色清晰，置紫外光灯（365nm）下检视。供试品色谱中，在与对照药材色谱相应的位置上，显相同颜色的荧光斑点。

【性味与归经】 辛，平；有毒。归肝、脾经。

【功能与主治】 散结，杀虫。外用于淋巴结结核，皮癣；灭蛆。醋制狼毒能降低毒性，可供内

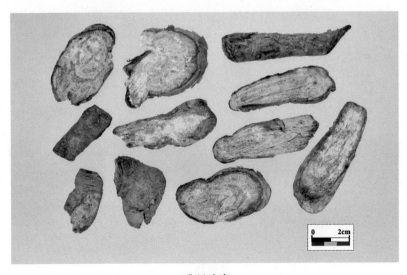

醋制狼毒

服，并增强其止痛作用。

【用法与用量】 熬膏外敷。

【注意事项】 不宜与密陀僧同用。

【贮藏】 密闭，置阴凉干燥处。

【收载标准】《中国药典》2020年版一部298页。

粉葛 Fenge
PUERARIAE THOMSONII RADIX

【来源】 本品为豆科植物甘葛藤 *Pueraria thomsonii* Benth. 的干燥根。秋、冬二季采挖，除去外皮，稍干，截段或再纵切两半或斜切成厚片，干燥。

【主要产地】 湖南、浙江、四川、陕西等地。

【炮制】 煨粉葛　取净粉葛片或块，用湿纸包好，进行加热处理，煨至纸呈焦黑色，粉葛呈微黄色时，取出，去纸放凉；或者取麦麸撒入预热的炒制容器内，用中火炒热，待冒烟后，倒入净粉葛片或块，上面再撒麦麸，煨至下层麦麸呈焦黄色时，随即将粉葛与麦麸不断翻动，至粉葛表面呈焦黄色时，取出，筛去麦麸，放凉。

每100kg粉葛片或块，用麸皮30kg。

【性状】 煨粉葛　本品为不规则的厚片或块。表面焦黄色。横切面可见由纤维形成的同心性环纹，纵切面可见由纤维形成的数条纵纹。体重，质硬，富粉性。气微香，味微甜。

【鉴别】 取本品粉末0.8g，加甲醇10ml，放置2小时，滤过，滤液蒸干，残渣加甲醇0.5ml使溶解，作为供试品溶液。另取葛根素对照品，加甲醇制成每1ml含1mg的溶液，作为对照品溶液。照薄层色谱法（《中国药典》2020年版四部通则0502）试验，吸取上述两种溶液各10μl，分别点于同一硅胶G薄层板上，使成条状，以二氯甲烷－甲醇－水（7∶2.5∶0.25）为展开剂，展开，取出，

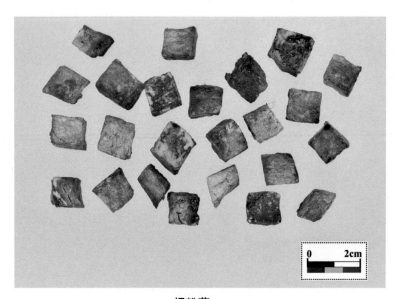

煨粉葛

晾干，置紫外光灯（365nm）下检视。供试品色谱中，在与对照品色谱相应的位置上，显相同颜色的荧光斑点。

【检查】　**二氧化硫残留量**　照二氧化硫残留量测定法（《中国药典》2020 年版四部通则 2331）测定，不得过 400mg/kg。

【性味与归经】　甘、辛，凉。归脾、胃经。

【功能与主治】　解肌退热，生津止渴，透疹，升阳止泻，通经活络，解酒毒。用于外感发热头痛，项背强痛，口渴，消渴，麻疹不透，热痢，泄泻，眩晕头痛，中风偏瘫，胸痹心痛，酒毒伤中。煨粉葛可减轻发汗作用。

【用法与用量】　10～15g。

【贮藏】　置通风干燥处，防蛀。

【收载标准】《中国药典》2020 年版一部 302 页。

黄芩 Huangqin
SCUTELLARIAE RADIX

【来源】　本品为唇形科植物黄芩 *Scutellaria baicalensis* Georgi 的干燥根。春、秋二季采挖，除去须根和泥沙，晒后撞去粗皮，晒干。

【主要产地】　河北、内蒙古、山西、陕西、河南、山东等地。

【炮制】　**黄芩炭**　取黄芩片，置适宜容器内，用武火炒至外呈黑色，内呈黑褐色时，喷淋清水少许，熄灭火星，取出，晾干。

【性状】　**黄芩炭**　本品为类圆形或不规则形薄片。外表皮黑褐色或焦黑色。切面黄棕色或棕褐色，有些中心呈枯朽状或中空，质硬而脆，易折断。微有焦炭气，味苦。

【鉴别】　取本品粉末 1g，加甲醇 10ml，超声处理 15 分钟，滤过，滤液作为供试品溶液。另取黄芩素对照品，加甲醇制成每 1ml 含 0.5mg 的溶液，作为对照品溶液。照薄层色谱法（《中国药典》2020 年版四部通则 0502）试验，吸取上述供试品溶液 3μl、对照品溶液 5μl，分别点于同一硅胶 G 薄层板上，以甲苯－乙酸乙酯－甲醇－甲酸（6：4：1：2）为展开剂，预饱和 30 分钟，展开，取出，晾干，置紫外光灯（365nm）下检视。供试品色谱中，在与对照品色谱相应的位置上，显相同的暗色斑点。

【检查】　**水分**　不得过 6.0%（《中国药典》2020 年版四部通则 0832 第二法）。

总灰分　不得过 7.0%（《中国药典》2020 年版四部通则 2302）。

【浸出物】　照醇溶性浸出物测定法（《中国药典》2020 年版四部通则 2201）项下的热浸法测定，用稀乙醇作溶剂，不得少于 22.0%。

【性味与归经】　苦，寒。归肺、胆、脾、大肠、小肠经。

【功能与主治】　清热燥湿，泻火解毒，止血，安胎。用于湿温、暑湿，胸闷呕恶，湿热痞满，泻痢，黄疸，肺热咳嗽，高热烦渴，血热吐衄，痈肿疮毒，胎动不安。黄芩炭能增强止血作用。多用于止血。

【**用法与用量**】　3～10g。

【**贮藏**】　置通风干燥处，防潮。

【**收载标准**】《中国药典》2020 年版一部 314 页。

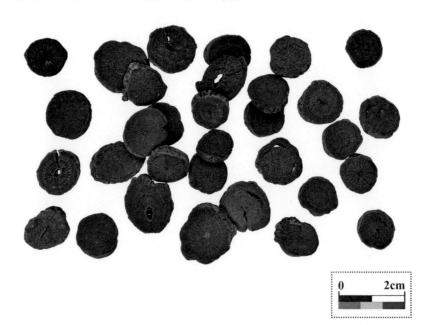

黄芩炭

黄芪　Huangqi
ASTRAGALI RADIX

【**来源**】　本品为豆科植物蒙古黄芪 *Astragalus membranaceus*（Fisch.）Bge. var. *mongholicus*（Bge.）Hsiao 或膜荚黄芪 *Astragalus membranaceus*（Fisch.）Bge. 的干燥根。春、秋二季采挖，除去须根和根头，晒干。

【**主要产地**】　山西、甘肃、吉林、黑龙江、内蒙古等地。

【**炮制**】　**盐黄芪**　取黄芪片，加盐水拌匀，闷透，置炒制容器内，以文火加热，炒干时取出，放凉。

每 100kg 黄芪片，用食盐 1.8kg。

【**性状**】　**盐黄芪**　本品为类圆形或椭圆形的厚片。外表皮黄白色至棕褐色，可见纵皱纹或纵沟。切面皮部黄白色，木部淡黄色，有放射性纹理及裂隙，有的中心偶有枯朽状，黑褐色或呈空洞。气微，略有咸味。

【**鉴别**】　（1）本品粉末黄白色。纤维成束或散离，直径 8～30μm，壁厚，表面有纵裂纹，初生壁常与次生壁分离，两端常断裂成须状，或较平截。具缘纹孔导管无色或橙黄色，具缘纹孔排列紧密。石细胞少见，圆形、长圆形或形状不规则，壁较厚。

（2）取本品粉末 2g，加乙醇 30ml，加热回流 20 分钟，滤过，滤液蒸干，残渣加 0.3% 氢氧化钠溶液 15ml 使溶解，滤过，滤液用稀盐酸调节 pH 值至 5～6，用乙酸乙酯 15ml 振摇提取，分取乙酸乙酯液，用铺有适量无水硫酸钠的滤纸滤过，滤液蒸干。残渣加乙酸乙酯 1ml 使溶解，作为供试品溶液。另取黄芪对照药材 2g，同法制成对照药材溶液。照薄层色谱法（《中国药典》2020 年版四部通则 0502）试验，吸取上述两种溶液各 10μl，分别点于同一硅胶 G 薄层板上，以三氯甲烷 - 甲醇（10∶1）为展开剂，展开，取出，晾干，置氨蒸气中熏后，置紫外光灯（365nm）下检视。供试品色谱中，在与对照药材色谱相应的位置上，显相同颜色的荧光主斑点。

【**性味与归经**】 甘，温。归肺、脾经。

【**功能与主治**】 补气升阳，固表止汗，利水消肿，生津养血，行滞通痹，托毒排脓，敛疮生肌。用于气虚乏力，食少便溏，中气下陷，久泻脱肛，便血崩漏，表虚自汗，气虚水肿，内热消渴，血虚萎黄，半身不遂，痹痛麻木，痈疽难溃，久溃不敛。盐黄芪引药入肾，补肝肾。用于崩带淋浊。

【**用法与用量**】 9～30g。

【**贮藏**】 密闭，置阴凉干燥处。

【**收载标准**】《中国药典》2020 年版一部 315 页。

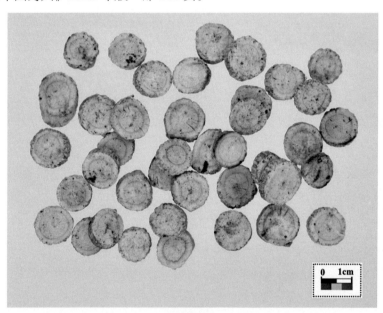

盐黄芪

黄连 Huanglian
COPTIDIS RHIZOMA

【**来源**】 本品为毛茛科植物黄连 *Coptis chinensis* Franch.、三角叶黄连 *Coptis deltoidea* C. Y. Cheng et Hsiao 或云连 *Coptis teeta* Wall. 的干燥根茎。以上三种分别习称"味连""雅连""云连"。秋季采挖，除去须根和泥沙，干燥，撞去残留须根。

【**主要产地**】 四川、湖北、云南等地。

【**炮制**】 **炒黄连** 取净黄连，置炒制容器内，用文火炒至黄红色时，取出，放凉。

　　黄连炭　取净黄连，置炒制容器内，用武火炒至外呈黑色，内呈黄褐色时，喷淋清水少许，熄灭火星，取出，晾干。

　　土炒黄连　取净黄连，用灶心土细粉炒至闻到黄连固有香气，筛去灶心土细粉，放凉。

　　每 100kg 黄连，用灶心土 30kg。

　　【性状】**炒黄连**　本品为不规则的薄片，外表皮黄红色或黄褐色，粗糙。切面或碎断面黄色或红黄色，具放射状纹理，气微，味极苦。

　　黄连炭　本品为不规则的薄片，表面焦黑色，内呈黄褐色。体轻。具焦香气，味极苦。

　　土炒黄连　本品为不规则的薄片，表面土黄色，具土香气，味极苦。

　　【鉴别】取本品粉末 0.25g，加甲醇 25ml，超声处理 30 分钟，滤过，取滤液作为供试品溶液。另取黄连对照药材 0.25g，同法制成对照药材溶液。再取盐酸小檗碱对照品，加甲醇制成每 1ml 含 0.5mg 的溶液，作为对照品溶液。照薄层色谱法（《中国药典》2020 年版四部通则 0502）试验，吸取上述三种溶液各 1μl，分别点于同一高效硅胶 G 薄层板上，以环己烷 - 乙酸乙酯 - 异丙醇 - 甲醇 - 水 - 三乙胺（3：3.5：1：1.5：0.5：1）为展开剂，置用浓氨试液预饱和 20 分钟的展开缸内，展开，取出，晾干，置紫外光灯（365nm）下检视。供试品色谱中，在与对照药材色谱相应的位置上，显 4 个以上相同颜色的荧光斑点；对照品色谱相应的位置上，显相同颜色的荧光斑点。

　　【检查】**水分**　不得过 14.0%（《中国药典》2020 年版四部通则 0832 第二法）。

　　总灰分　不得过 5.0%（《中国药典》2020 年版四部通则 2302）。

　　【浸出物】照醇溶性浸出物测定法（《中国药典》2020 年版四部通则 2201）项下的热浸法测定，用稀乙醇作溶剂，不得少于 15.0%。

　　【含量测定】**炒黄连**　**味连**　照高效液相色谱法（《中国药典》2020 年版四部通则 0512）测定。

　　色谱条件与系统适用性试验　以十八烷基硅烷键合硅胶为填充剂；以乙腈 - 0.05mol/L 磷酸二氢钾溶液（50：50）（每 100ml 中加十二烷基硫酸钠 0.4g，再以磷酸调节 pH 值为 4.0）为流动相；检测波长为 345nm。理论板数按盐酸小檗碱峰计算应不低于 5 000。

　　对照品溶液的制备　取盐酸小檗碱对照品适量，精密称定，加甲醇制成每 1ml 含 90.5μg 的溶液，即得。

　　供试品溶液的制备　取本品粉末（过二号筛）约 0.2g，精密称定，置具塞锥形瓶中，精密加入甲醇 - 盐酸（100：1）的混合溶液 50ml，密塞，称定重量，超声处理（功率 250W，频率 40kHz）30 分钟，放冷，再称定重量，用甲醇补足减失的重量，摇匀，滤过，精密量取续滤液 2ml，置 10ml 量瓶中，加甲醇至刻度，摇匀，滤过，取续滤液，即得。

　　测定法　分别精密吸取对照品溶液与供试品溶液各 10μl，注入液相色谱仪，测定，以盐酸小檗碱对照品的峰面积为对照，分别计算小檗碱、表小檗碱、黄连碱和巴马汀的含量，用待测成分色谱峰与盐酸小檗碱色谱峰的相对保留时间确定。表小檗碱、黄连碱、巴马汀、小檗碱的峰位，其相对保留时间应在规定值的 ±5% 范围之内，即得。相对保留时间见下表：

待测成分（峰）	相对保留时间
表小檗碱	0.71
黄连碱	0.78
巴马汀	0.91
小檗碱	1.00

本品按干燥品计算，以盐酸小檗碱（$C_{20}H_{18}ClNO_4$）计，含小檗碱（$C_{20}H_{17}NO_4$）不得少于3.0%，含表小檗碱（$C_{20}H_{17}NO_4$）、黄连碱（$C_{19}H_{13}NO_4$）和巴马汀（$C_{21}H_{21}NO_4$）的总量不得少于1.5%。

【性味与归经】 苦，寒。归心、脾、胃、肝、胆、大肠经。

【功能与主治】 清热燥湿，泻火解毒。用于湿热痞满，呕吐吞酸，泻痢，黄疸，高热神昏，心火亢盛，心烦不寐，心悸不宁，血热吐衄，目赤，牙痛，消渴，痈肿疔疮；外治湿疹，湿疮，耳道流脓。炒黄连缓和黄连苦寒之性。黄连炭偏于清热止泻止血。土炒黄连治食积之火。

【用法与用量】 2～5g。外用适量。

【贮藏】 置通风干燥处。

【收载标准】《中国药典》2020年版一部316页。

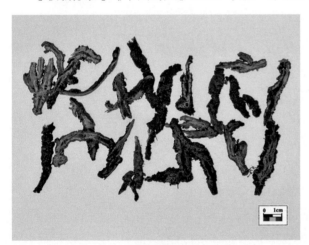

炒黄连

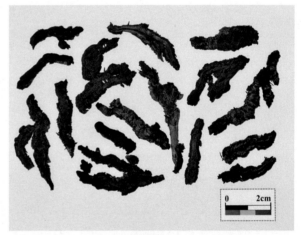

黄连炭

黄精 Huangjing
POLYGONATI RHIZOMA

【来源】 本品为百合科植物滇黄精 *Polygonatum kingianum* Coll.et Hemsl.、黄精 *Polygonatum sibiricum* Red. 或多花黄精 *Polygonatum cyrtonema* Hua 的干燥根茎。按形状不同，习称"大黄精""鸡头黄精""姜形黄精"。春、秋二季采挖，除去须根，洗净，置沸水中略烫或蒸至透心，干燥。

【主要产地】 河北、内蒙古、贵州、湖南、湖北、云南、安徽、浙江、广西等地。

【炮制】 **蒸黄精** 取净黄精，置蒸制容器内，蒸至色棕、黑滋润时取出，切厚片，干燥。

九制黄精 取净黄精，洗净润透，置蒸制容器蒸约6～8小时，闷约8小时，取出干燥至外皮微干，再拌入适量黄酒，再蒸再干燥，如此反复蒸至内外棕褐色至黑色，有光泽，质柔软，味甜为度。切厚片，干燥，即得。

每100kg黄精，用黄酒20kg。

【性状】 **蒸黄精** 本品为不规则的厚片，表面棕黑色，有光泽。质柔软。味甜。

九制黄精 本品为不规则的厚片。表面棕黑色，有光泽。中心棕褐色至深褐色，质柔软。味甜，微有酒香气。

【鉴别】 本品粉末1g，加70%乙醇20ml，加热回流1小时，抽滤，滤液蒸干，残渣加水10ml使溶解，加正丁醇振摇提取2次，每次20ml，合并正丁醇液，蒸干，残渣加甲醇1ml使溶解，作为供试品溶液。另取黄精对照药材1g，同法制成对照药材溶液。照薄层色谱法（《中国药典》2020年版四部通则0502）试验，吸取上述两种溶液各10μl，分别点于同一硅胶G薄层板上，以石油醚（60～90℃）-乙酸乙酯-甲酸（5：2：0.1）为展开剂，展开，取出，晾干，喷以5%香草醛硫酸溶液，在105℃加热至斑点显色清晰。供试品色谱中，在与对照药材色谱相应的位置上，显相同颜色的斑点。

【检查】 **水分** 不得过18.0%（《中国药典》2020年版四部通则0832第四法）。

总灰分 取本品，80℃干燥6小时，粉碎后测定，不得过4.0%（《中国药典》2020年版四部通则2302）。

【浸出物】 照醇溶性浸出物测定法（《中国药典》2020年版四部通则2201）项下的热浸法测定，用稀乙醇作溶剂，不得少于45.0%。

【含量测定】 **对照品溶液的制备** 取经105℃干燥至恒重的无水葡萄糖对照品33mg，精密称定，置100ml量瓶中，加水溶解并稀释至刻度，摇匀，即得（每1ml溶液中含无水葡萄糖0.33mg）。

标准曲线的制备 精密量取对照品溶液0.1ml、0.2ml、0.3ml、0.4ml、0.5ml、0.6ml，分别置10ml具塞刻度试管中，各加水至2.0ml，摇匀，在冰水浴中缓缓滴加0.2%蒽酮-硫酸溶液至刻度，混匀，放冷后置水浴中保温10分钟，取出，立即置冰水浴中冷却10分钟，取出，以相应试剂为空白。照紫外-可见分光光度法（《中国药典》2020年版四部通则0401），在582nm波长处测定吸光度。以吸光度为纵坐标，浓度为横坐标，绘制标准曲线。

测定法 取60℃干燥至恒重的本品细粉约0.25g，精密称定，置圆底烧瓶中，加80%乙醇150ml，置水浴中加热回流1小时，趁热滤过，残渣用80%热乙醇洗涤3次，每次10ml，将残渣及滤纸置烧瓶中，加水150ml，置沸水浴中加热回流1小时，趁热滤过，残渣及烧瓶用热水洗涤4次，每次10ml，合并滤液与洗液，放冷，转移至250ml量瓶中，加水至刻度，摇匀，精密量取1ml，置10ml具塞干燥试管中，照标准曲线的制备项下的方法，自"加水至2.0ml"起，依法测定吸光度，从标准曲线上读出供试品溶液中含无水葡萄糖的重量（mg），计算，即得。

本品按干燥品计算，含黄精多糖以无水葡萄糖（$C_6H_{12}O_6$）计，不得少于3.0%。

【性味与归经】 甘，平。归脾、肺、肾经。

【功能与主治】 补气养阴，健脾，润肺，益肾。用于脾胃虚弱，体倦乏力，口干食少，肺虚燥咳，精血不足，内热消渴。蒸黄精能增强补脾润肺益肾的功效，并可除去麻味，减轻对咽喉的刺激。黄精（九制）能增强补益作用。

【用法与用量】 9～15g。

【贮藏】 密闭，置阴凉干燥处。

【收载标准】《中国药典》2020 年版一部 319 页。

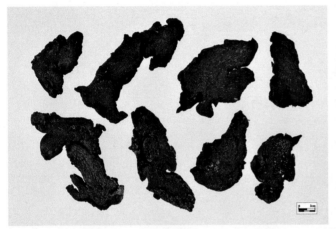

蒸黄精　　　　　　　　　　　　　　　　九制黄精

常山
Changshan
DICHROAE RADIX

【来源】 本品为虎耳草科植物常山 *Dichroa febrifuga* Lour. 的干燥根。秋季采挖，除去须根，洗净，晒干。

【主要产地】 四川、湖南、贵州等地。

【炮制】 **酒常山** 取净常山片，加黄酒拌匀，闷透，置炒制容器内，用文火炒至微干，取出，晾干。

每 100kg 常山片，用黄酒 10～12kg。

醋常山 取净常山片，加醋拌匀，闷透，置炒制容器内，炒至微带焦黄色斑时，取出，晾干。

每 100kg 常山片，用醋 12kg。

【性状】 **酒常山** 本品为不规则的薄片。外表皮棕黄色，无外皮。切面深黄色，有放射状纹理。质硬。略有酒气，味苦。

醋常山 本品为不规则的薄片。表面棕黄色，微带焦黄色斑，略有醋气。

【鉴别】 （1）粉末淡棕黄色。淀粉粒较多，单粒类圆形或长椭圆形，直径 3～18μm，复粒少，由 2～3 分粒组成。草酸钙针晶成束，存在于长圆形细胞中，长 10～50μm。导管多为梯状、具缘纹孔导管，直径 15～45μm。木纤维细长，直径 10～43μm，壁稍厚。木薄壁细胞淡黄色，类多角形或类长多角形，壁略呈连珠状。

（2）取本品粉末 5g，加 2% 盐酸溶液 50ml，超声处理 30 分钟，滤过，滤液加浓氨试液调节 pH 值至 10，用三氯甲烷振摇提取 3 次，每次 40ml，合并三氯甲烷液，回收溶剂至干，残渣加甲醇 0.5ml 使溶解，作为供试品溶液。另取常山对照药材 5g，同法制成对照药材溶液。照薄层色谱法（《中国药典》2020 年版四部通则 0502）试验，吸取上述两种溶液各 5μl，分别点于同一硅胶 GF$_{254}$ 薄层板上，以三氯甲烷 – 甲醇 – 浓氨试液（9：1：0.1）为展开剂，展开，取出，晾干，置紫外光灯（254nm）下检视。供试品色谱中，在与对照药材色谱相应的位置上，显相同颜色的主斑点。

【性味与归经】 苦、辛，寒；有毒。归肺、肝、心经。

【功能与主治】 涌吐痰涎，截疟。用于痰饮停聚，胸膈痞塞，疟疾。酒常山涌吐作用缓和，毒性降低。多用于截疟。醋常山增强祛痰作用。

【用法与用量】 5～9g。

【注意事项】 有催吐副作用，用量不宜过大；孕妇慎用。

【贮藏】 密闭，置阴凉干燥处。

【收载标准】《中国药典》2020 年版一部 326 页。

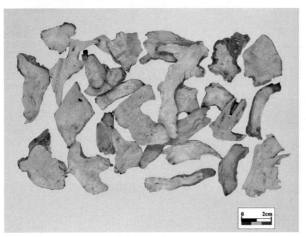
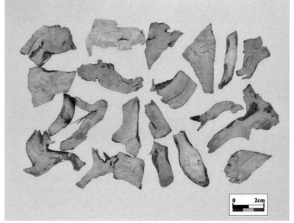

酒常山　　　　　　　　　　　　　　　　　醋常山

续断 Xuduan
DIPSACI RADIX

【来源】 本品为川续断科植物川续断 *Dipsacus asper* Wall. ex Henry 的干燥根。秋季采挖，除去根头和须根，用微火烘至半干，堆置"发汗"至内部变绿色时，再烘干。

【主要产地】 四川、湖北、云南、贵州等地。

【炮制】 **炒续断** 取净续断片，置炒制容器内，用中火炒至微焦时，取出，放凉。

续断炭 取净续断片，置炒制容器内，用武火炒至外呈黑褐色时，喷淋清水少许，熄灭火星，取出，晾干。

【性状】 **炒续断** 为类圆形或椭圆形厚片。外表面黄褐色至暗褐色，可见焦斑，有纵皱及沟纹。切面可见放射状排列的导管束纹，形成层部位多有深色环。具焦香气，味苦、微甜而涩。

续断炭 为类圆形或椭圆形厚片。表面黑褐色，内部棕褐色。体轻，质脆。具焦香气，味微苦涩。

【鉴别】 本品粉末黄棕色或黑褐色。草酸钙簇晶甚多，直径15～50μm，散在或存在于皱缩的薄壁细胞中，有时数个排列成紧密的条状。纺锤形薄壁细胞壁稍厚，有斜向交错的细纹理。具缘纹孔和网纹导管，直径约至72（90）μm。木栓细胞淡棕色，表面观类长方形、类方形、多角形或长多角形，壁薄。

【性味与归经】 苦、辛，微温。归肝、肾经。

【功能与主治】 补肝肾，强筋骨，续折伤，止崩漏。用于肝肾不足，腰膝酸软，风湿痹痛，跌仆损伤，筋伤骨折，崩漏，胎漏。炒续断长于补肝肾及止漏血、安胎，具补而不滞、行而不泄之用。续断炭长于治肝肾亏损、冲任不固之经漏、胎漏等时而出血的病证。

【用法与用量】 9～15g。

【贮藏】 置干燥处，防潮，防蛀。

【收载标准】《中国药典》2020年版一部343页。

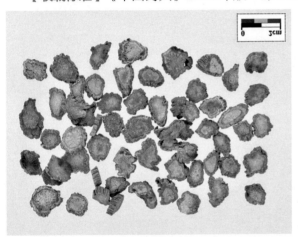

炒续断

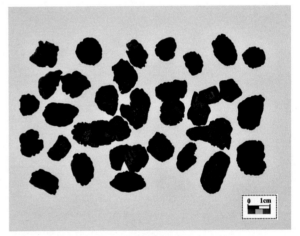

续断炭

绵萆薢 Mianbixie
DIOSCOREAE SPONGIOSAE RHIZOMA

【来源】 本品为薯蓣科植物绵萆薢 *Dioscorea spongiosa* J.Q.Xi, M.Mizuno et W.L.Zhao 或福州薯蓣 *Dioscorea futschauensis* Uline ex R.Kunth 的干燥根茎。秋、冬二季采挖，除去须根，洗净，切片，晒干。

【主要产地】 福建、浙江、江西等地。

【炮制】 除去杂质，洗净，润透，切宽丝，干燥。

【性状】 本品为丝条状。外皮黄棕色至黄褐色，有稀疏的须根残基，呈圆锥形突起。切面灰白色至浅灰棕色，黄棕色点状维管束散在。质疏松，略呈海绵状。气微，味微苦。

【鉴别】 （1）本品粉末淡黄棕色。淀粉粒众多，单粒卵圆形、椭圆形、类圆形、类三角形或不规则形，有的一端尖突，有的呈瘤状，直径 10～70μm，脐点裂缝状、人字状、点状，层纹大多不明显。草酸钙针晶多成束，长 90～210μm。薄壁细胞壁略增厚，纹孔明显。具缘纹孔导管直径 17～84μm，纹孔明显。木栓细胞棕黄色，多角形。

（2）取本品粉末 2g，加甲醇 50ml，加热回流 1 小时，滤过，滤液蒸干，残渣加水 25ml 使溶解，用乙醚 25ml 洗涤，弃去乙醚液，水液加盐酸 2ml，加热回流 1.5 小时，放冷，用乙醚振摇提取 2 次，每次 25ml，合并乙醚液，挥干，残渣加三氯甲烷 1ml 使溶解，作为供试品溶液。另取绵萆薢对照药材 2g，同法制成对照药材溶液。照薄层色谱法（《中国药典》2020 年版四部通则 0502）试验，吸取上述两种溶液各 10μl，分别点于同一硅胶 G 薄层板上，以三氯甲烷－丙酮（9：1）为展开剂，展开，取出，晾干，喷以磷钼酸试液，在 105℃加热至斑点显色清晰。供试品色谱中，在与对照药材色谱相应的位置上，显相同颜色的斑点。

【检查】 **水分** 不得过 11.0%（《中国药典》2020 年版四部通则 0832 第二法）。

总灰分 不得过 6.0%（《中国药典》2020 年版四部通则 2302）。

【浸出物】 照醇溶性浸出物测定法（《中国药典》2020 年版四部通则 2201）项下的热浸法测定，用稀乙醇作溶剂，不得少于 14.0%。

【性味与归经】 苦，平。归肾、胃经。

【功能与主治】 利湿去浊，祛风除痹。用于膏淋，白浊，白带过多，风湿痹痛，关节不利，腰膝疼痛。

【用法与用量】 9～15g。

【贮藏】 置通风干燥处。

【收载标准】《中国药典》2020 年版一部 345 页。

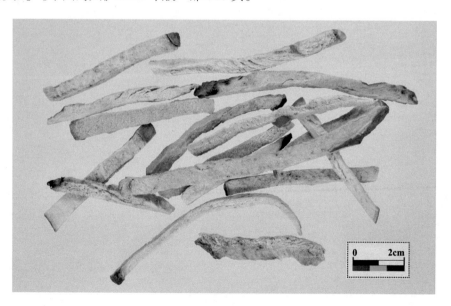

绵萆薢

葛根 Gegen
PUERARIAE LOBATAE RADIX

【来源】 本品为豆科植物野葛 *Pueraria lobata*（Willd.）Ohwi 的干燥根。习称野葛。秋、冬二季采挖，趁鲜切成厚片或小块；干燥。

【主要产地】 河南、湖南、浙江、四川、广东、广西等地。

【炮制】 **煨葛根** 取净葛根片，用湿纸包好，进行加热处理，煨至纸呈焦黑色，葛根呈微黄色时，取出，去纸放凉；或者取麦麸撒入预热的炒制容器内，用中火炒热，待冒烟后，倒入净葛根片，上面再撒麦麸，煨至下层麦麸呈焦黄色时，随即将葛根与麦麸不断翻动，至葛根表面呈焦黄色时，取出，筛去麦麸，放凉。

每 100kg 葛根片，用麸皮 30kg。

【性状】 **煨葛根** 本品为不规则的厚片、粗丝或边长为 0.5～1.2cm 的方块。表面黄色至棕黄色，质韧，纤维性强。略具焦香气，味微甜。

【鉴别】 （1）本品粉末淡棕色。淀粉粒单粒球形，直径 3～37μm，脐点点状、裂缝状或星状；复粒由 2～10 分粒组成。纤维多成束，壁厚，木化，周围细胞大多含草酸钙方晶，形成晶纤维，含晶细胞壁木化增厚。石细胞少见，类圆形或多角形，直径 38～70μm。具缘纹孔导管较大，具缘纹孔六角形或椭圆形，排列极为紧密。

（2）取本品粉末 0.8g，加甲醇 10ml，放置 2 小时，滤过，滤液蒸干，残渣加甲醇 0.5ml 使溶解，作为供试品溶液。另取葛根对照药材 0.8g，同法制成对照药材溶液。再取葛根素对照品，加甲醇制成每 1ml 含 1mg 的溶液，作为对照品溶液。照薄层色谱法（《中国药典》2020 年版四部通则 0502）试验，吸取上述三种溶液各 10μl，分别点于同一硅胶 G 薄层板上，使成条状，以三氯甲烷－甲醇－水（7：2.5：0.25）为展开剂，展开，取出，晾干，置紫外光灯（365nm）下检视。供试品色谱中，在与对照药材色谱和对照品色谱相应的位置上，显相同颜色的荧光条斑。

【检查】 **水分** 不得过 13.0%（《中国药典》2020 年版四部通则 0832 第二法）。

总灰分 不得过 7.0%（《中国药典》2020 年版四部通则 2302）。

重金属及有害元素 照铅、镉、砷、汞、铜测定法（《中国药典》2020 年版四部通则 2321 原子吸收分光光度法或电感耦合等离子体质谱法）测定，铅不得过 5mg/kg；镉不得过 1mg/kg；砷不得过 2mg/kg；汞不得过 0.2mg/kg；铜不得过 20mg/kg。

【浸出物】 照醇溶性浸出物测定法（《中国药典》2020 年版四部通则 2201）项下的热浸法测定，用稀乙醇作溶剂，不得少于 24.0%。

【含量测定】 照高效液相色谱法（《中国药典》2020 年版四部通则 0512）测定。

色谱条件与系统适用性试验 以十八烷基硅烷键合硅胶为填充剂；以甲醇－水（25：75）为流动相；检测波长为 250nm。理论板数按葛根素峰计算应不低于 4 000。

对照品溶液的制备 取葛根素对照品适量，精密称定，加 30% 乙醇制成每 1ml 含 80μg 的溶液，即得。

供试品溶液的制备 取本品粉末（过三号筛）约 0.1g，精密称定，置具塞锥形瓶中，精密加入

30% 乙醇 50ml，称定重量，加热回流 30 分钟，放冷，再称定重量，用 30% 乙醇补足减失的重量，摇匀，滤过，取续滤液，即得。

测定法 分别精密吸取对照品溶液与供试品溶液各 10μl，注入液相色谱仪，测定，即得。

本品按干燥品计算，含葛根素（$C_{21}H_{20}O_9$）不得少于 2.4%。

【性味与归经】 甘、辛，凉。归脾、胃、肺经。

【功能与主治】 解肌退热，生津止渴，透疹，升阳止泻，通经活络，解酒毒。用于外感发热头痛，项背强痛，口渴，消渴，麻疹不透，热痢，泄泻，眩晕头痛，中风偏瘫，胸痹心痛，酒毒伤中。煨葛根可减轻发汗作用。

【用法与用量】 10～15g。

【贮藏】 置通风干燥处，防蛀。

【收载标准】《中国药典》2020 年版一部 347 页。

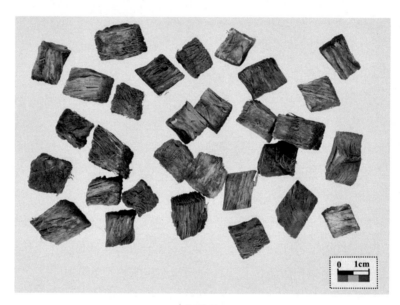

煨葛根

紫萁贯众 Ziqiguanzhong
OSMUNDAE RHIZOMA

【来源】 本品为紫萁科植物紫萁 *Osmunda japonica* Thunb. 的干燥根茎和叶柄残基。春、秋二季采挖，洗净，除去须根，晒干。

【主要产地】 河南省大别山、伏牛山区。

【炮制】 **紫萁贯众炭** 取净紫萁贯众片，置炒制容器内，用武火炒至外呈焦黑褐色，喷淋清水少许，灭尽火星，取出，晾干。

【性状】 **紫萁贯众炭** 本品为不规则的厚片。表面焦黑色，内部黑褐色。质松脆。略具焦气，味苦。

【性味与归经】 苦，微寒；有小毒。归肺、胃、肝经。

【功能与主治】 清热解毒，止血，杀虫。用于疫毒感冒，热毒泻痢，痈疮肿毒，吐血，衄血，便血，崩漏，虫积腹痛。紫萁贯众炭味苦涩。用于崩漏，吐血等。

【用法与用量】 5~9g。

【贮藏】 置阴凉干燥处。

【收载标准】《中国药典》2020年版一部356页。

黑狗脊 Heigouji
PTERIDIS VITTATAE RHIZOMA

【来源】 本品为凤尾蕨科植物蜈蚣草 *Pteris Vittata* L. 的带叶柄基的干燥根茎。春、秋二季采挖，除去地上部分、须根及杂质，晒干。

【主要产地】 河南省大别山、伏牛山、太行山等山区。

【炮制】 除去杂质，洗净，润透，切厚片。

【性状】 本品为不规则的厚片。外表面棕色或棕褐色，密被棕色条形鳞片。根茎具叶柄基和残留的细根。叶柄基扁圆形或扁三角形，腹面具浅沟槽。质硬，折断面棕褐色，可见灰白色线状"U"字形叶柄维管束。根茎质坚硬，切面棕黄色，可见灰白色线状"U"形分体中柱2~3个。气微，味微涩。

【性味】 微甘、涩，温。

【功能与主治】 补肝肾，强筋骨，祛风湿，杀虫。用于腰脊酸痛，下肢无力，肌肉关节痛疼；驱蛔虫。

【用法与用量】 6~9g。

【贮藏】 置通风干燥处，防潮，防蛀。

【收载标准】《河南省中药材标准（一）》1991年版87页。

墓头回 Mutouhui
PATRINIAE RADIX

【来源】 本品为败酱科植物糙叶败酱 *Patrinia scabra* Bunge. 或异叶败酱 *Patrinia heterophylla* Bunge. 的干燥根。秋季采挖，去净地上部分、晒干。

【主要产地】 山西、河南、河北、广西等地。

【炮制】 墓头回 除去杂质，洗净，润透，切厚片，干燥。

墓头回炭 取墓头回片，置炒制容器内，用武火炒至表面呈黑色，内呈黑褐色时，喷淋清水少许，熄灭火星，取出，晾干。

【性状】 墓头回 本品为不规则的厚片。外皮黄褐色或棕褐色，切面黄白色，具放射状裂隙。体轻质松。有特异臭气，味微苦。

墓头回炭 本品形如墓头回片，表面黑色，内部黑褐色。体轻质脆。

【鉴别】 本品粉末灰棕色至深棕色。木栓细胞长方形、黄棕色，切向排列整齐。网纹导管多见，少见螺纹导管。草酸钙簇晶常见，呈类圆形或不规则形，晶瓣粗而钝尖。

【检查】 **水分** **墓头回** 不得过 13.0%（《中国药典》2020 年版四部通则 0832 第二法）。

总灰分 **墓头回** 不得过 11.0%（《中国药典》2020 年版四部通则 2302）。

酸不溶性灰分 **墓头回** 不得过 4.0%（《中国药典》2020 年版四部通则 2302）。

【浸出物】 照醇溶性浸出物测定法（《中国药典》2020 年版四部通则 2201）项下的热浸法测定，用乙醇作溶剂。**墓头回** 不得少于 16.0%。

【性味与归经】 辛、苦，微寒。归心、肝经。

【功能与主治】 顺气，解郁，活血，止痛。用于崩漏，赤白带下及跌打损伤等症。炒炭后，能增强止血作用。用于崩漏。

【用法与用量】 6～15g。外用适量，煎汤洗患处。

【贮藏】 置通风干燥处。

【收载标准】《河南省中药材标准（二）》1993 年版 107 页。

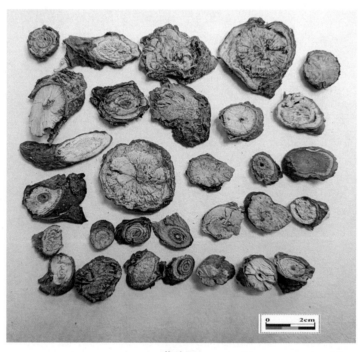

墓头回

鲜地黄 Xiandihuang
REHMANNIAE RADIX

【来源】 本品为玄参科植物地黄 *Rehmannia glutinosa* Libosch. 的新鲜块根，秋季采挖，除去芦头、须根及泥沙，鲜用或趁鲜加工。

【主要产地】 河南省武陟、温县、博爱、沁阳、孟州等地，陕西、浙江等地亦产。

【炮制】 **鲜地黄** 洗净泥土，除去须根。用时捣烂取汁。

鲜地黄（冻干） 取鲜地黄原药材，除去杂质，洗净，切厚片，冷冻干燥。

【**性状**】 **鲜地黄** 本品为纺锤形或条状，长 8～24cm，直径 2～9cm。外皮薄，表面浅红黄色，具弯曲的纵皱纹、芽痕、横长皮孔样突起及不规则疤痕。肉质，易断，断面皮部淡黄白色，可见橘红色油点，木部黄白色，导管呈放射状排列。气微，味微甜、微苦。

鲜地黄（冻干） 本品为黄白色至淡黄色类圆形薄片。外表皮灰黄色或棕黄色，稍皱缩。切面黄色，皮部浅黄红色，偶见橘红色油点，木部白色至黄白色。气微，味微苦。

【**鉴别**】 （1）**鲜地黄** 本品横切面：木栓细胞数列。皮层薄壁细胞排列疏松；散有较多分泌细胞，含橘黄色油滴；偶有石细胞。韧皮部较宽，分泌细胞较少。形成层成环。木质部射线宽广；导管稀疏，排列成放射状。

鲜地黄（冻干） 本品粉末浅黄色。木栓细胞淡黄色。薄壁细胞类圆形，内含类圆形核状物。分泌细胞形状与一般薄壁细胞相似，内含橙黄色或橙红色油滴状物。具缘纹孔导管和网纹导管直径约 92μm。

（2）**鲜地黄（冻干）** 取本品粉末 2g，加甲醇 20ml，加热回流 1 小时，放冷，滤过，滤液浓缩至 5ml，作为供试品溶液。另取梓醇对照品，加甲醇制成每 1ml 含 0.5mg 的溶液，作为对照品溶液。照薄层色谱法（《中国药典》2020 年版四部通则 0502）试验，吸取上述两种溶液各 5μl，分别点于同一硅胶 G 薄层板上，以三氯甲烷-甲醇-水（14：6：1）为展开剂，展开，取出，晾干，喷以茴香醛试液，在 105℃加热至斑点显色清晰。供试品色谱中，在与对照品色谱相应的位置上，显相同颜色的斑点。

（3）**鲜地黄（冻干）** 取本品粉末 1g，加 80% 甲醇 50ml，超声处理 30 分钟，滤过，滤液蒸干，残渣加水 5ml 使溶解，用水饱和的正丁醇振摇提取 4 次，每次 10ml，合并正丁醇液，蒸干，残渣加甲醇 2ml 使溶解，作为供试品溶液。另取毛蕊花糖苷对照品，加甲醇制成每 1ml 含 1mg 的溶液，作为对照品溶液。照薄层色谱法（《中国药典》2020 年版四部通则 0502）试验，吸取上述供试品溶液 5μl、对照品溶液 2μl，分别点于同一硅胶 G 薄层板上，以乙酸乙酯-甲醇-甲酸（16：0.5：2）为展开剂，展开，取出，晾干，用 0.1% 的 2,2-二苯基-1-苦肼基无水乙醇溶液浸板，晾干。供试品色谱中，在与对照品色谱相应的位置上，显相同颜色的斑点。

【**检查**】 **水分** **鲜地黄（冻干）** 不得过 10.0%（《中国药典》2020 年版四部 0832 第二法）。

总灰分 **鲜地黄（冻干）** 不得过 3.0%（《中国药典》2020 年版四部通则 2302）。

酸不溶性灰分 **鲜地黄（冻干）** 不得过 0.5%（《中国药典》2020 年版四部通则 2302）。

【**浸出物**】 **鲜地黄（冻干）** 照水溶性浸出物测定法（《中国药典》2020 年版四部通则 2201）项下的冷浸法测定，不得少于 65.0%。

【**含量测定**】 **鲜地黄（冻干）** 照高效液相色谱法（《中国药典》2020 年版四部通则 0512）测定。

色谱条件与系统适用性试验 以十八烷基硅烷键合硅胶为填充剂；以甲醇-0.1% 磷酸溶液（1：99）为流动相；检测波长为 210nm。理论板数按梓醇峰计算应不低于 5 000。

对照品溶液的制备 精密称取梓醇对照品适量，加流动相制成每 1ml 含 0.4mg 的溶液。

供试品溶液的制备 取本品粉末约 0.8g，精密称定，置具塞锥形瓶中，精密加入甲醇 50ml，称定重量，加热回流 1.5 小时，放冷，再称定重量，用甲醇补足减失的重量，摇匀，滤过。精密量取续滤液 10ml，浓缩至近干，残渣加流动相使溶解，转移至 10ml 量瓶中，并用流动相定容至刻度，摇匀，滤过，取续滤液，即得。

测定法 分别精密吸取对照品溶液和供试品溶液各 10μl，注入液相色谱仪，测定，即得。

本品按干燥品计算，含梓醇（$C_{15}H_{22}O_{10}$）不得少于 2.6%。

【**性味与归经**】 甘、苦，寒。归心、肝、肾经。

【**功能与主治**】 清热生津，凉血，止血。用于热病伤阴，舌绛烦渴，温毒发斑，吐血，衄血，咽喉肿痛。

【**用量与用法**】 鲜地黄 12～30g；鲜地黄（冻干）3～10g。

【**注意事项**】 脾胃虚寒者慎用。

【**贮藏**】 鲜地黄埋在砂土中，防冻；鲜地黄（冻干）置阴凉、干燥处，防霉，防蛀。

【**收载标准**】《中国药典》2020 年版一部 129 页。

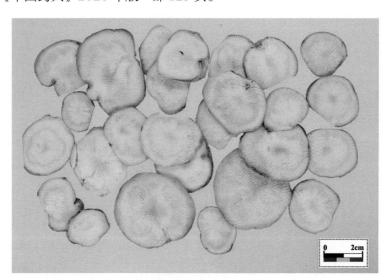

鲜地黄（冻干）

熟地黄 Shudihuang
REHMANNIAE RADIX PRAEPARATA

【**来源**】 本品为玄参科植物地黄 *Rehmannia glutinosa* Libosch. 干燥块根的炮制加工品。

【**炮制**】 **蒸熟地黄** 取生地黄，用黄酒、砂仁粉拌匀，置适宜的蒸制容器内，密闭，以武火加热，隔水蒸约 48 小时，蒸至内外漆黑，中央发黑为度，取出，晾至八成干时，切片，晒干，即得。

每 100kg 生地黄，用黄酒 50kg、砂仁粉 0.9kg。

九制熟地黄 取生地黄，置适宜容器内，加黄酒适量拌匀，闷润至酒吸尽，置蒸制容器内以武火加热，收集流出的熟地汁，第一次蒸至地黄中央发虚为度，取出，干燥至外皮微干，拌入熟地汁和适量黄酒，闷润至熟地汁和黄酒吸尽，按上述方法蒸第二次，如此反复，蒸八次，至第九次将剩余黄酒与砂仁粉一起拌入蒸制，蒸至内外漆黑，味甜微酸为度，取出，晾至约八成干时，切片，干燥，即得。

每 100kg 生地黄，用黄酒 50kg、砂仁粉 0.9kg。

焦熟地黄　取熟地黄片，置炒制容器内，用文火炒至微焦，取出，晾凉。

熟地黄炭　取熟地黄片，置炒制容器内，用武火炒至发泡鼓起，表面焦黑色、内部黑褐色，喷淋清水少许，灭尽火星，取出，晾干。

【性状】　**蒸熟地黄**　为不规则的块片、碎块，大小、厚薄不一。表面乌黑色，质韧，有黏性，不易折断，断面乌黑色，有光泽。气微，味甜。

九制熟地黄　为不规则的块片。表面乌黑色，有光泽，质韧，有黏性，不易折断，断面乌黑色，有光泽。气微，味甜。

焦熟地黄　为不规则的块片、碎块，大小、厚薄不一。表面乌黑色，色泽加深而光亮，带焦斑。断面乌黑色，有光泽。气微，味微甜。

熟地黄炭　为不规则块片、碎块，大小、厚薄不一。表面黑色，质脆或较柔韧，折断面棕褐色或乌黑色且有光泽。气微，味甜、微苦涩。

【检查】　**水分**　不得过 15.0%（《中国药典》2020 年版四部通则 0832 第二法）。

总灰分　不得过 8.0%（《中国药典》2020 年版四部通则 2302）。

酸不溶性灰分　不得过 3.0%（《中国药典》2020 年版四部通则 2302）。

【浸出物】　照水溶性浸出物测定法（《中国药典》2020 年版四部通则 2201）项下的冷浸法测定，九制熟地黄不得少于 65.0%；熟地黄炭不得少于 40.0%。

【含量测定】　照高效液相色谱法（《中国药典》2020 年版四部通则 0512）测定。

色谱条件与系统适用性试验　以十八烷基硅烷键合硅胶为填充剂；以甲醇 - 0.1% 磷酸溶液（5∶95）为流动相，检测波长为 203nm。理论板数按地黄苷 D 峰计算应不低于 5 000。

对照品溶液的制备　取地黄苷 D 对照品适量，精密称定，加 25% 甲醇制成每 1ml 含 70μg 的溶液，即得。

供试品溶液的制备　取本品切成约 5mm 的小块，经 80℃减压干燥 24 小时后，研成粗粉，取约 1g，精密称定，置具塞锥形瓶中，精密加入 25% 甲醇溶液 25ml，称定重量，超声处理（功率 400W，频率 50kHz）1 小时，放冷，再称定重量，用 25% 甲醇补足减失的重量，摇匀，高速离心 10 分钟，取上清液滤过，取续滤液，即得。

测定法　分别精密吸取对照品溶液与供试品溶液各 10μl，注入液相色谱仪，测定，即得。

九制熟地黄含地黄苷 D（$C_{27}H_{42}O_{20}$）不得少于 0.020%。

【性味与归经】　甘，微温。归肝、肾经。

【功能与主治】　蒸熟地黄、九制熟地黄滋阴补血，益精填髓。用于肝肾阴虚，腰膝酸软，骨蒸潮热，盗汗遗精，内热消渴，血虚萎黄，心悸怔忡，月经不调，崩漏下血，眩晕，耳鸣，须发早白。加砂仁则补而不腻，能借砂仁的辛温香窜之性，解熟地腻性，用于阴虚、血虚、运化不健的病人。

焦熟地黄炒焦后增强健脾作用。熟地黄炭凉血，止血。用于咯血，衄血，便血，尿血，崩漏。

【用法与用量】 蒸熟地黄、九制熟地黄 9～15g。焦熟地黄、熟地黄炭 3～9g。

【贮藏】 置通风干燥处。

【收载标准】《中国药典》2020 年版一部 130 页。

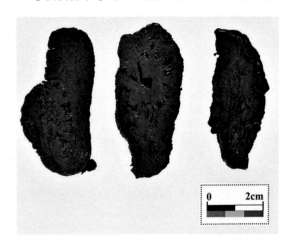
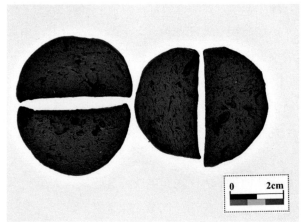

九制熟地黄

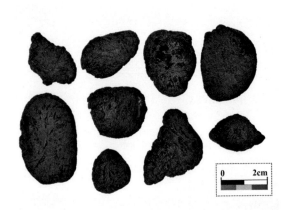
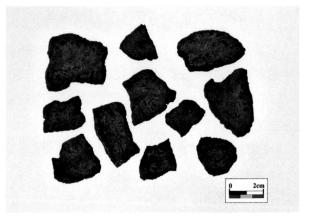

熟地黄炭

鹤草芽 Hecaoya
AGRIMONIAE GEMMA

【来源】 本品为蔷薇科植物龙芽草 *Agrimonia pilosa* Ledeb. 的干燥带短小根茎的芽。秋末茎叶枯萎后至次春植株萌发前采挖根茎，掰下带短小根茎的芽，洗净，晒干或低温干燥。

【主要产地】 全国大部分地区均产。

【炮制】 除去杂质，剪去须根，洗净，用水润透后搓去根茎上的外皮，晒干或低温干燥。用时粉碎成细粉。

【性状】 本品略呈圆锥形，常弯曲，长 2～4cm，直径 0.5～1cm。芽由数片黄棕色披针形的膜质芽鳞包被，芽鳞上有数条叶脉；剥去芽鳞，可见黄色或黄绿色的幼芽，密被白毛；质脆，易碎。

短小根茎圆柱形，长 1～2cm；表面棕褐色，有紧密的环状节，着生棕色细小的鳞叶及残留须根；质硬，断面平坦，黄白色。气微，味先微甜而后苦涩。

【鉴别】 本品粉末灰黄棕色。芽鳞表皮细胞不规则长方形，垂周壁略连珠状增厚；气孔可见。腺毛有两种：一种头部单细胞，类球形，直径约 50μm，柄 2～4 细胞；另一种棒状，长 50～90μm，头部 2～4 细胞，柄 1～4 细胞。非腺毛单细胞，长短不一，以 77～450μm 为多见，壁厚。淀粉粒较多，单粒椭圆形，直径 2～5μm，脐点裂隙状；复粒由 2～4 分粒组成。草酸钙簇晶直径 10～45μm。具缘纹孔及螺纹导管直径 6～25μm。

【检查】 水分 不得过 13.0 %（《中国药典》2020 年版四部通则 0832 第二法）。

总灰分 不得过 6.0 %（《中国药典》2020 年版四部通则 2302）。

酸不溶性灰分 不得过 2.0%（《中国药典》2020 年版四部通则 2302）。

【浸出物】 照醇溶性浸出物测定法（《中国药典》2020 年版四部通则 2201）项下的热浸法测定，用乙醇作溶剂，不得少于 20.0 %。

【性味与归经】 苦、涩，凉。归肝、小肠、大肠经。

【功能与主治】 驱绦虫药。用于绦虫感染，对其头节、体节均有致死性的痉挛作用。

【用法与用量】 成人 30g，儿童按体重每公斤 0.7～0.8g，晨空腹一次顿服（不需服泻药）。

【注意事项】 本品遇热失效，不宜煎服。

【贮藏】 置通风干燥处，防霉，防蛀。

【收载标准】《中国药典》1977 年版一部 644 页。

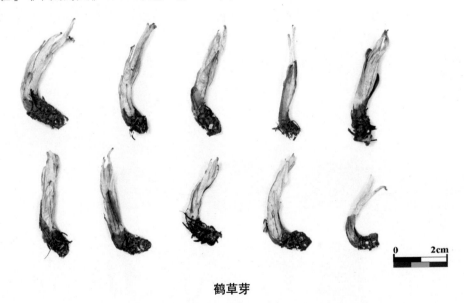

鹤草芽

藜芦 Lilu
VERATRI NIGRI RADIX ET RHIZOMA

【来源】 本品为百合科植物藜芦 *Veratrum nigrum* L. 的干燥根及根茎。5～6 月未抽花茎时采挖，除去地上部分的茎叶，洗净，晒干。

【主要产地】 东北、云南、四川、河北、山西、内蒙古、河南、山东、江西、陕西、甘肃、新疆等地。

【炮制】 除去杂质，喷洒清水，稍润，切段，干燥。

【性状】 本品为圆柱形小段或不规则块片。根表面灰黄色或灰褐色，有横皱纹，下部纵皱纹明显。质脆，易折断，断面白色或黄白色，粉性，中柱淡黄色，较小，易与皮部分离。根茎表面褐色，四周簇生多数须根或根痕，质地坚实，断面白色或黄白色，粉性。气微，味苦、辛。

【鉴别】 本品根横切面：表皮细胞略径向延长，外壁稍厚。皮层宽广，外侧有切向裂隙，薄壁细胞含针晶束及淀粉粒。内皮层明显，内壁及侧壁增厚。中柱初生木质部13～14原型；韧皮部位于木质部弧角间。中央髓部小。

根茎横切面：后生皮层约3～4列细胞；皮层约占1/3，有叶迹维管束散在；内皮层细胞内壁及侧壁增厚。中柱有多数维管束散在，近皮层处密，多为外韧型，内部者多为周木型，尚可见自中柱鞘发生的根迹组织。

粉末灰黄色。淀粉粒较多，单粒球形、多角形或不规则形，脐点呈裂缝状、星状、点状或叉状；复粒由2～5分粒组成。草酸钙针晶束存在于薄壁细胞中，或散在。网纹导管、梯纹导管多见。纤维单个或成束，长梭形。

【检查】 水分 不得过12.0%（《中国药典》2020版第四部通则0832第二法）。

总灰分 不得过11.0%（《中国药典》2020版第四部通则2302）。

酸不溶性灰分 不得过6.0%（《中国药典》2020版第四部通则2302）。

【浸出物】 照醇溶性浸出物测定法（《中国药典》2020版第四部通则2201）项下的热浸法测定，

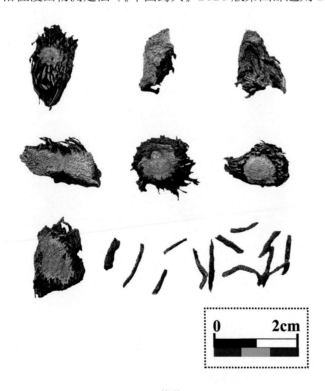

0 2cm

藜芦

用稀乙醇作溶剂，不得少于 13.0%。

【**性味与归经**】 辛、苦，寒；有毒。归肺、胃、肝经。

【**功能与主治**】 催吐，祛痰，杀虫毒。用于中风痰壅，喉痹，癫痫，疟疾；外用治疥癣，恶疮。

【**用法与用量**】 0.3～0.6g。外用适量。

【**注意事项**】 不宜与诸参、细辛、芍药等同用。孕妇及体虚气弱者禁用。内服宜慎，不宜久服、多服。

【**贮藏**】 置通风干燥处，防霉。

【**收载标准**】《辽宁省中药材标准》第二册 2019 年版 163 页。

二、果实种子类

一口钟 Yikouzhong
EUCALYPTI GLOBULI FRUCTUS

【来源】 本品为桃金娘科植物蓝桉 *Eucalyptus globulus* Labill. 的干燥成熟果实。秋季采收，晒干。

【主要产地】 四川、云南、广东、广西等地。

【炮制】 除去杂质。用时捣碎。

【性状】 本品多呈钟状或杯状，直径1.5～2.5cm。表面棕褐色至灰褐色，具明显的四棱，可见细小的瘤状突起及纵线纹。顶部平截或稍凸起，偶见未开裂的帽状果盖，边缘下有一环状沟纹。外果皮薄，质较脆，划之略显油性。中果皮厚，可见强烈木化的维管束及纤维交织成丝瓜络样。果实中央具子座，4室，偶见3室室或5室。质坚韧，不易折断。种子棕色，细小，多脱落。香气特异，味苦、涩，有辛凉感。

【鉴别】 （1）本品粉末黄棕色至红棕色。表皮细胞类多角形，直径12～35μm，壁厚。纤维较多，成束或散在，直径16～28μm，壁厚。石细胞类圆形、类方形或不规则形，少数呈分枝状，直径20～100μm，壁厚，孔沟及层纹明显。

（2）取本品粉末1g，加石油醚（60～90℃）20ml，超声处理20分钟，滤过，弃去石油醚液，药渣挥干，加乙酸乙酯20ml，超声处理20分钟，滤过，滤液蒸干，残渣加甲醇1ml使溶解，作为供试品溶液。另取熊果酸对照品、白桦脂酸对照品和路路通酸对照品，加甲醇制成每1ml各含1mg的混合溶液，作为对照品溶液。照薄层色谱法（《中国药典》2020年版四部通则0502）试验，吸取上述两种溶液各5μl，分别点于同一硅胶G薄层板上，以甲苯－乙酸乙酯－甲酸（20：4：0.5）为展开剂，展开，取出，晾干，喷以10%硫酸乙醇溶液，在105℃加热至斑点显色清晰。供试品色谱中，在与对照品色谱相应的位置上，显相同颜色的斑点。

【检查】 水分 不得过14.0%（《中国药典》2020年版四部通则0832第二法）。

总灰分 不得过4.0%（《中国药典》2020年版四部通则2302）。

【浸出物】 照醇溶性浸出物测定法（《中国药典》2020年版四部通则2201）项下的热浸法测定，用乙醇作溶剂，不得少于15.0%。

【性味】 辛、苦，微温；有小毒。

【功能与主治】 通络，止痛，消肿。用于类风湿关节炎等症。

【用法与用量】 6～9g。外用适量，用酒浸泡，涂抹患处。

【注意事项】 内服不宜过量。

【贮藏】 置干燥处。

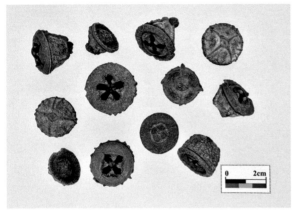

一口钟

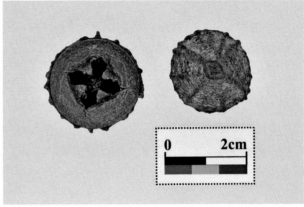

一口钟（局部）

八厘麻 Balima
RHODODENDRI MOLLIS FRUCTUS

【来源】 本品为杜鹃花科植物羊踯躅 *Rhododendron molle* G. Don 的干燥成熟果实。9～10月果实成熟而未开裂时采收，晒干，或置水中稍浸后晒干。

【主要产地】 江苏、浙江、江西、福建、河南、湖北、湖南、四川、广西等地。

【炮制】 除去杂质及果柄，筛去灰屑。用时捣碎。

【性状】 本品为长卵圆形，略弯曲，长2～4cm，直径0.5～1cm。表面黄棕色、红棕色或棕褐色，有纵沟5条，顶端尖或稍开裂，基部有宿存花萼。质硬而脆，易折断，断面5室。种子小，多数，长扁圆形，棕色或棕褐色，边缘具膜质翅。气微，味涩、微苦，有刺舌感。

【鉴别】 本品粉末黄棕色。外果皮细胞棕色，类多角形。内果皮石细胞类圆形、三角形或形状不规则，有的分枝状，直径20～55μm，含红棕色物。内果皮纤维长梭形或棒状，直径10～32μm，

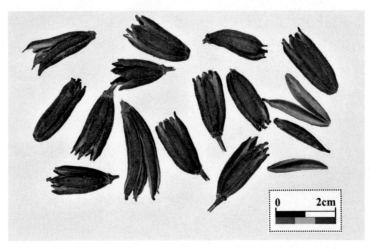

八厘麻

有的含棕色物。种皮细胞狭长，壁微木化，密布细小纹孔。

【检查】 水分 不得过 13.0%（《中国药典》2020 年版四部通则 0832 第二法）。

【性味】 苦、辛，温；有毒。

【功能与主治】 活血散瘀，镇痛。用于跌仆损伤，风湿痹痛。

【用法与用量】 1.5～3g。

【注意事项】 本品有毒，须在医生指导下用药。孕妇慎用，体虚者禁用。本品易使心率减慢、血压下降。

【贮藏】 置干燥处。

【收载标准】《中国药典》1977 年版一部 9 页。

山茱萸 Shanzhuyu
CORNI FRUCTUS

【来源】 本品为山茱萸科植物山茱萸 *Cornus officinalis* Sieb. et Zucc. 的干燥成熟果肉。秋末冬初果皮变红时采收果实，用文火烘或置沸水中略烫后，及时除去果核，干燥。

【主要产地】 河南、浙江、安徽、陕西、山西等地。

【炮制】 蒸萸肉 取净山萸肉，置适宜的蒸制容器内，用蒸汽加热至外表呈紫黑色，取出，干燥。

醋萸肉 取净山萸肉，加醋拌匀，润透，置适宜的蒸制容器内，用蒸汽加热至醋尽并呈紫黑色，取出，干燥。

每 100kg 山萸肉，用醋 24kg。

【性状】 蒸萸肉 本品为不规则的片状或囊状，长 1～1.5cm，宽 0.5～1cm。表面紫黑色，皱缩。质滋润柔软。气微，味酸、涩、微苦。

醋萸肉 本品为不规则的片状或囊状，长 1～1.5cm，宽 0.5～1cm。表面紫黑色，皱缩。质滋润柔软。微有醋气，味酸、涩、微苦。

【鉴别】 （1）本品粉末红褐色或紫黑色。果皮表皮细胞橙黄色，表面观多角形或类长方形，直径 16～30μm，垂周壁连珠状增厚，外平周壁颗粒状角质增厚，胞腔含淡橙黄色物。中果皮细胞橙棕色，多皱缩。草酸钙簇晶少数，直径 12～32μm。石细胞类方形、卵圆形或长方形，纹孔明显，胞腔大。

（2）取本品粉末 0.5g，加乙酸乙酯 10ml，超声处理 15 分钟，滤过，滤液蒸干，残渣加无水乙醇 2ml 使溶解，作为供试品溶液。另取熊果酸对照品，加无水乙醇制成每 1ml 含 1mg 的溶液，作为对照品溶液。照薄层色谱法（《中国药典》2020 年版四部通则 0502）试验，吸取上述两种溶液各 5μl，分别点于同一硅胶 G 薄层板上，以甲苯－乙酸乙酯－甲酸（20：4：0.5）为展开剂，展开，取出，晾干，喷以 10% 硫酸乙醇溶液，在 105℃加热至斑点显色清晰。供试品色谱中，在与对照品色谱相应的位置上，显相同的紫红色斑点；置紫外光灯（365nm）下检视，显相同的橙黄色荧光斑点。

（3）取本品粉末 0.5g，加甲醇 10ml，超声处理 20 分钟，滤过，滤液蒸干，残渣加甲醇 2ml 使溶解，作为供试品溶液。另取莫诺苷对照品、马钱苷对照品，加甲醇制成每 1ml 各含 2mg 的混合溶液，作为对照品溶液。照薄层色谱法（《中国药典》2020 年版四部通则 0502）试验，吸取上述两种溶液各 2μl，分别点于同一硅胶 G 薄层板上，以三氯甲烷－甲醇（3∶1）为展开剂，展开，取出，晾干，喷以 10% 硫酸乙醇溶液，在 105℃加热至斑点显色清晰，置紫外光灯（365nm）下检视。供试品色谱中，在与对照品色谱相应的位置上，显相同颜色的荧光斑点。

【检查】 水分 不得过 16.0%（《中国药典》2020 年版四部通则 0832 第二法）。

总灰分 不得过 6.0%（《中国药典》2020 年版四部通则 2302）。

重金属及有害元素 照铅、镉、砷、汞、铜测定法（《中国药典》2020 年版四部通则 2321 原子吸收分光光度法或电感耦合等离子体质谱法）测定，铅不得过 5mg/kg；镉不得过 1mg/kg；砷不得过 2mg/kg；汞不得过 0.2mg/kg；铜不得过 20mg/kg。

【浸出物】 照水溶性浸出物测定法（《中国药典》2020 年版四部通则 2201）项下的冷浸法测定，不得少于 50.0%。

【含量测定】 照高效液相色谱法（《中国药典》2020 年版四部通则 0512）测定。

色谱条件与系统适用性试验 以十八烷基硅烷键合硅胶为填充剂；以乙腈为流动相 A，以 0.3% 磷酸溶液为流动相 B，按下表中的规定进行梯度洗脱；检测波长为 240nm；柱温为 35℃。理论板数按马钱苷峰计算应不低于 10 000。

时间（分钟）	流动相 A（%）	流动相 B（%）
0～20	7	93
20～50	7→20	93→80

对照品溶液的制备 取莫诺苷对照品、马钱苷对照品适量，精密称定，加 80% 甲醇制成每 1ml 各含 50μg 的混合溶液，即得。

供试品溶液的制备 取本品粉末（过三号筛）约 0.2g，精密称定，置具塞锥形瓶中，精密加入 80% 甲醇 25ml，称定重量，加热回流 1 小时，放冷，再称定重量，用 80% 甲醇补足减失的重量，摇匀，滤过，取续滤液，即得。

测定法 分别精密吸取对照品溶液与供试品溶液各 10ml，注入液相色谱仪，测定，即得。

本品按干燥品计算，含莫诺苷（$C_{17}H_{26}O_{11}$）和马钱苷（$C_{17}H_{26}O_{10}$）的总量不得少于 0.70%。

【性味与归经】 酸、涩，微温。归肝、肾经。

【功能与主治】 补益肝肾，收涩固脱。用于眩晕耳鸣，腰膝酸痛，阳痿遗精，遗尿尿频，崩漏带下，大汗虚脱，内热消渴。蒸萸肉降低其酸性，增强其补肝肾作用。醋萸肉增强其收敛涩精作用。

【用法与用量】 6～12g。

【贮藏】 置干燥处，防潮，防蛀；醋萸肉，密闭，置阴凉干燥处。

【**收载标准**】《中国药典》2020 年版一部 29 页。

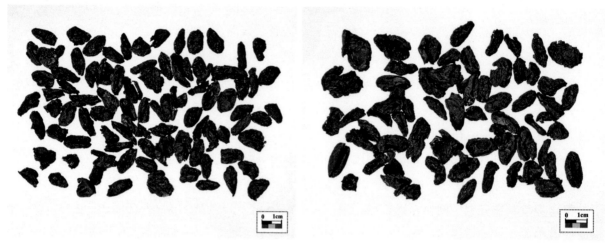

蒸萸肉   醋萸肉

山楂 Shanzha
CRATAEGI FRUCTUS

【**来源**】 本品为蔷薇科植物山里红 *Crataegus pinnatifida* Bge. var. *major* N. E. Br. 或山楂 *Crataegus pinnatifida* Bge. 的干燥成熟果实。秋季果实成熟时采收，切片，干燥。

【**主要产地**】 山东、河北、河南、辽宁等地。

【**炮制**】 **蜜山楂** 取净山楂，加入用适量沸水稀释后的炼蜜拌匀，闷透，置炒制容器内，用文火炒至不粘手，取出，放凉。

每 100kg 山楂片，用炼蜜 18kg。

红糖山楂 取净山楂，将红糖用适量热开水化开，过滤去渣，置炒制容器内加热至沸，然后倒入净山楂，用文火炒至不粘手为度。

每 100kg 山楂片，用红糖 24kg。

土炒山楂 取灶心土细粉，置炒制容器内，炒至灵活状态，加入净山楂，用武火炒至表面挂土色时，取出，筛去土粉，放凉。

每 100kg 山楂片，用灶心土 30kg。

山楂炭 取净山楂，置炒制容器内，用武火炒至表面焦黑色，内部焦褐色，喷淋清水少许，熄灭火星，取出，晾干。

【**性状**】 **蜜山楂** 本品为类圆形片，皱缩不平，直径 1~2.5cm，厚 0.2~0.4cm。外皮红色至暗红色，有灰白色小斑点。中部横切片具 5 粒浅黄色果核，但核多脱落而中空。具蜜香气，味甜、微涩。

红糖山楂 形如蜜山楂。表面色泽加深。味甜。

土炒山楂 形如蜜山楂。表面土黄色。具焦香气。

　　山楂炭　形如蜜山楂。表面焦黑色，内部焦褐色。质较轻。焦香气较弱，味酸、涩。

　　【鉴别】　取本品（除山楂炭外）粉末 1g，加乙酸乙酯 4ml，超声处理 15 分钟，滤过，取滤液作为供试品溶液。另取熊果酸对照品，加甲醇制成每 1ml 含 1mg 的溶液，作为对照品溶液。照薄层色谱法（《中国药典》2020 年版四部通则 0502）试验，吸取上述两种溶液各 4μl，分别点于同一硅胶 G 薄层板上，以甲苯 - 乙酸乙酯 - 甲酸（20：4：0.5）为展开剂，展开，取出，晾干，喷以硫酸乙醇溶液（3→10），在 80℃加热至斑点显色清晰。供试品色谱中，在与对照品色谱相应的位置上，显相同的紫红色斑点；置紫外光灯（365nm）下检视，显相同的橙黄色荧光斑点。

　　【检查】　**水分**　不得过 13.0%（《中国药典》2020 年版四部通则 0832 第二法）。

　　总灰分　不得过 4.0%（《中国药典》2020 年版四部通则 2302）。

　　重金属及有害元素　照铅、镉、砷、汞、铜测定法（《中国药典》2020 年版四部通则 2321 原子吸收分光光度法或电感耦合等离子体质谱法）测定，铅不得过 5mg/kg；镉不得过 1mg/kg；砷不得过 2mg/kg；汞不得过 0.2mg/kg；铜不得过 20mg/kg。

　　【性味与归经】　酸、甘，微温。归脾、胃、肝经。

　　【功能与主治】　消食健胃，行气散瘀，化浊降脂。用于肉食积滞，胃脘胀满，泻痢腹痛，瘀血经闭，产后瘀阻，心腹刺痛，胸痹心痛，疝气疼痛，高脂血症。蜜山楂、红糖山楂和中消食。土山

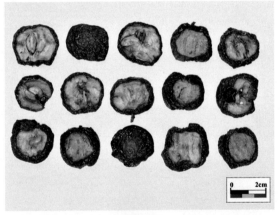

蜜山楂

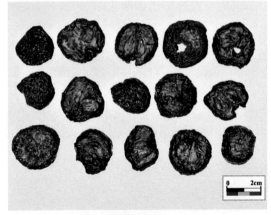

红糖山楂

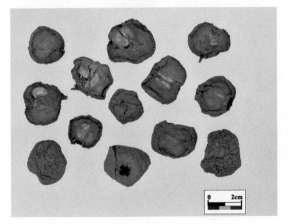

土炒山楂

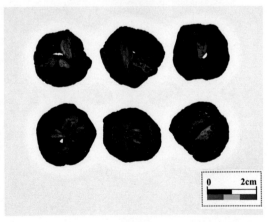

山楂炭

楂增强其健脾消食的作用。山楂炭偏于止泻、止血。可用于脾虚泄泻，胃肠出血。

【用法与用量】 9～12g。

【贮藏】 密闭，置阴凉干燥处。

【收载标准】 《中国药典》2020 年版一部 33 页。

山楂核 Shanzhahe
CRATAEGI SEMEN

【来源】 本品为蔷薇科植物山里红 *Crataegus pinnatifida* Bge. var. *major* N.E.Br. 或山楂 *Crataegus pinnatifida* Bge. 的干燥成熟种子。秋季采摘成熟果实，取出种子，洗净，晒干。

【主要产地】 山东、河北、河南、辽宁等地。

【炮制】 除去杂质，干燥。

【性状】 本品为长肾形。表面浅黄棕色至黄棕色，光滑，两侧面较平坦，背部略拱起，中央有一条沟和两条棱脊（或常有一凹沟）。质坚硬。气微。

【鉴别】 取本品粉末 2g，加乙酸乙酯 10ml，超声处理 15 分钟，滤过，滤液蒸干，残渣加甲醇 1ml 使溶解，作为供试品溶液。另取熊果酸对照品，加甲醇制成每 1ml 含 1mg 的溶液，作为对照品溶液。照薄层色谱法（《中国药典》2020 年版四部通则 0502）试验，吸取上述两种溶液各 5μl，分别点于同一硅胶 G 薄层板上，以甲苯－乙酸乙酯－甲酸（20：4：0.5）为展开剂，展开，取出，晾干，喷以硫酸乙醇溶液（3→10），在 80℃加热至斑点显色清晰，分别置日光及紫外光灯（365nm）下检视。供试品色谱中，在与对照品色谱相应的位置上，显相同的紫红色斑点或橙黄色荧光斑点。

【检查】 水分 不得过 12.0%（《中国药典》2020 年版四部通则 0832 第二法）。

【性味与归经】 苦，平。归胃、肝经。

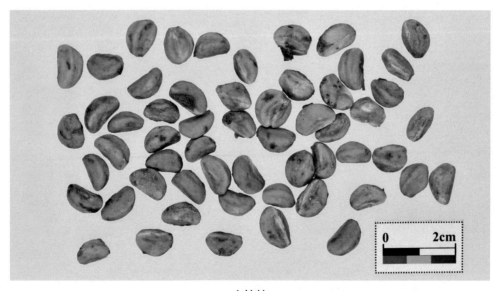

山楂核

【功能与主治】 消食，散结，催生，杀虫，止痒。用于食积不化，疝气，睾丸偏坠，难产，湿热下注。

【用法与用量】 3～10g，内服；入丸、散。

【贮藏】 置干燥处。

【收载标准】《山东省中药材标准》2012年版9页。

川楝子 Chuanlianzi
TOOSENDAN FRUCTUS

【来源】 本品为楝科植物川楝 *Melia toosendan* Sieb. et Zucc. 的干燥成熟果实。冬季果实成熟时采收，除去杂质，干燥。

【主要产地】 四川、甘肃、云南、贵州、河南等地。

【炮制】 **盐川楝子** 取川楝子片或碎块，加盐水拌匀，闷透，置炒制容器内，以文火加热，炒至表面焦黄色时，取出，放凉。

每100kg川楝片或块，用食盐2～3kg。

醋川楝子 取川楝子片或碎块，加醋拌匀，闷透，置炒制容器内，炒至表面焦黄色时，取出，放凉。

每100kg川楝子片或块，用醋20kg。

【性状】 **盐川楝子** 本品为半球状，厚片或不规则碎块。表面深黄色，有焦斑。味咸苦。

醋川楝子 本品为半球状厚片或不规则碎片。表面深黄色，有焦斑，略有醋气。

【鉴别】 （1）本品粉末黄棕色。果皮纤维成束，末端钝圆，直径9～36μm，壁极厚，周围的薄壁细胞中含草酸钙方晶，形成晶纤维。果皮石细胞呈类圆形、不规则长条形或长多角形，有的有瘤状突起或钝圆短分枝，直径14～54μm，长约150μm。种皮细胞鲜黄色或橙黄色，表皮下为一列类方形细胞，直径约44μm，壁极厚，有纵向微波状纹理，其下连接色素层。表皮细胞表面观多角形，有较密颗粒状纹理。种皮色素层细胞胞腔内充满红棕色物。种皮含晶细胞直径13～27μm，壁厚薄不一，厚者形成石细胞，胞腔内充满淡黄色、黄棕色或红棕色物，并含细小草酸钙方晶，直径约5μm。草酸钙簇晶直径5～27μm。

（2）取本品粉末2g，加水80ml，超声处理1小时，放冷，离心，取上清液，用二氯甲烷振摇提取3次，每次25ml，合并二氯甲烷液，蒸干，残渣加甲醇2ml使溶解，作为供试品溶液。另取川楝子对照药材2g，同法制成对照药材溶液。再取川楝素对照品，加甲醇制成每1ml含1mg的溶液，作为对照品溶液。照薄层色谱法（《中国药典》2020年版四部通则0502）试验，吸取上述三种溶液各10μl，分别点于同一硅胶G薄层板上，以二氯甲烷－甲醇（16∶1）为展开剂，展开，取出，晾干，喷以对二甲氨基苯甲醛试液，在105℃加热至斑点显色清晰。供试品色谱中，在与对照药材色谱和对照品色谱相应的位置上，显相同颜色的斑点。

【性味与归经】 苦，寒；有小毒。归肝、小肠、膀胱经。

【功能与主治】 疏肝泄热，行气止痛，杀虫。用于肝郁化火，胸胁、脘腹胀痛，疝气疼痛，虫积腹痛。盐川楝子用于疝痛，腹痛。醋川楝子用于胸胁胀痛。

【用法与用量】 5～10g。

【贮藏】 密闭，置阴凉干燥处。

【收载标准】《中国药典》2020年版一部44页。

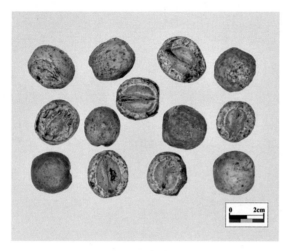

盐川楝子   醋川楝子

女贞子 Nüzhenzi
LIGUSTRI LUCIDI FRUCTUS

【来源】 本品为木犀科植物女贞 *Ligustrum lucidum* Ait. 的干燥成熟果实。冬季果实成熟时采收，除去枝叶，稍蒸或置沸水中略烫后，干燥；或直接干燥。

【主要产地】 浙江、江苏、湖南、福建、四川等地。

【炮制】 盐女贞子 取净女贞子，加盐水拌匀，闷透，置炒制容器内，以文火加热，炒至微干，取出，放凉。

每100kg女贞子，用食盐1.8kg。

【性状】 盐女贞子 本品为卵形、椭圆形或肾形，长6～8.5mm，直径3.5～5.5mm。表面呈暗褐色，皱缩不平。体轻。外果皮薄，中果皮较松软，易剥离，内果皮木质，黄棕色，具纵棱，破开后种子通常为1粒，肾形，紫黑色，油性。气微，味甘、微咸、微苦涩。

【鉴别】 （1）本品粉末灰棕色或黑灰色。果皮表皮细胞（外果皮）断面观略呈扁圆形，外壁及侧壁呈圆拱形增厚，腔内含黄棕色物。内果皮纤维无色或淡黄色，上下数层纵横交错排列，直径9～35μm。种皮细胞散有类圆形分泌细胞，淡棕色，直径40～88μm，内含黄棕色分泌物及油滴。

（2）取本品粉末0.5g，加稀乙醇50ml，超声处理30分钟，滤过，滤液作为供试品溶液。另取女贞子对照药材0.5g，同法制成对照药材溶液。照薄层色谱法（《中国药典》2020年版四部通则0502）试验，吸取供试品溶液、对照药材溶液各5μl和【含量测定】 项下对照品溶液3μl，分别点于同一硅胶G薄层板上，以乙酸乙酯－丙酮－水（5：4：1）为展开剂，展开，取出，晾干，置碘蒸气中熏至斑点显色清晰。供试品色谱中，在与对照药材色谱及对照品色谱相应的位置上，显相同颜色的斑点。

【检查】 水分 不得过 8.0%（《中国药典》2020 年版四部通则 0832 第二法）。

总灰分 不得过 8.0%（《中国药典》2020 年版四部通则 2302）。

【浸出物】 照醇溶性浸出物测定法（《中国药典》2020 年版四部通 2201）项下的热浸法测定，用 30% 乙醇作溶剂，不得少于 25.0%。

【含量测定】 照高效液相色谱法（《中国药典》2020 年版四部通则 0512）测定。

色谱条件与系统适用性试验 以十八烷基硅烷键合硅胶为填充剂；以甲醇－水（40∶60）为流动相；检测波长为 224nm。理论板数按特女贞苷峰计算应不低于 4 000。

对照品溶液的制备 取特女贞苷对照品适量，精密称定，加甲醇制成每 1ml 含 0.25mg 的溶液，即得。

供试品溶液的制备 取本品粉末（过三号筛）约 0.5g，精密称定，置具塞锥形瓶中，精密加入稀乙醇 50ml，称定重量，加热回流 1 小时，放冷，再称定重量，用稀乙醇补足减失的重量，摇匀，滤过，取续滤液，即得。

测定法 分别精密吸取对照品溶液 5μl 与供试品溶液 10μl，注入液相色谱仪，测定，即得。

本品按干燥品计算，含特女贞苷（$C_{31}H_{42}O_{17}$）不得少于 0.70%。

【性味与归经】 甘、苦，凉。归肝、肾经。

【功能与主治】 滋补肝肾，明目乌发。用于肝肾阴虚，眩晕耳鸣，腰膝酸软，须发早白，目暗不明，内热消渴，骨蒸潮热。盐女贞子增强其补肝肾、强筋骨的作用。

【用法与用量】 6～12g。

【贮藏】 密闭，置阴凉干燥处。

【收载标准】《中国药典》2020 年版一部 47 页。

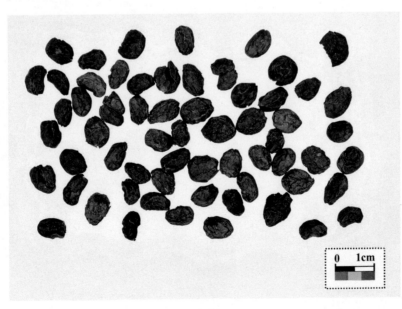

盐女贞子

小麦 Xiaomai
TRITICI AESTIVI FRUCTUS

【来源】 本品为禾本科植物小麦 *Triticum aestivum* L. 的干燥成熟果实。夏季果实成熟时采收，除去杂质，干燥。

【主要产地】 全国各地均产。

【炮制】 **小麦** 除去杂质，洗净，干燥。

炒小麦 取净小麦，置炒制容器内，用文火加热至表面深棕黄色，取出，放凉。

小麦炭 取净小麦，置炒制容器内，用武火炒至表面焦黑色，内部焦黄色，取出，晾干。

【性状】 **小麦** 呈长椭圆形，长 5～7mm，直径 3～5mm。表面淡黄色至淡棕黄色，饱满。背面近基部有椭圆形略下陷的胚，腹面具一纵深沟，顶端有黄白柔毛。断面白色，粉性。气微、味淡。

炒小麦 表面深黄棕色，断面黄白色。

小麦炭 表面焦黑色，断面焦黄色。

【鉴别】 本品粉末类白色（小麦和炒小麦）或类褐色（小麦炭）。淀粉粒单粒为扁圆形，椭圆形或圆三角状，脐点呈十字状、缝状，偶见由多分粒组成的复粒。非腺毛单细胞，壁厚。果皮表皮细胞类方形或长多角形，垂周壁念珠状增厚。横细胞成片，细长条形，垂周壁念珠状增厚。糊粉层细胞呈类圆形或圆多角形，有细胞间隙，壁稍厚，内含糊粉粒。

【检查】 杂质 不得过 1.0%（《中国药典》2020版四部通则 2301）。

水分 不得过 13.0%（《中国药典》2020年版四部通则 0832 第二法）。

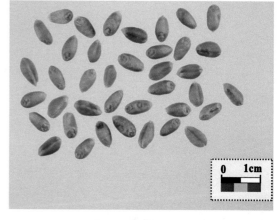

小麦

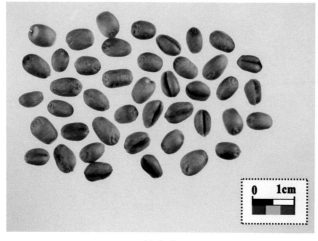

炒小麦

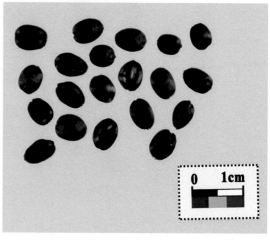

小麦炭

总灰分　不得过 3.0%（《中国药典》2020 版四部通则 2302）。

【浸出物】　照醇溶性浸出物测定法（《中国药典》2020 年版四部通则 2201）项下的热浸法测定，用 75% 乙醇作溶剂，不得少于 4.0%。

【性味与归经】　甘，平。归心、脾、肾经。

【功能与主治】　养心安神，止汗。用于神智不宁，失眠心悸，自汗，盗汗。

【用法与用量】　9～15g。

【贮藏】　置阴凉干燥处，防蛀。

【收载标准】　《广东省中药材标准》2011 年版 46 页。

马钱子 Maqianzi
STRYCHNI SEMEN

【来源】　本品为马钱科植物马钱 *Strychnos nux-vomica* L. 的干燥成熟种子。冬季采收成熟果实，取出种子，晒干。

【主要产地】　印度、缅甸、泰国，以及我国的云南等地。

【炮制】　**油炙马钱子**

（1）取净马钱子，用水浸泡至透，捞出，刮去皮毛，切顶刀片 0.6mm 厚，晒干。另取麻油置适宜容器内，加热至沸，倒入马钱子片，用武火炸至老黄色为度，取出，吸除油。

每 100kg 马钱子片，用麻油 30kg。

（2）取净马钱子，加水煮沸，取出，再用水浸泡，捞出，刮去皮毛，微凉，切顶刀片 0.6mm 厚，晒干。另取麻油置炒制容器内，加热至沸，倒入马钱子片，用文火炒至黄色为度，取出，放凉。

每 100kg 马钱子片，用麻油 6kg。

绿豆煮马钱子　取净马钱子与绿豆同置适宜容器内，加水适量，煮 8 小时，捞出，刮去皮毛，微凉，切顶刀片 0.6mm 厚，干燥。

每 100kg 马钱子，用绿豆 24kg。

【性状】　**油炙马钱子**　本品为腰子片，胚乳多重叠。表面毛茸少见，棕褐色。质松脆。有油香气，味苦。

绿豆煮马钱子　本品为腰子片，胚乳多重叠。表面毛茸少见，棕褐色。气微，味极苦。

【鉴别】　（1）本品粉末灰黄色或棕褐色。非腺毛单细胞，基部膨大似石细胞，壁极厚，多碎断，木化。胚乳细胞多角形，壁厚，内含脂肪油及糊粉粒。

（2）取本品粉末 0.5g，加三氯甲烷－乙醇（10：1）混合液 5ml 与浓氨试液 0.5ml，密塞，振摇 5 分钟，放置 2 小时，滤过，滤液作为供试品溶液。另取士的宁、马钱子碱对照品，加三氯甲烷制成每 1ml 各含 2mg 的混合溶液，作为对照品溶液。照薄层色谱法（《中国药典》2020 年版四部通则 0502）试验，吸取上述两种溶液各 10µl，分别点于同一硅胶 G 薄层板上，以甲苯－丙酮－

乙醇－浓氨试液（4：5：0.6：0.4）为展开剂，展开，取出，晾干，喷以稀碘化铋钾试液。供试品色谱中，在与对照品色谱相应的位置上，显相同颜色的斑点。

【检查】 **水分** 不得过 13.0%（《中国药典》2020 年版四部通则 0832 第二法）。

总灰分 不得过 2.0%（《中国药典》2020 年版四部通则 2302）。

【性味与归经】 苦，温；有大毒。归肝、脾经。

【功能与主治】 通络止痛，散结消肿。用于跌打损伤，骨折肿痛，风湿顽痹，麻木瘫痪，痈疽疮毒，咽喉肿痛。

【用法与用量】 0.3～0.6g，入丸散用。

【注意事项】 孕妇禁用；不宜多服、久服及生用；运动员慎用；有毒成分能经皮肤吸收，外用不宜大面积涂敷。

【贮藏】 置干燥处。制马钱子粉密闭保存，置干燥处。

【收载标准】《中国药典》2020 年版一部 52 页。

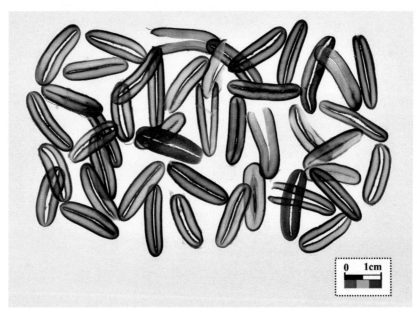

油炙马钱子

制马钱子粉 Zhimaqianzi Fen
STRYCHNI SEMEN PULVERATUM

【来源】 本品为马钱科植物马钱 *Strychnos nux-vomica* L. 的干燥成熟种子的炮制加工品。

【主要产地】 印度、缅甸、泰国，以及我国的云南等地。

【炮制】 **制马钱子粉** 取净河砂置炒制容器内，武火加热至滑利状态，按砂药比为 20：1，180℃投入净马钱子，开始计时，控制河砂温度 6 分钟升温至 240℃，保持炒制温度 240～250℃，共计 15 分钟。放凉，粉碎。

【性状】 **制马钱子粉** 本品为棕褐色粉末。气微香，味极苦。

【鉴别】（1）本品粉末棕褐色。非腺毛单细胞，基部膨大似石细胞，壁极厚，多碎断，木化。胚乳细胞多角形，壁厚，内含脂肪油及糊粉粒。不得检出淀粉粒。

（2）取本品粉末0.5g，加三氯甲烷-乙醇（10∶1）混合液5ml与浓氨试液0.5ml，密塞，振摇5分钟，放置2小时，滤过，滤液作为供试品溶液。另取士的宁、马钱子碱对照品，加三氯甲烷制成每1ml各含2mg的混合溶液，作为对照品溶液。照薄层色谱法（《中国药典》2020年版四部通则0502）试验，吸取上述两种溶液各10μl，分别点于同一硅胶G薄层板上，以甲苯-丙酮-乙醇-浓氨试液（4∶5∶0.6∶0.4）为展开剂，展开，取出，晾干，喷以稀碘化铋钾试液。供试品色谱中，在与对照品色谱相应的位置上，显相同颜色的斑点。

【检查】　水分　不得过13.0%（《中国药典》2020年版四部通则0832第二法）。

　总灰分　不得过2.0%（《中国药典》2020年版四部通则2302）。

【含量测定】　照高效液相色谱法（《中国药典》2020年版四部通则0512）测定。

色谱条件与系统适用性试验　以十八烷基硅烷键合硅胶为填充剂；以乙腈-0.01mol/L庚烷磺酸钠与0.02mol/L磷酸二氢钾等量混合溶液（用10%磷酸调节pH值2.8）（21∶79）为流动相；检测波长为260nm。理论板数按士的宁峰计算应不低于5 000。

对照品溶液制备　取士的宁对照品6mg，马钱子碱对照品5mg，精密称定，分别置10ml量瓶中，加三氯甲烷适量使溶解并稀释至刻度，摇匀。分别精密量取2ml，置同一10ml量瓶中，用甲醇稀释至刻度，摇匀，即得（每1ml中含士的宁0.12mg、马钱子碱0.1mg）。

供试品溶液制备　取本品粉末（过三号筛）约0.6g，精密称定，置具塞锥形瓶中，加氢氧化钠试液3ml，混匀，放置30分钟，精密加入三氯甲烷20ml，密塞，称定重量，置水浴中回流提取2小时，放冷，再称定重量，用三氯甲烷补足减失的重量，摇匀，分取三氯甲烷液，用铺有少量无水硫酸钠的滤纸滤过，弃去初滤液，精密量取续滤液3ml，置10ml量瓶中，加甲醇至刻度，摇匀，

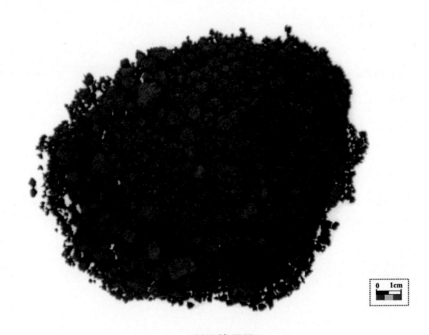

制马钱子粉

即得。

测定法 分别精密吸取对照品溶液与供试品溶液各 10μl，注入液相色谱仪，测定，即得。

本品按干燥品计算，含士的宁（$C_{21}H_{22}N_2O_2$）应为 0.78%～0.82%，马钱子碱（$C_{23}H_{26}N_2O_4$）不得少于 0.50%。

【**性味与归经**】 苦，温；有大毒。归肝、脾经。

【**功能与主治**】 通络止痛，散结消肿。用于跌打损伤，骨折肿痛，风湿顽痹，麻木瘫痪，痈疽疮毒，咽喉肿痛。

【**用法与用量**】 0.3～0.6g，入丸散用。

【**注意事项**】 孕妇禁用；不宜多服、久服及生用；运动员慎用；有毒成分能经皮肤吸收，外用不宜大面积涂敷。

【**贮藏**】 密闭保存，置干燥处。

【**收载标准**】《中国药典》2020 年版一部 52 页。

天竺子 Tianzhuzi
NANDINAE FRUCTUS

【**来源**】 本品为小檗科植物南天竹 *Nandina domestica* Thunb. 的干燥成熟果实。秋季果实成熟时采收，晒干。

【**主要产地**】 江苏、浙江、安徽、江西、湖北、四川、陕西、广西等地。

【**炮制**】 除去杂质及果梗，筛去灰屑。

【**性状**】 本品为类球形，直径 7～9mm。表面黄红色或红紫色，光滑，略有光泽，有时稍凹陷。顶端宿存微突起的花柱基，基部具果梗或果梗痕。果皮质脆易碎。种子 2 粒，略呈半球形，内面凹陷，黄棕色。气微，味酸、涩。

【**鉴别**】 本品粉末黄棕色。石细胞众多，单个散在或数个成群，无色、淡黄色、棕黄色，呈卵圆形、类方形、多角形或不规则形，纹孔、孔沟及层纹明显，胞腔有时含棕黄色物质。果皮表皮细胞多角形，垂周壁平直，内含红棕色色素块。种皮表皮细胞多角形。偶见螺纹导管，直径 8～12μm。胚乳细胞类方形。

【**检查**】 **水分** 不得过 10.0%（《中国药典》2020 年版四部通则 0832 第二法）。

总灰分 不得过 4.0%（《中国药典》2020 年版四部通则 2302）。

【**浸出物**】 照水溶性浸出物测定法（《中国药典》2020 年版四部通则 2201）项下的热浸法测定，不得少于 21.0%。

【**性味与归经**】 甘、酸，平。归肺经。

【**功能与主治**】 止咳化痰。用于咳嗽痰多，气喘，百日咳。

【**用法与用量**】 3～9g。

【**贮藏**】 置通风干燥处，防霉，防蛀。

【收载标准】《江苏省中药材标准》（2016 年版）61 页。

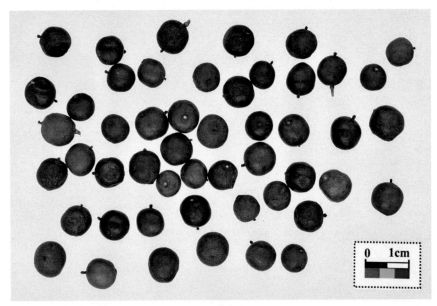

天竺子

无花果 Wuhuaguo
FICI CARICAE SYCONIUM

【来源】 本品为桑科植物无花果 *Ficus carica* L. 的成熟或近成熟内藏花和瘦果的花序托。秋季采摘，置沸水中略烫，立即捞起，干燥。

【主要产地】 全国各地均产。

【炮制】 除去杂质；或趁鲜切厚片，干燥。

【性状】 本品为倒圆锥形、类球形、扁圆形、不规则形或为类圆形、不规则的厚片，直径 2.5～4.5cm。表面黄棕色至青黑色，有微隆起的纵纹和脉纹。完整者顶端脐状突起，并有孔隙，基部微凸起，有花序托梗痕。切面黄白色、肉红色或黄棕色，内壁着生众多卵圆形黄棕色小瘦果和枯萎的小花。瘦果长 1～2mm。质柔韧。气微，嚼之微甜而有黏滑感。

【鉴别】 （1）本品粉末黄棕色至紫棕褐色。花序托表皮细胞多角形，黄色，直径 10～20μm；单细胞非腺毛长短不一，长圆锥状或钉形，长 20～300μm；薄壁细胞大，类圆形、椭圆形或不规则形，胞内常含有直径 5～13μm 的小簇晶。果皮石细胞黄棕色，卵形或多角形，长 30～60μm，宽 10～20μm。螺纹导管直径 5～15μm。胚乳和子叶细胞含油滴及糊粉粒。

（2）取本品粉末 0.5g，加甲醇 5ml，振摇后浸渍 1 小时，滤过，滤液作为供试品溶液。另取鼠李糖对照品、果糖对照品，加水分别制成每 1ml 各含 10mg 的溶液，作为对照品溶液。照薄层色谱法（《中国药典》2020 年版四部通则 0502）试验，吸取供试品溶液 2μl、对照品溶液各 1μl，分别点于同一以羧甲基纤维素钠为黏合剂的硅胶 G 薄层板上，以丙酮 – 三氯甲烷 – 甲酸 – 甲醇 （6：3：2：1）为展开剂，展开，取出，晾干，喷以 30% 硫酸乙醇溶液，加热至黑色。供试品色谱中，在与对照品色谱相应的位置上，显相同的灰褐色斑点。

【检查】 水分 不得过 16.0%（中国药典 2020 年版四部通则 0832 第二法）。

总灰分 不得过 6.0%（中国药典 2020 年版四部通则 2302）。

【浸出物】 照醇溶性浸出物测定法（中国药典 2020 年版四部通则 2201）项下的热浸法，用 50% 乙醇作溶剂，不得少于 22.0%。

【性味与归经】 甘，平。归肺、脾、胃经。

【功能与主治】 健脾益胃，解毒消肿，润肺止咳。用于食欲不振，脘腹胀痛，痔疮便秘，咽喉肿痛，热淋，咳嗽多痰。

【用法与用量】 15～30g。

【贮藏】 置干燥处，防霉，防蛀。

【收载标准】《卫生部药品标准》1992 年版中药材第一册 12 页。

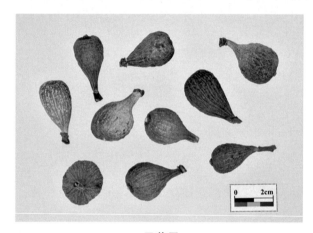

无花果

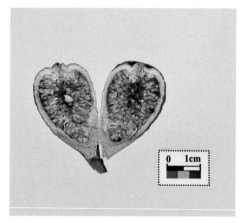

无花果（局部）

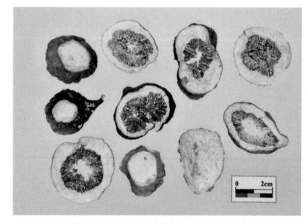

无花果（鲜切片）

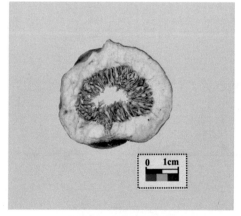

无花果（鲜切片局部）

木瓜 Mugua
CHAENOMELIS FRUCTUS

【来源】 本品为蔷薇科植物贴梗海棠 *Chaenomeles speciosa*（Sweet）Nakai 的干燥近成熟果实。夏、秋二季果实绿黄时采收，置沸水中烫至外皮灰白色，对半纵剖，晒干。

【主要产地】 安徽、湖北、四川、山东等地。

【炮制】 炒木瓜 取净木瓜片，置炒制容器内，用文火炒至微焦，取出，放凉。

【性状】 炒木瓜 多呈类月牙形薄片。表面暗棕色至黑棕色，有的可见焦斑。略具焦香气，味酸。

【性味与归经】 酸，温。归肝、脾经。

【功能与主治】 舒筋活络，和胃化湿。用于湿痹拘挛，腰膝关节酸重疼痛，暑湿吐泻，转筋挛痛，脚气水肿。

【用法与用量】 6～9g。

【贮藏】 置阴凉干燥处，防潮，防蛀。

【收载标准】《中国药典》2020 年版一部 62 页。

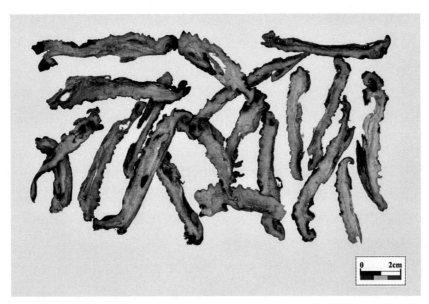

炒木瓜

五味子 Wuweizi
SCHISANDRAE CHINENSIS FRUCTUS

【来源】 本品为木兰科植物五味子 *Schisandra chinensis*（Turcz.）Baill. 的干燥成熟果实。习称"北五味子"。秋季果实成熟时采摘，晒干或蒸后晒干，除去果梗及杂质。

【主要产地】 辽宁、吉林、黑龙江、河北等地。

【炮制】 酒五味子 取净五味子，加入黄酒，拌匀，置适宜的容器内，密闭，隔水加热至表面呈紫黑色或黑褐色，取出，干燥。

每 100kg 五味子，用黄酒 20kg。

蜜五味子 取净五味子，照蜜炙法（炮制通则）炒至不粘手。

每 100kg 五味子，用炼蜜 10kg。

【性状】 酒五味子 呈不规则的球形或扁球形，直径 5～8mm。表面紫黑色或黑褐色，质柔润或稍显油润。种子1～2粒，肾形，表面红棕色，有光泽，种皮薄而脆。果肉微有酒气，味酸；种子破碎后有香气，味辛、微苦。

蜜五味子 呈不规则的球形或扁球形，直径5～8mm。表面黑红色，略显光泽。种子1～2粒，肾形，表面棕黄色，有光泽，种皮薄而脆。果肉有蜜香味，味酸，兼有甘味；种子破碎后有香气，味辛、微苦。

【鉴别】 （1）本品粉末暗紫色。种皮表皮石细胞表面观呈多角形或长多角形，直径18～50μm，壁厚，孔沟极细密，胞腔内含深棕色物。种皮内层石细胞呈多角形、类圆形或不规则形，直径约83μm，壁稍厚，纹孔较大。果皮表皮细胞表面观类多角形，垂周壁略呈连珠状增厚，表面有角质线纹；表皮中散有油细胞。中果皮细胞皱缩，含暗棕色物。

（2）取本品粉末1g，加三氯甲烷20ml，加热回流30分钟，滤过，滤液蒸干，残渣加三氯甲烷1ml使溶解，作为供试品溶液。另取五味子对照药材1g，同法制成对照药材溶液。再取五味子甲素对照品，加三氯甲烷制成每1ml含1mg的溶液，作为对照品溶液。照薄层色谱法（《中国药典》2020年版四部通则0502）试验，吸取上述三种溶液各2μl，分别点于同一硅胶GF$_{254}$薄层板上，以石油醚（30～60℃）–甲酸乙酯–甲酸（15∶5∶1）的上层溶液为展开剂，展开，取出，晾干，置紫外光灯（254nm）下检视。供试品色谱中，在与对照药材和对照品色谱相应的位置上，显相同颜色的斑点。

【检查】 **水分** 不得过16.0%（《中国药典》2020年版四部通则0832第二法）。

总灰分 不得过7.0%（《中国药典》2020年版四部通则2302）。

【浸出物】 照醇溶性浸出物测定法（《中国药典》2020年版四部通则2201）项下的热浸法测定，用乙醇作溶剂。**酒五味子** 不得少于28.0%。

【含量测定】 **酒五味子** 照高效液相色谱法（《中国药典》2020年版四部通则0512）测定。

色谱条件与系统适用性试验 以十八烷基硅烷键合硅胶为填充剂；以甲醇–水（65∶35）为流动相；检测波长为250nm。理论板数按五味子醇甲峰计算应不低于2 000。

对照品溶液的制备 取五味子醇甲对照品适量，精密称定，加甲醇制成每1ml含五味子醇甲0.3mg的溶液，即得。

供试品溶液的制备 取本品粉末（过三号筛）约0.25g，精密称定，置20ml量瓶中，加甲醇约18ml，超声处理（功率250W，频率20kHz）20分钟，取出，加甲醇至刻度，摇匀，滤过，取续滤液，即得。

测定法 分别精密吸取对照品溶液与供试品溶液各10μl，注入液相色谱仪，测定，即得。

本品按干燥品计算，含五味子醇甲（$C_{24}H_{32}O_7$）不得少于0.40%。

【性味与归经】 酸、甘，温。归肺、心、肾经。

【功能与主治】 收敛固涩，益气生津，补肾宁心。用于久嗽虚喘，梦遗滑精，遗尿尿频，久泻不止，自汗盗汗，津伤口渴，内热消渴，心悸失眠。酒五味子增强其滋肾涩精的作用。蜜五味子敛肺、润肺、止咳。

【用法与用量】 2～6g。

【贮藏】 密闭，置阴凉干燥处。

【收载标准】《中国药典》2020 年版一部 68 页。

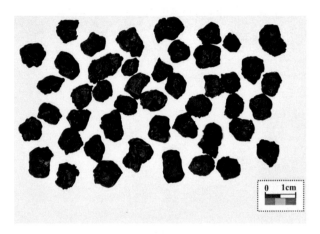

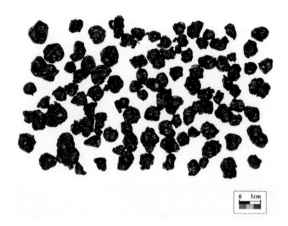

酒五味子　　　　　　　　　　　　　　　蜜五味子

乌梅
Wumei
MUME FRUCTUS

【来源】 本品为蔷薇科植物梅 *Prunus mume* (Sieb.) Sieb. et Zucc. 的干燥近成熟果实。夏季果实近成熟时采收，低温烘干后闷至色变黑。

【主要产地】 四川、浙江、福建、湖南等地。

【炮制】 **醋乌梅**　取净乌梅与醋拌匀，闷润至醋尽时，置适宜容器中蒸透为度，取出，放凉，剥取净肉，晾干。

每 100kg 乌梅，用醋 18kg。

醋拌乌梅　将乌梅肉与醋拌匀，闷润至醋尽，取出，晾干。

每 100kg 乌梅肉，用醋 18kg。

【性状】 **醋乌梅**　本品为不规则形的果肉，乌黑色，质较柔润。略有醋气，味极酸。

醋拌乌梅　本品为不规则形的果肉，乌黑色、质较柔润，略有醋气，味极酸。

【鉴别】 （1）本品粉末红棕色。果皮表皮细胞淡黄棕色，表面观类多角形，壁稍厚，非腺毛或毛茸脱落后的痕迹多见。非腺毛单细胞，稍弯曲或作钩状，胞腔多含黄棕色物。

（2）取本品粉末 5g，加甲醇 30ml，超声处理 30 分钟，滤过，滤液蒸干，残渣加水 20ml 使溶解，加乙醚振摇提取 2 次，每次 20ml，合并乙醚液，蒸干，残渣用石油醚（30~60℃）浸泡 2 次，每次 15ml（浸泡约 2 分钟），倾去石油醚，残渣加无水乙醇 2ml 使溶解，作为供试品溶液。另取乌梅对照药材 5g，同法制成对照药材溶液。再取熊果酸对照品，加无水乙醇制成每 1ml 含 0.5mg 的溶液，作为对照品溶液。照薄层色谱法（《中国药典》2020 年版四部通则 0502）试验，吸取上述三种溶液各 1~2μl，分别点于同一硅胶 G 薄层板上，以环己烷 - 三氯甲烷 - 乙酸乙酯 - 甲酸（20 : 5 : 8 : 0.1）为展开剂，展开，取出，晾干，喷以 10% 硫酸乙醇溶液，在 105℃加热至斑点显色清晰。供试品色谱中，在与对照药材色谱和对照品色谱相应的位置上，显相同颜色的斑点。

【检查】 **水分** 不得过 16.0%（《中国药典》2020 年版四部通则 0832 第二法）。

总灰分 不得过 5.0%（《中国药典》2020 年版四部通则 2302）。

【浸出物】 照水溶性浸出物测定法（《中国药典》2020 年版四部通则 2201）项下的热浸法测定，不得少于 18.0%。

【性味与归经】 酸、涩，平。归肝、脾、肺、大肠经。

【功能与主治】 敛肺，涩肠，生津，安蛔。用于肺虚久咳，久泻久痢，虚热消渴，蛔厥呕吐腹痛。醋乌梅、醋拌乌梅增强其酸涩收敛、涩肠、止泻的作用。

【用法与用量】 6～12g。

【贮藏】 密闭，贮于阴凉干燥处。

【收载标准】《中国药典》2020 年版一部第 81 页。

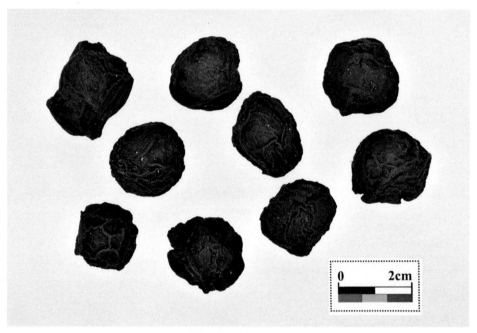

醋乌梅

凤眼草 Fengyancao
AILANTHI ALTISSIMAE FRUCTUS

【来源】 本品为苦木科植物臭椿 *Ailanthus altissima*（Mill.）Swingle 的干燥成熟果实。秋季果实成熟时采摘，除去果柄，干燥。

【主要产地】 全国大部分地区均产。

【炮制】 除去杂质。

【性状】 本品为长椭圆形，薄片状，两端稍尖，长 3～5cm，宽 0.8～1.5cm。表面黄褐色，具细密的纵脉纹，间有网纹，中央呈扁球形凸起，内含种子1枚。种子扁圆形，种皮黄褐色，子叶2，黄绿色，富油性。气微，味苦。

【鉴别】（1）本品粉末黄棕色。外果皮细胞多角形，壁大多不均匀增厚，有时呈念珠状。中果皮形状不规则，星状分枝，彼此连接成网络状。内果皮石细胞小，壁厚，胞腔小。种皮碎片黄棕色，细胞较小，多角形，壁厚。子叶组织碎片淡黄色，由多角形、类方形薄壁细胞组成，内含糊粉粒及脂肪油滴。草酸钙簇晶与方晶多见。螺纹导管细小。

（2）取本品粉末2g，加乙醚30ml，浸泡过夜，滤过，滤液挥尽乙醚，残渣加乙醇1ml使溶解，静置，取上清液作为供试品溶液。另取凤眼草对照药材2g，同法制成对照药材溶液。照薄层色谱法（《中国药典》2020年版四部通则0502）试验，吸取上述两种溶液各10μl，分别点于同一硅胶G薄层板上，以石油醚（60～90℃）-乙酸乙酯（4∶1）为展开剂，展开，取出，晾干，置紫外光灯（365nm）下检视。供试品色谱中，在与对照药材色谱相应的位置上，显相同颜色的荧光斑点。

【检查】水分　不得过10.0%（《中国药典》2020年版四部通则0832第二法）。

【性味与归经】苦、涩，寒。归大肠经。

【功能与主治】清热燥湿，止痢，止血。用于痢疾，白浊，带下，便血，尿血，崩漏。

【用法与用量】3～9g。

【贮藏】置通风干燥处。

【收载标准】《山东省中药材标准》2012年版39页。

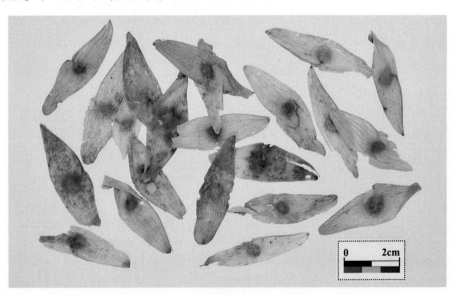

凤眼草

水红花子 Shuihonghuazi
POLYGONI ORIENTALIS FRUCTUS

【来源】本品为蓼科植物红蓼 *Polygonum orientale* L. 的干燥成熟果实。秋季果实成熟时割取果穗，晒干，打下果实，除去杂质。

【主要产地】 黑龙江、吉林、辽宁、河北、江苏等地。

【炮制】 **炒水红花子** 取净水红花子，置炒制容器内，用文火加热，炒至爆裂，有香气逸出时，取出，放凉。

【性状】 **炒水红花子** 本品为类扁圆形，鼓起爆裂，裂面粉白色。质松脆。气微香，味淡。

【鉴别】 （1）本品粉末深灰棕色或深灰褐色。果皮栅状细胞多成片，黄棕色或红棕色，侧面观细胞1列，长100～190μm，宽15～30μm，壁厚约9μm；表面观细胞多角形或类圆形，细胞间隙不明显，胞腔小，稍下胞腔星状；底面观类圆形，内含黄棕色或红棕色物。角质层与种皮细胞碎片易见，与角质层连结的表皮细胞甚扁平；表面观角质层边缘常卷曲，表皮细胞长形，垂周壁深波状弯曲，凸出部分末端较平截，有的与相邻细胞嵌合不全形成类圆或圆锥形间隙；种皮细胞长条形或不规则形，排列疏松，细胞间隙大。

（2）取本品粉末1g，加甲醇20ml，超声处理40分钟，滤过，滤液蒸干，残渣加甲醇1ml使溶解，作为供试品溶液。另取花旗松素对照品，加甲醇制成每1ml含1mg的溶液，作为对照品溶液。照薄层色谱法（《中国药典》2020年版四部通则0502）试验，吸取供试品溶液10μl、对照品溶液5μl，分别点于同一硅胶G薄层板上，以石油醚（60～90℃）－乙酸乙酯－甲酸（10∶11∶0.5）为展开剂，展开，取出，晾干，喷以10%硫酸乙醇溶液，在105℃加热至斑点显色清晰。供试品色谱中，在与对照品色谱相应的位置上，显相同颜色的斑点。

【检查】 **总灰分** 不得过5.0%（《中国药典》2020年版四部通则2302）。

【含量测定】 照高效液相色谱法（《中国药典》2020年版四部通则0512）测定。

色谱条件与系统适用性试验 以十八烷基硅烷键合硅胶为填充剂；以乙腈为流动相A，以0.1%磷酸溶液为流动相B，按下表中的规定进行梯度洗脱；检测波长为290nm。理论板数按花旗松素峰计算应不低于6 000。

时间（分钟）	流动相A（%）	流动相B（%）
0～20	16	84
20～25	16→100	84→0
25～30	100→16	0→84

对照品溶液的制备 取花旗松素对照品适量，精密称定，加甲醇制成每1ml含70μg的溶液，即得。

供试品溶液的制备 取本品粉末（过三号筛）约0.5g，精密称定，置具塞锥形瓶中，精密加入甲醇25ml，称定重量，加热回流40分钟，放冷，再称定重量，用甲醇补足减失的重量，摇匀，滤过，取续滤液，即得。

测定法 分别精密吸取对照品溶液与供试品溶液各10μl，注入液相色谱仪，测定，即得。

本品按干燥品计算，含花旗松素（$C_{15}H_{12}O_7$）不得少于0.10%。

【性味与归经】 咸，微寒。归肝、胃经。

【功能与主治】 散血消癥，消积止痛，利水消肿。用于癥瘕痞块，瘿瘤，食积不消，胃脘胀痛，水肿腹水。炒水红花子增强消食止痛作用。

【用法与用量】 15～30g。外用适量，熬膏敷患处。

【贮藏】 置干燥处。

【收载标准】《中国药典》2020 年版一部 85 页。

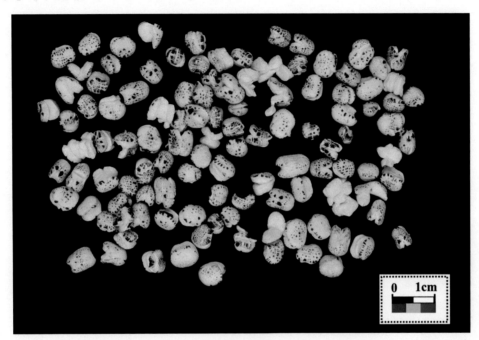

炒水红花子

石莲子 Shilianzi
NELUMBINIS FRUCTUS

【来源】 本品为睡莲科植物莲 *Nelumbo nucifera* Gaertn. 的干燥成熟果实。夏、秋二季采收，晒干。

【炮制】 取原药材，除去杂质。用时捣碎。

【性状】 本品略呈椭圆形或类球形，长 1.3～2.0cm，直径 0.5～1.5cm。表面灰棕色或黑棕色，平滑，有的被白色粉霜。顶端有圆孔状柱迹或残留柱基，基部有果柄痕。果皮硬，不易破开，厚约 1mm，内表面红棕色。种子 1 粒。种皮红棕色或黄棕色，不易剥离。子叶 2，淡黄白色，肥厚，中心有一暗绿色胚芽（莲子心）。气微，子叶味微甘，果皮味微涩，莲子心味苦。

【鉴别】 （1）本品粉末浅黄棕色。淀粉粒众多，多为单粒，椭圆形，广卵形，类圆形或类三角形，长 5～21μm，直径 5～13μm，脐点有时可见，裂缝状、点状，层纹不明显。果皮栅状细胞成片，一列，光辉带位于中部或中上部。果皮石细胞成片或散在，类长圆形、类长多角形、类圆形，长约 50μm，直径 18～34μm，壁较厚，孔沟稀疏。子叶细胞呈长圆形或类圆形，壁稍厚，有的略呈连珠状，隐约可见纹孔域。草酸钙簇晶直径 12～34μm。

（2）取本品粗粉5g，加三氯甲烷30ml，振摇，放置过夜，滤过，滤液蒸干，残渣加乙酸乙酯2ml使溶解，作为供试品溶液。另取莲子对照药材5g，同法制成对照药材溶液。照薄层色谱法（《中国药典》2020年版四部通则0502）试验，吸取上述两种溶液各2μl，分别点于同一硅胶G薄层板上，以正己烷－丙酮（7∶2）为展开剂，展开，取出，晾干，喷以5%香草醛的10%硫酸乙醇溶液，在105℃加热至斑点显色清晰。供试品色谱中，在与对照药材色谱相应的位置上，显相同颜色的斑点。

【检查】 水分 不得过13.0%（《中国药典》2020年版四部通则0832第二法）。

【性味与归经】 甘、涩，平。归心、脾、胃经。

【功能与主治】 清心开胃。用于慢性痢疾，食欲不振，噤口痢。

【用法与用量】 6～12g。

【贮藏】 置通风干燥处，防蛀。

【收载标准】《河南省中药材标准（二）》1993年版24页。

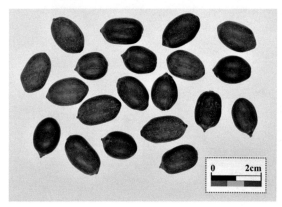

石莲子

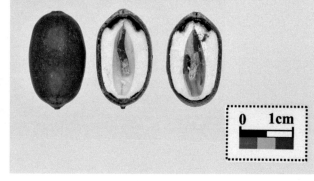

石莲子（局部）

白莲子 Bailianzi
NELUMBINIS COTYLEDON

【来源】 本品为睡莲科植物莲 *Nelumbo nucifera* Gaertn. 去除种皮和莲心的干燥成熟种仁。秋季果实成熟时采割莲房，取出果实，除去果皮、膜质种皮和胚芽，干燥。

【炮制】 除去杂质。

【性状】 本品略呈椭圆形或类球形，长1.2～1.8cm，直径0.8～1.4cm。表面黄白色或浅黄白色，偶有红棕色种皮残留。子叶2，黄白色，肥厚，中有空隙。质硬，断面白色，粉性。气微，味甘、微涩。机器去心者中心部位残存圆孔。

【鉴别】 （1）本品粉末类白色。主要为淀粉粒，单粒长圆形、类圆形、卵圆形或类三角形，有的具小尖突，直径4～25μm，脐点少数可见，裂缝状或点状；复粒稀少，由2～3分粒组成。子叶细胞呈长圆形，壁稍厚，有的呈连珠状，隐约可见纹孔域。

（2）取本品粗粉5g，加三氯甲烷30ml，振摇，放置过夜，滤过，滤液蒸干，残渣加乙酸乙酯 2ml 使溶解，作为供试品溶液。另取莲子对照药材 5g，同法制成对照药材溶液。照薄层色谱法（《中国药典》2020 年版四部通则 0502）试验，吸取上述两种溶液各 2μl，分别点于同一硅胶 G 薄层板上，以正己烷 – 丙酮（7 ： 2）为展开剂，展开，取出，晾干，喷以 5% 香草醛的 10% 硫酸乙醇溶液，在 105℃加热至斑点显色清晰。供试品色谱中，在与对照药材色谱相应的位置上，显相同颜色的斑点。

【检查】 **水分** 不得过 14.0%（《中国药典》2020 年版四部通则 0832 第二法）。

【性味与归经】 甘、涩，平。归脾、肾、心经。

【功能与主治】 补脾止泻，止带，益肾涩精，养心安神。用于脾虚泄泻，带下，遗精，心悸失眠。

【用法与用量】 6～15g。

【贮藏】 置干燥处，防蛀。

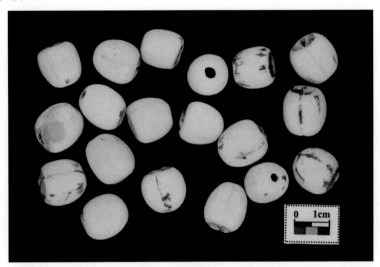

白莲子

白果 Baiguo
GINKGO SEMEN

【来源】 本品为银杏科植物银杏 *Ginkgo biloba* L. 的干燥成熟种子。秋季种子成熟时采收，除去肉质外种皮，洗净，稍蒸或略煮后，烘干。

【主要产地】 河南、广西、四川等地。

【炮制】 **熟白果仁** 取净白果，置炒制容器内，用文火炒至表面显黄色，去壳；或取白果仁，蒸透，取出，干燥。

蜜白果仁 先将炼蜜加适量沸水稀释后，加入捣碎的净白果仁拌匀，闷透，置炒制容器内，用文火炒至表面呈黄色、不粘手时，取出，放凉。

每 100kg 白果仁，用炼蜜 12kg。

【性状】 **熟白果仁** 本品略呈宽卵球形或椭圆形，一端淡棕色，另一端金黄色，横断面外层黄色，胶质样，内层淡黄色或淡绿色，粉性，中间有空隙。气微，味甘、微苦。

蜜白果仁 为碎块或颗粒状，表面黄色。味甘。

【鉴别】 取本品粉末10g，加甲醇40ml，加热回流1小时，放冷，滤过，滤液回收溶剂至干，残渣加水15ml使溶解，通过少量棉花滤过，滤液通过聚酰胺小柱（80～100目，3g，内径10～15mm），用水70ml洗脱，收集洗脱液，用乙酸乙酯振摇提取2次，每次40ml，合并乙酸乙酯液，回收溶剂至干，残渣加甲醇1ml使溶解，作为供试品溶液。另取银杏内酯A对照品、银杏内酯C对照品，加甲醇制成每1ml各含0.5mg的混合溶液，作为对照品溶液。照薄层色谱法（《中国药典》2020年版四部通则0502）试验，吸取上述两种溶液各10μl，分别点于同一以含4%醋酸钠的羧甲基纤维素钠为黏合剂的硅胶G薄层板上，以甲苯－乙酸乙酯－丙酮－甲醇（10∶5∶5∶0.6）为展开剂，展开，取出，晾干，喷以醋酐，在140～160℃加热30分钟，置紫外光灯（365nm）下检视。供试品色谱中，在与对照品色谱相应的位置上，显相同颜色的荧光斑点。

【性味与归经】 甘、苦、涩，平；有毒。归肺、肾经。

【功能与主治】 敛肺定喘，止带缩尿。用于痰多喘咳，带下白浊，遗尿尿频。蜜白果仁增强止咳平喘作用。

【用法与用量】 5～10g。

【注意事项】 生食有毒。

【贮藏】 置通风干燥处。

【收载标准】《中国药典》2020年版一部112页。

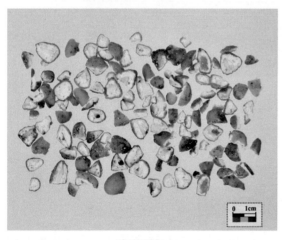

蜜白果仁

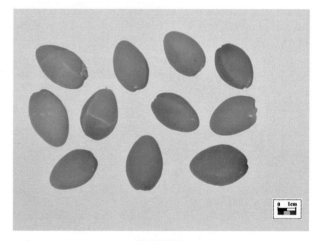

熟白果仁

白扁豆
Baibiandou
LABLAB SEMEN ALBUM

【来源】 本品为豆科植物扁豆 *Dolichos lablab* L. 的干燥成熟种子。秋、冬二季采收成熟果实，晒干，取出种子，再晒干。

【主要产地】 河南、安徽、陕西、湖南、山西等地。

【炮制】 **扁豆仁** 取净白扁豆，置沸水中煮至皮微鼓起、松软为度，取出，倒入冷水中，去皮，干燥。

土炒白扁豆 先将灶心土置炒制容器内炒松，倒入净白扁豆，炒至焦黄色或爆裂时，取出，筛去土。用时捣碎。

每100kg白扁豆，用灶心土30kg。

【性状】 **扁豆仁** 本品为去皮的白扁豆，呈扁椭圆形或扁卵圆形。可见肥厚子叶2，黄白色，角质。气微，味淡，嚼之有豆腥气。

土炒白扁豆 呈扁椭圆形或扁卵圆形，表面焦黄色或爆裂，有香气。

【性味与归经】 甘，微温。归脾、胃经。

【功能与主治】 健脾化湿，和中消暑。用于脾胃虚弱，食欲不振，大便溏泻，白带过多，暑湿吐泻，胸闷腹胀。土炒白扁豆增强健脾和胃止泻作用。

【用法与用量】 9～15g。

【贮藏】 置干燥处，防蛀。

【收载标准】《中国药典》2020年版一部114页。

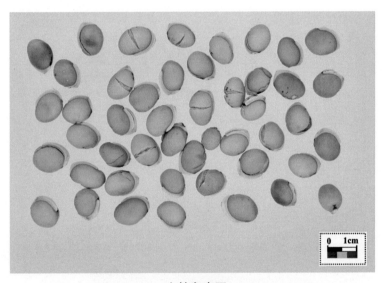

土炒白扁豆

瓜蒌 Gualou
TRICHOSANTHIS FRUCTUS

【来源】 本品为葫芦科植物栝楼 *Trichosanthes kirilowii* Maxim. 或双边栝楼 *Trichosanthes rosthornii* Harms 的干燥成熟果实。秋季果实成熟时，连果梗剪下，置通风处阴干。

【主要产地】 河南、山东、安徽、四川等地。

【炮制】 **蜜瓜蒌** 取净瓜蒌丝或块，加入用适量沸水稀释后的炼蜜拌匀，闷透，置炒制容器内，用文火炒至不粘手为度，取出，放凉。

每100kg瓜蒌丝或块，用炼蜜15kg。

【性状】 蜜瓜蒌　本品为不规则丝状或块状，略具黏性。外表面橙红色或棕黄色，皱缩或较光滑；内表面棕黄色至棕褐色，有黄棕色至棕褐色丝络，质较脆。果瓤与多数种子黏结成团。具蜜香气，味甜、微酸。

【鉴别】 （1）本品粉末棕褐色。石细胞较多，数个成群或单个散在，黄绿色或淡黄色，呈类方形、圆多角形，纹孔细密，孔沟细而明显。果皮表皮细胞，表面观类方形或类多角形，垂周壁厚度不一。种皮表皮细胞表面观类多角形或不规则形，平周壁具稍弯曲或平直的角质条纹。厚壁细胞较大，多单个散在，棕色，形状多样。螺纹导管、网纹导管多见。

（2）取本品粉末 2g，加甲醇 20ml，超声处理 20 分钟，滤过，滤液挥干，残渣加水 5ml 使溶解，用水饱和的正丁醇振摇提取 4 次，每次 5ml，合并正丁醇液，蒸干，残渣加甲醇 2ml 使溶解，作为供试品溶液。另取瓜蒌对照药材 2g，同法制成对照药材溶液。照薄层色谱法（《中国药典》2020 年版四部通则 0502）试验，吸取上述两种溶液各 4μl，分别点于同一硅胶 G 薄层板上，以乙酸乙酯－甲醇－甲酸－水（12：1：0.1：0.1）为展开剂，展开，取出，晾干，喷以 10% 硫酸乙醇溶液，在 105℃加热至斑点显色清晰，分别置日光和紫外光灯（365nm）下检视。供试品色谱中，在与对照药材色谱相应的位置上，显相同颜色的斑点或荧光斑点。

【检查】 水分　不得过 16.0%（《中国药典》2020 年版四部通则 0832 第二法）。

总灰分　不得过 10.0%（《中国药典》2020 年版四部通则 2302）。

【性味与归经】 甘、微苦，寒。归肺、胃、大肠经。

【功能与主治】 清热涤痰，宽胸散结，润燥滑肠。用于肺热咳嗽，痰浊黄稠，胸痹心痛，结胸痞满，乳痈，肺痈，肠痈，大便秘结。蜜瓜蒌润肺止咳。

【用法与用量】 9～15g。

【注意事项】 不宜与川乌、制川乌、草乌、制草乌、附子同用。

【贮藏】 置阴凉干燥处，防霉，防蛀。

【收载标准】《中国药典》2020 年版一部 116 页。

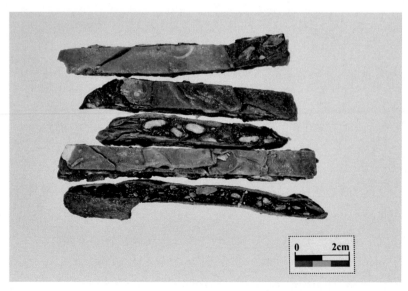

蜜瓜蒌

瓜蒌子 Gualouzi
TRICHOSANTHIS SEMEN

【来源】 本品为葫芦科植物栝楼 *Trichosanthes kirilowii* Maxim. 或双边栝楼 *Trichosanthes rosthornii* Harms 的干燥成熟种子。秋季采摘成熟果实，剖开，取出种子，洗净，晒干。

【主要产地】 河南、山东、安徽、四川等地。

【炮制】 **蜜瓜蒌子** 先将炼蜜加适量沸水稀释后，加入净瓜蒌子中拌匀，闷透，置炒制容器内，用文火炒至深黄色，不粘手时，取出，放凉。

每 100kg 瓜蒌子，用炼蜜 12kg。

瓜蒌子霜 取净瓜蒌子去壳取仁，碾碎，用吸油纸包裹，加热微炕，压榨去油，不断换纸，至纸上不再出现油痕时，碾细，过筛。

【性状】 **蜜瓜蒌子** 本品为扁平椭圆形，略鼓起，长 12~19mm，宽 6~10mm。表面棕色至棕褐色，略有光泽，沿边缘有 1 圈沟纹。顶端较尖，有种脐，基部钝圆或较狭。种皮坚硬；内种皮膜质，灰绿色，子叶 2，黄白色，富油性。气微香，味甜。

瓜蒌子霜 本品为黄白色松散的粉末。微有油腻气，味淡。

【鉴别】 （1）本品粉末暗红棕色。种皮表皮细胞表面观呈类多角形或不规则形，平周壁具稍弯曲或平直的角质条纹。石细胞单个散在或数个成群，棕色，呈长条形、长圆形、类三角形或不规则形。星状细胞淡棕色、淡绿色或几无色，呈不规则长方形或长圆形，壁弯曲，具数个短分枝或突起，枝端钝圆。螺纹导管直径 20~40μm。

（2）取本品粗粉 1g，置具塞锥形瓶中，加石油醚（60~90℃）10ml，超声处理 10 分钟，滤过，滤液作为供试品溶液。照薄层色谱法（《中国药典》2020 年版四部通则 0502）试验，吸取上述供试品溶液及〔含量测定〕项下的对照品溶液各 10μl，分别点于同一硅胶 G 薄层板上，以环己烷 - 乙酸乙酯（5∶1）为展开剂，展开，取出，晾干，喷以 10% 硫酸乙醇溶液，在 105℃加热至斑点显色清晰。供试品色谱中，在与对照品色谱相应的位置上，显相同颜色的斑点。

【检查】 **水分** **蜜瓜蒌子** 不得过 10.0%（《中国药典》2020 年版四部通则 0832 第二法）。

总灰分 **蜜瓜蒌子** 不得过 3.0%（《中国药典》2020 年版四部通则 2302）。

【含量测定】 **蜜瓜蒌子** 照高效液相色谱法（《中国药典》2020 年版四部通则 0512）测定。

色谱条件与系统适用性试验 以十八烷基硅烷键合硅胶为填充剂；甲醇 - 水（93∶7）为流动相；检测波长为 230nm。理论板数按 3,29- 二苯甲酰基栝楼仁三醇峰计算应不低于 2 000。

对照品溶液的制备 精密称取 3,29- 二苯甲酰基栝楼仁三醇对照品适量，精密称定，加二氯甲烷制成每 1ml 含 0.1mg 的溶液，即得（临用配制）。

供试品溶液的制备 取本品粗粉（40℃干燥 6 小时）约 1g，精密称定，置具塞锥形瓶中，精密加入二氯甲烷 10ml，密塞，称定重量，超声处理（功率 250W，频率 40kHz）30 分钟，放冷，再称定重量，用二氯甲烷补足减失的重量，摇匀，静置，取上清液，即得。

测定法 分别精密吸取对照品溶液与供试品溶液各 5μl，注入液相色谱仪，测定，即得。

本品按干燥品计算，含 3,29- 二苯甲酰基栝楼仁三醇（$C_{44}H_{58}O_5$）不得少于 0.050%。

【性味与归经】 甘，寒。归肺、胃、大肠经。

【功能与主治】 润肺化痰，滑肠通便。用于燥咳痰黏，肠燥便秘。蜜瓜蒌子增强其润肺滑肠作用。瓜蒌子霜润肺祛痰，减轻其滑肠作用。用于脾胃虚弱者。

【用法与用量】 9～15g。

【注意事项】 不宜与川乌、制川乌、草乌、制草乌、附子同用。

【贮藏】 置阴凉干燥处，防霉，防蛀。

【收载标准】《中国药典》2020 年版一部 117 页。

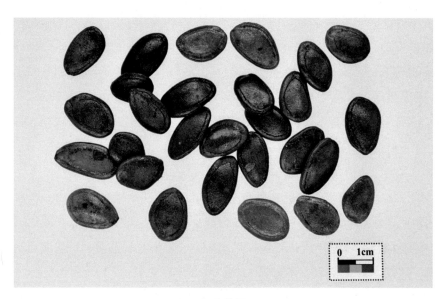

蜜瓜蒌子

瓜蒌皮 Gualoupi
TRICHOSANTHIS PERICARPIUM

【来源】 本品为葫芦科植物栝楼 *Trichosanthes kirilowii* Maxim. 或双边栝楼 *Trichosanthes rosthornii* Harms 的干燥成熟果皮。秋季采摘成熟果实，剖开，除去果瓤及种子，阴干。

【主要产地】 河南、山东、安徽、四川等地。

【炮制】 **炒瓜蒌皮** 取净瓜蒌皮丝，用文火炒至棕黄色，微带焦斑。

蜜瓜蒌皮 取炼蜜，用适量开水稀释后，与净瓜蒌皮丝拌匀，闷透，用文火炒至表面黄棕色，以不粘手为度，取出，放凉。

每 100kg 瓜蒌丝，用炼蜜 25kg。

【性状】 **炒瓜蒌皮** 呈丝条状。外表面橙红色或棕黄色，内表面黄白色或棕黄色。略带焦斑。质较脆，易折断。具焦糖气，味淡、微酸。

蜜瓜蒌皮 呈丝条状。外表面棕黄色或红黄色，内表面黄白色或棕黄色。略具黏性，有光泽。具蜜香气，味甜、微酸。

【鉴别】 （1）本品粉末淡黄棕色或黄棕色。石细胞较多，数个成群或单个散在，黄绿色或淡黄色，类方形、圆多角形，孔沟细密而明显。果皮表皮细胞，表面观类方形或类多角形，垂周壁厚薄不一。

（2）取本品粉末 2g，加乙醇 20ml，超声处理 15 分钟，滤过，滤液蒸干，残渣加甲醇 2ml 使溶解，作为供试品溶液。另取瓜蒌皮对照药材 2g，同法制成对照药材溶液。照薄层色谱法（《中国药典》2020 年版四部通则 0502）试验，吸取上述两种溶液各 5μl，分别点于同一硅胶 G 薄层板上，以石油醚（60～90℃）－乙酸乙酯（4：1）为展开剂，展开，取出，晾干，喷以 5% 香草醛硫酸溶液，加热至斑点显色清晰。供试品色谱中，在与对照药材色谱相应的位置上，显相同颜色的主斑点。

【检查】 水分 不得过 15.0%（《中国药典》2020 年版四部通则 0832 第二法）。

【性味与归经】 甘，寒。归肺、胃经。

【功能与主治】 清热化痰、利气宽胸。用于痰热咳嗽、胸闷胁痛。蜜瓜蒌皮用于润肺止咳。

【用法与用量】 6～10g。

【注意事项】 不宜与川乌、制川乌、草乌、制草乌、附子同用。

【贮藏】 置阴凉干燥处，防霉、防蛀。

【收载标准】《中国药典》2020 年版一部 118 页。

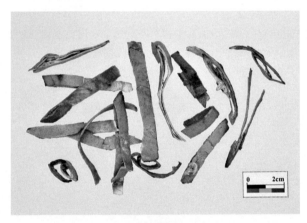

炒瓜蒌皮

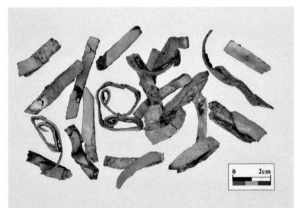

蜜瓜蒌皮

冬瓜皮 Dongguapi
BENINCASAE EXOCARPIUM

【来源】 本品为葫芦科植物冬瓜 *Benincasa hispida*（Thunb.）Cogn. 的干燥外层果皮。取冬瓜，洗净，削取外层果皮，晒干。

【主要产地】 全国大部分地区均产。

【炮制】 冬瓜皮炭 取净冬瓜皮块，在 280℃条件下烘制 15 分钟，至棕褐色或黑褐色，取出，摊开晾凉。

【性状】 冬瓜皮炭 本品为不规则块状或丝块状，表面棕褐色或黑褐色。体轻，质脆。气焦香，味苦、涩。

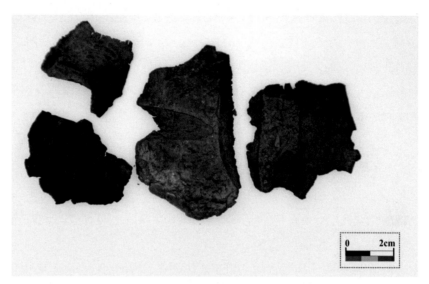

冬瓜皮炭

【检查】 **水分** 不得过7.0%（《中国药典》2020年版四部通则0832第二法）。

总灰分 不得过23.0%（《中国药典》2020年版四部通则2302）。

【性味与归经】 甘，凉。归脾、小肠经。

【功能与主治】 利尿消肿。用于水肿胀满，小便不利，暑热口渴，小便短赤。冬瓜皮炭增强清热止血作用。

【用法与用量】 9～30g。

【贮藏】 置阴凉干燥处。

【收载标准】《中国药典》2020年版一部118页。

肉豆蔻 Roudoukou
MYRISTICAE SEMEN

【来源】 本品为肉豆蔻科植物肉豆蔻 *Myristica fragrans* Houtt. 的干燥种仁。

【主要产地】 马来西亚、印度尼西亚等地。

【炮制】 **煨肉豆蔻** 取净肉豆蔻，用面粉加适量水拌匀，逐个包裹或用清水将肉豆蔻表面湿润后，如水泛丸法裹面粉3～4层，倒入已炒热的滑石粉或砂中，拌炒至面皮呈焦黄色时，取出，过筛，剥去面皮，放凉。

每100kg肉豆蔻，用滑石粉50kg。

【性状】 **煨肉豆蔻** 本品为卵圆形或椭圆形，长2～3cm，直径1.5～2.5cm。表面灰黄色至暗棕色，略有焦斑。全体有浅色纵行沟纹及不规则网状沟纹。种脐位于宽端，呈浅色圆形突起，合点呈暗凹陷。种脊呈纵沟状，连接两端。质坚，断面显棕黄色相杂的大理石花纹，宽端可见干燥皱缩的胚，富油性。气香，味辛。

【鉴别】 取本品粉末2g，加石油醚（60～90℃）10ml，超声处理30分钟，滤过，取滤液作为供试品溶液。另取肉豆蔻对照药材 2g，同法制成对照药材溶液。照薄层色谱法（《中国药典》2020 年版四部通则 0502）试验，吸取上述两种溶液各 5μl，分别点于同一高效硅胶 G 预制薄层板上，以石油醚（60～90℃）–乙酸乙酯（9：1）为展开剂，展开缸中预饱和 15 分钟，展开，取出，晾干，喷以 5% 香草醛硫酸溶液，在 105℃加热至斑点显色清晰。供试品色谱中，在与对照药材色谱相应的位置上，显相同颜色的斑点。

【检查】 **水分** 不得过 10.0%（《中国药典》2020 年版四部通则 0832 第四法）。

黄曲霉毒素 照真菌毒素测定法（《中国药典》2020 年版四部通则 2351）测定。

本品每 1 000g 含黄曲霉毒素 B_1 不得过 5μg，黄曲霉毒素 G_2、黄曲霉毒素 G_1、黄曲霉毒素 B_2 和黄曲霉毒素 B_1 的总量不得过 10μg。

【含量测定】 **去氢二异丁香酚** 照高效液相色谱法（《中国药典》2020 年版四部通则 0512）测定。

色谱条件与系统适用性试验 以十八烷基硅烷键合硅胶为填充剂；以甲醇–水（75：25）为流动相；检测波长为 274nm。理论板数按去氢二异丁香酚峰计算应不低于 3 000。

对照品溶液的制备 取去氢二异丁香酚对照品适量，精密称定，加甲醇制成每 1ml 含 30μg 的溶液，即得。

供试品溶液的制备 取本品粉末（过二号筛）约 0.5g，精密称定，置具塞锥形瓶中，精密加入甲醇 50ml，称定重量，超声处理（功率 250W，频率 40kHz）30 分钟，放冷，再称定重量，用甲醇补足减失的重量，摇匀，滤过，取续滤液，即得。

测定法 分别精密吸取对照品溶液与供试品溶液各 10μl，注入液相色谱仪，测定，即得。

本品按干燥品计算，含去氢二异丁香酚（$C_{20}H_{22}O_4$）不得少于 0.080%。

【性味与归经】 辛，温。归脾、胃、大肠经。

【功能与主治】 温中行气，涩肠止泻。用于脾胃虚寒，久泻不止，脘腹胀痛，食少呕吐。煨肉

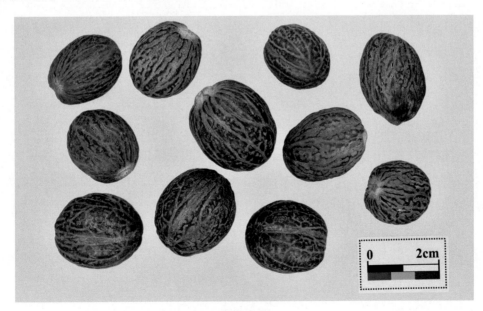

煨肉豆蔻

豆蔻增强其涩肠止泻的作用。

【用法与用量】 3～10g。

【贮藏】 置阴凉干燥处，防蛀。

【收载标准】《中国药典》2020 年版一部 141 页。

光皮木瓜 Guangpimugua
CHAENOMELIS SINENSIS FRUCTUS

【来源】 本品为蔷薇科植物木瓜 *Chaenomeles sinensis*（ Thouin.）Koehne 的干燥成熟果实。夏、秋二季果实绿黄时采收，置沸水中烫后，纵剖成二瓣或四瓣，晒干。

【主要产地】 河南、河北、山东、四川、甘肃等地。

【炮制】 **光皮木瓜** 除去杂质，洗净，润透或蒸透后切厚片，干燥。

炒光皮木瓜 取光皮木瓜片置炒制容器内，用文火炒至微焦为度，取出，放凉。

【性状】 **光皮木瓜** 本品为条状、瓣状或不规则形的厚片。外表面紫红色至红棕色，平滑不皱。切面平坦，果肉红棕色至黄棕色，显颗粒性。种子红棕色，呈扁平三角形，多脱落。气微，味微酸，嚼之有沙粒感。

炒光皮木瓜 形如光皮木瓜片，表面有焦斑。

【鉴别】 （1）本品粉末红棕色或黄棕色。石细胞极多，成群或单个散在，类圆形、类方形或多角形等，直径 22～100μm，长至 165μm，层纹明显，孔沟易见，胞腔内常含红棕色或棕色物质。导管多为网纹导管、螺纹导管。草酸钙方晶类方形、菱形或双锥形，散在或包埋于薄壁细胞内的棕色物中。果皮表皮细胞呈类多边形，胞腔含有棕色物。中果皮细胞呈类圆形，细胞壁皱缩，有时可见草酸钙小方晶。

（2）取本品粉末 1g，加乙酸乙酯 10ml，超声处理 20 分钟，滤过，滤液蒸干，残渣加甲醇 2ml 使溶解，作为供试品溶液。另取光皮木瓜对照药材 1g，同法制成对照药材溶液。再取熊果酸对照品，加甲醇制成每 1ml 含 0.5mg 的溶液，作为对照品溶液。照薄层色谱法（《中国药典》2020 年版四部通则 0502）试验，吸取上述三种溶液各 2μl，分别点于同一硅胶 G 薄层板上，以环己烷－乙酸乙酯－丙酮－甲酸（5：1：1：0.1）为展开剂，展开，取出，晾干，喷以 10% 硫酸乙醇溶液，在 105℃加热至斑点显色清晰，分别置日光和紫外光灯（365nm）下检视，供试品色谱中，在与对照药材色谱和对照品色谱相应的位置上，显相同颜色的斑点或荧光斑点。

【检查】 **酸度** 取本品粉末 5g，加水 50ml，振摇，放置 1 小时，滤过，照（《中国药典》2020 年版四部通则 0631）测定，pH 值应为 3.5～4.5。

水分 不得过 13.0%（《中国药典》2020 年版四部通则 0832 第二法）。

总灰分 不得过 5.0%（《中国药典》2020 年版四部通则 2302）。

【浸出物】 照醇溶性浸出物测定法（《中国药典》2020 年版四部通则 2201）项下的热浸法测定，用乙醇作为溶剂，不得少于 12.0%。

【性味与归经】　酸，温。归肝、脾经。

【功能与主治】　舒筋活络，和胃化湿。用于湿痹拘挛，腰膝关节酸重，吐泻转筋，脚气水肿。

【用法与用量】　5～15g。

【贮藏】　置阴凉干燥处，防潮，防蛀。

【收载标准】《河南省中药材标准》（一）1991 年版 35 页。

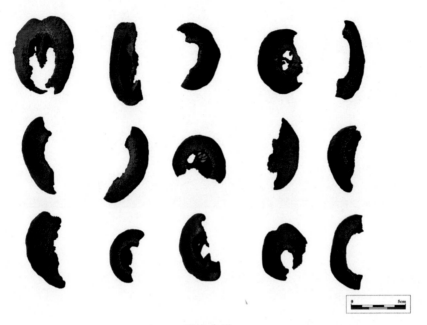

光皮木瓜

红花子　Honghuazi
CARTHAMI FRUCTUS

【来源】　本品为菊科植物红花 *Carthamus tinctorius* L. 的干燥果实。秋季果实成熟后收割，打下果实，晒干。

【主要产地】　河南、新疆等地。

【炮制】　除去杂质，干燥。

【性状】　本品为倒卵圆形。表面白色或灰白色，光滑，具 4 条纵棱线，前端截形，四角鼓起，中央微凸，基部钝圆，侧面有一凹点。果皮硬，破开后可见子叶 2 片，淡黄色，富油性。气微，味辛。

【性味】　辛，温。

【功能与主治】　活血祛瘀。用于经闭腹痛，跌打损伤。

【用法与用量】　3～9g。

【贮藏】 置通风干燥处，防蛀。

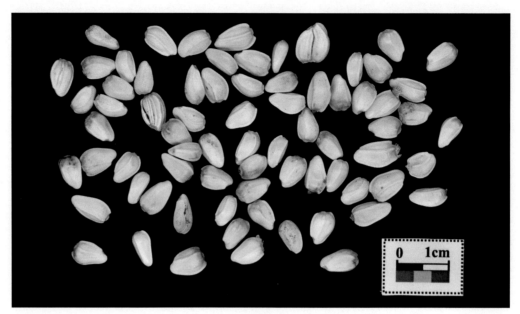

红花子

苍耳子 Cangerzi
XANTHII FRUCTUS

【来源】 本品为菊科植物苍耳 *Xanthium sibiricum* Patr. 的干燥成熟带总苞的果实。秋季果实成熟时采收，干燥，除去梗、叶等杂质。

【主要产地】 山东、江苏、湖北、河南等地。

【炮制】 **麸炒苍耳子** 先将炒制容器加热，至撒入麸皮即刻烟起，随即投入净苍耳子，迅速翻动，用文火炒至表面深黄色，去刺，筛净。

每100kg苍耳子，用麸皮9kg。

【性状】 **麸炒苍耳子** 本品呈纺锤形或卵圆形，长1～1.5cm，直径0.4～0.7cm。表面深黄色，密被多数钩刺痕，顶端2枚较粗的刺痕明显，基部有果梗痕。横切面中央有纵隔膜，2室，各有1枚瘦果。瘦果略呈纺锤形，一面较平坦，顶端具1突起的花柱基，果皮薄，灰黑色，具纵纹。种皮膜质，浅灰色，子叶2，有油性。质硬而韧。微有香气，味微苦。

【鉴别】 （1）本品粉末淡黄棕色至淡黄绿色。总苞纤维成束，常呈纵横交叉排列。果皮表皮细胞棕色，类长方形，常与下层纤维相连。果皮纤维成束或单个散在，细长梭形，纹孔和孔沟明显或不明显。种皮细胞淡黄色，外层细胞类多角形，壁稍厚；内层细胞具乳头状突起。木薄壁细胞类长方形，具纹孔。子叶细胞含糊粉粒和油滴。

（2）取本品粉末2g，加甲醇25ml，超声处理20分钟，滤过，滤液浓缩至2ml，作为供试品溶液。另取苍耳子对照药材2g，同法制成对照药材溶液。照薄层色谱法（《中国药典》2020年版四部通则0502）试验，吸取上述两种溶液各4µl，分别点于同一硅胶G薄层板上，以正丁醇－冰醋酸－水（4∶1∶5）上层溶液为展开剂，展开，取出，晾干，置氨蒸气中熏至斑点显色清晰。供试品色谱中，在与对照药材色谱相应的位置上，显相同颜色的斑点。

【检查】 **水分** 不得过 10.0%（《中国药典》2020 年版四部通则 0832 第二法）。

总灰分 不得过 5.0%（《中国药典》2020 年版四部通则 2302）。

【含量测定】 照高效液相色谱法（《中国药典》2020 年版四部通则 0512）测定。

色谱条件与系统适用性试验 以十八烷基硅烷键合硅胶为填充剂；以乙腈 -0.4% 磷酸溶液（10∶90）为流动相；检测波长为 327nm。理论板数按绿原酸峰计算应不低于 3 000。

对照品溶液的制备 取绿原酸对照品适量，精密称定，置棕色量瓶中，加 50% 甲醇制成每 1ml 含 50μg 的溶液，即得（10℃以下保存）。

供试品溶液的制备 取本品粉末（过三号筛）约 0.5g，精密称定，置具塞锥形瓶中，精密加入 5% 甲酸的 50% 甲醇溶液 25ml，称定重量，超声处理（功率 300W，频率 40kHz）40 分钟，放冷，再称定重量，用 5% 甲酸的 50% 甲醇补足减失的重量，摇匀，滤过，取续滤液（置棕色瓶中），即得。

测定法 分别精密吸取对照品溶液与供试品溶液各 5μl，注入液相色谱仪，测定，即得。

本品按干燥品计算，含绿原酸（$C_{16}H_{18}O_9$）不得少于 0.25%。

【性味与归经】 辛、苦，温；有毒。归肺经。

【功能与主治】 散风寒，通鼻窍，祛风湿。用于风寒头痛，鼻塞流涕，鼻鼽，鼻渊，风疹瘙痒，湿痹拘挛。麸炒苍耳子去毒。

【用法与用量】 3～10g。

【贮藏】 置干燥处。

【收载标准】《中国药典》2020 年版一部 169 页。

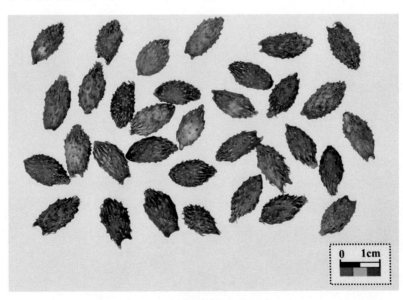

麸炒苍耳子

芡实 Qianshi
EURYALES SEMEN

【来源】 本品为睡莲科植物芡 *Euryale ferox* Salisb. 的干燥成熟种仁。秋末冬初采收成熟果实，除去果皮，取出种子，洗净，再除去硬壳（外种皮），晒干。

【主要产地】 江苏、湖南、湖北、山东、安徽、黑龙江等地。

【炮制】 蒸芡实 取净芡实，大小分档，加清水拌匀、润透，置适宜的蒸制容器内，用蒸汽蒸至内无白心，取出，干燥。

【性状】 蒸芡实 本品为类半球形，多为破粒，断面呈半透明角质状，完整者直径5～13mm。表面有棕红色或红褐色内种皮，一端黄白色，约占全体1/3，有凹点状的种脐痕。气微，味淡。

【鉴别】 取本品粉末2g，加二氯甲烷30ml，超声处理15分钟，滤过，滤液蒸干，残渣加乙酸乙酯2ml使溶解，作为供试品溶液。另取芡实对照药材2g，同法制成对照药材溶液。照薄层色谱法（《中国药典》2020年版四部通则0502）试验，吸取上述两种溶液各15μl，分别点于同一硅胶G薄层板上，以正己烷－丙酮（5∶1）为展开剂，展开，取出，晾干，喷以10%硫酸乙醇溶液，在105℃加热至斑点显色清晰。供试品色谱中，在与对照药材色谱相应的位置上，显相同颜色的斑点。

【检查】 水分 不得过15.0%（《中国药典》2020年版四部通则0832第二法）。

总灰分 不得过1.0%（《中国药典》2020年版四部通则2302）。

【性味与归经】 甘、涩，平。归脾、肾经。

【功能与主治】 益肾固精，补脾止泻，除湿止带。用于遗精滑精，遗尿尿频，脾虚久泻，白浊，带下。

【用法与用量】 9～15g。

【贮藏】 置通风干燥处，防蛀。

【收载标准】 《中国药典》2020年版一部170页。

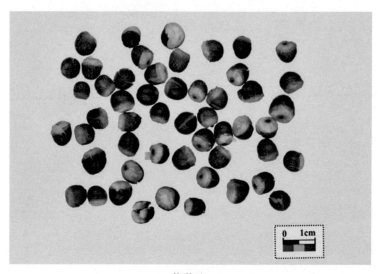

蒸芡实

豆蔻 Doukou
AMOMI FRUCTUS ROTUNDUS

【来源】 本品为姜科植物白豆蔻 *Amomum kravanh* Pierre ex Gagnep. 或爪哇白豆蔻 *Amomum compactum* Soland ex Maton 的干燥成熟果实。按产地不同分为"原豆蔻"和"印尼白蔻"。

【主要产地】 国产豆蔻产于广东、云南。印尼豆蔻产于印尼。

【炮制】 豆蔻仁 取净豆蔻，除去杂质及果壳，取净仁。

豆蔻皮 取净豆蔻，除去杂质，剥取果皮。

【性状】 豆蔻仁 本品多集结成团，俗称"蔻球"，蔻球三瓣，有白色隔膜，每瓣种子7～10粒，习称"蔻米"。种子为不规则的多面体，背面略隆起，直径3～4mm，表面暗棕色或灰棕色。质坚硬，断面白色粉质，有油性。气芳香，味辛凉。

豆蔻皮 本品为不规则的薄片。黄白色至淡黄棕色。体轻，质脆。气微香，味微辛。

【鉴别】 （1）本品粉末灰棕色至棕色。种皮表皮细胞淡黄色，表面观呈长条形，常与下皮细胞上下层垂直排列。下皮细胞含棕色或红棕色物。色素层细胞多皱缩，内含深红棕色物。油细胞类圆形或长圆形，含黄绿色油滴。内种皮厚壁细胞黄棕色、红棕色或深棕色，表面观多角形，壁厚，胞腔内含硅质块；断面观为1列栅状细胞。外胚乳细胞类长方形或不规则形，充满细小淀粉粒集结成的淀粉团，有的含细小草酸钙方晶。

（2）取本品粉末5g，置圆底烧瓶中，加水200ml，连接挥发油测定器，自测定器上端加水至刻度3ml，再加正己烷2～3ml，连接回流冷凝管，加热至微沸，并保持2小时，放冷，分取正己烷液，通过铺有无水硫酸钠约1g的漏斗滤过，滤液置5ml量瓶中，挥发油测定器内壁用正己烷少量洗涤，洗液并入同一量瓶中，用正己烷稀释至刻度，摇匀，滤过，取滤液作为供试品溶液。另取桉油精对照品适量，加正己烷制成每1ml含25mg的溶液，作为对照品溶液。照薄层色谱法（《中国药典》2020年版四部通则0502）试验，吸取供试品溶液和对照品溶液各10μl，分别点于同一硅胶G薄层板上，以环己烷-二氯甲烷-乙酸乙酯（15：5：0.5）为展开剂，展开，取出，晾干，喷以5%香草醛硫酸溶液，在105℃加热至斑点显色清晰，立即检视。供试品色谱中，在与对照品色谱相应的位置上，显相同颜色的斑点。

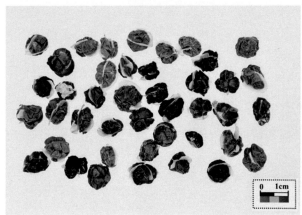

豆蔻仁

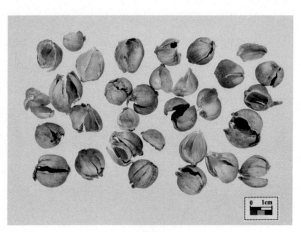

豆蔻皮

【检查】 水分　不得过 13.0%（《中国药典》2020 年版四部通则 0832 第四法）。

　　总灰分　豆蔻仁　不得过 10.0%；豆蔻皮　不得过 15.0%（《中国药典》2020 年版四部通则 2302）。

【性味与归经】 辛，温。归肺、脾、胃经。

【功能与主治】 化湿行气，温中止呕，开胃消食。用于湿浊中阻，不思饮食，湿温初起，胸闷不饥，寒湿呕逆，胸腹胀痛，食积不消。

【用法与用量】 3～6g，后下。

【贮藏】 密闭，置阴凉干燥处，防蛀。

【收载标准】《中国药典》2020 年版一部 175 页。

吴茱萸 Wuzhuyu
EUODIAE FRUCTUS

【来源】 本品为芸香科植物吴茱萸 *Euodia rutaecarpa*（Juss.）Benth.、石虎 *Euodia rutaecarpa*（Juss.）Benth.var. *officinalis*（Dode）Huang 或疏毛吴茱萸 *Euodia rutaecarpa*（Juss.）Benth var. *bodinieri*（Dode）Huang 的干燥近成熟果实。8～11 月果实尚未开裂时，剪下果枝，晒干或低温干燥，除去枝、叶、果梗等杂质。

【主要产地】 贵州、广西、湖南、云南、陕西、浙江、四川等地。

【炮制】 盐吴茱萸　取净吴茱萸，加盐水拌匀，闷透，置炒制容器内，用文火炒至裂开为度，取出，放凉。

　　每 100kg 吴茱萸，用食盐 1.8kg。

　　醋吴茱萸　取净吴茱萸，加醋拌匀，闷透，置炒制容器内，用文火炒至裂开为度，取出，放凉。

　　每 100kg 吴茱萸，用醋 18kg。

　　酒吴茱萸　取净吴茱萸，加黄酒拌匀，闷透，置炒制容器内，用文火炒至裂开为度，取出，放凉。

　　每 100kg 吴茱萸，用酒 12kg。

　　黄连制吴茱萸　取黄连捣碎，置适宜容器内加水适量煎汤，捞出黄连渣，倒入净吴茱萸，闷润至黄连水尽时，用文火炒至微干，取出，晒干。

　　每 100kg 吴茱萸，用黄连 12kg。

【性状】 盐吴茱萸　本品为球形或略呈五角状扁球形，表面黄褐色至焦黑色，粗糙，有多数点状突起或凹下的油点。顶端有五角星状的裂隙，基部残留被有黄色茸毛的果梗。质硬而脆，横切面可见子房 5 室，每室有淡黄色种子 1 粒。气芳香浓郁，味辛辣，微苦、咸。

　　醋吴茱萸　形如盐吴茱萸，黑褐色，有醋味。

　　酒吴茱萸　形如盐吴茱萸，黑褐色，有酒味。

黄连制吴茱萸 形如盐吴茱萸，黑褐色，有苦味。

【鉴别】 （1）本品粉末褐色。非腺毛2～6细胞，长140～350μm，壁疣明显，有的胞腔内含棕黄色至棕红色物。腺毛头部7～14细胞，椭圆形，常含黄棕色内含物；柄2～5细胞。草酸钙簇晶较多，直径10～25μm；偶有方晶。石细胞类圆形或长方形，直径35～70μm，胞腔大。油室碎片有时可见，淡黄色。

（2）取本品粉末0.4g，加乙醇10ml，静置30分钟，超声处理30分钟，滤过，取滤液作为供试品溶液。另取吴茱萸次碱对照品、吴茱萸碱对照品，加乙醇分别制成每1ml含0.2mg和1.5mg的溶液，作为对照品溶液。照薄层色谱法（《中国药典》2020年版四部通则0502）试验，吸取上述三种溶液各2μl，分别点于同一硅胶G薄层板上，以石油醚（60～90℃）－乙酸乙酯－三乙胺（7∶3∶0.1）为展开剂，展开，取出，晾干，置紫外光灯（365nm）下检视。供试品色谱中，在与对照品色谱相应的位置上，显相同颜色的荧光斑点。

【性味与归经】 辛、苦，热；有小毒。归肝、脾、胃、肾经。

【功能与主治】 散寒止痛，降逆止呕，助阳止泻。用于厥阴头痛，寒疝腹痛，寒湿脚气，经行腹痛，脘腹胀痛，呕吐吞酸，五更泄泻。盐吴茱萸治疝痛。酒吴茱萸治心腹气滞作痛。醋吴茱萸舒

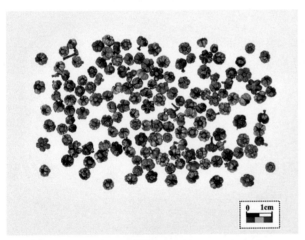

盐吴茱萸

醋吴茱萸

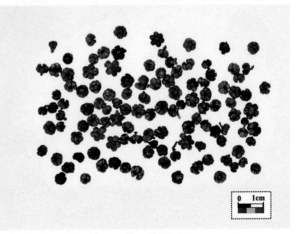

酒吴茱萸

黄连制吴茱萸

167

肝镇痛。黄连制吴茱萸缓和其大热之性，增强其止呕作用。

【用法与用量】 2～5g。外用适量。

【贮藏】 置阴凉干燥处。

【收载标准】《中国药典》2020年版一部178页。

皂角子 Zaojiaozi
GLEDITSIAE SEMEN

【来源】 本品为豆科植物皂荚 *Gleditsia sinensis* Lam. 的干燥成熟种子。秋季果实成熟时采收，除去果皮，晒干。

【主要产地】 河南、河北、山西、江苏、安徽、浙江、江西、湖南等地。

【炮制】 除去杂质。用时捣碎。

【性状】 本品略呈卵圆形或不规则的椭圆形而稍扁。长1～1.5cm，宽6～8mm，厚4～8mm。表面浅黄棕色至棕褐色，平滑，略有光泽，具有不甚显著的横裂纹。质坚硬难破开，种皮革质，用水浸软，剥开种皮，可见半透明带黏液性的胚乳包围着胚。子叶2片，鲜黄色，基部有歪向一侧的胚根。气微，味微苦。

【检查】 水分 不得过13.0%（《中国药典》2020年版四部通则0832第二法）。

总灰分 不得过5.0%（《中国药典》2020年版四部通则2302）。

【浸出物】 照醇溶性浸出物测定法（《中国药典》2020年版四部通则2201）项下的热浸法测定，用乙醇作溶剂，不得少于5.0%。

【性味与归经】 辛、甘，温。归胃、大肠经。

【功能与主治】 润燥，通便，消肿。用于大便燥结，便血，下痢里急后重，瘰疬，肿毒，疮癣等。

【用法与用量】 3～10g。外用适量。

【注意事项】 孕妇慎服。

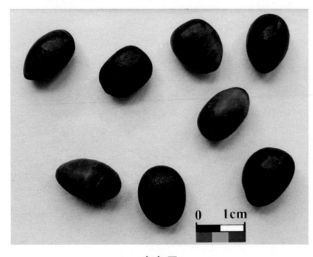

皂角子

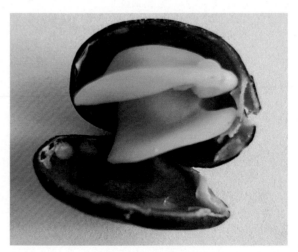

皂角子（局部）

【贮藏】 置干燥处，防蛀。

【收载标准】《河南省中药材标准（二）》1993 年版 52 页。

诃子 Hezi
CHEBULAE FRUCTUS

【来源】 本品为使君子科植物诃子 *Terminalia chebula* Retz. 或绒毛诃子 *Terminalia chebula* Retz. var. *tomentella* Kurt. 的干燥成熟果实。秋、冬二季果实成熟时采收，除去杂质，晒干。

【主要产地】 云南、广东、广西等地。

【炮制】 **炒诃子肉** 取净诃子肉，置炒制容器内，用文火炒至深黄色时，取出，放凉。

砂烫诃子 取洁净河砂置炒制容器内，用武火加热至滑利状态时，投入净诃子，不断翻动，用中火炒至表面呈焦黄色，鼓起时，取出，筛去河砂，放凉，剥去核。

土炒诃子 先将灶心土置炒制容器内炒松，倒入净诃子，用武火炒至焦黄色，鼓起时，取出，筛去灶心土，放凉，剥去核。

每 100kg 诃子，用灶心土 30kg。

清蒸诃子 取净诃子，加清水拌匀、闷透，置适宜的蒸制容器内，用蒸汽加热至发黑，取出，放凉，剥去核，干燥。

【性状】 **炒诃子肉** 本品为全裂或半裂开的扁长梭形、扁长圆形或扁卵圆形、横断裂开的锥形或不规则块状。表面深黄色。质坚脆。断面黄褐色。微有香气，味涩。

土炒诃子 形如炒诃子肉，表面焦黄色。

砂烫诃子 形如炒诃子肉，表面焦黄色。

清蒸诃子 形如炒诃子肉，表面棕褐色。

【性味与归经】 苦、酸、涩，平。归肺、大

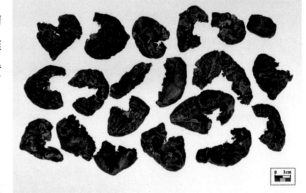

炒诃子肉

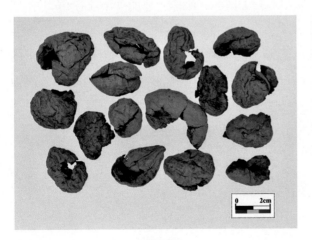

土炒诃子

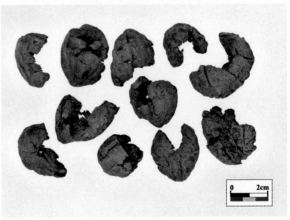

砂烫诃子

肠经。

【功能与主治】 涩肠止泻，敛肺止咳，降火利咽。用于久泻久痢，便血脱肛，肺虚喘咳，久嗽不止，咽痛音哑。砂烫、土炒、清蒸诃子，增强涩肠止泻的作用。

【用法与用量】 3～10g。

【贮藏】 置干燥处。

【收载标准】 《中国药典》2020年版一部194页。

陈皮 Chenpi
CITRI RETICULATAE PERICARPIUM

【来源】 本品为芸香科植物橘 *Citrus reticulata* Blanco 及其栽培变种的干燥成熟果皮。药材分为"陈皮"和"广陈皮"。采摘成熟果实，剥取果皮，晒干或低温干燥。

【主要产地】 四川、福建、广东、浙江等地。

【炮制】 **土炒陈皮** 先将炒制容器用文火加热，放入灶心土细粉，待翻动土粉呈较轻松状态时，倒入净陈皮丝，翻炒至表面挂匀土粉，微带焦斑时，及时取出，筛去土粉，放凉。

每100kg陈皮丝，用灶心土30kg。

陈皮炭 取净陈皮丝，置炒制容器内，中火炒至外呈黑色，内呈黑褐色时，喷淋清水少许，灭尽火星，取出，及时摊凉。

【性状】 **土炒陈皮** 本品为不规则的条状或丝状。外表面棕黄色或棕褐色，有细皱纹和凹下的点状油室；内表面浅黄白色，粗糙，附黄白色或黄棕色筋络状维管束。质脆易碎，略有焦土气。气香，味辛、苦。

陈皮炭 本品为不规则的条状或丝状。外表面呈黑褐色，内部棕褐色，质松脆易碎。气微，味淡。

【鉴别】 取本品粉末0.5g，加甲醇10ml，超声处理20分钟，滤过，取滤液5ml，蒸干，残渣加甲醇2ml使溶解，作为供试品溶液。另取橙皮苷对照品，加甲醇制成饱和溶液，作为对照品溶液。照薄层色谱法（《中国药典》2020年版四部通则0502）试验，吸取上述两种溶液各2μl，分别点于同一用0.5%氢氧化钠溶液制备的硅胶G薄层板上，以乙酸乙酯－甲醇－水（100：17：13）为展开剂，展至约3cm，取出，晾干，再以甲苯－乙酸乙酯－甲酸－水（20：10：1：1）的上层溶液为展开剂，展至约8cm，取出，晾干，喷以三氯化铝试液，置紫外光灯（365nm）下检视。供试品色谱中，在与对照品色谱相应的位置上，显相同颜色的荧光斑点。

【检查】 **水分** 不得过13.0%（《中国药典》2020年版四部通则0832第四法）。

黄曲霉毒素 照真菌毒素测定法（《中国药典》2020年版四部通则2351）测定。

取本品粉末（过二号筛）约5g，精密称定，加入氯化钠3g，照黄曲霉毒素测定法项下供试品的制备方法测定，计算，即得。

本品每1000g含黄曲霉毒素B_1不得过5μg，黄曲霉毒素G_2、黄曲霉毒素G_1、黄曲霉毒素B_2

和黄曲霉毒素 B_1 的总量不得过 10μg。

【性味与归经】 苦、辛，温。归肺、脾经。

【功能与主治】 理气健脾，燥湿化痰。用于胸脘胀满，食少吐泻，咳嗽痰多。土炒陈皮增强健脾消食作用。陈皮炭用于止血。

【用法与用量】 3～10g。

【贮藏】 置阴凉干燥处，防霉，防蛀。

【收载标准】《中国药典》2020 年版一部 199 页。

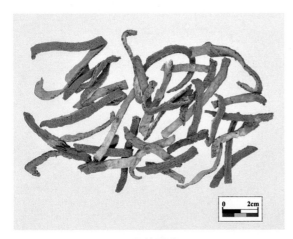

土炒陈皮

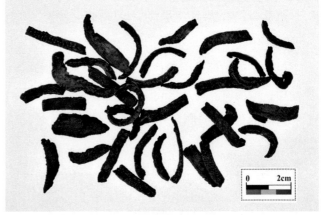

陈皮炭

青皮 Qingpi
CITRI RETICULATAE PERICARPIUM VIRIDE

【来源】 本品为芸香科植物橘 *Citrus reticulata* Blanco 及其栽培变种的干燥幼果或未成熟果实的果皮。5～6 月收集自落的幼果，晒干，习称"个青皮"；7～8 月采收未成熟的果实，在果皮上纵剖成四瓣至基部，除尽瓤瓣，晒干，习称"四花青皮"。

【主要产地】 福建、浙江、四川、广东等地。

【炮制】 **麸炒青皮** 先将炒制容器加热，至撒入麸皮即刻烟起，随即投入青皮丝或片，迅速翻动，炒至表面呈黄色时，取出，筛去麸皮，放凉。

每 100kg 青皮片或丝，用麸皮 10kg。

【性状】 **麸炒青皮** 本品为类圆形厚片或不规则丝状。表面棕褐色至黑褐色，密生多数油室，切面黄色至淡棕色，有时可见瓤囊 8～10 瓣，淡棕色。略带焦斑。有焦香气，味苦、辛。

【鉴别】 （1）本品粉末灰棕色。中果皮薄壁组织众多，细胞形状不规则，壁不均匀增厚，有的呈连珠状。果皮表皮细胞表面观多角形或类方形，垂周壁增厚，气孔长圆形，直径 20～28μm，副卫细胞 5～7 个；侧面观外被角质层，靠外方的径向壁稍增厚。草酸钙方晶存在于近表皮的薄壁细胞中，呈多面体形、菱形或方形，直径 3～28μm，长至 32μm。橙皮苷结晶棕黄色，呈半圆形、类圆形或无定形团块。螺纹导管、网纹导管细小。

（2）取本品粉末 0.3g，加甲醇 10ml，加热回流 20 分钟，滤过，取滤液 5ml，浓缩至 1ml，作为供试品溶液。另取橙皮苷对照品，加甲醇制成饱和溶液，作为对照品溶液。照薄层色谱法（《中国药典》2020 年版四部通则 0502）试验，吸取上述两种溶液各 2μl，分别点于同一用 0.5% 氢氧化钠制备的硅胶 G 薄层板上，以乙酸乙酯－甲醇－水（100∶17∶13）为展开剂，展至约 3cm，取出，晾干，再以甲苯－乙酸乙酯－甲酸－水（20∶10∶1∶1）的上层溶液为展开剂，展至约 8cm，取出，晾干，喷以三氯化铝试液，置紫外光灯（365nm）下检视。供试品色谱中，在与对照品色谱相应的位置上，显相同颜色的荧光斑点。

【检查】 **水分** 不得过 9.0%（《中国药典》2020 年版四部通则 0832 第四法）。

总灰分 不得过 5.0%（《中国药典》2020 年版四部通则 2302）。

【含量测定】 照高效液相色谱法（《中国药典》2020 年版四部通则 0512）测定。

色谱条件与系统适用性试验 以十八烷基硅烷键合硅胶为填充剂；以甲醇－水（25∶75）为流动相；检测波长为 284nm。理论板数按橙皮苷峰计算应不低于 1 000。

对照品溶液的制备 取橙皮苷对照品适量，精密称定，加甲醇制成每 1ml 含 0.1mg 的溶液，即得。

供试品溶液的制备 取本品细粉约 0.2g，精密称定，置 50ml 量瓶中，加甲醇 30ml，超声处理 30 分钟，放冷，加甲醇至刻度，摇匀，滤过，精密量取续滤液 2ml，置 5ml 量瓶中，加甲醇至刻度，摇匀，即得。

测定法 分别精密吸取对照品溶液与供试品溶液各 10μl，注入液相色谱仪，测定，即得。

本品按干燥品计算，含橙皮苷（$C_{28}H_{34}O_{15}$）不得少于 2.5%。

【性味与归经】 苦、辛，温。归肝、胆、胃经。

【功能与主治】 疏肝破气，消积化滞。用于胸胁胀痛，疝气疼痛，乳癖，乳痈，食积气滞，脘腹胀痛。麸炒青皮增强其健脾消食的作用。

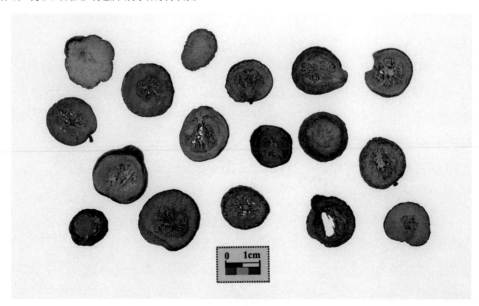

麸炒青皮

【用法与用量】 3～10g。

【贮藏】 置阴凉干燥处。

【收载标准】《中国药典》2020 年版一部 205 页。

青葙子 Qingxiangzi
CELOSIAE SEMEN

【来源】 本品为苋科植物青葙 *Celosia argentea* L. 的干燥成熟种子。秋季果实成熟时采割植株或摘取果穗，晒干，收集种子，除去杂质。

【主要产地】 全国大部分地区均产。

【炮制】 **炒青葙子** 取净青葙子，置炒制容器内，用文火炒至有爆声及香气逸出时，取出，放凉。

【性状】 **炒青葙子** 本品为扁圆形，少数呈圆肾形，直径 1～1.5mm。表面焦黑色，光亮，中间微隆起，侧边微凹处有种脐。种皮鼓起，薄而脆。气微香，味淡。

【鉴别】 本品粉末灰黑色。种皮外表皮细胞暗红棕色，表面观多角形至长多角形，有多角形网格状增厚纹理。种皮内层细胞淡黄色或无色，表面观多角形，密布细直纹理。胚乳细胞充满淀粉粒和糊粉粒，并含脂肪油滴和草酸钙方晶。

【检查】 **水分** 不得过 12.0%（《中国药典》2020 年版四部通则 0832 第二法）。

总灰分 不得过 13.0%（《中国药典》2020 年版四部通则 2302）。

酸不溶性灰分 不得过 9.0%（《中国药典》2020 年版四部通则 2302）。

【性味与归经】 苦，微寒。归肝经。

【功能与主治】 清肝泻火，明目退翳。用于肝热目赤，目生翳膜，视物昏花，肝火眩晕。

【用法与用量】 9～15g。

【注意事项】 本品有扩散瞳孔作用，青光眼患者禁用。

【贮藏】 置干燥处。

【收载标准】《中国药典》2020 年版一部 207 页。

苦杏仁 Kuxingren
ARMENIACAE SEMEN AMARUM

【来源】 本品为蔷薇科植物山杏 *Prunus armeniaca* L. var. *ansu* Maxim.、西伯利亚杏 *Prunus sibirica* L.、东北杏 *Prunus mandshurica*（Maxim.）Koehne 或杏 *Prunus armeniaca* L. 的干燥成熟种子。夏季采收成熟果实，除去果肉和核壳，取出种子，晒干。

【主要产地】 黑龙江、辽宁、吉林、内蒙古、河北、河南、山东、山西、陕西等地。

【炮制】 **麸炒苦杏仁** 先将炒制容器加热，至撒入麸皮即刻烟起，随即投入燀苦杏仁，迅速翻动，炒至表面呈黄色时，取出，筛去麸皮，放凉。用时捣碎。

每 100kg 燀苦杏仁，用麸皮 18kg。

蜜苦杏仁　先将炼蜜置炒制容器内，加热至沸，倒入燀苦杏仁，用文火炒至深黄色，不粘手为度，取出，放凉。

每 100kg 燀苦杏仁，用炼蜜 12kg。

【性状】　**麸炒苦杏仁**　呈扁心形。表面微黄色，一端尖，另端钝圆，肥厚，左右不对称，富油性。有特异的香气，味苦。

蜜苦杏仁　呈扁心形。表面深黄色，一端尖，另端钝圆，肥厚，左右不对称，富油性。有特异的香气，味微甜。

【鉴别】　取本品粉末 2g，置索氏提取器中，加二氯甲烷适量，加热回流 2 小时，弃去二氯甲烷液，药渣挥干溶剂，加甲醇 30ml，加热回流 30 分钟，放冷，滤过，滤液作为供试品溶液。另取苦杏仁苷对照品，加甲醇制成每 1ml 含 2mg 的溶液，作为对照品溶液。照薄层色谱法（《中国药典》2020 年版四部通则 0502）试验，吸取上述两种溶液各 3μl，分别点于同一硅胶 G 薄层板上，以三氯甲烷 - 乙酸乙酯 - 甲醇 - 水（15∶40∶22∶10）5～10℃放置 12 小时的下层溶液为展开剂，展开，取出，立即用 0.8% 磷钼酸的 15% 硫酸乙醇溶液浸板，在 105℃加热至斑点显色清晰。供试品色谱中，在与对照品色谱相应的位置上，显相同颜色的斑点。

【检查】　**水分**　不得过 7.0%（《中国药典》2020 年版四部通则 0832 第四法）。

【含量测定】　照高效液相色谱法（《中国药典》2020 年版四部通则 0512）测定。

色谱条件与系统适用性试验　以十八烷基硅烷键合硅胶为填充剂；以乙腈 - 0.1% 磷酸溶液（8∶92）为流动相；检测波长为 207nm。理论板数按苦杏仁苷峰计算应不低于 7 000。

对照品溶液的制备　取苦杏仁苷对照品适量，精密称定，加甲醇制成每 1ml 含 40μg 的溶液，即得。

供试品溶液的制备　取本品粉末（过二号筛）约 0.25g，精密称定，置具塞锥形瓶中，精密加入甲醇 25ml，密塞，称定重量，超声处理（功率 250W，频率 50kHz）30 分钟，放冷，再称定重量，用甲醇补足减失的重量，摇匀，滤过，精密量取续滤液 5ml，置 50ml 量瓶中，加 50% 甲醇稀

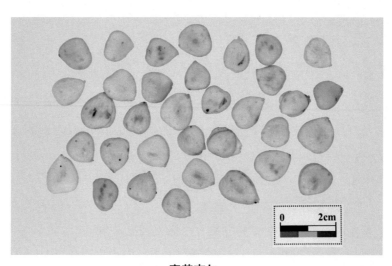

蜜苦杏仁

释至刻度，摇匀，滤过，取续滤液，即得。

测定法 分别精密吸取对照品溶液与供试品溶液各 10～20μl，注入液相色谱仪，测定，即得。

按干燥品计算，含苦杏仁苷（$C_{20}H_{27}NO_{11}$）不得少于 2.4%。

【性味与归经】 苦，微温；有小毒。归肺、大肠经。

【功能与主治】 降气止咳平喘，润肠通便。用于咳嗽气喘，胸满痰多，肠燥便秘。麸炒苦杏仁可去皮、去毒，并可杀死酶而保存药效；蜜苦杏仁增强止咳平喘作用。

【用法与用量】 5～10g。

【注意事项】 内服不宜过量，以免中毒。

【贮藏】 置阴凉干燥处，防蛀。

【收载标准】《中国药典》2020 年版一部 210 页。

苦瓜 Kugua
MOMORDICAE CHARANTIAE FRUCTUS

【来源】 本品为葫芦科植物苦瓜 *Momordica charantia* L. 干燥近成熟的果实。夏、秋二季采收，切片，干燥。

【主要产地】 全国各地均有栽培。

【炮制】 除去杂质，筛去灰屑。

【性状】 本品为圆形、椭圆形或矩圆形的片，厚 2～8mm，直径 1～4.5cm，全体皱缩、弯曲，周边呈波纹形。果皮浅黄棕色或青绿色，粗糙，有沟纹及瘤状突起。中间瓤部黄白色或浅黄色，柔软而微有弹性，其内偶见种子或种子脱落后留下的孔痕。质地脆，易断。气微，味苦。

【鉴别】 （1）本品粉末淡黄白绿色。中果皮细胞众多，多角形、类圆形、类椭圆形；外侧多为厚角组织细胞，壁呈波浪状或连珠状增厚。外果皮细胞表面观多角形。导管多为螺纹，成束或散在。薄壁细胞中可见细小草酸钙方晶、簇晶及淀粉粒。

（2）取本品粉末 2g，加甲醇 10ml，放置 30 分钟，时时振摇，滤过，滤液作为供试品溶液。另取苦瓜对照药材 2g，同法制成对照药材溶液。照薄层色谱法（《中国药典》2020 年版四部通则 0502）试验，吸取上述两种溶液各 5～10μl，分别点于同一硅胶 G 薄层板上，以三氯甲烷 - 甲醇（9：1）为展开剂，展开，取出，晾干，喷以 10% 硫酸乙醇溶液，于 105℃加热至斑点显色清晰。置紫外光灯（365nm）下检视。供试品色谱中，在与对照药材色谱相应的位置上，显相同颜色的荧光斑点。

【检查】 **水分** 不得过 13.0%（《中国药典》2020 年版四部通则 0832 第二法）。

【浸出物】 照水溶性浸出物测定法（《中国药典》2020 年版四部通则 2201）项下的热浸法测定，不得少于 30.0%。

【性味与归经】 苦，寒。归心、肺、脾、胃经。

【功能与主治】 清暑涤热，明目，解毒。主治热病烦渴引饮，中暑，痢疾，赤眼疼痛，痈肿丹毒，恶疮。

【用法与用量】 5～15g。

【贮藏】 置干燥处，防蛀，防霉。

【收载标准】《湖北省中药材质量标准》2018年版122页。

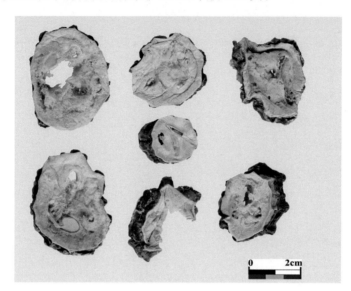

苦瓜

刺梨 Cili
ROSAE ROXBURGHII FRUCTUS

【来源】 本品为蔷薇科植物单瓣缫丝花 *Rosa roxburghii* Tratt. f. normalis Rehd.et Wils. 或缫丝花 *Rosa roxburghii* Tratt. 的干燥成熟果实。秋、冬二季采收果实，晒干。

【主要产地】 主产于贵州，此外四川、甘肃、陕西、湖北、湖南、广西、江西等地亦产。

【炮制】 除去刺毛、果梗及宿萼等杂质，筛去灰屑。用时捣碎。

【性状】 本品为扁球状或类圆锥形，直径1.5～3cm。表面黄褐色至褐色，具多数毛刺残基，有的具褐色斑点，偶见残留的毛刺和花萼。果肉黄白色。种子多数，着生于萼筒基部凸起的花托上，卵圆形，浅黄色，直径1.5～3mm。质硬。气微香，味酸、涩、微甜。

【鉴别】 （1）本品粉末为黄白色至棕黄色。非腺毛多为单细胞，壁厚，长60～1000μm，直径5～15μm。石细胞较多，大小不一，类三角形、类圆形、类方形、类多角形或不规则鞋底状，直径20～268μm，有的孔沟明显。草酸钙方晶多存在于皮层薄壁细胞中。纤维成群或单个散在，长梭形。胚乳细胞成片，类多角形，内含脂肪油滴。可见螺纹导管和网纹导管。

（2）取本品粉末0.2g，加无水乙醇15ml，超声处理10分钟，滤过，滤液蒸干，残渣加无水乙醇1ml使溶解，作为供试品溶液。另取刺梨对照药材0.2g，同法制成对照药材溶液。照薄层色谱法（《中国药典》2020年版四部通则0502）试验，吸取上述两种溶液各5～10μl，分别点于同一硅胶G薄层板上，以石油醚（60～90℃）－丙酮（12：4）为展开剂，展开，取出，晾干，喷以5%磷钼酸乙醇溶液，在105℃加热至斑点显色清晰。供试品色谱中，在与对照药材色谱相应的位置上，显相同颜色的斑点。

【检查】 水分　不得过 12.0%（《中国药典》2020 年版四部通则 0832 第二法）。

【浸出物】　照水溶性浸出物测定法（《中国药典》2020 年版四部通则 2201）项下的热浸法测定，不得少于 25.0%。

【性味与归经】　甘、酸、涩，平。归脾、胃、肾经。

【功能与主治】　健胃、消食、止泻。用于食积饱胀、肠炎腹泻，并滋补强壮。

【用法与用量】　10～20g，煎汤或生食。

【贮藏】　置阴凉干燥处，防霉、防蛀。

【收载标准】《贵州省中药材、民族药材质量标准》2003 年版 230 页。

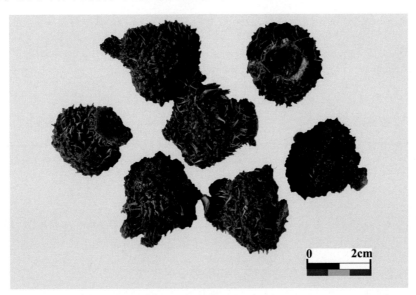

刺梨

枣槟榔 Zaobinglang
ARECAE FRUCTUS

【来源】　本品为棕榈科植物槟榔 *Areca catechu* L. 的干燥未成熟果实。秋、冬二季果实未成熟时采收，熏干或蒸干。

【主要产地】　我国西南部及台湾等地。

【炮制】　除去杂质。用时打碎。

【性状】　本品为长椭圆形，长 5～6cm，直径 2.5～4cm。表面深棕色至近黑色，有密纵皱纹，微带光润。一端残存果柄及宿萼；将其剖开，内有未成熟的种子 1 枚，呈红褐色，瘦长，有皱纹。气微香，味微涩、微甘。

【检查】 水分　不得过 10.0%（《中国药典》2020 年版四部通则 0832 第二法）。

黄曲霉毒素　照真菌毒素测定法（《中国药典》2020 年版四部通则 2351）测定。

本品每 1 000g 含黄曲霉毒素 B_1 不得过 5μg，黄曲霉毒素 G_2、黄曲霉毒素 G_1、黄曲霉毒素 B_2 和黄曲霉毒素 B_1 总量不得过 10μg。

【性味与归经】　甘、微苦、涩，微温。归脾、胃、大肠经。

【功能与主治】 消食醒酒，宽胸止呕，通经。用于胸膈闷滞，呕吐，妇女经闭。

【用法与用量】 4.5～9g。

【收载标准】《山东省中药材标准》2012年版155页。

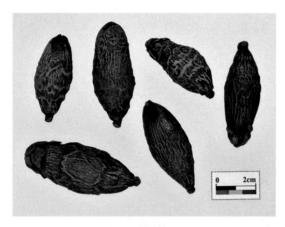

枣槟榔

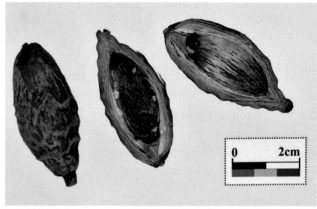

枣槟榔（局部）

郁李仁 Yuliren
PRUNI SEMEN

【来源】 本品为蔷薇科植物欧李 *Prunus humilis* Bge.、郁李 *Prunus japonica* Thunb. 或长柄扁桃 *Prunus pedunculata* Maxim. 的干燥成熟种子。前二种习称"小李仁"，后一种习称"大李仁"。夏、秋二季采收成熟果实，除去果肉及核壳，取出种子，干燥。

【主要产地】 河南、河北、山东、辽宁、内蒙古等地。

【炮制】 **炒郁李仁** 取净郁李仁，置炒制容器内，用文火炒至表面深黄色并有香气逸出时，取出，放凉。

【性状】 **炒郁李仁** 本品为卵形，长5～10mm，直径3～7mm。表面深黄色或黄棕色，偶有焦斑，一端尖，另端钝圆。尖端一侧有线形种脐，圆端中央有深色合点，自合点处向上具多条纵向维管束脉纹。种皮薄，子叶2，乳白色，富油性。气香，味微苦。

【鉴别】 取本品粉末0.5g，加甲醇10ml，超声处理15分钟，滤过，滤液蒸干，残渣加甲醇2ml使溶解，作为供试品溶液。另取苦杏仁苷对照品，加甲醇制成每1ml含4mg的溶液，作为对照品溶液。照薄层色谱法（《中国药典》2020年版四部通则0502）试验，吸取上述两种溶液各2μl，分别点于同一硅胶G薄层板上，以三氯甲烷－乙酸乙酯－甲醇－水（15：40：22：10）5～10℃放置12小时的下层溶液为展开剂，展开，取出，晾干，喷以磷钼酸硫酸溶液（磷钼酸2g，加水20ml使溶解，再缓缓加入硫酸30ml，混匀），在105℃加热至斑点显色清晰。供试品色谱中，在与对照品色谱相应的位置上，显相同颜色的斑点。

【检查】 **水分** 不得过6.0%（《中国药典》2020年版四部通则0832第二法）。

酸败度 照酸败度测定法（《中国药典》2020年版四部通则2303）测定。

酸值 不得过10.0。

羰基值　不得过 3.0。

过氧化值　不得过 0.050。

【含量测定】　照高效液相色谱法（《中国药典》2020 年版四部通则 0512）测定。

色谱条件与系统适用性试验　以十八烷基硅烷键合硅胶为填充剂，以乙腈 – 水（12 ：88）为流动相；检测波长为 210nm。理论板数按苦杏仁苷峰计算应不低于 3 000。

对照品溶液的制备　取苦杏仁苷对照品适量，精密称定，加甲醇制成每 1ml 含 20μg 的溶液，即得。

供试品溶液的制备　取本品粉末（过二号筛）约 0.2g，精密称定，置具塞锥形瓶中，精密加入甲醇 20ml，称定重量，加热回流 1 小时，放冷，再称定重量，用甲醇补足减失的重量，摇匀，滤过，精密量取续滤液 1ml，置 10ml 量瓶中，加甲醇至刻度，摇匀，滤过，取续滤液，即得。

测定法　分别精密吸取对照品溶液与供试品溶液各 10μl，注入液相色谱仪，测定，即得。

本品按干燥品计算，含苦杏仁苷（$C_{20}H_{27}NO_{11}$）不得少于 2.0%。

【性味与归经】　辛、苦、甘，平。归脾、大肠、小肠经。

【功能与主治】　润肠通便，下气利水。用于津枯肠燥，食积气滞，腹胀便秘，水肿，脚气，小便不利。

【用法与用量】　6～10g。

【注意事项】　孕妇慎服。

【贮藏】　置阴凉干燥处，防蛀。

【收载标准】《中国药典》2020 年版一部 216 页。

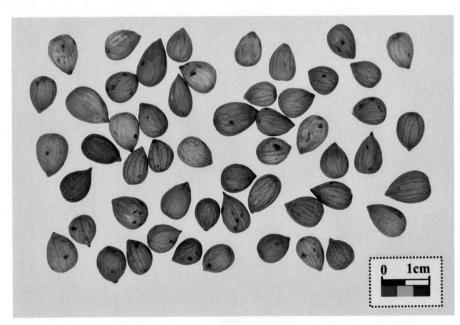

炒郁李仁

金樱子 Jinyingzi
ROSAE LAEVIGATAE FRUCTUS

【来源】　本品为蔷薇科植物金樱子 *Rosa laevigata* Michx. 的干燥成熟果实。10～11月果实成熟变红时采收，干燥，除去毛刺。

【主要产地】　广东、湖南、浙江、江西等地。

【炮制】　**蜜金樱子**　取炼蜜，用适量开水稀释后，加入净金樱子肉拌匀，闷润，置炒制容器内，用文火炒至表面红棕色、不粘手时取出，放凉。

每100kg金樱子肉，用炼蜜18kg。

【性状】　**蜜金樱子**　本品为倒卵形纵剖瓣。表面暗棕色，有突起的棕色小点，偶有焦斑。顶端有花萼残基，下部渐尖。花托壁厚1～2mm，内面淡黄色，残存淡黄色绒毛。有焦香气，味甜。

【鉴别】　（1）本品粉末黄棕色至红棕色。非腺毛单细胞或多细胞，长505～1836μm，直径16～31μm，壁木化或微木化，表面常有螺旋状条纹，胞腔内含黄棕色物。表皮细胞多角形，壁厚，内含黄棕色物。草酸钙方晶多见，长方形或不规则形，直径16～39μm；簇晶少见，直径27～66μm。螺纹导管、网纹导管、环纹导管及具缘纹孔导管直径8～20μm。薄壁细胞多角形，木化，具纹孔，含黄棕色物。纤维梭形或条形，黄色，长至1071μm，直径16～20μm，壁木化。树脂块不规则形，黄棕色，半透明。

（2）取本品粉末2g，加乙醇30ml，超声处理30分钟，滤过，滤液蒸干，残渣加水20ml使溶解，用乙酸乙酯振摇提取2次，每次30ml，合并乙酸乙酯液，蒸干，残渣加甲醇2ml使溶解，作为供试品溶液。另取金樱子对照药材2g，同法制成对照药材溶液。照薄层色谱法（《中国药典》2020年版四部通则0502）试验，吸取上述两种溶液各2μl，分别点于同一硅胶G薄层板上，以三氯甲烷 - 乙酸乙酯 - 甲醇 - 甲酸（5：5：1：0.1）为展开剂，展开，取出，晾干，喷以10%硫酸乙醇溶液，在105℃加热至斑点显色清晰。供试品色谱中，在与对照药材色谱相应的位置上，显相同颜色的斑点。

【检查】　**水分**　不得过18.0%（《中国药典》2020年版四部通则0832第二法）。

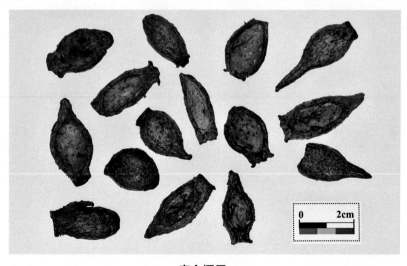

蜜金樱子

总灰分 不得过 5.0%（《中国药典》2020 年版四部通则 2302）。

【**性味与归经**】 酸、甘、涩，平。归肾、膀胱、大肠经。

【**功能与主治**】 固精缩尿，固崩止带，涩肠止泻。用于遗精滑精，遗尿尿频，崩漏带下，久泻久痢。蜜金樱子补中，用于脾虚泻痢。

【**用法与用量**】 6～12g。

【**贮藏**】 密闭保存，防蛀。

【**收载标准**】《中国药典》2020 年版一部 232 页。

草果 Caoguo
TSAOKO FRUCTUS

【**来源**】 本品为姜科植物草果 *Amomum tsao-ko* Crevost et Lemaire 的干燥成熟果实。秋季果实成熟时采收，除去杂质，晒干或低温干燥。

【**主要产地**】 云南、广西、贵州等地。

【**炮制**】 **烫草果仁** 取洁净河砂置炒制容器内，用武火加热至滑利状态时，投入净草果仁，不断翻动，炒至焦黄色、鼓起时，取出，筛去河砂，放凉。用时捣碎。

【**性状**】 **烫草果仁** 本品为圆锥状多面体，直径约 5mm；表面焦黄色，种皮鼓起。有香气。

【**性味与归经**】 辛，温。归脾、胃经。

【**功能与主治**】 燥湿温中，截疟除痰。用于寒湿内阻，脘腹胀痛，痞满呕吐，疟疾寒热，瘟疫发热。烫草果仁降低其辛燥劣性。

【**用法与用量**】 3～6g。

【**贮藏**】 置阴凉干燥处。

【**收载标准**】《中国药典》2020 年版一部 249 页。

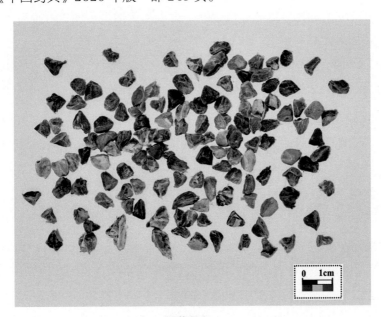

烫草果仁

南五味子 Nanwuweizi
SCHISANDRAE SPHENANTHERAE FRUCTUS

【来源】 本品为木兰科植物华中五味子 *Schisandra sphenanthera* Rehd. et Wils. 的干燥成熟果实。秋季果实成熟时采摘，晒干，除去果梗和杂质。

【主要产地】 河南、湖南等地。

【炮制】 **酒南五味子** 将净南五味子用黄酒拌匀，闷润至黄酒被吸尽，放适宜蒸制容器内，先用武火加热，待圆气后改用文火，蒸至紫黑色或黑褐色时，取出，摊晾至外皮微干，再将余汁拌入，吸尽，干燥。

每100kg南五味子，用黄酒18kg。

蜜南五味子 先将炼蜜加适量沸水稀释后，加入净南五味子中拌匀，闷透，置炒制容器内，用文火炒至不粘手，取出，放凉。

每100kg南五味子，用炼蜜18kg。

【性状】 **酒南五味子** 本品为球形或扁球形，直径4～6mm。表面紫黑色或黑褐色，皱缩。种子1～2，肾形，表面棕黄色，有光泽，种皮薄而脆。略有酒气，味微酸。

蜜南五味子 本品为球形或扁球形，直径4～6mm。表面红棕色，显黏性，微有光泽，皱缩，果肉常紧贴于种子上。种子1～2，肾形，表面棕色，有光泽，种皮薄而脆。具蜜香气，果肉味甜微酸。

【鉴别】 取本品粉末1g，加环己烷10ml，超声处理30分钟，滤过，滤液蒸干，残渣加甲醇2ml使溶解，离心，取上清液蒸干，残渣加环己烷1ml使溶解，作为供试品溶液。另取南五味子对照药材1g，同法制成对照药材溶液。再取安五脂素对照品，加环己烷制成每1ml含2mg的溶液，作为对照品溶液。照薄层色谱法（《中国药典》2020年版四部通则0502）试验，吸取三种溶液各2μl，分别点于同一硅胶G薄层板上，以三氯甲烷-丙酮（60：1）为展开剂，展开，取出，晾干，喷以磷钼酸试液，在105℃加热至斑点显色清晰。供试品色谱中，在与对照药材色谱和对照品色谱相应的位置上，显相同的深蓝色斑点。

【检查】 **水分** 不得过12.0%（《中国药典》2020年版四部通则0832第四法）。

总灰分 不得过6.0%（《中国药典》2020年版四部通则2302）。

【含量测定】 照高效液相色谱法（《中国药典》2020年版四部通则0512）测定。

色谱条件与系统适用性试验 以十八烷基硅烷键合硅胶为填充剂；以四氢呋喃-水（38：62）为流动相；检测波长为254nm。理论板数按五味子酯甲峰计算应不低于3 000。

对照品溶液的制备 取五味子酯甲对照品适量，精密称定，加甲醇制成每1ml含40μg的溶液，即得。

供试品溶液的制备 取本品粉末（过三号筛）约0.5g，精密称定，置具塞锥形瓶中，精密加入甲醇50ml，称定重量，超声处理（功率250W，频率40kHz）30分钟，放冷，再称定重量，用甲醇补足减失的重量，摇匀，滤过，取续滤液，即得。

测定法 分别精密吸取对照品溶液与供试品溶液各20μl，注入液相色谱仪，测定，即得。

本品按干燥品计算，含五味子酯甲（C$_{30}$H$_{32}$O$_9$）不得少于 0.20%。

【性味与归经】 酸、甘，温。归肺、心、肾经。

【功能与主治】 收敛固涩，益气生津，补肾宁心。用于久嗽虚喘，梦遗滑精，遗尿尿频，久泻不止，自汗盗汗，津伤口渴，内热消渴，心悸失眠。酒南五味子增强其滋肾涩精的作用；蜜南五味子敛肺，润肺，止咳。

【用法与用量】 2～6g。

【贮藏】 置通风干燥处，防霉。

【收载标准】《中国药典》2020 年版一部 255 页。

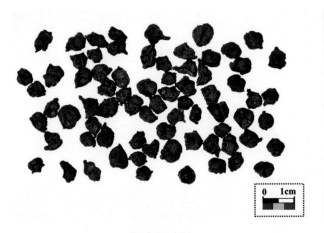

酒南五味子　　　　　　　　　　　　　　　蜜南五味子

南瓜子 Nanguazi
CUCURBITAE SEMEN

【来源】 本品为葫芦科植物南瓜 *Cucurbita moschata*（Duch.ex Lam.）Duch.ex Poirte 的干燥成熟种子。夏、秋二季收集成熟种子，除去瓤膜，洗净，干燥。

【主要产地】 全国大部分地区均产。

【炮制】 除去杂质。用时捣碎。

【性状】 本品为扁椭圆形，一端略尖，边缘稍有棱，长 1.2～2.0cm，宽 0.6～1.2cm。表面白色或黄白色，微有光泽，近边缘有黄绿色环边，种脐呈点状，位于尖端。除去种皮，可见灰绿色薄膜状胚乳，子叶 2，黄色，肥厚，富油性。气香，味微甘。

【检查】 水分 不得过 9.0%（《中国药典》2020 年版四部通则 0832 第二法）。

【浸出物】 照醇溶性浸出物测定法（《中国药典》2020 年版四部通则 2201）项下的热浸法，用乙醇作溶剂，不得少于 16.0%。

【性味与归经】 甘，温。归胃、大肠经。

【功能与主治】 杀虫。用于绦虫病、血吸虫病、蛔虫病，产后手足浮肿，百日咳，痔疮。

【用法与用量】 50～100g。

【贮藏】 置阴凉干燥处，防蛀，防泛油。

【收载标准】《河南省中药材标准（二）》1993 年版 68 页。

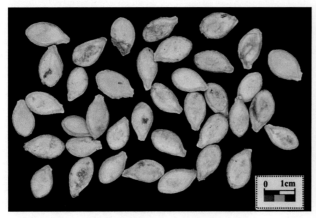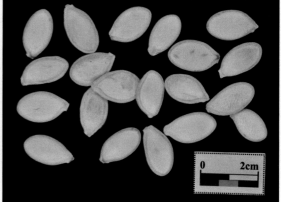

南瓜子

枳实
Zhishi
AURANTII FRUCTUS IMMATURUS

【来源】 本品为芸香科植物酸橙 *Citrus aurantium* L. 及其栽培变种或甜橙 *Citrus sinensis* Osbeck 的干燥幼果。5～6 月收集自落的果实，除去杂质，自中部横切为两半，晒干或低温干燥，较小者直接晒干或低温干燥。

【主要产地】 四川、江西、浙江、江苏等地。

【炮制】 炒枳实 取净枳实片，置炒制容器内，用文火加热至淡黄色时，取出，放凉。

枳实炭 取净枳实片，置炒制容器内，用武火炒至外表面黑褐色时，喷淋清水少许，熄灭火星，取出，晾干。

【性状】 炒枳实 本品为不规则弧状条形或圆形薄片。表面淡黄色，偶有焦斑。气焦香，味苦、微酸。

枳实炭 形如炒枳实，外表面黑褐色。

【鉴别】 本品粉末淡黄色或棕黄色。中果皮细胞类圆形或形状不规则，壁大多呈不均匀增厚。果皮表皮细胞表面观多角形、类方形或长方形，气孔环式，直径 18～26μm，副卫细胞 5～9 个；侧面观外被角质层。草酸钙方晶存在于果皮和汁囊细胞中，呈斜方形、多面体形或双锥形，直径 2～24μm。橙皮苷结晶存在于薄壁细胞中，黄色或无色，呈圆形或无定形团块，有的显放射状纹理。油室碎片多见，分泌细胞狭长而弯曲。螺纹导管、网纹导管及管胞细小。

【性味与归经】 苦、辛、酸，微寒。归脾、胃经。

【功能与主治】 破气消积，化痰散痞。用于积滞内停，痞满胀痛，泻痢后重，大便不通，痰滞气阻，胸痹，结胸，脏器下垂。炒枳实增强其消积健胃的作用。枳实炭止血宽中。

【用法与用量】 3～10g，内服煎汤或入丸散。外用研末调敷或炒热熨。

【注意事项】 孕妇慎用。

【贮藏】 置阴凉干燥处，防蛀。

【收载标准】《中国药典》2020 年版一部 258 页。

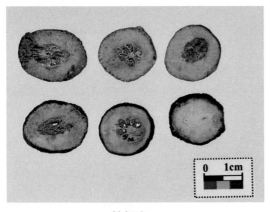

炒枳实 　　　　　　　　　　　　　　枳实炭

柏子仁 Baiziren
PLATYCLADI SEMEN

【来源】 本品为柏科植物侧柏 *Platycladus orientalis*（L.）Franco 的干燥成熟种仁。秋、冬二季采收成熟种子。晒干，除去种皮，收集种仁。

【主要产地】 山东、河南、河北等地。

【炮制】 炒柏子仁　取净柏子仁，置炒制容器内，用文火微炒至微黄色，有香气逸出时，取出，放凉。

【性状】 炒柏子仁　本品为长卵形或长椭圆形，长 4～7mm，直径 1.5～3mm。表面黄色，偶见焦斑，外包膜质内种皮，顶端略尖，有深褐色的小点，基部钝圆。质软，富油性。具焦香气，味淡。

【鉴别】 本品粉末深黄色至棕色。种皮表皮细胞长条形，常与含棕色色素的下皮细胞相连。内胚乳细胞类多角形或类圆形，胞腔内充满较大的糊粉粒和脂肪油滴，糊粉粒溶化后留有网格样痕迹。子叶细胞呈长方形，胞腔内充满较小的糊粉粒和脂肪油滴。

【检查】 酸败度　照酸败度测定法（《中国药典》2020 年版四部通则 2303）测定。

酸值　不得过 40.0。

羰基值　不得过 30.0。

过氧化值　不得过 0.26。

黄曲霉毒素　照真菌毒素测定法（《中国药典》2020 年版四部通则 2351）测定。

本品每 1 000g 含黄曲霉毒素 B_1 不得过 5μg，黄曲霉毒素 G_2、黄曲霉毒素 G_1、黄曲霉毒素 B_2 和黄曲霉毒素 B_1 总量不得过 10μg。

【性味与归经】 甘，平。归心、肾、大肠经。

【功能与主治】 养心安神，润肠通便，止汗。用于阴血不足，虚烦失眠，心悸怔忡，肠燥便秘，阴虚盗汗。炒柏子仁缓和药性。

【用法与用量】 3～10g，内服煎汤或入丸散。外用：炒研取油涂。

【贮藏】 置阴凉干燥处，防热，防蛀。

【收载标准】《中国药典》2020年版一部259页。

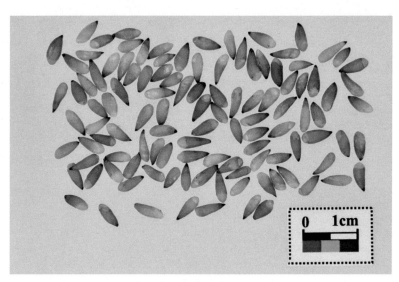

炒柏子仁

栀子 Zhizi
GARDENIAE FRUCTUS

【来源】 本品为茜草科植物栀子 *Gardenia jasminoides* Ellis 的干燥成熟果实。9～11月果实成熟呈红黄色时采收，除去果梗和杂质，蒸至上气或置沸水中略烫，取出，干燥。

【主要产地】 浙江、江西、湖南、福建、湖北、江苏等地。

【炮制】 **栀子皮** 取净栀子，去仁，取壳。

栀子仁 取净栀子，去壳，取仁。

酒栀子 取净栀子碎块，加黄酒拌匀，闷透，置炒制容器内，用文火炒干，取出，放凉。

每100kg栀子，用黄酒12kg。

姜栀子 取净栀子碎块，加姜汁拌匀，置炒制容器内，用文火炒干，取出，晾干。

每100kg栀子，用生姜12kg。

栀子炭 取净栀子碎块，置炒制容器内，用武火炒至黑褐色，喷淋清水少许，熄灭火星，取出，晾干。

【性状】 **栀子皮** 本品为大小不一的果皮。表面红黄色或棕红色，具6条翅状纵棱，棱间常有1条明显的纵脉纹，并有分枝。果皮薄而脆，略有光泽；内表面色较浅，有光泽，具2～3条隆起的假隔膜。气微，味微酸而苦。

栀子仁 本品为卵圆形的种子团，深红色或红黄色。种子扁圆形，表面密具细小疣状突起。气微，味微酸而苦。

酒栀子 本品为不规则的碎块。表面深金黄色或黄红色，有的可见翅状纵棱。种子多数，扁卵圆形，深红色或棕红色。气微，味微酸而苦。

姜栀子 本品为不规则的碎块。表面深金黄色或黄红色，有的可见翅状纵棱。种子多数，扁卵圆形，深红色或棕红色。气微，味微酸而苦，略具姜味。

栀子炭 本品为不规则的碎块。表面黑褐色或焦黑色。具焦香气，味微苦。

【鉴别】 （1）栀子皮粉末红黄色或棕黄色。内果皮石细胞类长方形、类圆形或类三角形，常上下层交错排列或与纤维连结，直径 14～34μm，长约 75μm，壁厚 4～13μm；胞腔内常含草酸钙方晶。内果皮纤维细长，梭形，直径约 10μm，长约 110μm，常交错、斜向镶嵌状排列。草酸钙簇晶直径 19～34μm。

栀子仁粉末深红色或红黄色。种皮石细胞黄色或淡棕色，长多角形、长方形或形状不规则，直径 60～112μm，长至 230μm，壁厚，纹孔甚大，胞腔棕红色。草酸钙簇晶直径 19～34μm。

酒栀子、姜栀子粉末黄棕色或红棕色。内果皮石细胞类长方形、类圆形或类三角形，常上下层交错排列或与纤维连结，直径 14～34μm，长约 75μm，壁厚 4～13μm；胞腔内常含草酸钙方晶。内果皮纤维细长，梭形，直径约 10μm，长约 110μm，常交错、斜向镶嵌状排列。种皮石细胞黄色或淡棕色，长多角形、长方形或形状不规则，直径 60～112μm，长至 230μm，壁厚，纹孔甚大，胞腔棕红色。草酸钙簇晶直径 19～34μm。

（2）取栀子皮、栀子仁、酒栀子或姜栀子粉末 1g，加 50% 甲醇 10ml，超声处理 40 分钟，滤过，取滤液作为供试品溶液。另取栀子对照药材 1g，同法制成对照药材溶液。再取栀子苷对照品，加乙醇制成每 1ml 含 4mg 的溶液，作为对照品溶液。照薄层色谱法（《中国药典》2020 年版四部通则 0502）试验，吸取上述三种溶液各 2μl，分别点于同一硅胶 G 薄层板上，以乙酸乙酯－丙酮－甲酸－水（5：5：1：1）为展开剂，展开，取出，晾干。供试品色谱中，在与对照药材色谱相应的位置上，显相同的黄色斑点；再喷以 10% 硫酸乙醇溶液，在 110℃加热至斑点显色清晰。供试品色谱中，在与对照药材色谱和对照品色谱相应的位置上，显相同颜色的斑点。

【检查】 **水分** 栀子皮、栀子仁、酒栀子、姜栀子 不得过 10.0%；栀子炭 不得过 3.0%（《中国药典》2020 年版四部通则 0832 第二法）。

总灰分 栀子皮、栀子炭 不得过 8.0%；栀子仁、酒栀子、姜栀子 不得过 6.0%（《中国药典》2020 年版四部通则 2302）。

【含量测定】 照高效液相色谱法（《中国药典》2020 年版四部通则 0512）测定。

色谱条件与系统适用性试验 以十八烷基硅烷键合硅胶为填充剂；以乙腈－水（15：85）为流动相；检测波长为 238nm。理论板数按栀子苷峰计算应不低于 1 500。

对照品溶液的制备 取栀子苷对照品适量，精密称定，加甲醇制成每 1ml 含 30μg 的溶液，即得。

供试品溶液的制备 取本品粉末（过四号筛）约 0.1g，精密称定，置具塞锥形瓶中，精密加入甲醇 25ml，称定重量，超声处理 20 分钟，放冷，再称定重量，用甲醇补足减失的重量，摇匀，滤过。精密量取续滤液 10ml，置 25ml 量瓶中，加甲醇至刻度，摇匀，即得。

测定法 分别精密吸取对照品溶液与供试品溶液各 10μl，注入液相色谱仪，测定，即得。

本品按干燥品计算，栀子皮含栀子苷（$C_{17}H_{24}O_{10}$）不得少于 0.50%；栀子仁含栀子苷（$C_{17}H_{24}O_{10}$）不得少于 2.0%；酒栀子、姜栀子含栀子苷（$C_{17}H_{24}O_{10}$）不得少于 1.4%；栀子炭含栀子苷（$C_{17}H_{24}O_{10}$）不得少于 0.60%。

【**性味与归经**】 苦，寒。归心、肺、三焦经。

【**功能与主治**】 泻火除烦，清热利尿，凉血解毒。用于热病心烦，黄疸尿赤，血淋涩痛，血热吐血，目赤肿痛，火毒疮疡；外治扭挫伤痛。栀子皮去肌表热。用于肌表烦热，火毒疮疡，扭挫伤痛。栀子仁清心热，凉血止血。用于热病心烦，黄疸尿赤症。酒栀子清上焦之热。用于目赤肿痛。姜栀子缓和寒性，除烦止呕。用于心烦呕吐。栀子炭收敛止血。用于吐血，咯血，咳血，衄血，尿血，崩漏下血等。

【**用法与用量**】 6～9g。

【**贮藏**】 置通风干燥处；酒栀子、姜栀子，密闭，贮于阴凉干燥处。

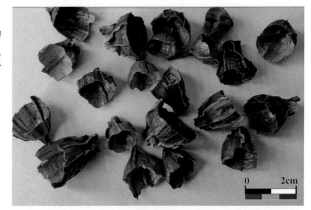

栀子皮

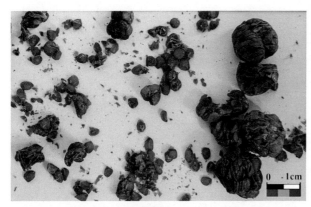

栀子仁

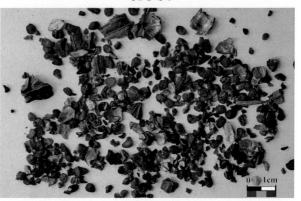

酒栀子

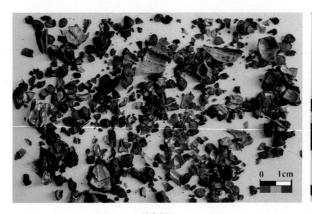

姜栀子

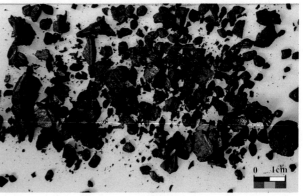

栀子炭

黄曲霉毒素 照真菌毒素测定法（《中国药典》2020年版四部通则2351）测定。

本品每1 000g含黄曲霉毒素B_1不得过5μg，黄曲霉毒素G_2、黄曲霉毒素G_1、黄曲霉毒素B_2和黄曲霉毒素B_1总量不得过10μg。

【性味与归经】 甘、涩，平。归脾、肾、心经。

【功能与主治】 补脾止泻，止带，益肾涩精，养心安神。用于脾虚泄泻，带下，遗精，心悸失眠。

【用法与用量】 6～15g。

【贮藏】 置干燥处，防蛀。

【收载标准】《中国药典》2020年版一部285页。

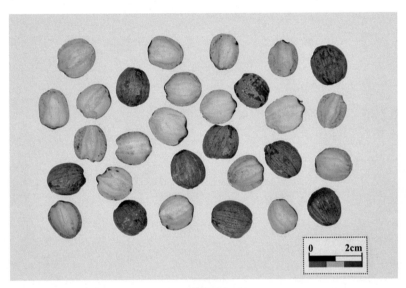

炒莲肉

桃仁 Taoren
PERSICAE SEMEN

【来源】 本品为蔷薇科植物桃 *Prunus persica* (L.) Batsch 或山桃 *Prunus davidiana* (Carr.) Franch. 的干燥成熟种子。果实成熟后采收，除去果肉和核壳，取出种子，晒干。

【主要产地】 四川、陕西、山东、河北、贵州、湖北等地。

【炮制】 **麸炒桃仁** 先将炒制容器加热，至撒入麸皮即刻烟起，随即投入净燀桃仁，迅速翻动，文火炒至表面呈黄色，取出，筛去麸皮，放凉。用时捣碎。

每100kg桃仁，用麸皮12kg。

【性状】 **麸炒桃仁** 本品为扁长卵形，长0.9～1.8cm，宽0.6～1.2cm，厚0.2～0.6cm。表面黄色或深黄色，略有焦斑。一端尖，中部膨大，另端钝圆稍偏斜，边缘较薄。子叶2，富油性。气微香，味微苦。

【鉴别】 取本品粗粉2g，加石油醚（60～90℃）50ml，加热回流1小时，滤过，弃去石油醚液，药渣再用石油醚25ml洗涤，弃去石油醚，药渣挥干，加甲醇30ml，加热回流1小时，放冷，滤过，取滤液作为供试品溶液。另取苦杏仁苷对照品，加甲醇制成每1ml含2mg的溶液，作为对照品溶液。照薄层色谱法（《中国药典》2020年版四部通则0502）试验，吸取上述两种溶液各5μl，分别点于同一硅胶G薄层板上，以三氯甲烷－乙酸乙酯－甲醇－水（15：40：22：10）5～10℃放置12小时的下层溶液为展开剂，展开，取出，立即喷以磷钼酸硫酸溶液（磷钼酸2g，加水20ml使溶解，再缓缓加入硫酸30ml，混匀），在105℃加热至斑点显色清晰。供试品色谱中，在与对照品色谱相应的位置上，显相同颜色的斑点。

【检查】 照酸败度检查法（《中国药典》2020年版四部通则2303）测定。

酸值 不得过10.0。

羰基值 不得过11.0。

黄曲霉毒素 照真菌毒素测定法（《中国药典》2020年版四部通则2351）测定。

本品每1 000g含黄曲霉毒素B_1不得过5μg，黄曲霉毒素G_2、黄曲霉毒素G_1、黄曲霉毒素B_2和黄曲霉毒素B_1总量不得过10μg。

【性味与归经】 苦、甘，平。归心、肝、大肠经。

【功能与主治】 活血祛瘀，润肠通便，止咳平喘。用于经闭痛经，癥瘕痞块，肺痈肠痈，跌仆损伤，肠燥便秘，咳嗽气喘。

【用法与用量】 5～10g。

【注意事项】 孕妇慎用。

【贮藏】 置阴凉干燥处，防蛀。

【收载标准】 《中国药典》2020年版一部290页。

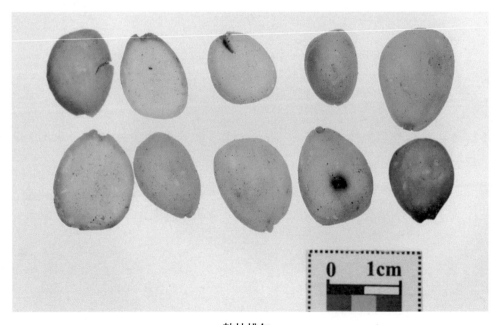

麸炒桃仁

桃奴 Taonu
PERSICAE IMMATURUS FRUCTUS

【来源】 本品为蔷薇科植物桃 *Prunus persica*（L.）Batsch 或山桃 *Prunus davidiana*（Carr.）Franch. 的干燥未成熟果实。立秋后将桃树上发育不良，长不大的桃子，在核尚未完全硬化时采下，晒干。

【主要产地】 四川、陕西、山东、山西、河北、贵州、湖北等地。

【炮制】 除去杂质，刷净果皮上绒毛，洗净，晒干。用时打碎。

【性状】 本品为矩圆形或卵圆形，长 1.8～3cm，直径 1.5～2cm，厚 0.9～1.5cm。先端渐尖，鸟喙状，基部不对称，有的留存少数棕红色的果柄。表面黄绿色，具网状皱缩的纹理，密被短柔毛；内果皮腹缝线凸出，背缝线不明显。质坚实，不易折断。气微弱，味微酸、涩。

【鉴别】 本品粉末棕黄色。非腺毛单细胞，淡黄色，多自基部断离，壁厚，纤维状，长 36～612μm，有的表面具螺纹。网纹、梯纹导管多见。

【检查】 水分 不得过 12.0%（《中国药典》2020 年版四部通则 0832 第二法）。

【浸出物】 照水溶性浸出物测定法（《中国药典》2020 年版四部通则 2201）项下的热浸法测定，不得少于 29.0%。

【性味与归经】 苦，微温。归肝、心经。

【功能与主治】 止汗，止血。用于盗汗，遗精，吐血，妊娠下血。

【用法与用量】 4.5～9g。

【贮藏】 置通风干燥处，防蛀。

【收载标准】《山东省中药材标准》（2012 年版）235 页。

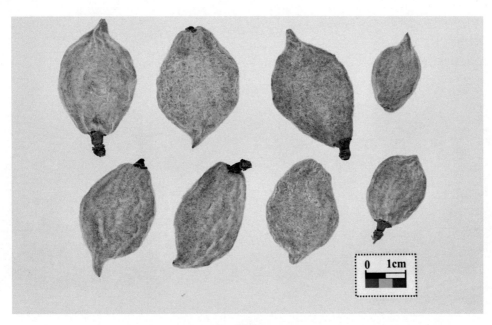

桃奴

益智 Yizhi
ALPINIAE OXYPHYLLAE FRUCTUS

【来源】 本品为姜科植物益智 *Alpinia oxyphylla* Miq. 的干燥成熟果实。夏、秋二季间果实由绿变红时采收，晒干或低温干燥。

【主要产地】 广东、广西等地。云南、福建等地亦产。

【炮制】 **炒益智仁** 取净益智，置炒制容器内，用武火炒至外壳呈焦褐色、鼓起，果仁呈黄色为度，取出，去壳取仁。用时捣碎。

砂烫益智仁 取洁净河砂置炒制容器内，用武火加热至滑利状态时，投入净益智，不断翻动，炒至外壳呈焦黄色、鼓起，取出，筛去河砂，去壳取仁。用时捣碎。

【性状】 **炒益智仁** 本品为不规则扁圆形的种子或种子团残瓣。表面呈黄色。质硬，胚乳白色。有特异香气，味辛、微苦。

砂烫益智仁 本品为不规则扁圆形的种子或种子团残瓣。表面呈黄色。质硬，胚乳白色。有特异香气，味辛、微苦。

【鉴别】 本品粉末黄棕色。种皮表皮细胞表面观呈长条形，直径约 29μm，壁稍厚，常与下皮细胞上下层垂直排列。色素层细胞皱缩，界限不清楚，含红棕色或深棕色物，常碎裂成不规则色素块。油细胞类方形、长方形，或散列于色素层细胞间。内种皮厚壁细胞黄棕色或棕色，表面观多角形，壁厚，非木化，胞腔内含硅质块；断面观细胞 1 列，栅状，内壁和侧壁极厚，胞腔偏外侧，内含硅质块。外胚乳细胞充满细小淀粉粒集结成的淀粉团。内胚乳细胞含糊粉粒和脂肪油滴。

【性味与归经】 辛，温。归脾、肾经。

【功能与主治】 暖肾固精缩尿，温脾止泻摄唾。用于肾虚遗尿，小便频数，遗精白浊，脾寒泄泻，腹中冷痛，口多唾涎。炒益智仁、砂烫益智仁去壳，并去辛燥，以免伤肾。

【用法与用量】 3～10g。

【贮藏】 置阴凉干燥处。

【收载标准】《中国药典》2020 年版一部 303 页。

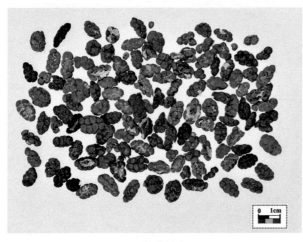

炒益智仁

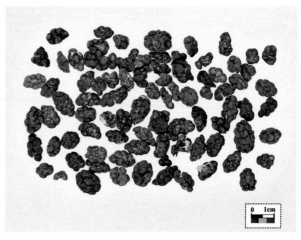

砂烫益智仁

黄荆子 Huangjingzi
VITICIS NEGUNDINIS FRUCTUS

【来源】 本品为马鞭草科植物黄荆 *Vitex negundo* L. 或牡荆 *Vitex negundo* L. var. *cannabifolia*（Sied.et Zucc.）Hand.–Mazz. 的干燥成熟果实。秋季果实成熟时采收，晾干。

【主要产地】 全国大部分地区均产。

【炮制】 除去杂质、果梗。用时捣碎。

【性状】 本品为卵圆形。宿萼钟形，顶端 5 浅齿，紧抱果实的大部分，浅灰色，外密被灰白色短茸毛，并有纵脉纹 10 条，基部具短果柄。果实表面棕褐色，较光滑，微显细纵纹；顶端截形，有微凹的花柱痕。果皮质硬，不易破碎，内含黄白色种子数枚。气微，味微苦、涩。

【鉴别】 （1）本品粉末灰褐色。花萼表皮细胞类长圆形，壁多弯曲，直径 10～22μm。中果皮细胞类圆形、长圆形或不规则形，直径 20～40μm，壁厚，木化，纹孔密集而大。内果皮石细胞类圆形、长条形、纺锤形或类三角形，直径 20～45μm，壁极厚，胞腔窄或不甚明显。

（2）取本品粉末 0.5g，加乙醇 20ml，超声处理 20 分钟，滤过，滤液蒸干，残渣加乙醇 1ml 使溶解，作为供试品溶液。另取黄荆子对照药材 0.5g，同法制成对照药材溶液。照薄层色谱法（《中国药典》2020 年版四部通则 0502）试验，吸取上述两种溶液各 2～5μl，分别点于同一硅胶 G 薄层板上，以乙酸乙酯－石油醚（60～90℃）–甲醇（6∶4∶1）为展开剂，展开，取出，晾干，置紫外光灯（365nm）下检视。供试品色谱中，在与对照药材色谱相应的位置上，显相同颜色的荧光斑点。

【检查】 水分　不得过 13.0%（《中国药典》2020 年版四部通则 0832 第二法）。

总灰分　不得过 5.0%（《中国药典》2020 年版四部通则 2302）。

【浸出物】 照醇溶性浸出物测定法（《中国药典》2020 年版四部通则 2201）项下的热浸法测定，用乙醇作溶剂，不得少于 7.0%。

【性味与归经】 苦，温。归肺、胃经。

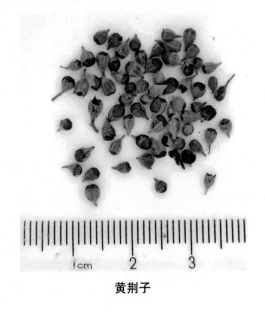

黄荆子

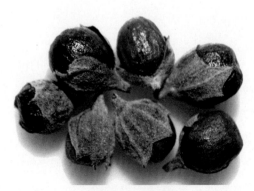

黄荆子（局部）

【功能与主治】 祛风除痰，行气止痛。用于伤风感冒，咳喘，食滞，胃痛，小肠疝气及痔漏。

【用法与用量】 5～9g。

【贮藏】 置通风干燥处，防潮。

【收载标准】《河南省中药材标准（二）》1993 年版 83 页。

菟丝子 Tusizi
CUSCUTAE SEMEN

【来源】 本品为旋花科植物南方菟丝子 *Cuscuta australis* R.Br. 或菟丝子 *Cuscuta chinensis* Lam. 的干燥成熟种子。秋季果实成熟时采收植株，晒干，打下种子，除去杂质。

【主要产地】 山东、河北、天津、山西、辽宁、河南、江苏、黑龙江、内蒙古等地。

【炮制】 炒菟丝子 取净菟丝子，置炒制容器内，用文火炒至颜色变深，有爆裂声，并有香气逸出时取出，放凉。

菟丝饼 取净菟丝子，加水适量（或加黄酒少许），煮至爆花水尽，取出，捣烂作饼，切成长方块，晒干。

【性状】 炒菟丝子 本品为类球形，直径 1～2mm。表面黄褐色至棕褐色，粗糙，种脐线形或扁圆形。质坚实。气微香，味微苦。

菟丝饼 本品为黄棕色至棕褐色的小块。气微，味淡。

【鉴别】 （1）取本品少量，加沸水浸泡后，表面有黏性；加热煮至种皮破裂时，可露出黄白色卷旋状的胚，形如吐丝。

（2）本品粉末黄褐色或深褐色。种皮表皮细胞断面观呈类方形或类长方形，侧壁增厚；表面观呈圆多角形，角隅处壁明显增厚。种皮栅状细胞成片，断面观 2 列，外列细胞较内列细胞短，具光辉带，位于内侧细胞的上部；表面观呈多角形，皱缩。胚乳细胞呈多角形或类圆形，胞腔内含糊粉粒。子叶细胞含糊粉粒及脂肪油滴。

（3）取本品粉末 0.5g，加甲醇 40ml，加热回流 30 分钟，滤过，滤液浓缩至 5ml，作为供试品溶液。另取菟丝子对照药材 0.5g，同法制成对照药材溶液。再取金丝桃苷对照品，加甲醇制成每 1ml 含 1mg 的溶液，作为对照品溶液。照薄层色谱法（《中国药典》2020 年版四部通则 0502）试验，吸取上述三种溶液各 1～2μl，分别点于同一聚酰胺薄膜上，以甲醇－冰醋酸－水（4∶1∶5）为展开剂，展开，取出，晾干，喷以三氯化铝试液，置紫外光灯（365nm）下检视。供试品色谱中，在与对照药材色谱和对照品色谱相应的位置上，显相同颜色的荧光斑点。

【检查】 水分 炒菟丝子 不得过 10.0%（《中国药典》2020 年版四部通则 0832 第二法）。

总灰分 炒菟丝子 不得过 10.0%（《中国药典》2020 年版四部通则 2302）。

酸不溶性灰分 炒菟丝子 不得过 4.0%（《中国药典》2020 年版四部通则 2302）。

【含量测定】 炒菟丝子 照高效液相色谱法（《中国药典》2020 年版四部通则 0512）测定。

色谱条件与系统适用性试验 以十八烷基硅烷键合硅胶为填充剂；以乙腈－0.1% 磷酸溶液

（17∶83）为流动相；检测波长为360nm。理论板数按金丝桃苷峰计算应不低于5 000。

对照品溶液的制备　取金丝桃苷对照品适量，精密称定，加甲醇制成每1ml含48μg的溶液，即得。

供试品溶液的制备　取本品粉末（过四号筛）1g，精密称定，置50ml量瓶中，加80%甲醇40ml，超声处理（功率500W，频率40kHz）1小时，放冷，加80%甲醇至刻度，摇匀，滤过，取续滤液，即得。

测定法　分别精密吸取对照品溶液与供试品溶液各10μl，注入液相色谱仪，测定，即得。

本品按干燥品计算，含金丝桃苷（$C_{21}H_{20}O_{12}$）不得少于0.10%。

【**性味与归经**】　辛、甘，平。归肝、肾、脾经。

【**功能与主治**】　补益肝肾，固精缩尿，安胎，明目，止泻；外用消风祛斑。用于肝肾不足，腰膝酸软，阳痿遗精，遗尿尿频，肾虚胎漏，胎动不安，目昏耳鸣，脾肾虚泻；外治白癜风。

【**用法与用量**】　6～12g。外用适量。

【**贮藏**】　置通风干燥处。

【**收载标准**】《中国药典》2020年版一部322页。

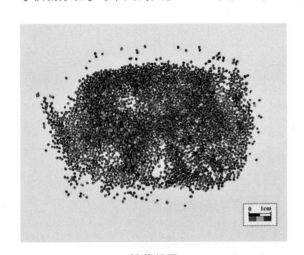

炒菟丝子

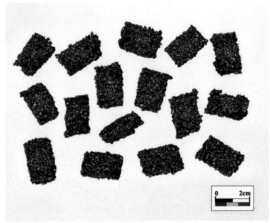

菟丝饼

梅杏 Meixing
ARMENIACAE FRUCTUS

【**来源**】　本品为蔷薇科植物杏 *Prunus armeniaca* L. 的近成熟果实经加工后的果肉。夏季果实近成熟时采摘，经加工而成。

【**主要产地**】　河南省许昌、禹州、尉氏、汝南、洛宁、新密等地。

【**炮制**】　采摘近成熟的果实，去核，以大青盐腌制后，晾晒至近干，每个用青铜钱相夹，放入适宜容器中，再撒以青盐，封扎罐口，埋于地下至梅杏变翠绿色。

【**性状**】　本品为翠绿色或灰绿色的梅杏果肉。表面可见灰白色颗粒状细小结晶，皱缩不平，基部有凹陷的圆形果梗痕。气微，味酸、咸、涩。

【鉴别】 本品外果皮表皮细胞多角形，非腺毛由1～3个细胞组成，无色，长88～455μm，直径9～21μm，基部膨大呈头状或三角形，壁厚，有的表面具螺旋状角质纹理。薄壁组织细胞中有时可见细小草酸钙簇晶散在。

【性味与归经】 酸、涩，平。归脾、肝、肺经。

【功能与主治】 敛肺，行气，去瘀，生津止渴。用于梅核膈气、喉痹、泻痢等。

【用法与用量】 每次0.5～1g，舌下含化。

【贮藏】 置阴凉干燥处或密闭保存。

【收载标准】《河南省中药材标准（二）》1993年版85页。

甜杏仁 Tianxingren
ARMENIACAE SEMEN DULCE

【来源】 本品为蔷薇科植物杏 *Prunus armeniaca* L. 或山杏 *Prunus armeniaca* L. var. *ansu* Maxim 的部分栽培种味甜的干燥种子。夏季采收成熟果实，除去果肉和核壳，取出种子，晒干。

【主要产地】 河南、河北、辽宁、新疆和甘肃等地。

【炮制】 **燀甜杏仁** 取净甜杏仁投入沸水中，翻动片刻，种皮微膨起捞出，浸入凉水中，搓去种皮，干燥，除去杂质。用时捣碎。

炒甜杏仁 取净燀甜杏仁，置炒制容器内，用文火炒至微黄色，微具焦斑时，取出，放凉。用时捣碎。

【性状】 **燀甜杏仁** 本品为扁心形，长1.0～2.1cm，宽0.8～1.6cm，厚0.5～0.8cm。表面乳白色或淡黄白色，顶端尖，基部钝圆，肥厚，左右不对称。质脆，富油性。气微，味微甘。

炒甜杏仁 形如燀甜杏仁，表面黄白色，微具焦斑，质脆，富油性。有香气，味微甘。

【检查】 **杂质** 不得过1.5%（《中国药典》2020年版四部通则2301）。

水分 不得超过6.0%（《中国药典》2020年版四部通则0832第二法）。

总灰分 不得过5.0%（《中国药典》2020年版四部通则2302）。

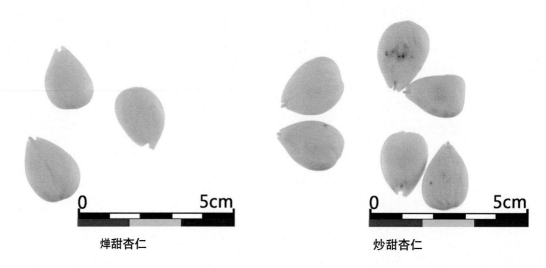

燀甜杏仁　　　　　　　　　　炒甜杏仁

过氧化值　不得过 0.11（《中国药典》2020 年版四部通则 2303）。

【性味与归经】　甘，平。归肺、大肠经。

【功能与主治】　止咳化痰，润肺，润肠，益气和中。用于肺虚久咳，津伤便秘，脾虚不运，胃纳呆滞等症。

【用法与用量】　5～10g。

【贮藏】　置阴凉干燥处，防蛀，防泛油。

【收载标准】《山东省中药材标准》2002 年版 211 页。

望江南　Wangjiangnan
CASSIAE SOPHERAE SEMEN

【来源】　本品为豆科植物茳芒决明 *Cassia sophera* L. 的干燥成熟种子，秋季果实成熟时采收，晒干，打下种子，除去杂质。

【主要产地】　河南、河北、山东、江苏、安徽、广西等地。

【炮制】　除去杂质。

【性状】　本品为广卵形而扁，直径 3～4mm。表面黄绿色或绿褐色，微有光泽，两面中央各有一椭圆形凹斑，偏斜，一端略尖，旁有种脐。质坚硬，气微，味微苦。

【鉴别】（1）本品粉末绿黄色。种皮栅状细胞多成片，无色或淡黄色，侧面观由 1 列细胞组成，呈狭长形，排列稍不平整，壁较厚，光辉带 1 条；表面观呈类多角形，壁稍皱缩。种皮支持细胞侧面观哑铃状，两端略膨大；表面观类圆形，壁薄，可见两个同心圆圈。角质层碎片无色，多透明，表面观可见网格样纹理；侧面观长条形，有时弯曲。内胚乳细胞壁多黏液化，胞腔内含淡黄色物。

（2）取本品粉末 1g，加甲醇 20ml，超声处理 10 分钟，滤过，取滤液 5ml，蒸干，加水 10ml，加盐酸 1ml，超声处理 10 分钟，置于分液漏斗中，用乙醚振摇提取 2 次，每次 20ml，合并乙醚液，蒸干，加三氯甲烷 1ml 使溶解，作为供试品溶液。另取大黄素甲醚对照品，加甲醇制成每 1ml 含 0.5mg 的溶液，作为对照品溶液。照薄层色谱法（《中国药典》2020 年版四部通则 0502）试验，吸取上述两种溶液各 5μl，分别点于同一硅胶 G 薄层板上，以石油醚（30～60℃）-甲酸乙酯 - 甲酸（15∶5∶1）的上层溶液为展开剂，展开，取出，晾干，置紫外光灯（365nm）下检视。供试品色谱中，在与对照品色谱相应的位置上，显相同颜色的荧光斑点。

【检查】　**水分**　不得过 13.0%（《中国药典》2020 年版四部通则 0832 第二法）。

总灰分　不得过 5.0%（《中国药典》2020 年版四部通则 2302）。

【浸出物】　照水溶性浸性物测定法（《中国药典》2020 年版四部通则 2201）项下的热浸法测定，不得少于 24.0%。

【性味与归经】　甘、苦，平。归胃、肝、大肠经。

【功能与主治】　清肝明目，健胃润肠，解毒止痛。用于目赤肿痛，头晕头胀，咽喉肿痛，口腔糜烂，痢疾腹痛，习惯性便秘等。

【用法与用量】 10～20g。

【贮藏】 置干燥处。

【收载标准】《河南省中药材标准（二）》1993 年版 94 页。

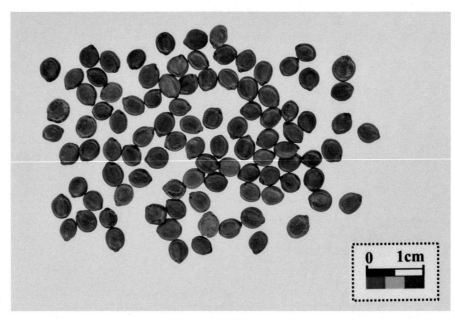

望江南

绿豆衣 Lüdouyi
VIGNAE RADIATAE TESTA

【来源】 本品为豆科植物绿豆 *Vigna radiata*（L.）R. Wilczek 的干燥种皮。收集绿豆加工时的种皮，除去杂质，干燥。

【主要产地】 全国各地均产。

【炮制】 除去杂质。

【性状】 本品形状极不规则，多向内卷曲。外表面黄绿色至暗棕色，具致密的纹理，微有光泽。种脐呈长圆形，槽状，其上常有残留黄白色株柄。内表面色较淡。体轻，质脆易碎。气微，味淡。

【鉴别】 本品粉末黄绿色至棕绿色。种皮栅状细胞成片，横断面观细胞 1 列（种脐处 2 列），狭长，稍不平整长 36～94μm，宽 7～11μm，侧壁上部显著增厚，中部及下部稍厚，下部胞腔明显；顶面观呈多角形。种皮支持细胞 1 列，侧面观呈哑铃状，长 18～67μm；表面观呈类圆形或长圆形，直径 14～32μm，可见环状增厚壁。

【检查】 水分 不得过 13.0%（《中国药典》2020 年版四部通则 0832 第二法）。

总灰分 不得过 7.0%（《中国药典》2020 年版四部通则 2302）。

【浸出物】 照水溶性浸出物测定法（《中国药典》2020 年版四部通则 2201）项下的热浸法测定，用水作溶剂，不得少于 3.0%。

【性味与归经】 甘，寒。归心、胃经。

【功能与主治】 清热解毒，明目退翳。用于暑热疖肿，目赤翳障，解毒。

【用法与用量】 5～12g。

【贮藏】 置干燥处，防霉，防蛀。

【收载标准】《河南省中药材标准（二）》1993年版93页。

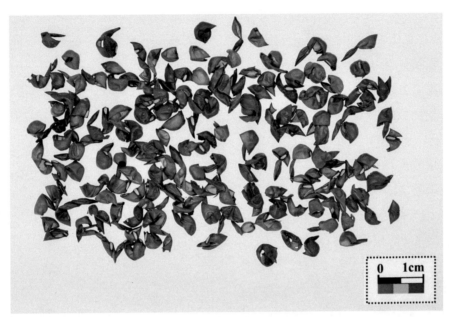

绿豆衣

喜树果 Xishuguo
CAMPTOTHECAE ACUMINATAE FRUCTUS

【来源】 本品为蓝果树科植物喜树 *Camptotheca acuminata* Decne. 的干燥成熟果实。秋季果实成熟尚未脱落时采收，晒干。

【主要产地】 江苏、浙江、江西、福建等省区。

【炮制】 除去杂质。

【性状】 本品为长圆形，长2～2.5cm，宽5～7mm，先端尖，有柱头残基；基部变狭，可见着生在花盘上的椭圆形凹点痕，两边有翅。表面棕色至棕黑色，微有光泽，有纵皱纹，有时可见数条角棱和黑色斑点。质韧，不易折断，断面纤维性，内有种子1粒，干缩成细条状。气微，味苦。

【鉴别】 （1）本品果实横切面：外果皮为一列扁平细胞；中果皮为多列薄壁细胞，含红棕色物，维管束十数个，散列，外侧具纤维群，纤维壁厚，木化；内果皮为数列厚壁纤维。种皮细胞由棕色扁平细胞组成。胚乳细胞和子叶细胞内充满内含物。

粉末淡棕色。石细胞多成群，类长方形、类方形、类椭圆形或不规则形，交错排列，直径20～40μm，壁略增厚，孔沟明显。纤维多成束，长条形或长梭形，直径13～30μm。草酸钙簇晶单个或成行存在中果皮薄壁细胞中，直径8～34μm。螺纹导管直径7～18μm。胚乳细胞类方形或类多角形，直径 22～30μm，胞腔充满颗粒状物。子叶薄壁细胞含有脂肪油滴。

（2）取本品粗粉 2g，加 80% 乙醇 30ml，加热回流 30 分钟，放冷，滤过，滤液蒸干，残渣加三氯甲烷－乙醇（10∶1）20ml 使溶解，滤过，滤液浓缩至 2ml，作为供试品溶液。另取喜树碱对照品，加三氯甲烷制成每 1ml 含 0.2mg 的溶液，作为对照品溶液。照薄层色谱法（《中国药典》2020 年四部通则 0502）试验，吸取上述两种溶液各 5μl，分别点于同一硅胶 G 薄层板上，以三氯甲烷－丙酮（7∶8）为展开剂，展开，取出，晾干，置紫外光灯（365nm）下检视。供试品色谱中，在与对照品色谱相应的位置上，显相同颜色的荧光斑点。

【性味与归经】 苦，寒；有毒。归脾、胃、肝经。

【功能与主治】 消肿散结，破血化瘀。用于癥瘕积聚，胁下痞块，恶疮等。用于各种肿瘤，如胃癌、肠癌、慢性粒细胞白血病、绒毛膜上皮癌、恶性葡萄胎、淋巴肉瘤，血吸虫病引起的肝脾肿大。

【用法与用量】 3～6g。

【注意事项】 本品含有喜树碱，有毒，慎用。

【贮藏】 置干燥处。

【收载标准】《四川省中药材标准》2010 年版 593 页。

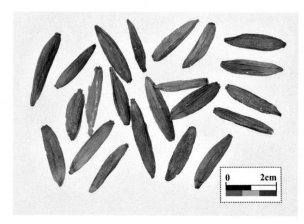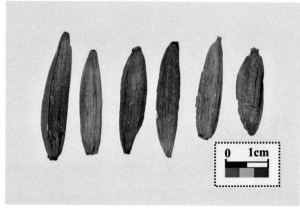

喜树果

椒目
Jiaomu
ZANTHOXYLI SEMEN

【来源】 本品为芸香科植物青椒 *Zanthoxylum schinifolium* Sieb. et Zucc. 或花椒 *Zanthoxylum bungeanum* Maxim. 的干燥成熟种子。秋季采收成熟果实，晒到果实开裂，打下种子，筛去果壳及杂质。

【主要产地】 青椒主产于内蒙古、江苏、浙江、湖南等地。花椒主产于四川、广东、广西、湖北、甘肃、青海等地。

【炮制】 除去杂质，筛去灰屑。用时捣碎。

【性状】 本品为卵圆形或类球形，直径 3～5mm。表面黑色，有光泽，有的表皮已脱落，露出黑色网状纹理。种皮质坚硬，剥离后，可见乳白色的胚乳及子叶。气香，味辛辣。

【鉴别】 （1）本品粉末红棕色。种皮表皮细胞多角形，壁连珠状增厚，呈红棕色或棕黑色。种皮下皮细胞多角形，壁木质化，具明显的网状纹理，呈淡黄色。胚乳细胞多角形，内含糊粉粒及油滴，油滴淡黄色。石细胞成群或散在，呈方形、类圆形或多角形，直径 10～82μm，孔沟及纹孔明显。

（2）取本品粉末 2g，加 0.5mol/L 氢氧化钾乙醇溶液 10ml，回流提取 30 分钟，放冷，滤过，滤液加酚酞指示液 3 滴，加 0.5mol/L 盐酸溶液至红色恰好褪去，作为供试品溶液。取 α-亚麻酸对照品适量，加乙醇制成每 1ml 含 1mg 的溶液，作为对照品溶液。照薄层色谱法（《中国药典》2020 年版四部通则 0502）试验，吸取上述两种溶液各 2μl，分别点于同一硅胶 G 薄层板上，以环己烷-乙酸乙酯-冰醋酸（10：2：0.1）为展开剂，展开，取出，晾干，喷以 5% 香草醛硫酸溶液，在 105℃加热至斑点显色清晰。供试品色谱中，在与对照品色谱相应的位置上，显相同颜色的斑点。

【检查】 水分 不得过 13.0%（《中国药典》2020 年版四部通则 0832 第四法）。

总灰分 不得过 8.0%（《中国药典》2020 年版四部通则 2302）。

【浸出物】 照醇溶性浸出物测定法（《中国药典》2020 年版四部通则 2201）项下的热浸法测定，用乙醇作溶剂，不得少于 12.0%。

【性味与归经】 苦，寒。归脾、膀胱经。

【功能与主治】 行水消肿。用于水肿胀满，痰饮喘逆。

【用法与用量】 3～9g。

【注意事项】 阴虚火旺者忌服。

【贮藏】 置阴凉干燥处。

【收载标准】《河南省中药材标准（二）》1993 年版 106 页。

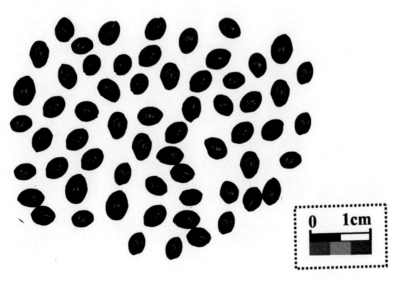

椒目

棕榈子 Zonglüzi
TRACHYCARPI FRUCTUS

【来源】 本品为棕榈科植物棕榈 *Trachycarpus fortunei*（Hook.f.）H.Wendl. 的干燥成熟果实。11～12 月果实成熟时采收，除去杂质，干燥。

【主要产地】 江西、江苏、安徽、浙江、福建、台湾、广东、广西、湖南、湖北、四川、云南等地。

【炮制】 除去杂质，筛去灰屑。

【性状】 本品为肾型或扁球形，果径长 0.8～1.2cm，高 0.5～0.8cm，表面灰黄色至棕褐色，肾型的凹面有沟，果基部位于沟的一端，有果柄或圆形的果柄痕，沟另端果顶有小圆点状疤痕。果皮薄，膜质，易剥落，未成熟者常皱缩；果肉棕黑色，种子极坚硬，切面乳白色，角质。气微，味涩、微甜。

【鉴别】 取本品粉末 2g，加甲醇 20ml，超声提取 20 分钟，滤过，滤液蒸干，加甲醇 1ml 使溶解，作为供试品溶液。另取原儿茶酸对照品适量，加甲醇制成每 1ml 含 0.3mg 的溶液，作为对照品溶液。照薄层色谱法（《中国药典》2020 年版四部通则 0502）试验，吸取上述两种溶液各 5μl，分别点于同一硅胶 GF_{254} 薄层板上，以甲苯–乙酸乙酯–甲酸（12：6：1）为展开剂，展开，取出，晾干，置紫外光灯（254nm）下检视。供试品色谱中，在与对照品色谱相应的位置上，显相同颜色的斑点。

【性味与归经】 苦、涩，平。归肝、肺经。

【功能与主治】 涩肠，止血。用于吐血，衄血，便血，尿血，痢疾。

【用法与用量】 9～15g。

【贮藏】 置通风干燥处。

【收载标准】《卫生部药品标准》1992 年版中药材第一册 89 页。

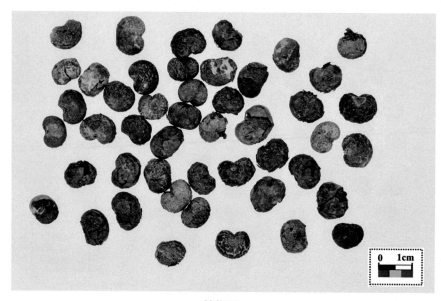

棕榈子

紫苏子 Zisuzi
PERILLAE FRUCTUS

【来源】 本品为唇形科植物紫苏 *Perilla frutescens*（L.）Britt. 的干燥成熟果实。秋季果实成熟时采收，除去杂质，晒干。

【主要产地】 河南、山东、山西、四川等地。

【炮制】 **蜜紫苏子** 先将炼蜜加适量沸水稀释后，置炒制容器内，加热至沸，倒入紫苏子，用文火加热，炒至不粘手为度，取出，放凉。

每100kg紫苏子，用炼蜜24kg。

【性状】 **蜜紫苏子** 本品为卵圆形或类球形，直径约1.5mm。表面深褐色，有微隆起的暗紫色网纹，基部稍尖，有灰白色点状果梗痕。果皮薄而脆，易压碎。种子黄白色，种皮膜质，子叶2，类白色，有油性。滋润，稍粘连。具蜜香气，味微甜、微辛。

【鉴别】 （1）本品粉末灰棕色。种皮表皮细胞断面观细胞极扁平，具钩状增厚壁；表面观呈类椭圆形，壁具致密雕花钩纹状增厚。外果皮细胞黄棕色，断面观细胞扁平，外壁呈乳突状；表面观呈类圆形，壁稍弯曲，表面具角质细纹理。内果皮组织断面观主要为异型石细胞，呈不规则形；顶面观呈类多角形，细胞间界限不分明，胞腔星状。内胚乳细胞大小不一，含脂肪油滴；有的含细小草酸钙方晶。子叶细胞呈类长方形，充满脂肪油滴。

（2）取本品粉末1g，加甲醇25ml，超声处理30分钟，滤过，滤液蒸干，残渣加甲醇1ml使溶解，作为供试品溶液。另取紫苏子对照药材1g，同法制成对照药材溶液。照薄层色谱法（《中国药典》2020年版四部通则0502）试验，吸取上述两种溶液各2μl，分别点于同一硅胶G薄层板上，以正己烷－甲苯－乙酸乙酯－甲酸（2：5：2.5：0.5）为展开剂，展开，取出，晾干，喷以三氯化铝试液，置紫外光灯（365nm）下检视。供试品色谱中，在与对照药材色谱相应的位置上，显相同颜色的斑点。

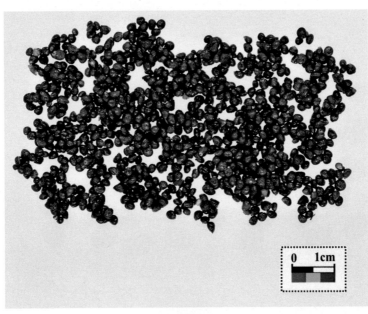

蜜紫苏子

【**性味与归经**】 辛，温。归肺经。

【**功能与主治**】 降气消痰，止咳平喘，润肠通便。用于痰壅气逆，咳嗽气喘，肠燥便秘。蜜紫苏子增强其祛痰镇咳作用。

【**用法与用量**】 3～10g。

【**贮藏**】 置阴凉干燥处，防霉，防蛀。

【**收载标准**】《中国药典》2020 年版一部 353 页。

黑豆

Heidou
SOJAE SEMEN NIGRUM

【**来源**】 本品为豆科植物大豆 *Glycine max*（L.）Merr. 的干燥成熟种子。秋季采收成熟果实，晒干，打下种子，除去杂质。

【**主要产地**】 我国北方各省及我省均产。

【**炮制**】 **炒黑豆** 取净黑豆，置炒制容器内，用文火加热炒至裂口，有香气时，取出，放凉。

【**性状**】 **炒黑豆** 本品为椭圆形或类球形，稍扁，长 6～12mm，直径 5～9mm。表面黑色或灰黑色，有裂口，光滑或有皱纹，具光泽，一侧有淡黄白色长椭圆形种脐。质坚硬。气微香，味淡，嚼之有豆腥味。

【**鉴别**】 取本品粉末 2g，加甲醇 20ml，超声处理 30 分钟，滤过，滤液蒸干，残渣加甲醇 1ml 使溶解，作为供试品溶液。另取黑豆对照药材 2g，同法制成对照药材溶液。再取大豆苷对照品、大豆苷元对照品，加甲醇分别制成每 1ml 各含 1mg 的溶液，作为对照品溶液。照薄层色谱法（《中国药典》2020 年版四部通则 0502）试验，吸取上述四种溶液各 5μl，分别点于同一硅胶 G 薄层板上，以甲苯－甲醇－甲酸（14：6：0.1）为展开剂，展开，取出，晾干，置紫外光灯（254nm）下检视。供试品色谱中，在与对照药材色谱和对照品色谱相应的位置上，显相同颜色的

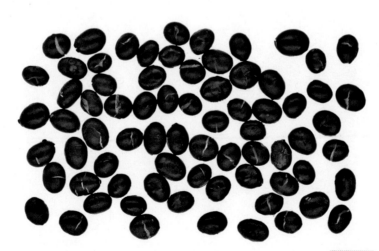

炒黑豆

荧光斑点。

【**性味与归经**】 甘，平。归脾、肾经。

【**功能与主治**】 益精明目，养血祛风，利水，解毒。用于阴虚烦渴，头晕目眩，体虚多汗，肾虚腰痛，水肿尿少，痹痛拘挛，手足麻木，药食中毒。

【**用法与用量**】 9～30g。外用适量，煎汤洗患处。

【**贮藏**】 置通风干燥处，防蛀。

【**收载标准**】《中国药典》2020 年版一部 359 页。

黑豆衣
Heidouyi
GLYCINES TESTA

【**来源**】 本品为豆科植物大豆 *Glycine max*（L.）Merr. 的干燥黑色种皮。将成熟的黑色大豆脱下的种皮，除去杂质，干燥。

【**主要产地**】 我国北方各地均产。

【**炮制**】 取原药材，除去杂质，筛去灰屑。

【**性状**】 本品为不规则卷曲状碎片，厚约 0.1mm。外表面黑色或棕黑色，微具蜡样光泽，有的碎片可见色泽稍淡的长椭圆形种脐；内表面浅灰黄色至浅灰棕色，平滑。体轻，质脆，易破碎。气微，味淡，嚼之具豆腥气。

【**鉴别**】 取本品粉末 2g，加甲醇 25ml，超声处理 30 分钟，滤过，滤液蒸干，残渣加甲醇 1ml 使溶解，作为供试品溶液。另取黑豆衣对照药材 2g，同法制成对照药材溶液。再取大豆苷对照品、大豆苷元对照品，加甲醇制成每 1ml 含 1mg 的溶液，作为对照品溶液。照薄层色谱法（《中国药典》2020 年版四部通则 0502）试验，吸取供试品溶液和对照药材溶液各 5μl、对照品溶液 2μl，分别点于同一硅胶 GF$_{254}$ 薄层板上，以甲苯－甲醇－甲酸（14 ： 6 ： 0.1）为展开剂，展开，

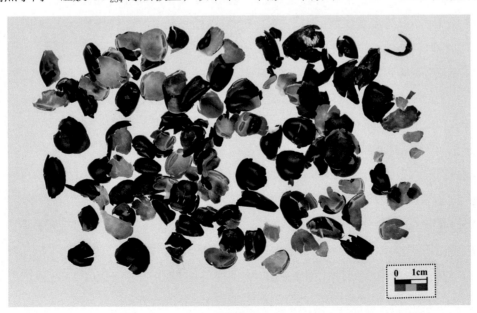

黑豆衣

取出，晾干，置紫外光灯（254nm）下检视。供试品色谱中，在与对照药材色谱和对照品色谱相应的位置上，显相同颜色的斑点。

【检查】 **水分** 不得过 14.0%（《中国药典》2020年版四部通则 0832 第二法）。

总灰分 不得过 6.0%（《中国药典》2020年版四部通则 2302）。

【浸出物】 照水溶性浸出物测定法（《中国药典》2020年版四部通则 2201）项下的热浸法测定，不得少于 13.0%。

【性味与归经】 甘，凉。归肝、肾经。

【功能与主治】 养血平肝，明目益精，止汗。用于血虚，头晕目眩，阴虚肾亏，烦热盗汗。

【用法与用量】 15～25g。

【贮藏】 置干燥处，防蛀。

【收载标准】《河南省中药材标准（二）》1993年版 100 页。

蒺藜
Jili
TRIBULI FRUCTUS

【来源】 本品为蒺藜科植物蒺藜 *Tribulus terrestris* L. 的干燥成熟果实。秋季果实成熟时采割植株，晒干，打下果实，除去杂质。

【主要产地】 河南、河北、山东、安徽等地。

【炮制】 **盐蒺藜** 取净蒺藜，用盐水拌匀，稍闷，置炒制容器内，文火炒至表面黄色时，取出，放凉。

每 100kg 蒺藜，用食盐 2.4kg。

【性状】 **盐蒺藜** 多为单一的分果瓣，分果瓣呈斧状，长 3～6mm；背部黄色至淡棕黄色，隆起，有纵棱和小刺，多数具长刺和短刺各 1 对，两侧面粗糙，有网纹。气微，味苦、辛、微咸。

【鉴别】 （1）本品粉末黄绿色。内果皮纤维木化，上下层纵横交错排列，少数单个散在，有时纤维束与石细胞群相连结。中果皮纤维多成束，多碎断，直径 15～40μm，壁甚厚，胞腔疏具圆形点状纹孔。石细胞长椭圆形或类圆形，黄色，成群。种皮细胞多角形或类方形，直径约 30μm，壁网状增厚，木化。草酸钙方晶直径 8～20μm。

（2）取本品粉末 3g，加三氯甲烷 50ml，超声处理 30 分钟，滤过，弃去三氯甲烷液，药渣挥干，加水 1ml，搅匀，加水饱和的正丁醇 50ml，超声处理 30 分钟，分取上清液，加 2 倍量的氨试液洗涤，弃去洗液，取正丁醇液，蒸干，残渣加甲醇 1ml 使溶解，作为供试品溶液。另取蒺藜对照药材 3g，同法制成对照药材溶液。照薄层色谱法（《中国药典》2020年版四部通则 0502）试验，吸取上述两种溶液各 5μl，分别点于同一硅胶 G 薄层板上，以三氯甲烷－甲醇－水（13：7：2）10℃以下放置的下层溶液为展开剂，展开，取出，晾干，喷以改良对二甲氨基苯甲醛溶液（取对二甲氨基苯甲醛 1g，加盐酸 34ml，甲醇 100ml，摇匀，即得），在 105℃加热至斑点显色清晰。供试品色谱中，在与对照药材色谱相应的位置上，显相同颜色的斑点。

【检查】 **水分** 不得过 9.0%（《中国药典》2020 年版四部通则 0832 第二法）。

总灰分 不得过 14.0%（《中国药典》2020 年版四部通则 2302）。

【性味与归经】 辛、苦，微温；有小毒。归肝经。

【功能与主治】 平肝解郁，活血祛风，明目，止痒。用于头痛眩晕，胸胁胀痛，乳闭乳痈，目赤翳障，风疹瘙痒。盐蒺藜增强补肝肾作用。

【用法与用量】 6～10g。

【注意事项】 孕妇慎用。

【贮藏】 置干燥处，防霉。

【收载标准】《中国药典》2020 年版一部 367 页。

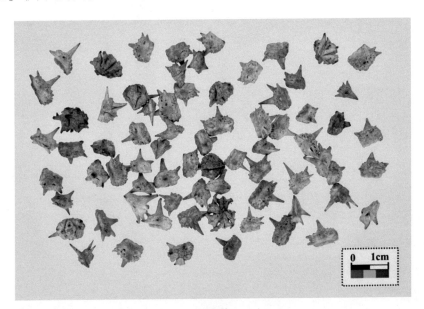

盐蒺藜

槐角

Huaijiao
SOPHORAE FRUCTUS

【来源】 本品为豆科植物槐 *Sophora japonica* L. 的干燥成熟果实。冬季采收，除去杂质，干燥。

【主要产地】 辽宁、河北、河南、山东、安徽等地。

【炮制】 **蒸槐角** 取槐角，清水洗净，略润，置适宜的蒸制容器内，用蒸汽加热，蒸至黑褐色，取出，干燥。

槐角炭 取净槐角，置炒制容器内，用武火炒至表面焦黑色、内部焦褐色时，喷淋清水少许，熄灭火星，取出，晾干。

【性状】 **蒸槐角** 本品呈连珠状。表面稍隆起呈黑褐色，背缝线一侧呈棕黄色。质脆有光泽，略有黏性，易在收缩处折断，断面黑褐色，角质样。种子1～6粒，肾形，表面光滑，棕黑色，一侧有灰色圆形种脐，质坚硬。气微香，味苦。

槐角炭 本品呈珠状或为连珠状。表面焦黑色，内部黄褐色，可见皱缩纹理。质松脆，易折断，断面棕褐色，微有黏性。种子1～6粒，肾形，表面光滑，黑色，一侧有灰色圆形种脐，质硬脆。气焦香，味苦。

【含量测定】 **蒸槐角** 照高效液相色谱法（《中国药典》2020 年版四部通则 0512）测定。

色谱条件与系统适用性试验 以十八烷基硅烷键合硅胶为填充剂；以甲醇 – 乙腈 –0.07% 磷酸溶液（12∶20∶68）为流动相；检测波长为 260nm。理论板数按槐角苷峰计算应不低于 3 000。

对照品溶液的制备 取槐角苷对照品适量，精密称定，加甲醇制成每 1ml 含 40μg 的溶液，即得。

供试品溶液的制备 取本品粉末（过三号筛）约 2g，精密称定，置具塞锥形瓶中，精密加入 70% 乙醇 50ml，称定重量，超声处理（功率 300W，频率 25kHz）45 分钟，放冷，再称定重量，用 70% 乙醇补足减失的重量，摇匀，滤过。精密量取续滤液 1ml，置 25ml 量瓶中，加甲醇至刻度，摇匀，即得。

测定法 分别精密吸取对照品溶液与供试品溶液各 10μl，注入液相色谱仪，测定，即得。

本品按干燥品计算，含槐角苷（$C_{21}H_{20}O_{10}$）不得少于 2.0%。

【性味与归经】 苦，寒。归肝、大肠经。

【功能与主治】 清热泻火，凉血止血。用于肠热便血，痔肿出血，肝热头痛，眩晕目赤。蒸槐角降低其苦寒之性，缓和药性。槐角炭止血，治肠风、痔疮下血。

【用法与用量】 6～9g。

【贮藏】 置通风干燥处，防蛀。

【收载标准】《中国药典》2020 年版一部 371 页。

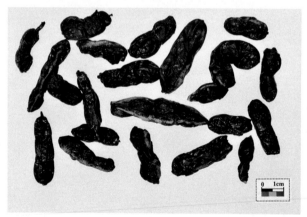

蒸槐角

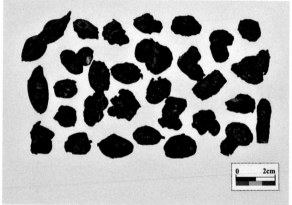

槐角炭

榧子

Feizi

TORREYAE SEMEN

【来源】 本品为红豆杉科植物榧 *Torreya grandis* Fort. 的干燥成熟种子。秋季种子成熟时采收，除去肉质假种皮，洗净，晒干。

【主要产地】 江苏、安徽、浙江、江西、福建、湖北等地。

【炮制】 炒榧子 取净榧子，置炒制容器内，用文火炒至深黄色，有香气逸出时，取出，放凉。

【性状】 炒榧子 本品为卵圆形或长卵圆形。表面皱缩，深棕色至深褐色，略有焦斑。外胚乳膜质，内胚乳黄白色，肥大，富油性。微有香气，味微甜而涩。

【鉴别】 取本品粉末 3g，加甲醇 30ml，超声处理 30 分钟，滤过，滤液蒸干，残渣加水 20ml 使溶解，用三氯甲烷 30ml 振摇提取，分取三氯甲烷液，蒸干，残渣加乙酸乙酯 2ml 使溶解，作为供试品溶液。另取榧子对照药材 3g，同法制成对照药材溶液。照薄层色谱法（《中国药典》2020 年版四部通则 0502）试验，吸取上述供试品溶液 8μl 和对照药材溶液 2μl，分别点于同一硅胶 G 薄层板上，以石油醚（60～90℃）－乙酸乙酯（8：2）为展开剂，展开，取出，晾干，喷以 10% 硫酸乙醇溶液，在 105℃加热至斑点显色清晰，分别置日光和紫外光灯（365nm）下检视。供试品色谱中，在与对照药材色谱相应的位置上，显相同颜色的斑点或荧光斑点。

【检查】 酸败度 照酸败度测定法（《中国药典》2020 年版四部通则 2303）测定。

酸值 不得过 30.0。

羰基值 不得过 20.0。

过氧化值 不得过 0.50。

【性味与归经】 甘，平。归肺、胃、大肠经。

【功能与主治】 杀虫消积，润肺止咳，润燥通便。用于钩虫病、蛔虫病、绦虫病，虫积腹疼，小儿疳积，肺燥咳嗽，大便秘结。

【用法与用量】 9～15g。

【贮藏】 置阴凉干燥处，防蛀。

【收载标准】《中国药典》2020 年版一部 380 页。

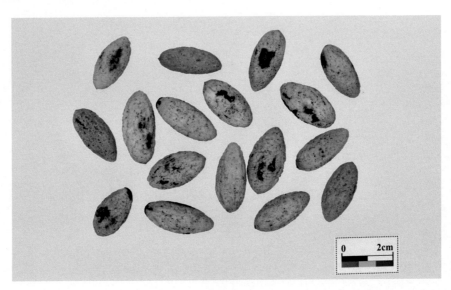

炒榧子

槟榔 Binglang
ARECAE SEMEN

【来源】 本品为棕榈科植物槟榔 *Areca catechu* L. 的干燥成熟种子。春末至秋初采收成熟果实，用水煮后，干燥，除去果皮，取出种子，干燥。

【主要产地】 福建、台湾南部、广西、广东、海南岛及云南南部。

【炮制】 槟榔炭 取槟榔片，置炒制容器内，用武火炒至表面焦黑色、内部黑褐色时，喷淋清水少许，熄灭火星，取出，晾干。

【性状】 槟榔炭 呈类圆形的薄片，表面焦黑色，内呈黑褐色。质脆，易碎。气微，味涩、微苦。

【性味与归经】 苦、辛，温。归胃、大肠经。

【功能与主治】 杀虫，消积，行气，行水，截疟。用于绦虫病、蛔虫病、姜片虫病，虫积腹痛，积滞泻痢，里急后重，水肿脚气，疟疾。槟榔炭治血痢。

【用法与用量】 3~10g；驱绦虫、姜片虫 30~60g。

【贮藏】 置通风干燥处，防潮，防蛀。

【收载标准】《中国药典》2020年版一部 381 页。

槟榔炭

酸枣仁 Suanzaoren
ZIZIPHI SPINOSAE SEMEN

【来源】 本品为鼠李科植物酸枣 *Ziziphus jujuba* Mill. var. *spinosa*（Bunge）Hu ex H. F. Chou 的干燥成熟种子。秋末至冬初采收成熟果实，除去果肉和核壳，收集种子，晒干。

【产地】 河南、河北、陕西、辽宁等地。

【炮制】 酸枣仁炭 取净酸枣仁，置炒制容器内，用武火炒至表面显焦黑色时，喷淋清水少许，熄灭火星，取出，晾干。

【性状】 酸枣仁炭 呈扁圆形或扁椭圆形，表面焦黑色，内呈黑褐色。

【性味与归经】 甘、酸，平。归肝、胆、心经。

【功能与主治】 养心补肝，宁心安神，敛汗，生津。用于虚烦不眠，惊悸多梦，体虚多汗，津伤口渴。酸枣仁炭治不眠。

【用法与用量】 10～15g。

【贮藏】 置阴凉干燥处，防蛀。

【收载标准】《中国药典》2020年版一部382页。

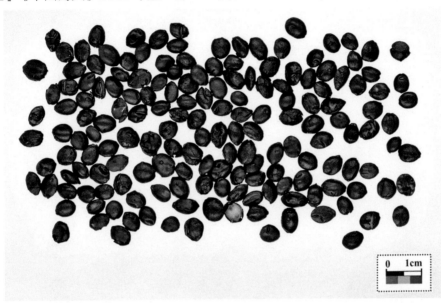

酸枣仁炭

罂粟壳 Yingsuqiao
PAPAVERIS PERICARPIUM

【来源】 本品为罂粟科植物罂粟 *Papaver somniferum* L. 的干燥成熟果壳。秋季将成熟果实或已割取浆汁后的成熟果实摘下，破开，除去种子及枝梗，干燥。

【主要产地】 国家指定农场栽培。

【炮制】 醋罂粟壳 取净罂粟壳丝，加醋拌匀，闷透，置炒制容器内，炒干，取出，放凉。

【性状】 醋罂粟壳 本品为不规则的丝或块。表面深黄色至黄棕色，偶见残留柱头。内表面有粒状突起小点，有的具棕黄色的假隔膜。质轻脆。略有醋气，味酸、微苦。

【鉴别】（1）本品粉末黄棕色至深棕色。果皮外表皮细胞表面观类多角形或类方形，直径20～50μm，壁厚，有的胞腔内含淡黄色物。果皮内表皮细胞表面观长多角形、长方形或长条形，直径20～65μm，长25～230μm，垂周壁厚，纹孔及孔沟明显，有的可见层纹。果皮薄壁细胞类圆形或长圆形，壁稍厚。导管多为网纹导管或螺纹导管，直径10～70μm。韧皮纤维长梭形，直径20～30μm，壁稍厚，斜纹孔明显，有的纹孔相交成人字形或十字形。乳汁管长条形，壁稍厚，内含淡黄色物。

（2）取本品粉末 2g，加甲醇 20ml，加热回流 30 分钟，趁热滤过，滤液蒸干，残渣加甲醇 1ml 使溶解，作为供试品溶液。另取吗啡对照品、磷酸可待因对照品和盐酸罂粟碱对照品，加甲醇制成每 1ml 各含 1mg 的混合溶液，作为对照品溶液。照薄层色谱法（《中国药典》2020 年版四部通则 0502）试验，吸取上述两种溶液各 2～4μl，分别点于同一用 2% 氢氧化钠溶液制备的硅胶 G 薄层板上，以甲苯－丙酮－乙醇－浓氨试液（20∶20∶3∶1）为展开剂，展开，取出，晾干，置紫外光灯（365nm）下检视。供试品色谱中，在与对照品色谱相应的位置上，显相同颜色的荧光斑点；再依次喷以稀碘化铋钾试液和亚硝酸钠乙醇试液，显相同颜色的斑点。

【性味与归经】 酸、涩，平；有毒。归肺、大肠、肾经。

【功能与主治】 敛肺、涩肠、止痛。用于久咳，久泄，脱肛，脘腹疼痛。醋罂粟壳升提，用于久泄、脱肛。

【用法与用量】 3～6g。

【注意事项】 本品易成瘾，不宜常服；孕妇及儿童禁用；运动员慎用。

【贮藏】 密闭，贮于阴凉干燥处。

【收载标准】《中国药典》2020 年版一部 386 页。

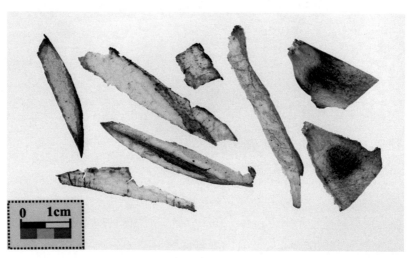

醋罂粟壳

豫香橼 Yuxiangyuan
CITRUS TRIFOLIATA FRUCTUS

【来源】 本品为芸香科植物枸橘 *Citrus trifoliata* L. 的干燥未成熟果实。夏、秋二季果实未成熟时采收，自中部横切为两半，或切厚片，晒干或低温烘干。

【主要产地】 河南、江苏、山东、福建、安徽、浙江等地。

【炮制】 除去杂质。

【性状】 本品为半圆球形，直径 2～4cm；切片者为类圆形厚片。切面外果皮黄绿色至棕褐色，密布凹陷的小油点及微细的网状皱纹，被稀疏的短柔毛，有的可见花柱基痕或果柄痕；中果皮黄白色，近外缘环状散有黄色的油室；内有残留的果瓤，6～8 瓣瓣；种子大，黄白色，多数，几占满瓤室。质坚硬。香气特异，味酸、苦。

【鉴别】（1）本品粉末淡棕黄色。中果皮细胞类圆形或不规则多角形，壁大多呈不均匀增厚。果皮表皮细胞表面观呈多角形或类方形，气孔环式，副卫细胞 4～9 个；侧面观外被角质层。草酸钙方晶存在于果皮和汁囊细胞中，斜方形、类方形或多双锥形。非腺毛单细胞，胞腔内具横隔，长约至 200μm，壁略厚，具细密疣状突起。油室多为碎片，可见油滴。导管多为螺纹导管和网纹导管。

（2）取本品粉末 0.2g，加甲醇 10ml，超声处理 30 分钟，滤过，滤液蒸干，残渣加甲醇 5ml 使溶解，作为供试品溶液。另取柚皮苷对照品适量，加甲醇制成每 1ml 含 0.5mg 的溶液，作为对照品溶液。照薄层色谱法（《中国药典》2020 年版四部通则 0502）试验，吸取上述两种溶液各 10μl，分别点于同一硅胶 G 薄层板上，以三氯甲烷－甲醇－水（13：6：2）的下层溶液为展开剂，展开，取出，晾干，喷以 3% 三氯化铝乙醇溶液，在 105℃加热约 5 分钟，置紫外光灯（365nm）下检视。供试品色谱中，在与对照品色谱相应的位置上，显相同颜色的荧光斑点。

【检查】 水分　不得过 13.0%（《中国药典》2020 年版四部通则 0832 第二法）。

总灰分　不得过 4.5%（《中国药典》2020 年版四部通则 2302）。

【浸出物】 照醇溶性浸出物测定法（《中国药典》2020 年版四部通则 2201）项下的热浸法测定，用 70% 乙醇作溶剂，不得少于 13.0%。

【含量测定】 照高效液相色谱法（《中国药典》2020 年版四部通则 0512）测定。

色谱条件与系统适用性试验　以十八烷基硅烷键合硅胶为填充剂；以乙腈为流动相 A，以水为流动相 B，按下表中的规定进行梯度洗脱；检测波长为 283nm。理论板数按柚皮苷峰计算应不低于 3000。

时间（分钟）	A（%）	B（%）
0～10	15→20	85→80
10～30	20→40	80→60

对照品溶液的制备　取柚皮苷对照品适量，精密称定，加甲醇制成每 1 ml 含 90μg 的溶液，即得。

供试品溶液的制备　取本品粉末（过二号筛）约 1g，精密称定，置 50ml 量瓶中，精密加入甲醇 50ml，称定重量，超声处理（功率 500W，频率 40kHz）60 分钟，放冷，再称定重量，用甲醇补足减失的重量，摇匀，滤过，取续滤液，即得。

测定法　分别精密吸取对照品溶液与供试品溶液各 10μl，注入液相色谱仪，测定，即得。

本品按干燥品计算，含柚皮苷（$C_{27}H_{32}O_{14}$）不得少于 0.40%。

【性味与归经】 苦、辛，温。归肝、胃经。

【功能与主治】 疏肝和胃，理气止痛，消积化滞。用于胸腹胀满，胃痛，疝气，睾丸肿胀，乳房结块，子宫脱垂，跌打损伤，解酒毒。

【用法与用量】　3～9g。

【贮藏】　置阴凉干燥处，防潮，防蛀。

【收载标准】《江苏省中药材标准》2016年版434页。

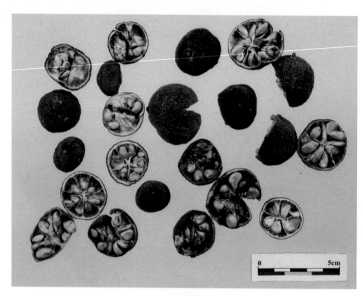

豫香橼

薏苡仁
Yiyiren
COICIS SEMEN

【来源】　本品为禾本科植物薏苡 *Coix lacrymajobi* L. var. *mayuen*（Roman.）Stapf 的干燥成熟种仁。秋季果实成熟时采割植株，晒干，打下果实，再晒干，除去外壳、黄褐色种皮和杂质，收集种仁。

【主要产地】　福建、河北、辽宁等地。

【炮制】　**土炒薏苡仁**　先将灶心土置炒制容器内炒松，倒入净薏苡仁，用中火炒至表面呈焦黄色、鼓起为度，取出，筛去土，放凉。

每100kg薏苡仁，用灶心土30kg。

【性状】　**土炒薏苡仁**　本品为宽卵形或长椭圆形，微鼓起，表面挂土色细粉。一端钝圆，另端较宽而微凹，背面圆凸，腹面有1条较宽而深的纵沟。质酥脆，断面黄白色，粉性。略有香气，味微甜。

【鉴别】　取本品粉末1g，加石油醚（60～90℃）30ml，超声处理30分钟，滤过，取滤液，作为供试品溶液。另取薏苡仁油对照提取物，加石油醚（60～90℃）制成每1ml含2mg的溶液，作为对照提取物溶液。照薄层色谱法（通则0502）试验，吸取上述两种溶液各2μl，分别点于同一硅胶G薄层板上，以石油醚（60～90℃）-乙醚-冰醋酸（83：17：1）为展开剂，展开，取出，晾干，喷以5%香草醛硫酸溶液，在105℃加热至斑点显色清晰。供试品色谱中，在与对照提取物色谱相应的位置上，显相同颜色的斑点。

216

【性味与归经】 甘、淡，凉。归脾、胃、肺经。

【功能与主治】 利水渗湿，健脾止泻，除痹，排脓，解毒散结。用于水肿，脚气，小便不利，脾虚泄泻，湿痹拘挛，肺痈，肠痈，赘疣，癌肿。

【用法与用量】 9～30g。

【注意事项】 孕妇慎用。

【贮藏】 置通风干燥处，防蛀。

【收载标准】《中国药典》2020 年版一部 393 页。

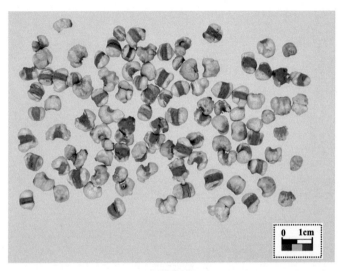

土炒薏苡仁

橘红
Juhong
CITRI EXOCARPIUM RUBRUM

【来源】 本品为芸香科植物橘 *Citrus reticulata* Blanco 及其栽培变种的干燥外层果皮。秋末冬初果实成熟后采收，用刀削下外果皮，晒干或阴干。

【主要产地】 浙江、福建、四川、广东、广西等地。

【炮制】 **蜜橘红** 取炼蜜加适量开水稀释后，加入净橘红块或丝拌匀，闷透，置炒制容器内，用文火加热，炒至不粘手，取出，放凉。

每 100kg 橘红块或丝，用炼蜜 18kg。

【性状】 **蜜橘红** 呈长条形或不规则薄片状，边缘皱缩向内卷曲。表面色泽加深，有光泽，略带黏性，味甜。

【鉴别】 （1）本品粉末淡黄棕色。果皮表皮细胞表面观多角形、类方形或长方形，垂周壁增厚，气孔类圆形，直径 18～26μm，副卫细胞不清晰；侧面观外被角质层，径向壁的外侧增厚。油室碎片的外围薄壁细胞壁微增厚。草酸钙方晶成片存在于薄壁组织中。

（2）取本品粉末 0.3g，加甲醇 10ml，加热回流 20 分钟，滤过，取滤液 5ml，浓缩至 1ml，作为供试品溶液。另取橙皮苷对照品，加甲醇制成饱和溶液，作为对照品溶液。照薄层色谱法（《中国药典》2020年版四部通则 0502）试验，吸取上述两种溶液各 2μl，分别点于同一用 0.5% 氢氧化钠溶液制备的硅胶 G 薄层板上，以乙酸乙酯－甲醇－水（100：17：13）为展开剂，展开约3cm，取出，晾干，再以甲苯－乙酸乙酯－甲酸－水（20：10：1：1）的上层溶液为展开剂，展至约 8cm，取出，晾干，喷以三氯化铝试液，置紫外光灯（365nm）下检视。供试品色谱中，在与对照品色谱相应的位置上，显相同颜色的荧光斑点。

【性味与归经】 辛、苦，温。归肺、脾经。

【功能与主治】 理气宽中，燥湿化痰。用于咳嗽痰多，食积伤酒，呕恶痞闷。蜜橘红增强其止咳化痰的作用。

【用法与用量】 3～10g。

【贮藏】 置阴凉干燥处，防蛀。

【收载标准】《中国药典》2020年版一部 395 页。

糠谷老 Kanggulao
SETARIAE SCLEROSPORAE FRUCTUS

【来源】 本品为禾本科植物粟 *Setaria italica*（L.）Beauv. 感染禾指梗霉 *Sclerospora graminicola*（Sacc.）Schroet. 而产生的糠秕干燥病穗。秋季收割粟米时将病穗剪下，晒干。

【主要产地】 华北、东北、西北等地。

【炮制】 除去杂质，切段。

【性状】 本品为不规则的穗段。密生粗长毛。表面淡灰黄色或灰褐色，极少有若干小穗，偶尔中间散生谷粒。质柔软。气微，味淡。

【性味与归经】 咸，微寒。归大肠、膀胱经。

【功能与主治】 清湿热，利小便，止痢。用于尿道炎，痢疾，浮肿，小便不利。

【用法与用量】 3～9g。

【贮藏】 置通风干燥处。

【收载标准】《山东省中药材标准》2002年版 279 页。

覆盆子 Fupenzi
RUBI FRUCTUS

【来源】 本品为蔷薇科植物华东覆盆子 *Rubus chingii* Hu 的干燥果实。夏初果实由绿变绿黄时采收，除去梗、叶，置沸水中略烫或略蒸，取出，干燥。

【主要产地】 河南、浙江、福建、湖北、四川、安徽、贵州等地。

【炮制】 **盐覆盆子** 取净覆盆子，用盐水拌浸，闷润，待吸尽盐水后，置容器中蒸透心，取出，干燥。

每 100kg 覆盆子，用食盐 1.8kg。

酒覆盆子 取净覆盆子，加黄酒拌匀，闷透，置炒制容器内，用文火炒干，取出，放凉。

每100kg覆盆子，用黄酒12kg。

【性状】 **盐覆盆子** 本品为聚合果，由多数小核果聚合而成，呈圆锥形或扁圆锥形，高0.6～1.3cm，直径0.5～1.2cm。表面浅棕黄色至红棕色，顶端钝圆，基部中心凹入。宿萼棕褐色，下有果梗痕。小果易剥落，每个小果呈半月形，背面密被灰白色茸毛，两侧有明显的网纹，腹部有突起的棱线。体轻，质硬。气微，味咸微酸。

酒覆盆子 本品为聚合果，由多数小核果聚合而成，呈圆锥形或扁圆锥形，高0.6～1.3cm，直径0.5～1.2cm。表面浅棕黄色至红棕色，顶端钝圆，基部中心凹入。宿萼棕褐色，下有果梗痕。小果易剥落，每个小果呈半月形，背面密被灰白色茸毛，两侧有明显的网纹，腹部有突起的棱线。体轻，质硬。气微，味微酸涩。

【鉴别】 （1）本品粉末浅棕黄色至红棕色。非腺毛单细胞，长60～450μm，直径12～20μm，壁甚厚，木化，大多数具双螺纹，有的体部易脱落，足部残留而埋于表皮层，表面观圆多角形或长圆形，直径约至23μm，胞腔分枝，似石细胞状。草酸钙簇晶较多见，直径18～50μm。果皮纤维黄色，上下层纵横或斜向交错排列。

（2）取本品粉末1g，置具塞锥形瓶中，加入70%甲醇50ml，加热回流提取1小时，放冷，滤过，滤液蒸干，残渣加水20ml使溶解，用石油醚（30～60℃）振摇提取3次，每次20ml，弃去石油醚液，再用水饱和正丁醇振摇提取3次，每次20ml，合并正丁醇液，蒸干，残渣加甲醇适量使溶解，作为供试品溶液。取椴树苷对照品，加甲醇溶解并稀释制成每1ml含0.1mg的溶液，作为对照品溶液。照薄层色谱法（《中国药典》2020年版四部通则0502）试验，吸取上述两种溶液各5μl，分别点于同一硅胶G薄层板上，以乙酸乙酯－甲醇－水－甲酸（90∶4∶4∶0.5）为展开剂，展开，取出，晾干，喷以三氯化铝试液，在105℃加热5分钟，在紫外光灯（365nm）下检视。供试品色谱中，在与对照品色谱相应的位置上，显相同颜色的荧光斑点。

【检查】 **水分** 不得过12.0%（《中国药典》2020年版四部通则0832第二法）。

总灰分 **盐覆盆子** 不得过10.0%；**酒覆盆子** 不得过9.0%（《中国药典》2020年版四部通则2302）。

【浸出物】 照水溶性浸出物测定法（《中国药典》2020年版四部通则2201）项下的热浸法测定。**盐覆盆子** 不得少于15.0%；**酒覆盆子** 不得少于13.0%。

【含量测定】 照高效液相色谱法（《中国药典》2020年版四部通则0512）测定。

色谱条件与系统适用性试验 以十八烷基硅烷键合硅胶为填充剂；以乙腈-0.2%磷酸溶液（15∶85）为流动相；检测波长为254nm。理论板数按鞣花酸峰计算应不低于3000。

对照品溶液的制备 取鞣花酸对照品适量，精密称定，加70%甲醇制成每1ml含5μg的溶液，即得。

供试品溶液的制备 取本品粉末（过四号筛）约0.5g，精密称定，置具塞锥形瓶中，精密加入70%甲醇50ml，称定重量，加热回流1小时，放冷，再称定重量，用70%甲醇补足减失的重量，摇匀，滤过，精密量取续滤液1ml，置5ml量瓶中，用70%甲醇稀释至刻度，摇匀，滤过，取续滤液，即得。

测定法 分别精密吸取对照品溶液与供试品溶液各 10μl，注入液相色谱仪，测定，即得。

本品按干燥品计算，含鞣花酸（$C_{14}H_6O_8$）不得少于 0.20%。

【**性味与归经**】 甘、酸，温。归肝、肾、膀胱经。

【**功能与主治**】 益肾固精缩尿，养肝明目。用于遗精滑精，遗尿尿频，阳痿早泄，目暗昏花。盐覆盆子长于补肝肾、缩小便，用于遗尿、尿频数。酒覆盆子增强温补作用，用于阳痿早泄。

【**用法与用量**】 6～12g。

【**贮藏**】 密闭，置阴凉干燥处。

【**收载标准**】《中国药典》2020 年版一部 399 页。

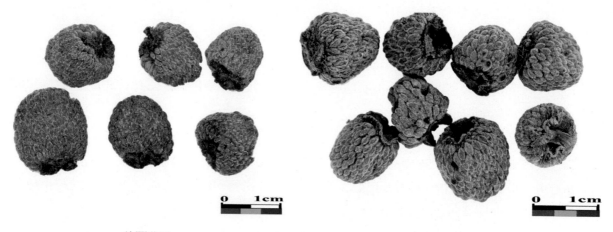

盐覆盆子　　　　　　　　　　　　　酒覆盆子

三、全草类

广藿香 Guanghuoxiang
POGOSTEMONIS HERBA

【来源】 本品为唇形科植物广藿香 *Pogostemon cablin*（Blanco）Benth. 的干燥地上部分。枝叶茂盛时采割，日晒夜闷，反复至干。

【主要产地】 海南、广东。

【炮制】 **广藿香梗** 取藿香老梗，除去杂质，浸泡 7～8 成透，捞出，闷润至透，切段，低温干燥。

广藿香叶 除去杂质，去梗取叶，筛去灰屑。

【性状】 **广藿香梗** 本品为圆柱形的段。表面灰褐色至黄褐色，切面皮部极薄，木部淡黄色，中央有白色至黄白色的髓部。质坚。气微香，味微苦。

广藿香叶 本品为皱缩而破碎的叶。灰绿色、灰褐色或浅棕褐色，两面均被白色绒毛，边缘具大小不规则的钝齿。气香特异，味微苦。

【鉴别】 本品粉末淡棕色。叶表皮细胞呈不规则形，气孔直轴式。非腺毛 1～6 细胞，平直或先端弯曲，长约 590μm，壁具疣状突起，有的胞腔含黄棕色物。腺鳞头部 8 细胞，直径 37～70μm；柄单细胞，极短。间隙腺毛存在于叶肉组织的细胞间隙中，头部单细胞，呈不规则囊状，直径 13～50μm，长约 113μm；柄短，单细胞。小腺毛头部 2 细胞；柄 1～3 细胞，甚短。草酸钙针晶细小，散在于叶肉细胞中，长约 27μm。

【检查】 **水分** 不得过 14.0%（《中国药典》2020 年版四部通则 0832 第四法）。

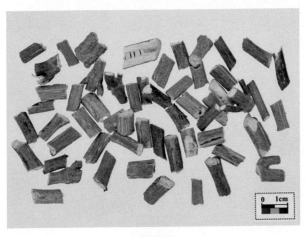

广藿香梗

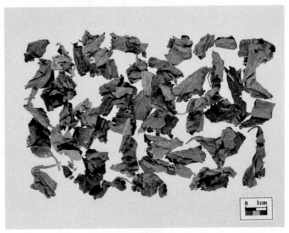

广藿香叶

总灰分 不得过 11.0%（《中国药典》2020 年版四部通则 2302）。

酸不溶性灰分 不得过 4.0%（《中国药典》2020 年版四部通则 2302）。

【**性味与归经**】 辛，微温。归脾、胃、肺经。

【**功能与主治**】 芳香化浊，和中止呕，发表解暑。用于湿浊中阻，脘痞呕吐，暑湿表证，湿温初起，发热倦怠，胸闷不舒，寒湿闭暑，腹痛吐泻，鼻渊头痛。

【**用法与用量**】 3～10g。

【**贮藏**】 置阴凉干燥处，防潮。

【**收载标准**】《中国药典》2020 年版一部 46 页。

小蓟 Xiaoji
CIRSII HERBA

【**来源**】 本品为菊科植物刺儿菜 *Cirsium setosum*（Willd.）MB. 的新鲜地上部分。夏、秋二季花开时采割。

【**主要产地**】 全国大部分地区均产。

【**炮制**】 **鲜小蓟（冻干）** 取鲜小蓟，除去杂质，洗净，切段，冷冻干燥。

【**性状**】 **鲜小蓟（冻干）** 本品为不规则的段。茎呈圆柱形，表面绿色或带紫色，具纵棱和白色柔毛。切面中空。叶片多破碎，叶齿尖具针刺；两面均具白色柔毛。头状花序，总苞钟状；花紫红色。气微，味苦。

【**鉴别**】 （1）本品叶表面观：上表皮细胞多角形，垂周壁平直，表面角质纹理明显；下表皮垂周壁波状弯曲，上下表皮均有气孔及非腺毛。气孔不定式或不等式。非腺毛 3～10 余细胞，顶端细胞细长呈鞭状，皱缩扭曲。叶肉细胞中含草酸钙结晶，多呈针簇状。

（2）取本品粉末 0.5g，加甲醇 5ml，超声处理 30 分钟，滤过，滤液蒸干，残渣加甲醇 2ml 使溶解，作为供试品溶液。另取小蓟对照药材 0.5g，同法制成对照药材溶液。再取蒙花苷对照品，加甲醇制成每 1ml 含 0.5mg 的溶液。照薄层色谱法（《中国药典》2020 年版四部通则 0502）试验，吸取上述三种溶液各 1μl，分别点于同一聚酰胺薄膜上，以乙酰丙酮－丁酮－乙醇－水（1∶3∶3∶13）为展开剂，展开，取出，晾干，喷以三氯化铝试液，晾干，置紫外光灯（365nm）下检视。供试品色谱中，在与对照药材色谱和对照品色谱相应的位置上，显相同颜色的荧光斑点。

【**检查**】 **水分** 不得过 12.0%（《中国药典》2020 年版四部通则 0832 第二法）。

酸不溶性灰分 不得过 5.0%（《中国药典》2020 年版四部通则 2302）。

【**浸出物**】 照醇溶性浸出物测定法（《中国药典》2020 年版四部通则 2201）项下的热浸法测定，用稀乙醇作溶剂，不得少于 19.0%。

【**含量测定**】 照高效液相色谱法（《中国药典》2020 年版四部通则 0512）测定。

色谱条件与系统适用性试验 以十八烷基硅烷键合硅胶为填充剂；以甲醇－0.5% 醋酸溶液

（55：45）为流动相；检测波长为 326nm。理论板数按蒙花苷峰计算应不低于 1 500。

对照品溶液的制备　取蒙花苷对照品适量，精密称定，加甲醇制成每 1ml 含 0.1mg 的溶液，即得。

供试品溶液的制备　取本品粉末（过四号筛）约 0.1g，精密称定，置具塞锥形瓶中，精密加入甲醇 10ml，称定重量，超声处理（功率 100W，频率 40kHz）15 分钟，放冷，再称定重量，用甲醇补足减失的重量，摇匀，滤过，取续滤液，即得。

测定法　分别精密吸取对照品溶液与供试品溶液各 5μl，注入液相色谱仪，测定，即得。

本品按干燥品计算，含蒙花苷（$C_{28}H_{32}O_{14}$）不得少于 0.70%。

【**性味与归经**】　甘、苦，凉。归心、肝经。

【**功能与主治**】　凉血止血，散瘀解毒消痈。用于衄血，吐血，尿血，血淋，便血，崩漏，外伤出血，痈肿疮毒。

【**用法与用量**】　5～12g。

【**贮藏**】　置通风干燥处。

【**收载标准**】《中国药典》2020 年版一部 50 页。

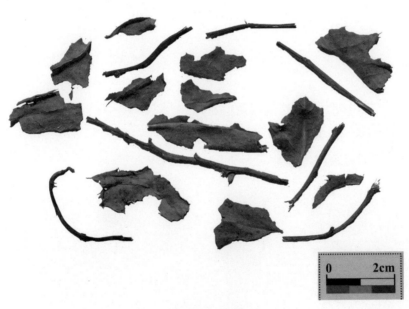

鲜小蓟（冻干）

马齿苋 Machixian
PORTULACAE HERBA

【**来源**】　本品为马齿苋科植物马齿苋 *Portulaca oleracea* L. 的新鲜地上部分。夏、秋二季采收。

【**主要产地**】　全国各地均产。

【**炮制**】　**鲜马齿苋（冻干）**　取鲜马齿苋，除去杂质及非药用部位，洗净，切段，冷冻干燥。

【**性状**】　**鲜马齿苋（冻干）**　本品为不规则的段。茎圆柱形，表面黄褐色，有明显纵沟纹。叶多破碎，完整者展平后呈倒卵形，先端钝平或微缺，全缘。蒴果圆锥形，内含多数细小种子。气微，味微酸。

【鉴别】（1）本品粉末灰绿色。草酸钙簇晶众多，大小不一，直径 7～108μm，大型簇晶的晶块较大，棱角钝。草酸钙方晶宽 8～69μm，长约 125μm，有的方晶堆砌成簇晶状。叶表皮细胞垂周壁弯曲或较平直，气孔平轴式。含晶细胞常位于维管束旁，内含细小草酸钙簇晶。内果皮石细胞大多成群，呈长梭形或长方形，壁稍厚，可见孔沟与纹孔。种皮细胞棕红色或棕黄色，表面观呈多角星状，表面密布不整齐小突起。花粉粒类球形，直径 48～65μm，表面具细刺状纹饰，萌发孔短横线状。

（2）取本品粉末 2g，加水 20ml，加甲酸调节 pH 值至 3～4，冷浸 3 小时，滤过，滤液蒸干，残渣加水 5ml 使溶解，作为供试品溶液。另取马齿苋对照药材 2g，同法制成对照药材溶液。照薄层色谱法（《中国药典》2020 年版四部通则 0502）试验，吸取上述两种溶液各 1～2μl，分别点于同一硅胶 G 薄层板上，以水饱和正丁醇－冰醋酸－水（4：1：1）为展开剂，展开，取出，晾干，喷以 0.2% 茚三酮乙醇溶液，在 110℃加热至斑点显色清晰。供试品色谱中，在与对照药材色谱相应的位置上，显相同颜色的斑点。

【检查】 水分　不得过 9.0%（《中国药典》2020 年版四部通则 0832 第二法）。

【性味与归经】 酸，寒。归肝、大肠经。

【功能与主治】 清热解毒，凉血止血，止痢。用于热毒血痢，痈肿疔疮，湿疹，丹毒，蛇虫咬伤，便血，痔血，崩漏下血。

【用法与用量】 9～15g。外用适量捣敷患处。

【贮藏】 置通风干燥处，防潮。

【收载标准】《中国药典》2020 年版一部 51 页。

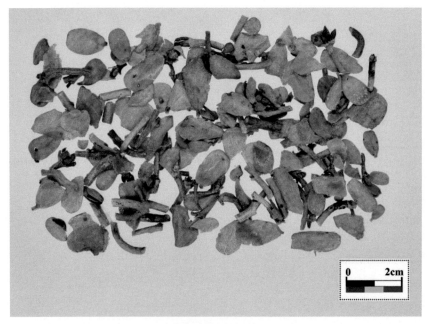

鲜马齿苋（冻干）

石上柏 Shishangbai
SELAGINELLAE DOEOERLEINII HERBA

【来源】 本品为卷柏科植物深绿卷柏 *Selaginella doederleinii* Hieron. 的干燥全草。全年可采，除去杂质，洗净，晒干。

【主要产地】 安徽、浙江、江西、福建、台湾、湖南、广东、广西等地。

【炮制】 除去杂质，洗净，切段，干燥。

【性状】 本品为不规则的段。根极少，纤细，黄褐色。茎扁柱形，表面黄绿色至黄褐色，具棱，质脆，具稀疏而排列整齐的叶或叶痕，多分枝，分枝处偶见黄色细长不定根。叶为羽状复叶，上表面深绿色，下表面浅绿色，多向内卷曲，小叶 2 型；背叶 2 列，卵状矩圆形，顶端钝，上缘微齿，下缘全缘；腹叶 2 列，矩圆形，呈交互覆瓦状排列，顶端具短刺头，边缘有锯齿。孢子囊穗顶生，四棱形。孢子叶卵状三角形，急尖。体轻，质稍韧。气微，味甘、淡。

【鉴别】 本品粉末黄绿色。叶表皮细胞类长方形或不规则形，壁波状弯曲，叶缘部分细胞壁向外突出形成粗短刺。气孔不定式，圆形或椭圆形，副卫细胞 4～8 个。管胞多破碎，多梯纹或网纹，直径 9～63μm。孢子类白色或黄色，类圆形或卵状三角形，可见点状纹理，直径 19～38μm。

【检查】 **水分** 不得过 10.0%（《中国药典》2020 年版四部通则 0832 第二法）。

总灰分 不得过 12.0%（《中国药典》2020 年版四部通则 2302）。

【浸出物】 照水溶性浸出物测定法（《中国药典》2020 年版四部通则 2201）项下的热浸法测定，不得少于 11.0%。

【性味与归经】 微苦、涩，凉。归肺、肝、胆经。

【功能与主治】 清热解毒，祛风除湿，止血。用于癥瘕积聚，咽喉肿痛，目赤肿痛，肺热咳嗽，乳痈，湿热黄疸，风湿痹痛，外伤出血。

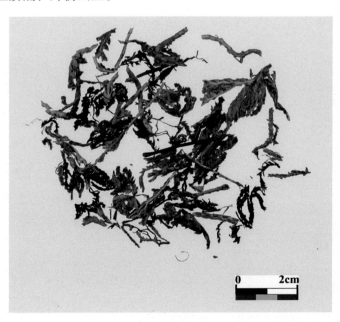

石上柏

【用法与用量】 10～30g。外用适量，鲜品捣烂敷患处或干品研粉调香油涂患处。

【贮藏】 置通风干燥处。

【收载标准】《湖北省中药材质量标准》2018年版52页。

仙人掌 Xianrenzhang
OPUNTIAE HERBA

【来源】 本品为仙人掌科植物仙人掌 *Opuntia dillenii*(Ker Gawl.)Haw 的新鲜或干燥地上部分。全年可采，削除小瘤体上的利刺和刺毛，除去杂质，鲜用或切薄片，干燥。

【主要产地】 云南、四川、贵州、广东、广西、福建、江西、湖北、湖南、山东等地。

【炮制】 除去杂质。

【性状】 本品为不规则片。表面灰绿色，光滑或少有褶皱，有棕色或褐色团块，散在隆起的棕色圆点状或窝状针刺脱落的痕迹。切断面粗糙呈灰黄色，粉粒状。质脆易折断，断面灰绿色或淡棕色。气微，味淡。

【鉴别】 取本品2g，加乙醇25ml，置水浴上加热回流30分钟，滤过，滤液蒸干，残渣加甲醇1ml使溶解，作为供试品溶液。另取仙人掌对照药材2g，同法制成对照药材溶液。照薄层色谱法（《中国药典》2020年版四部通则0502）试验，吸取上述两种溶液各2～4μl，分别点于同一以含羧甲基纤维素钠为黏合剂的硅胶G薄层板上，以三氯甲烷－甲醇－甲酸（9：1：1）为展开剂，展开，取出，晾干，喷以三氯化铝试液，吹干后，置紫外光灯（365nm）下检视。供试品色谱中，在与对照药材色谱相应的位置上，显相同颜色的荧光斑点。

【性味与归经】 苦，寒。归胃、肺、大肠经。

【功能与主治】 润燥止渴，清热解毒，行气活血。用于消渴症，各种疮疡肿毒。

【用法与用量】 10～20g。外用鲜品捣烂，敷患处。

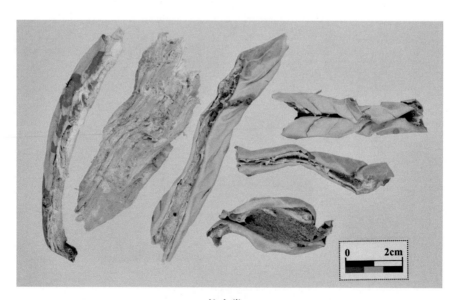

仙人掌

【贮藏】 置阴凉干燥处。

【收载标准】《贵州省中药材民族药材质量标准》2003 年版 131 页。

白花蛇舌草 Baihuasheshecao
HEDYOTIDIS DIFFUSAE HERBA

【来源】 本品为茜草科植物白花蛇舌草 *Hedyotis diffusa* Willd. 的干燥全草。夏、秋二季采收，除去杂质，晒干。

【主要产地】 广东、广西、福建等地。

【炮制】 除去杂质，切段，干燥。

【性状】 本品为不规则的段，茎、叶、花、果混合。茎纤细，扁圆柱形，直径约 1mm，具纵棱，淡棕色。叶对生，无柄，皱缩或破碎，完整者展平后呈线形或线状披针形，长 1～3.5cm，宽 1～3mm，顶端急尖或渐尖，边缘多反卷，灰棕色。花单生叶腋，或成对生于叶腋，具短柄。蒴果扁球形，直径 1.5～3mm，两侧各有一条纵沟，萼宿存，顶端 4 齿裂。种子黄色，细小。气微，味淡。

【鉴别】 （1）本品粉末灰黄色。茎表皮细胞长条形，长 280～410μm，气孔平轴式，长圆形。导管多为螺纹和环纹，直径 4～41μm。草酸钙针晶成束或散在，长 40～90μm；有的薄壁细胞中含草酸钙簇晶，直径为 3～9μm。淀粉粒存在于薄壁细胞中或散在，单粒类圆形，脐点点状；复粒由 2～4 分粒组成。

（2）取本品粉末 1g，加甲醇 10ml，超声处理 30 分钟，滤过，滤液蒸干，残渣加三氯甲烷 1ml 使溶解，作为供试品溶液。另取齐墩果酸对照品，加三氯甲烷制成每 1ml 含 1mg 的溶液，作为对照品溶液。照薄层色谱法（《中国药典》2020 年版四部通则 0502）试验，吸取上述三种溶液各 5μl，分别点于同一硅胶 G 薄层板上，以三氯甲烷 - 乙酸乙酯 - 甲醇（40∶5∶1）为展开剂，展开，取出，晾干，喷以 10% 硫酸乙醇溶液，105℃加热 5～10 分钟，置日光下检视。供试品色谱中，在与对照品色谱相应的位置上，显相同颜色的斑点。

【检查】 **水分** 不得过 13.0%（《中国药典》2020 年版四部通则 0832 第二法）。

总灰分 不得过 15.0%（《中国药典》2020 年版四部通则 2302）。

酸不溶性灰分 不得过 5.0%（《中国药典》2020 年版四部通则 2302）。

【浸出物】 照醇溶性浸出物测定法（《中国药典》2020 年版四部通则 2201）项下的热浸法测定，用稀乙醇作溶剂，不得少于 11.0%。

【性味与归经】 甘、淡，凉。归胃、大肠、小肠经。

【功能与主治】 清热解毒，利湿消痈。用于咽喉肿痛，肠痈，疮疖肿毒，湿热黄疸，小便不利，毒蛇咬伤。

【用法与用量】 15～60g。外用适量。

【贮藏】 置通风干燥处。

【收载标准】《河南省中药材标准（二）》1993年版31页。

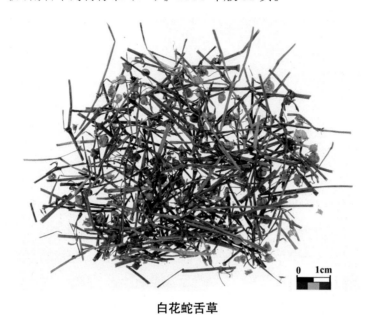

白花蛇舌草

叶下珠 Yexiazhu
PHYLLANTHI HERBA

【来源】 本品为大戟科植物叶下珠 *Phyllanthus urinaria* L. 的干燥全草。夏、秋二季采收，除去泥土，晒干。

【主要产地】 全国各地均产。

【炮制】 除去杂质，洗净，切段，干燥。

【性状】 本品为不规则的段。茎呈类圆柱形，灰棕色或棕红色，具纵皱；体轻，易折断，切面黄白色或浅黄色，髓部中空。单叶互生，多已脱落；叶片呈长椭圆形，长5～15mm，宽2～6mm，先端有短突尖，基部近圆钝或偏斜，边缘有白色短毛，叶面绿色，叶背灰绿色；叶柄极短。花小，腋生于叶背面之下，多已干缩。蒴果扁球形，棕黄色，直径2～3mm，无柄，表面有鳞状凸起，常6纵裂。气微香，味微苦。

【鉴别】 （1）本品粉末黄绿色。叶表皮细胞垂周壁波状弯曲，气孔多为平轴式，偶见不等式，副卫细胞2～4个。非腺毛存在于叶缘及靠近叶缘的叶脉上，完整者2～5个细胞，长50～165μm，直径20～30μm；先端细胞膨大，表面具角质条状纹理。花粉粒呈类球形或椭圆形，散在。草酸钙簇晶众多，成片或散在，直径7～51μm。导管以螺纹导管多见。

（2）取本品粉末1g，加85%乙醇20ml，超声处理20分钟，滤过，滤液蒸干，残渣加甲醇1ml使溶解，取上清液作为供试品溶液。另取叶下珠对照药材1g，同法制成对照药材溶液。照薄层色谱法（《中国药典》2020年版四部通则0502）试验，吸取上述两种溶液各5μl，分别点于同一硅胶G薄层板上，以乙酸乙酯－甲酸－冰醋酸－水（15：1：1：2）为展开剂，展开，取出，晾干，喷以10%硫酸乙醇溶液，在105℃加热至斑点显色清晰，置紫外光灯（365nm）下检视。

供试品色谱中，在与对照药材色谱相应的位置上，显相同颜色的荧光斑点。

【检查】 水分　不得过 13.0%（《中国药典》2020 年版四部通则 0832 第二法）。

　　总灰分　不得过 11.0%（《中国药典》2020 年版四部通则 2302）。

　　酸不溶性灰分　不得过 3.0%（《中国药典》2020 年版四部通则 2302）。

【性味与归经】 甘、苦，凉。入肝、肺经。

【功能与主治】 清热利尿，明目，消积。用于眼结膜炎，夜盲症，肾炎水肿，泌尿系统感染，结石，黄疸型肝炎，咽炎、肺炎，小儿消化不良，肠炎痢疾，小儿疳积，无名肿痛，蛇咬伤等症。

【用法与用量】 15～30g。

【贮藏】 置干燥通风处。

【收载标准】《广东省中药材标准（第三册）》2019 年版 165 页。

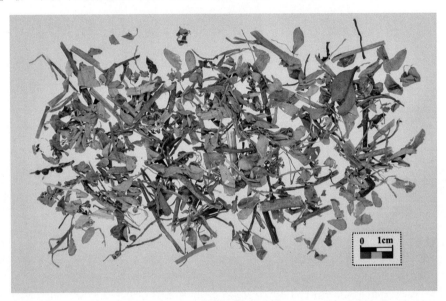

叶下珠

肉苁蓉 Roucongrong
CISTANCHES HERBA

【来源】 本品为列当科植物肉苁蓉 *Cistanche deserticola* Y. C. Ma 或管花肉苁蓉 *Cistanche tubulosa*（Schenk）Wight 的干燥带鳞叶的肉质茎。春季苗刚出土时或秋季冻土之前采挖，除去茎尖，切段，晒干。

【主要产地】 内蒙古、陕西、甘肃、宁夏、青海、新疆等地。

【炮制】 油炙肉苁蓉　先将麻油置炒制容器内，加热至沸，倒入肉苁蓉片，用文火炒至均匀有光泽，取出，放凉。

　　每 100kg 肉苁蓉片，用麻油 18kg。

【性状】 油炙肉苁蓉　本品为不规则形的厚片。表面黑褐色，有油润光泽，具麻油香气。

【性味与归经】 甘、咸，温。归肾、大肠经。

【功能与主治】 补肾阳，益精血，润肠通便。用于肾阳不足，精血亏虚，阳痿不孕，腰膝酸软，筋骨无力，肠燥便秘。油炙肉苁蓉增强润肠通便作用。

【用法与用量】 6～10g。

【贮藏】 密闭，贮于阴凉干燥处。

【收载标准】《中国药典》2020 年版一部 140 页。

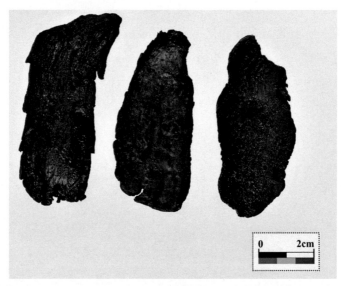

油炙肉苁蓉

竹叶柴胡 Zhuyechaihu
BUPLEURI MARGINATI HERBA

【来源】 本品为伞形科植物竹叶柴胡 *Bupleurum marginatum* Wall.ex DC. 的干燥全草。夏、秋二季采收，除去泥沙，干燥。

【主要产地】 我国西南、中部和南部各省区均产，主产于四川、云南、贵州、河南等地。

【炮制】 除去杂质，洗净，切段，干燥。

【性状】 本品为不规则的段状。根棕褐色或黄棕色，具细纵皱纹及稀疏的小横突起。茎圆柱形，微具纵棱，切面白色有髓。叶多破碎，叶缘软骨质。花序复伞形，花黄棕色。体轻。气清香，味微苦。

【鉴别】 取本品粉末 0.5g，加 5% 浓氨试液的甲醇溶液 20ml，超声处理 30 分钟，滤过，滤液浓缩至约 2ml，作为供试品溶液。取柴胡皂苷 a 对照品、柴胡皂苷 d 对照品，加甲醇制成每 1ml 各含 0.5mg 的混合溶液，作为对照品溶液。照薄层色谱法（《中国药典》2020 年版四部通则 0502）试验，吸取上述两种溶液各 1μl，分别点于同一硅胶 G 薄层板上，以乙酸乙酯－乙醇－水（12：2：1）为展开剂，展开，取出，晾干，喷以 2% 对二甲氨基苯甲醛的 40% 硫酸溶液，在 60℃加热至斑点显色清晰，分别置日光及紫外光灯（365nm）下检视。供试品色谱中，在与对照品色谱相应的位置上，显相同颜色的斑点或荧光斑点。

【检查】 水分　不得过 9.0%（《中国药典》2020 版四部通则 0832 第二法）。

总灰分　不得过 10.0%（《中国药典》2020 年版四部通则 2302）。

【浸出物】 照醇溶性浸出物测定法（《中国药典》2020 年版四部通则 2201）项下的热浸法测定，用乙醇作溶剂，不得少于 10.0%。

【性味与归经】 苦，微寒。归肝、胆经。

【功能与主治】 疏散退热，疏肝解郁，升举阳气。用于感冒发热，寒热往来，胸胁胀痛，月经不调，子宫脱垂，脱肛。

【用法与用量】 3～9g。

【贮藏】 置通风干燥处，防蛀。

【收载标准】《湖北省中药材质量标准》2018 年版 88 页。

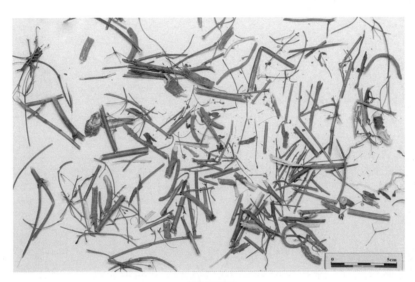

竹叶柴胡

冰凉花 Binglianghua
ADONIDIS HERBA

【来源】 本品为毛茛科植物冰凉花 *Adonis amurensis* Regel et Radde 的干燥全草。初春花开时采挖，洗净，及时晒干。

【主要产地】 河北、黑龙江、吉林、辽宁等地。

【炮制】 除去杂质，淋润，切段，干燥。

【性状】 本品为不规则的段，根、茎、叶混合。根茎粗，密生多数细根呈疏松团状。根表面黄棕色或暗褐色，稍有皱纹。茎细弱，黄白色。叶灰绿色。偶见花顶生，淡紫色或黄色。质脆，易折断。气微，味苦。

【鉴别】 本品根的横切面：表皮细胞外壁增厚，棕黄色，皮层薄壁细胞形大，含淀粉粒；内皮层明显。中柱鞘为 1 列切向延长的细胞。初生木质部三原型。

【**性味与归经**】 苦，平；有毒。归心经。

【**功能与主治**】 强心，利尿，镇静及减慢心率。用于急性和慢性心功能不全。

【**用法与用量**】 口服全草细粉，一次 25mg，一日 1～3 次。

【**注意事项**】 本品毒性较大，应慎用。

【**贮藏**】 置通风干燥处，防霉。

【**收载标准**】《中国药典》1977 年版一部 237 页。

红旱莲 Honghanlian
HYPERICI ASCYRI HERBA

【**来源**】 本品为藤黄科植物黄海棠 *Hypericum ascyron* L. 的干燥地上部分。夏季果实近成熟时采割，除去杂质，晒干。

【**主要产地**】 河南省伏牛山区和大别山区。

【**炮制**】 除去杂质及残根，润透，切段，晒干。

【**性状**】 本品为不规则的段。茎圆柱形或略呈四棱柱形，表面红棕色至棕褐色，断面黄白色，中空。叶对生，无柄，全缘，易破碎，多脱落。蒴果圆锥形，外表棕褐色。种子细小多数，长椭圆形，长约 1mm，棕褐色。气微，味微苦、涩。

【**鉴别**】 （1）本品粉末灰黄色。纤维众多，条形，少数长棱形，多成束。上表皮细胞多角形，下表皮细胞不规则形，壁波状弯曲；气孔不定式，排列紧密。分泌道通常含浅黄色至黄棕色分泌物。草酸钙簇晶少见。可见叶片栅栏组织。

（2）取本品粉末 1g，加甲醇 10ml，超声处理 30 分钟，滤过，滤液浓缩至 1ml，作为供试品溶液。另取槲皮素对照品，加甲醇制成每 1ml 含 1mg 的溶液，作为对照品溶液。照薄层色谱法（《中国药典》2020 年版四部通则 0502）试验，吸取上述两种溶液各 2μl，分别点于同一硅胶 G 薄

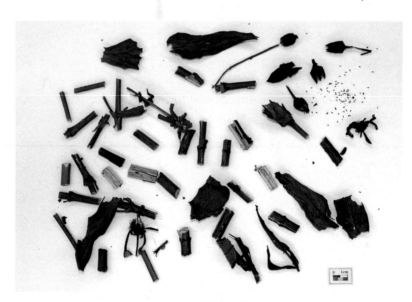

红旱莲

层板上，以甲苯－乙酸乙酯－甲酸（12∶5∶1）为展开剂，展开，取出，晾干，喷以1%三氯化铝乙醇溶液，置紫外光灯（365nm）下检视。供试品色谱中，在与对照品色谱相应的位置上，显相同颜色的荧光斑点。

【检查】 水分　不得过12.0%（《中国药典》2020年版四部通则0832第二法）。

总灰分　不得过6.0%（《中国药典》2020年版四部通则2302）。

【性味与归经】 微苦，寒。归肝、胆经。

【功能与主治】 凉血止血，清热解毒。用于吐血，咯血，衄血，子宫出血，黄疸，肝炎；外用治创伤出血，烧烫伤，湿疹；黄水疮。

【用法与用量】 5～15g。外用适量。

【贮藏】 置干燥处。

【收载标准】《河南省中药材标准（二）》1993年版41页。

苣荬菜 Qumaicai
SONCHI ARVENSIS HERBA

【来源】 本品为菊科植物苣荬菜 *Sonchus arvensis* L. 的干燥全草。春、夏二季花开前采挖，除去杂质，晒干。

【主要产地】 河北、陕西、山西、辽宁、山东等地。

【炮制】 除去杂质，洗净，切段，干燥。

【性状】 本品为不规则的段，根、茎、叶混合。根、茎呈圆柱形，表面淡黄棕色，有纵皱纹。叶卷缩或破碎，完整者展平后呈长圆状披针形，边缘有稀疏缺刻或羽状浅裂，裂片三角形，边缘有细尖齿，上表面灰绿色，下表面色较浅，基部渐窄成短柄，有的带幼茎，茎生叶互生，基部耳状，无柄，抱茎。头状花序，具白色毛茸。质脆。气微，味微咸。

【性味与归经】 苦，寒。归肝、胃经。

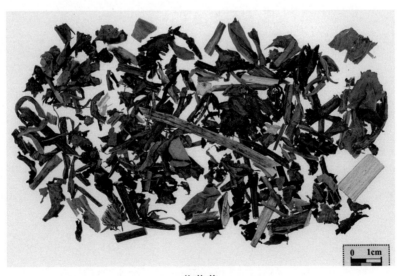

苣荬菜

【功能与主治】 清湿热，消肿排脓，化瘀解毒。用于阑尾炎，肠炎，痢疾，疮疖痈肿，产后瘀血腹痛，痔疮。

【用法与用量】 9～15g。外用鲜品适量，捣烂敷患处，煎汤熏洗痔疮。

【贮藏】 置通风干燥处。

【收载标准】《中国药典》1977 年版一部 274 页。

佛甲草 Fojiacao
SEDI LINEARIS HERBA

【来源】 本品为景天科植物佛甲草 *Sedum lineare* Thunb. 的干燥全草。夏、秋二季采挖，洗净，置沸水中烫后晒干。

【主要产地】 我国东南部。

【炮制】 除去杂质，切段。

【性状】 本品为不规则的段。根细小。茎圆柱形，表面淡褐色至棕褐色，有明显的节，偶有残留的不定根。叶片多脱落，展平后呈条形或条状披针形。花小，淡棕色。果实为蓇葖果。气微，味淡。

【性味与归经】 甘、微酸，寒。归肺、大肠经。

【功能与主治】 清热解毒，消肿，止血。用于咽喉肿痛，目赤，痢疾，漆疮，带状疱疹，痈肿，丹毒，烫、火伤，外伤出血。

【用法与用量】 9～15g。鲜品加倍；外用鲜品适量，捣烂敷患处。

【贮藏】 置通风干燥处。

【收载标准】《中国药典》1977 年版一部 297 页。

鸡眼草 Jiyancao
KUMMEROWIAE HERBA

【来源】 本品为豆科植物鸡眼草属植物鸡眼草 *Kummerowia striata*（Thunb.）Schindl. 或长萼鸡眼草 *Kummerowia stipulacea*（Maxim.）Makino 的干燥全草。夏、秋植株茂盛时采收，除去杂质，晒干。

【主要产地】 河南、辽宁、吉林、黑龙江、内蒙古、河北、山东、江苏、四川、云南等地。

【炮制】 除去杂质，洗净，切段，干燥。

【性状】 本品为不规则的段。根段稀少。茎红棕色，具分枝，被细毛；切断面淡黄白色，有充实髓或中空（老茎）；质脆，纤维性强。叶互生，小叶 3 片椭圆形或倒卵状椭圆形，具羽状网脉，叶柄、叶缘及叶背主脉上均被细毛；托叶长卵形宿存。花萼钟状。荚果卵状圆形，顶端稍急尖，外被细短毛。气微，味淡。

【鉴别】 本品粉末黄绿色。非腺毛较多，壁较厚。纤维多成束，壁厚，周围细胞含草酸钙方晶，形成晶纤维。叶表皮细胞类方形或不规则形。导管多为螺纹导管。淀粉少见，多为单粒，类圆形。

【检查】 **水分**　不得过 11.0%（《中国药典》2020 年版四部通则 0832 第二法）。

总灰分　不得过 8.0%（《中国药典》2020 年版四部通则 2302）。

酸不溶性灰分　不得过 2.0%（《中国药典》2020 年版四部通则 2302）。

【浸出物】 照醇溶性浸出物测定法（《中国药典》2020 年版四部通则 2201）项下的热浸法测定，用乙醇作溶剂，不得少于 7.0%。

【性味与归经】 微苦，凉。归肝、脾、肺、肾经。

【功能与主治】 健脾利湿，解热止痢。用于小儿疳积，湿热黄疸，中暑发热，心烦或痉挛，淋病，痢疾，跌打损伤等。

【用法与用量】 15～30g；鲜用 30～60g。

【贮藏】 置干燥处。

【收载标准】《湖北省中药材质量标准》2018 年版 117 页。

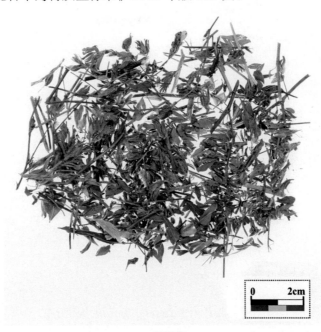

鸡眼草

垂盆草 Chuipencao
SEDI HERBA

【来源】 本品为景天科植物垂盆草 *Sedum sarmentosum* Bunge. 的新鲜全草。夏、秋二季采收，除去杂质。

【主要产地】 全国大部分地区均产。

【炮制】 **鲜垂盆草**　取鲜品，除去杂质、泥沙，洗净。

【性状】 **鲜垂盆草**　本品茎纤细，长可达 20cm 以上，部分节上可见纤细的不定根。3 叶轮生，叶片倒披针形至矩圆形，绿色，肉质，长 1.5～2.8cm，宽 0.3～0.7cm，先端近急尖，基部急狭，有距。气微，味微苦。

【鉴别】 本品茎横切面：表皮细胞长方形，外壁增厚，内层约为 10 列薄壁细胞。中柱小，维管束外韧型，导管类圆形。髓部呈三角状，细胞多角形，壁甚厚，非木化，紧靠韧皮部细胞及髓部细胞中含红棕色分泌物。

【性味与归经】 甘、淡，凉。归肝、胆、小肠经。

【功能与主治】 利湿退黄，清热解毒。用于湿热黄疸，小便不利，痈肿疮疡。

【用法与用量】 15～30g。

【贮藏】 随用随采。

【收载标准】《中国药典》2020 年版一部 223 页。

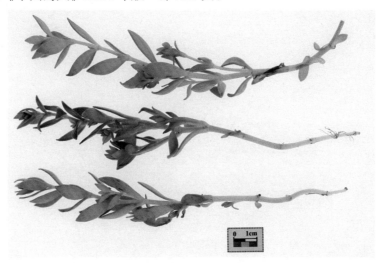

鲜垂盆草

金牛草 Jinniucao
POLYGALAE TELEPHIOIDIS HERBA

【来源】 本品为远志科植物小花远志 *Polygala telephioidis* Willd. 的干燥全草。6～7 月拔取全株，除去杂质，晒干。

【主要产地】 广东、广西、湖南、江西等地。

【炮制】 除去杂质，切段。

【性状】 本品为不规则的段，根、茎、叶、花的混合。根段较少，细圆柱形，有的具分枝或带须根。茎细弱，棕黄色，被柔毛，折断面中空。叶片皱缩，淡黄绿色，疏被短柔毛，厚纸质，易碎。叶腋可见花或蒴果。无臭，味淡。

【性味】 辛，平。

【功能与主治】 活血祛瘀，化痰止咳，解毒。用于咳嗽胸痛，肺结核，肝炎，百日咳，跌打损伤，毒蛇咬伤。

【**用法与用量**】　9～15g。外用适量。

【**贮藏**】　置通风干燥处。

【**收载标准**】《上海市中药材标准》1994 年版 32 页。

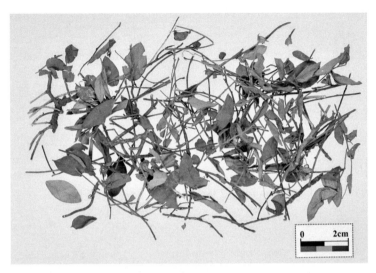

金牛草

金盏银盘 Jinzhanyinpan
BIDENTIS HERBA

【**来源**】　本品为菊科植物鬼针草 *Bidens bipinnata* Linn.、三叶鬼针草 *Bidens Pilosa* Linn. 或金盏银盘 *Bidens biternata*(Lour.)Merr.et Sherff. 的干燥全草。夏末秋初枝叶茂盛和花开时采收，晒干。

【**主要产地**】　全国各地均产。

【**炮制**】　除去杂质，洗净，切段，干燥。

【**性状**】　本品为不规则的段。茎略呈方形，有的具短毛。外表面淡灰黄色或淡棕黄色，具细纵纹或纵沟槽，节稍膨大。叶皱缩多已破碎，中、下部叶对生，叶片腹面棕褐色或绿褐色，背面黄褐色，两面均具疏毛。茎顶或枝端可见扁平盘状花托，有时可见头状花序，边缘为黄色或白色舌状花，中央为管状花。有的着生多个呈针束状的果实，瘦果条形，具 3～4 棱，有短毛，顶端冠毛芒状。体轻，质较硬，切面具髓。气微，味淡、微苦。

【**鉴别**】　（1）本品粉末呈黄绿色至褐绿色。多细胞非腺毛呈稍弯曲的棒形，顶端渐细，3～7 个细胞组成。花粉粒黄色，类圆形，具 3 个萌发孔沟，表面具颗粒状或短扁刺状突起。导管主为螺旋导管，具缘纹孔导管。

（2）取本品粗粉 1g，加乙醇 15ml，超声处理 15 分钟，滤过，滤液蒸干，残渣加甲醇 1ml 使溶解，作为供试品溶液。另取金盏银盘对照药材 1g，同法制成对照药材溶液。照薄层色谱法（《中国药典》2020 年版四部通则 0502）试验，吸取上述两种溶液各 8μl，分别点于同一硅胶 G 薄层板上，以甲苯-丙酮-乙酸乙酯-甲醇-甲酸（20∶2∶10∶5∶1）为展开剂，展开，取出，晾干，置紫外光灯（365nm）下检视。供试品色谱中，在与对照药材色谱相应的位置上，显相同颜色的荧光主斑点。

【检查】 水分　不得过 13.0%（《中国药典》2020 年版四部通则 0832 第二法）。

总灰分　不得过 12.0%（《中国药典》2020 年版四部通则 2302）。

【浸出物】 照醇溶性浸出物测定法（《中国药典》2020 年版四部通则 2201）项下的热浸法测定，用稀乙醇作溶剂，不得少于 13.0%。

【性味与归经】 甘、微苦，凉。归肺、心、胃经。

【功能与主治】 清热解毒，散瘀消肿，利尿。主治感冒发热，痢疾，肝炎，急性肠炎，咽喉肿痛，跌打损伤，蛇虫咬伤等。

【用法与用量】 15～30g；鲜用 30～60g。外用适量，捣烂涂敷或熏洗。

【贮藏】 置通风干燥处。

【收载标准】《河南省中药材标准（一）》1991 年版 52 页。

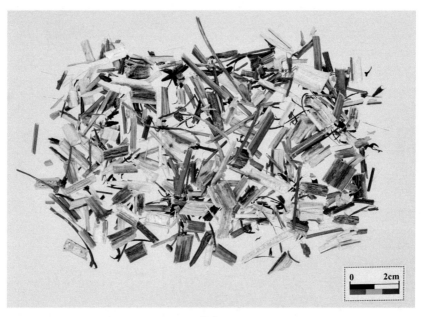

金盏银盘

泽漆 Zeqi
EUPHORBIAE HELIOSOCOPIAE HEBRA

【来源】 本品为大戟科植物泽漆 *Euphorbia helioscopia* L. 的干燥地上部分。春末、夏初开花时采割地上部分，除去杂质，晒干。

【主要产地】 除新疆和西藏以外全国大部分地区均有分布，以江苏、浙江产量较多。河南各地均产。

【炮制】 除去杂质，洗净，稍润，切段，干燥。

【性状】 本品为不规则的段、茎、叶、花混合。茎圆柱形，浅灰黄色至棕褐色，表面光滑或具不明显的纵纹，有的可见互生、褐色条形叶痕，断面黄白色，中空或可见髓。叶片多皱缩、破碎，灰绿色至黑色；完整者展平后呈倒卵形或匙形，顶端钝圆，微凹或平截，边缘自中部以上具细锯齿。花单性，细小，无花被，淡黄绿色，苞片叶状。蒴果三角状球形，直径约 3mm，淡黄绿色至淡黄棕色，表面平滑，内分 3 室，每室含种子一粒。种子卵圆形，黄褐色至褐棕色，表面有突起的网纹，质坚。气微，味淡。

【鉴别】（1）本品粉末淡黄绿色。花粉粒黄色，类圆形，壁较厚。纤维众多，多成束，稀有单个散在，木化，有的具单纹孔。导管为螺纹导管、梯纹导管，具缘纹孔导管。叶表皮细胞类多角形，上表皮细胞垂周壁念珠状增厚，下表皮细胞垂周壁深波状弯曲，偶见气孔。

（2）取本品粉末 1g，加甲醇 20ml，加热回流 20 分钟，放冷后滤过，滤液浓缩至 1ml，作为供试品溶液。另取槲皮素对照品，加甲醇制成每 1ml 含 0.5mg 的溶液，作为对照品溶液。照薄层色谱法（《中国药典》2020 年版四部通则 0502 薄层色谱法）试验，吸取上述两种溶液各 5μl，分别点于同一硅胶 G 薄层板上，以甲苯 – 乙酸乙酯 – 甲酸（10：9：1）为展开剂，展开，取出，晾干，喷以 1% 三氯化铝乙醇溶液，加热数分钟，置紫外灯光（365nm）下检视。供试品色谱中，在与对照品色谱相应的位置上，显相同颜色的荧光斑点。

【检查】水分　不得过 13.0%（《中国药典》2020 年版四部通则 0832 第二法）。

总灰分　不得过 15.0%（《中国药典》2020 年版四部通则 2302）。

【浸出物】照醇溶性浸出物测定法（《中国药典》2020 年版四部通则 2201 浸出物测定法）项下的热浸法测定，用 70% 乙醇作溶剂，不得少于 7.0%。

【性味与归经】辛、苦，微寒；有小毒。归大肠、小肠、脾经。

【功能与主治】逐水消肿，化痰散结，解毒杀虫。用于大腹水肿，咳逆上气，瘰疬结核，神经

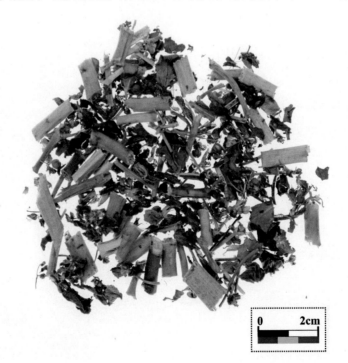

泽漆

性皮炎，以及灭蛆。

【用法与用量】 3～9g，煎汤、熬膏或入丸散。外用适量，捣烂敷患处。

【注意事项】 孕妇及气血、脾胃虚弱者禁用。

【贮藏】 置通风干燥处。

【收载标准】《河南省中药材标准（二）》1993年版58页。

珍珠透骨草 Zhenzhutougucao
SPERANSKIAE HERBA

【来源】 本品为大戟科植物地构叶 *Speranskia tuberculata*（Bunge）Bail. 的干燥全草。夏、秋二季采收，除去杂质，干燥。

【主要产地】 甘肃、山东、江苏、河南等地。

【炮制】 除去杂质，洗净，稍润，切段，干燥。

【性状】 本品为不规则的段，茎、叶、花、果混合。茎圆形或微有棱，表面浅绿色或灰绿色，被有灰白色柔毛；质脆，切面黄白色。叶片多卷曲或皱缩破碎，灰绿色，两面均被白色细柔毛。总状花序，蒴果三角状扁圆形，被柔毛和疣状突起。气微，味淡而后苦。

【鉴别】 本品粉末淡灰绿色或黄绿色。非腺毛单细胞，长104～370μm，基部直径16～29μm，壁较厚，表面具疣状突起。草酸钙簇晶多见，棱角多尖锐，直径14～45μm。纤维成束或散在，壁厚，长梭形。叶肉组织碎片多见。导管主要为梯形导管和螺纹导管。

【检查】 水分 不得过11.0%（《中国药典》2020年版四部通则0832第二法）。

总灰分 不得过13.0%（《中国药典》2020年版四部通则2302）。

酸不溶性灰分 不得过3.0%（《中国药典》2020年版四部通则2302）。

【浸出物】 照水溶性浸出物测定法（《中国药典》2020年版四部通则2201）项下的热浸法测定，不得少于17.0%。

【性味与归经】 辛，温。归肝、肾经。

【功能与主治】 祛风湿，通经络，活血止痛。用于风湿痹痛，筋骨拘挛，疮痈肿毒。

【用法与用量】 6～15g。外用适量，煎水熏洗或捣敷。

【注意事项】 孕妇忌服。

【贮藏】 置通风干燥处，防霉。

【收载标准】《河南省中药材标准（二）》

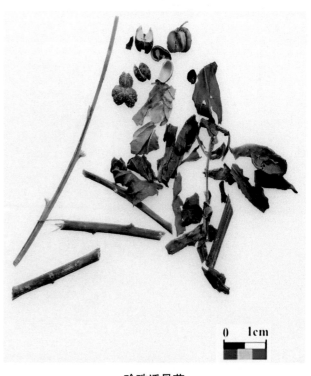

珍珠透骨草

1993 年版 65 页。

荆芥
Jingjie
SCHIZONEPETAE HERBA

【来源】 本品为唇形科植物荆芥 *Schizonepeta tenuifolia* Briq. 的干燥地上部分。夏、秋二季花开到顶、穗绿时采割，除去杂质，晒干。

【主要产地】 江苏、浙江、河北、江西、湖北等地。

【炮制】 炒荆芥 取净荆芥段，置炒制容器内，用文火加热至微黄色时，取出，放凉。

【性状】 炒荆芥 本品为不规则段。茎呈方柱形，表面焦黄色。切面类白色。叶多已脱落。穗状轮伞花序。花冠多脱落，宿萼钟状。体轻，质脆。略具焦香气，味微苦而辛。

【鉴别】 （1）本品粉末黄棕色。宿萼表皮细胞垂周壁深波状弯曲。腺鳞头部 8 细胞，直径 96～112μm，柄单细胞，棕黄色。小腺毛头部 1～2 细胞，柄单细胞。非腺毛 1～6 细胞，大多具壁疣。外果皮细胞表面观多角形，壁黏液化，胞腔含棕色物；断面观细胞类方形或类长方形，胞腔小。内果皮石细胞淡棕色，表面观垂周壁深波状弯曲，密具纹孔。纤维直径 14～43μm，壁平直或微波状。

（2）取本品粗粉 0.8g，加石油醚（60～90℃）20ml，密塞，时时振摇，放置过夜，滤过，滤液挥至 1ml，作为供试品溶液。另取荆芥对照药材 0.8g，同法制成对照药材溶液。照薄层色谱法（《中国药典》2020 年版四部通则 0502）试验，吸取上述两种溶液各 10μl，分别点于同一硅胶 H 薄层板上，以正己烷 – 乙酸乙酯（17 ：3）为展开剂，展开，取出，晾干，喷以 5% 香草醛的 5% 硫酸乙醇溶液，在 105℃加热至斑点显色清晰。供试品色谱中，在与对照药材色谱相应的位置上，显相同颜色的斑点。

【检查】 水分 不得过 12.0%（《中国药典》2020 年版四部通则 0832 第四法）。

总灰分 不得过 10.0%（《中国药典》2020 年版四部通则 2302）。

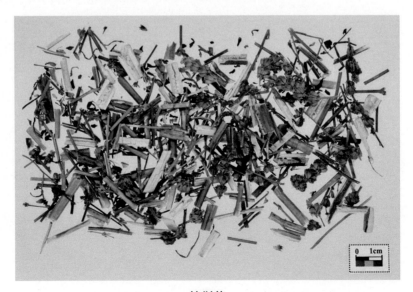

炒荆芥

酸不溶性灰分 不得过 3.0%（《中国药典》2020 年版四部通则 2302）。

【**性味与归经**】 辛，微温。归肺、肝经。

【**功能与主治**】 解表散风，透疹，消疮。用于感冒，头痛，麻疹，风疹，疮疡初起。

【**用法与用量**】 5～10g。

【**贮藏**】 置阴凉干燥处。

【**收载标准**】《中国药典》2020 年版一部 243 页。

荠菜 Jicai
CAPSELLAE HERBA

【**来源**】 本品为十字花科植物荠 *Capsella bursa-pastoris*（L.）Medic. 的干燥全草。春季采收，除去泥沙，洗净，晒干。

【**主要产地**】 河南、山东等地。

【**炮制**】 除去杂质，洗净，切段，干燥。

【**性状**】 本品为不规则的段，主根较细，表面棕黄色，有的可见丛生的基生叶叶柄，切面黄白色。茎纤细，易折断，表面黄绿色。叶质脆，多破碎。偶见白色小花。短角果呈倒心状三角形，扁平，有细柄，淡黄绿色。种子细小，长椭圆形，淡褐色，着生于假隔膜上，排列成 2 行。气微，味淡。

【**鉴别**】 本品粉末黄绿色。非腺毛有两种：一种为单细胞非腺毛，长至 800μm；另一种为星状非腺毛，两者细胞壁均具疣状突起。叶表皮细胞壁波状弯曲。茎表皮细胞长方形或长多角形，壁平直，壁薄。纤维长梭形，胞腔较大。导管多为螺纹导管。

【**检查**】 **水分** 不得过 11.0%（《中国药典》2020 年版四部通则 0832 第二法）。

总灰分 不得过 12.0%（《中国药典》2020 年版四部通则 2302）。

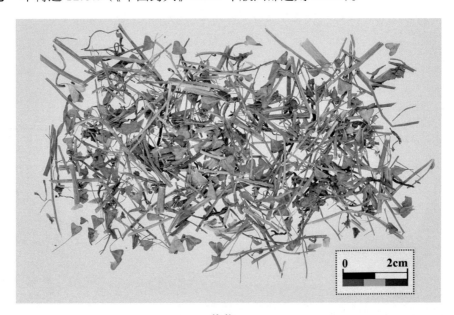

荠菜

酸不溶性灰分　不得过 2.0%（《中国药典》2020 年版四部通则 2302）。

【浸出物】　照醇溶性浸出物测定法（《中国药典》2020 年版四部通则 2201）项下的热浸法测定，用稀乙醇作溶剂，不得少于 17.0%。

【性味与归经】　甘、淡，凉。归肝、脾、膀胱经。

【功能与主治】　止血，和脾，明目，利水。用于吐血，衄血，咯血，尿血，崩漏，目赤疼痛，水肿，淋病。

【用法与用量】　9～15g。

【贮藏】　置阴凉干燥处，防霉。

【收载标准】《卫生部药品标准》藏药第一册 68 页。

胡枝子
Huzhizi
LESPEDEZAE VIRGATAE HERBA

【来源】　本品为豆科植物细梗胡枝子 *Lespedeza virgata*（Thunb.）DC. 的干燥全株，夏、秋茎叶茂盛时采收。鲜用或切段晒干。

【主要产地】　河南大别山和伏牛山等地。

【炮制】　除去泥土和杂质，洗净，切段，干燥。

【性状】　本品为不规则的段。根呈长圆柱形，表面淡黄棕色。茎圆柱形，较细，表面灰黄色至灰褐色，木质。叶片绿色或绿褐色，上面近无毛或被平伏短毛，背面毛较密集。荚果斜倒卵形。气微，味淡，具豆腥气。

【鉴别】　取本品粉末 5g，加 70% 乙醇 50ml，再加盐酸 1ml，摇匀，超声（功率 250W，40kHz）处理 1 小时，滤过，滤液用二氯甲烷提取 3 次，每次 15ml，弃去二氯甲烷液，再用乙酸乙酯提取 3 次，每次 10ml，合并乙酸乙酯提取液，蒸干，残渣加甲醇 1ml 使溶解，作为供试品溶液。另取槲皮素对照品，加甲醇制成每 1ml 含 0.1mg 的溶液，作为对照品溶液。照薄层色谱法（《中国药典》2020 年版四部通则 0502）试验，吸取供试品溶液 10μl、对照品溶液 5μl，分别点于同一硅胶 G 薄层板上，以甲苯 - 乙酸乙酯 - 甲酸（6∶4∶1）为展开剂，展开，取出，晾干，喷以三氯化铝试液，晾干，置紫外光灯（365nm）下检视。供试品色谱中，在与对照品色谱相应的位置上，显相同颜色的荧光斑点。

【检查】　**水分**　不得过 12.0%（《中国药典》2020 年版四部通则 0832 第二法）。

总灰分　不得过 6.0%（《中国药典》2020 年版四部通则 2302）。

【浸出物】　照醇溶性浸出物测定法（《中国药典》2020 年版四部通则 2201）项下的热浸法测定，用 75% 乙醇作溶剂，不得少于 9.0%。

【性味与归经】　微苦、涩，平。归肺、肾、膀胱经。

【功能与主治】　清热解毒，利水通淋，润肺。用于肾炎，肺热咳嗽，百日咳，鼻衄，淋病等。

【用法与用量】　10～15g。

【贮藏】　置通风干燥处。

【**收载标准**】《河南省中药材标准（二）》1993年版67页。

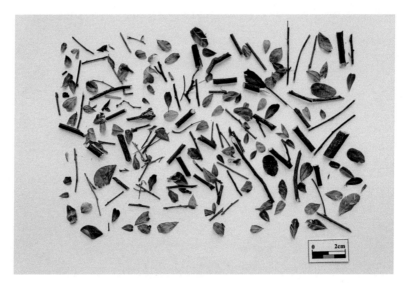

胡枝子

咽喉草 Yanhoucao
HYPECOI ERECTI HERBA

【**来源**】 本品为罂粟科植物角茴香 *Hypecoum exectum* L. 的干燥全草。春季和初夏采收，晒干。

【**主要产地**】 河南郑州、安阳、新乡、开封、商丘及许昌地区。

【**炮制**】 除去杂质，洗净，略润，切段，干燥。

【**性状**】 本品为不规则的段，多皱缩、破碎。根呈圆柱形，上粗下细，表面棕黄色，有细纵皱纹。完整叶片展开后呈倒披针形，蒴果条形。气微，味微苦。

【**鉴别**】（1）本品粉末灰绿色。花茎中柱鞘纤维成束，壁厚，胞腔狭窄；束间薄壁细胞长方形，微木化，具纹孔；管胞单纹孔或具缘纹孔，导管多为网纹和螺纹导管，也可见环纹和梯纹导管；表皮细胞具气孔。叶薄壁组织中可见黄色油滴样物质、黄色团块物质和黄色分泌管；草酸钙方晶成片存在。内果皮薄壁细胞有的具纹孔，细胞壁念珠状增厚。

（2）取本品粉末1g，加三氯甲烷-甲醇-浓氨试液（5：1：0.1）混合液40ml，超声处理30分钟，滤过，滤液浓缩至干，残渣加甲醇2ml使溶解，作为供试品溶液。另取原阿片碱对照品，加三氯甲烷制成每1ml含2mg的溶液，作为对照品溶液。照薄层色谱法（《中国药典》2020年版四部通则0502）试验，吸取上述两种溶液各2μl，分别点于同一硅胶G薄层板上，以环己烷-乙酸乙酯-二乙胺（16：3：1）为展开剂，预饱和15分钟，展开，取出，晾干，喷以稀碘化铋钾试液，日光下检视。供试品色谱中，在与对照品色谱相应的位置上，显相同颜色的斑点。

【**检查**】 **水分** 不得过11.0%（《中国药典》2020年版四部通则0832第二法）。

总灰分 不得过16.0%（《中国药典》2020年版四部通则2302）。

【**性味**】 苦、辛，凉。

【功能与主治】 清热解毒，止痛、镇咳。用于咽喉肿痛、痰热咳嗽，目赤肿痛。

【用法与用量】 6～9g。

【贮藏】 置干燥处。

【收载标准】《河南省中药材标准（一）》1991 年版 65 页。

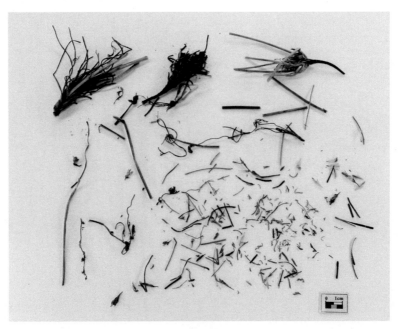

咽喉草

绞股蓝 Jiaogulan
GYNOSTEMMATIS HERBA

【来源】 本品为葫芦科植物绞股蓝 *Gynostemma pentaphyllum*（Thunb.）Makino 的干燥地上部分。夏、秋二季采收，除去杂质，洗净，晒干。

【主要产地】 长江以南、陕西、甘肃等地。

【炮制】 除去杂质，洗净，稍润，切段，干燥。

【性状】 本品为不规则的段。茎具细纵棱，直径 1～3mm，黄绿色或褐绿色，表面被短柔毛或近无毛。卷须侧生于叶柄基部，2 歧或单一。叶互生，叶片多皱缩或破碎，薄纸质或膜质，完整叶通常由 5～7 小叶组成鸟趾状复叶，小叶片边缘有锯齿，黄绿色，被短毛。圆锥花序纤细，花细小。浆果球形，成熟时呈黑色，种子宽卵形，两面具乳头状凸起。气微，味苦微甘。

【鉴别】 取本品粉末 2g，加乙酸乙酯 20ml，超声处理 30 分钟，滤过，滤液蒸干，残渣加甲醇 1ml 使溶解，作为供试品溶液。另取绞股蓝对照药材 2g，同法制成对照药材溶液。照薄层色谱法（《中国药典》2020 年版四部通则 0502）试验，吸取上述两种溶液各 5μl，分别点于同一硅胶 G 薄层板上，以三氯甲烷－甲醇（20：1）为展开剂，展开，取出，晾干，喷以 10% 硫酸乙醇溶液，在 105℃加热至斑点显色清晰，置紫外光灯（365nm）下检视。供试品色谱中，在与对照药材色谱相应的位置上，显相同颜色的荧光主斑点。

【性味与归经】 苦、甘，微寒。归脾、肺经。

【功能与主治】 益气健脾，化痰止咳，清热解毒，化浊降脂。用于脾胃气虚，倦怠食少，肺虚燥咳，咽喉疼痛，高脂血症等。

【用法与用量】 15～30g。泡服一次 3～6g。

【贮藏】 置干燥处。

【收载标准】《山东省中药材标准》2012 年版 220 页。

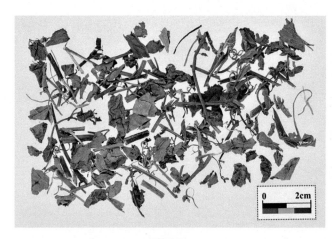

绞股蓝

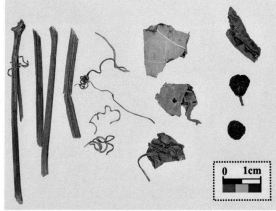

绞股蓝（局部）

益母草 Yimucao
LEONURI HERBA

【来源】 本品为唇形科植物益母草 *Leonurus japonicus* Houtt. 的新鲜或干燥地上部分。鲜品春季幼苗期至初夏花前期采割；干品夏季茎叶茂盛、花未开或初开时采割，晒干，或切段晒干。

【主要产地】 全国大部分地区均产。

【炮制】 酒益母草 取益母草段，加黄酒拌匀，闷透，置炒制容器内，用文火炒干，取出，放凉。

每 100kg 益母草段，用黄酒 15kg。

【性状】 酒益母草 本品多呈不规则的段。茎方形，四面凹下成纵沟，灰绿色或黄绿色。切面中部有白髓。叶片深绿色或黄褐色，多皱缩、破碎。轮伞花序腋生，花黄棕色，花萼筒状，花冠二唇形。微具酒香气，味微苦。

【性味与归经】 苦、辛，微寒。归肝、心包、膀胱经。

【功能与主治】 活血调经，利尿消肿，清热消毒。用于月经不调，痛经，经闭，恶露不尽，水肿尿少，疮疡肿毒。

【用法与用量】 9～30g。

【注意事项】 孕妇慎用。

【贮藏】 密闭，置阴凉干燥处。

【收载标准】《中国药典》2020 年版一部 302 页。

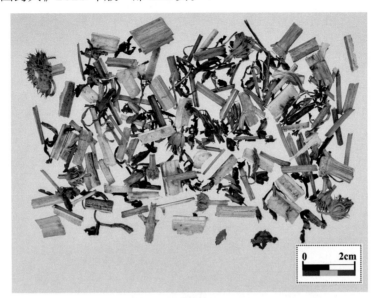

酒益母草

凉粉草 Liangfencao
MESONAE CHINENSIS HERBA

【来源】 本品为唇形科植物凉粉草 *Mesona chinensis* Benth.的干燥地上部分。夏、秋二季采收，除去杂质，晒干。

【主要产地】 浙江、江西、广东、广西、台湾等地。

【炮制】 除去杂质，洗净，切段，干燥。

【性状】 本品为不规则的段。茎呈方柱形，表面棕褐色，被灰棕色长毛；质脆易断，中心有髓。叶对生，多皱缩或破碎，完整叶片长圆形或卵圆形，先端钝圆，基部渐窄成柄，边缘有小锯齿；纸质，稍柔韧，两面皆被疏长毛。气微，味微甘，嚼之有胶性。

【鉴别】 （1）本品粉末棕黄色。上表皮细胞表面观为多角形或类圆形，垂周壁较平直，气孔稀疏，多为直轴式，偶见不等式；下表皮细胞垂周壁微波状弯曲，气孔多为直轴式，保卫细胞大小悬殊。非腺毛长锥形，2～9 个细胞组成，大小各异；有的表面有疣状突起，有的细胞中部缢缩。导管多为螺纹及网纹导管。纤维成束或单个散在。

（2）取本品粉末 1g，加乙酸乙酯 15ml，超声处理 15 分钟，滤过，挥干，残渣加乙醇 1ml 使溶解，作为供试品溶液。另取凉粉草对照药材 1g，同法制成对照药材溶液。再取熊果酸对照品，加乙醇制成每 1ml 含 0.5mg 的溶液，作为对照品溶液。照薄层色谱法（《中国药典》2020 年版四部通则 0502）试验，吸取供试品溶液及对照药材溶液各 2μl、对照品溶液 1μl，分别点于同一硅胶 G 薄层板上，以甲苯－乙酸乙酯－甲酸（20：4：0.5）为展开剂，展开，取出，晾干，喷以 10% 硫酸乙醇溶液，在 105℃加热至斑点显色清晰。分别置日光及紫外光灯（365nm）下检视。供试品色谱中，在与对照药材色谱和对照品色谱相应的位置上，分别显相同颜色的斑点或荧光斑点。

【检查】 水分 不得过 13.0%（《中国药典》2020 年版四部通则 0832 第二法）。

【浸出物】 照水溶性浸出物测定法（《中国药典》2020 年版四部通则 2201）项下的热浸法测定，不得少于 18.0%。

【性味与归经】 甘、淡，凉。归肺、脾、胃经。

【功能与主治】 消暑清热，凉血解毒。用于中暑、消渴。

【用法与用量】 15～30g。

【贮藏】 置干燥处。

【收载标准】《广东省中药材标准（第三册）》2019 年版 380 页。

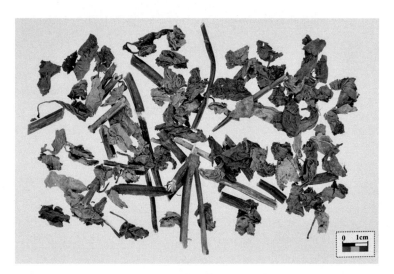

凉粉草

雪莲花 Xuelianhua
SAUSSUREAE MEDUSAE HERBA

【来源】 本品为菊科植物水母雪莲 *Saussurea medusa* Maxim. 的干燥全草。5～6 月采收，将花未开放的全株拔起，抖净泥沙，晾干。

【主要产地】 四川等地。

【炮制】 除去杂质，切段。

【性状】 本品为不规则的段。根弯曲。茎上密被白色长绵毛。头状花序形如绒球，由多数筒状小花密集而成，花周围有细长的苞片，密被黄白色细短茸毛。质轻泡。气微，味略苦酸。

【性味与归经】 甘、微苦，温。归肝、肾经。

【功能与主治】 益气补血，补肾壮阳，安神调经。用于肾虚腰痛，阳痿，女子月经不调，血虚不孕，神经衰弱，雪盲症。

【用法与用量】 9～18g。

【注意事项】 阳亢及热痰者慎用。

【贮藏】 置通风干燥处，防霉，防蛀。

【收载标准】《四川省中药材标准》1987 年版 236 页。

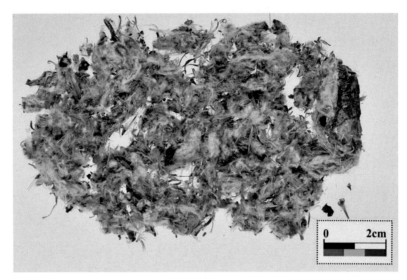

雪莲花

蛇莓 Shemei
DUCHESNEA HERBA

【来源】 本品为蔷薇科植物蛇莓 *Duchesnea indica*（Andr.）Focke 的干燥全草。夏、秋二季采收，干燥。

【主要产地】 全国大部分地区均产。

【炮制】 除去杂质，洗净，切段，干燥。

【性状】 本品为不规则的段，茎、叶、花和果混合。全体被白色柔毛。茎细圆柱形，具细纵纹，节处可见不定根，切面中空。叶互生，掌状复叶，多破碎，完整者展平后，边缘有锯齿。托叶叶状，与叶柄分离，多皱缩或破碎。花单生叶腋，具长柄，花托球形或长椭圆形，上覆小瘦果多数，并为宿萼所围绕。气微，味淡。

【鉴别】 （1）本品粉末灰绿色。非腺毛较多，均为单细胞，长短不一。腺毛头部多为 2 细胞，柄部 2～3 细胞。草酸钙簇晶较多，多存在于叶肉组织中。叶上表皮细胞类多角形，下表皮细胞略波状弯曲。气孔不等式或不定式，副卫细胞 4～6 个。

（2）取本品粉末 1g，加甲醇 10ml，超声处理 15 分钟，滤过，滤液作为供试品溶液。另取蛇莓对照药材 1g，同法制成对照药材溶液。再取齐墩果酸对照品，加甲醇制成每 1ml 含 1mg 的溶液，作为对照品溶液。照薄层色谱法（《中国药典》2020 年版四部通则 0502）试验，吸取供试品溶液和对照品溶液各 5～10μl，分别点于同一硅胶 G 薄层板上，以二甲苯－乙酸乙酯－冰醋酸（14∶4∶0.5）为展开剂，展开，取出，晾干，喷以 10% 硫酸乙醇溶液，加热至斑点显色清晰，置紫外光灯（365nm）下检视。供试品色谱中，在与对照药材色谱和对照品色谱相应的位置上，显相同颜色的荧光斑点。

【检查】 水分　不得过 11.0%（《中国药典》2020 年版四部通则 0832 第二法）。

总灰分　不得过 15.0%（《中国药典》2020 年版四部通则 2302）。

酸不溶性灰分　不得过 5.0%（《中国药典》2020 年版四部通则 2302）。

【浸出物】　照醇溶性浸出物测定法（《中国药典》2020 年版四部通则 2201）项下的热浸法测定，用乙醇作溶剂，不得少于 15.0%。

【性味与归经】　甘、苦，寒。归肺、肝、大肠经。

【功能与主治】　清热解毒，凉血止血，消肿散结。用于热病，惊痫，咳嗽，吐血，咽喉肿痛，痢疾，痈肿，疔疮，蛇虫咬伤。

【用法与用量】　10～15g，水煎服。外用适量，敷患处。

【注意事项】　孕妇及儿童慎服。

【贮藏】　置通风干燥处，防潮，防蛀。

【收载标准】　《辽宁省中药材标准》第二册 2019 年版 104 页。

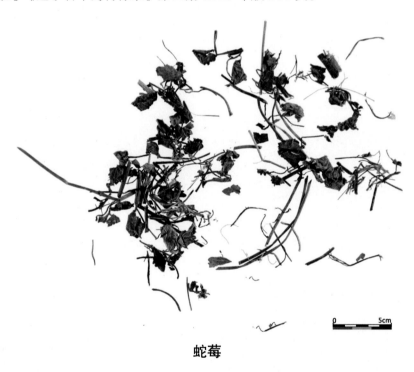

蛇莓

麻黄 Mahuang
EPHEDRAE HERBA

【来源】　本品为麻黄科植物草麻黄 *Ephedra sinica* Stapf、中麻黄 *Ephedra intermedia* Schrenk et C. A. Mey. 或木贼麻黄 *Ephedra equisetina* Bge. 的干燥草质茎。秋季采割绿色的草质茎，晒干。

【主要产地】　山西、辽宁、内蒙古、河北、陕西、甘肃、青海等地。

【炮制】　**麻黄绒**　取麻黄段，碾成绒，筛去粉末。

蜜麻黄绒　取炼蜜加适量沸水稀释后，加入净麻黄绒中拌匀，闷透，置炒制容器内，用文火炒至深黄色，不粘手时，取出，放凉。

每100kg麻黄绒，用炼蜜25kg。

【性状】　**麻黄绒**　为松散的绒团状，黄绿色，体轻。气微香，味涩、微苦。

蜜麻黄绒　为黏结的绒团状，深黄色，略带黏性。有蜜香气，味微甜。

【鉴别】　（1）取本品粉末0.2g，加水5ml与稀盐酸1～2滴，煮沸2～3分钟，滤过。滤液置分液漏斗中，加氨试液数滴使呈碱性，再加三氯甲烷5ml，振摇提取。分取三氯甲烷液，置两支试管中，一管加氨制氯化铜试液与二硫化碳各5滴，振摇，静置，三氯甲烷层显深黄色；另一管为空白，以三氯甲烷5滴代替二硫化碳5滴，振摇后三氯甲烷层无色或显微黄色。

（2）取本品粉末1g，加浓氨试液数滴，再加三氯甲烷10ml，加热回流1小时，滤过，滤液蒸干，残渣加甲醇2ml充分振摇，滤过，取滤液作为供试品溶液。另取盐酸麻黄碱对照品，加甲醇制成每1ml含1mg的溶液，作为对照品溶液。照薄层色谱法（《中国药典》2020年版四部通则0502）试验，吸取上述两种溶液各5μl，分别点于同一硅胶G薄层板上，以三氯甲烷－甲醇－浓氨试液（20：5：0.5）为展开剂，展开，取出，晾干，喷以茚三酮试液，在105℃加热至斑点显色清晰。供试品色谱中，在与对照品色谱相应的位置上，显相同的红色斑点。

【性味与归经】　辛、微苦，温。归肺、膀胱经。

【功能与主治】　发汗散寒，宣肺平喘，利水消肿。用于风寒感冒，胸闷喘咳，风水浮肿。麻黄绒用于老人、幼儿及虚人风寒感冒。蜜麻黄绒用于表证已解而喘咳未愈的老人、幼儿及体虚患者。

【用法与用量】　2～10g。

【贮藏】　密闭，贮干燥容器内，防潮。

【收载标准】《中国药典》2020年版一部333页。

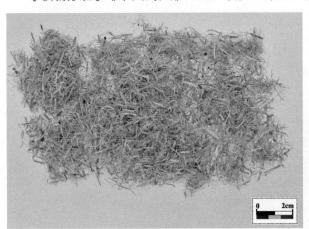
麻黄绒

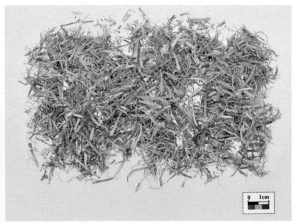
蜜麻黄绒

葎草　Lücao
HUMULI HERBA

【来源】　本品为桑科植物葎草 *Humulus scandens*（Lour.）Merr. 的干燥地上部分。夏、秋二季茎叶茂盛时采割，干燥。

【主要产地】 全国各地均产。

【炮制】 除去杂质，洗净，切段，干燥。

【性状】 本品为不规则短段。茎和叶柄均具倒刺。茎圆柱形略扁，表面黄绿色或黄褐色，具纵棱，有的外皮已脱落；质脆易碎，断面多中空或有髓。叶多破碎，深绿色或棕褐色，完整者叶片掌状深裂，裂片5～7，边缘呈锯齿状，两面生粗糙硬毛。偶见黄绿色小花。瘦果卵圆形，质坚硬。气微，味微苦。

【鉴别】 本品茎横切面：表皮细胞一列，类方形或切向延长，可见非腺毛、腺毛和倒刺；非腺毛多为单细胞，弯曲。皮层为数列厚角细胞。中柱鞘纤维束断续排列成环。韧皮部较窄，有分泌管散在，内含黄棕色物。形成层不明显。木质部较宽，导管多单个排列；木部薄壁细胞多木化，壁厚，淡黄色。薄壁细胞含草酸钙簇晶。

粉末黄绿色。草酸钙簇晶较多，存在于薄壁细胞中。纤维成束或单个散在，两端较平截。叶上表皮细胞有的内含类圆形钟乳体。非腺毛多为单细胞。可见螺纹导管、网纹导管及具缘纹孔导管。

【检查】 水分 不得过11.0%（《中国药典》2020年版四部通则0832第二法）。

总灰分 不得过17.0%（《中国药典》2020年版四部通则2302）。

酸不溶性灰分 不得过5.0%（《中国药典》2020年版四部通则2302）。

【浸出物】 照醇溶性浸出物测定法（《中国药典》2020年版四部通则2201）项下的热浸法测定，用70%乙醇作溶剂，不得少于5.0%。

【性味与归经】 甘、苦，寒。归肺、大肠经。

【功能与主治】 清热，利尿，消瘀，解毒。用于淋病，小便不利，疟疾，腹泻，痢疾，肺结核，肺炎痈毒等。

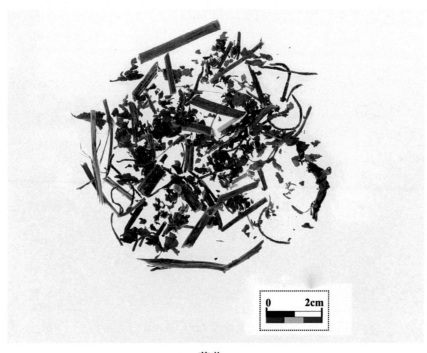

葎草

【**用法与用量**】 10～20g。外用鲜品适量，捣烂敷或煎水熏洗患处。

【**贮藏**】 置通风干燥处。

【**收载标准**】《河南省中药材标准（二）》1993 年版 104 页。

落花生枝叶 Luohuashengzhiye
ARACHIS HYPOGAEAE HERBA

【**来源**】 本品为豆科植物落花生 *Arachis hypogaea* L. 的干燥地上部分。秋季采收，除去杂质及枯黄枝叶，阴干或晒干。

【**主要产地**】 河南、山东。

【**炮制**】 除去杂质，切段，干燥。

【**性状**】 本品为不规则的段。茎脆，易折断，表面绿色至绿黄色，具纵棱，被柔毛。偶数羽状复叶，叶皱缩，倒卵形，先端圆形，基部渐狭，脉纹明显；叶柄被柔毛；托叶披针形，疏生长柔毛。叶腋偶见残留的未成熟小果。无臭，味淡。

【**鉴别**】 （1）本品粉末黄绿色。纤维多成束，直径 10～42μm，微木化或木化。有的纤维周围薄壁细胞中含有草酸钙方晶，形成晶纤维。草酸钙方晶较多，多存在于薄壁细胞中，直径 9～30μm。导管主要为网纹导管及螺纹导管。非腺毛多见，长达 500μm。可见黄色或橙红色块状物散在。

（2）取本品粉末 2g，加甲醇 30ml，超声处理 20 分钟，滤过，滤液蒸干，残渣加甲醇 1ml 使溶解，作为供试品试液。另取落花生枝叶对照药材 2g，同法制成对照药材溶液。照薄层色谱法（《中国药典》2020 年版四部通则 0502）试验，吸取上述两种溶液各 2μl，分别点于同一硅胶 G 薄

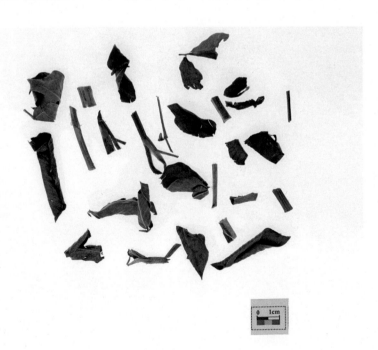

落花生枝叶

层板上，以三氯甲烷－丙酮（9：1）为展开剂，展开，取出，晾干。置紫外光灯（365nm）下检视。供试品色谱中，在与对照药材色谱相应的位置上，显相同颜色的荧光斑点。

【检查】 **水分** 不得过 12.0%（《中国药典》2020年版四部通则0832第二法）。

总灰分 不得过 12.0%（《中国药典》2020年版四部通则2302）。

酸不溶性灰分 不得过 2.0%（《中国药典》2020年版四部通则2302）。

【浸出物】 照醇溶性浸出物测定法（《中国药典》2020年版四部通则2201）项下的热浸法测定，用50%乙醇作溶剂，不得少于11.0%。

【性味与归经】 甘，平。归脾、肺经。

【功能与主治】 清热解毒、宁神降压。主治跌打损伤，痈肿疮毒，失眠，高血压。

【用法与用量】 9～30g。外用适量。

【贮藏】 置通风干燥处，防霉。

【收载标准】《河南省中药材标准（二）》1993年版102页。

紫苏梗 Zisugeng
PERILLAE CAULIS

【来源】 本品为唇形科植物紫苏 *Perilla frutescens*（L.）Britt. 的干燥茎。秋季果实成熟后采割，除去杂质，晒干，或趁鲜切片，晒干。

【主要产地】 江苏、浙江、湖南、湖北、广东、河南、河北等地。

【炮制】 **醋紫苏梗** 取紫苏梗片，加醋拌匀，闷透，置炒制容器内，炒至黄色或焦黄色时，取出，放凉。

每100kg紫苏梗片，用醋12kg。

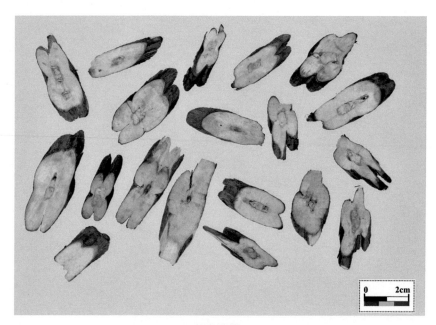

醋紫苏梗

【性状】 醋紫苏梗 本品为类方形的厚片。表面黄色或焦黄色，有的可见对生的枝痕和叶痕。切面有细密的放射状纹理，髓部疏松或脱落。微具醋香气。

【性味与归经】 辛，温。归肺、脾经。

【功能与主治】 理气宽中，止痛，安胎。用于胸膈痞闷，胃脘疼痛，嗳气呕吐，胎动不安。醋紫苏梗增强降气止痛作用。

【用法与用量】 5～10g。

【贮藏】 置阴凉干燥处。

【收载标准】《中国药典》2020 年版一部 354 页。

蓍草 Shicao
ACHILLEAE HERBA

【来源】 本品为菊科植物蓍 *Achillea alpina* L. 的干燥地上部分。夏、秋二季花开放时采割，除去杂质，阴干。

【主要产地】 内蒙古、黑龙江、吉林、辽宁等地。

【炮制】 除去杂质，切段。

【性状】 本品为不规则的短段。茎呈圆柱形。表面具纵棱，被白色柔毛。叶片多破碎，完整者展平后呈条状披针形，羽状深裂，暗绿色，两面均被柔毛；叶基半抱茎。头状花序密集成复伞房状。气微，味微辛。

【鉴别】 （1）本品粉末灰绿色。非腺毛极多，多为 5 细胞，顶端细胞细长呈长鞭状。气孔不定式，副卫细胞 3～5 个。花粉粒类圆形，直径 20～40μm，外壁具细小刺状突起，具 3 个萌发孔。纤维成束或散在，多碎断，细胞壁厚，孔沟明显。

（2）取本品粉末 1g，加石油醚（60～90℃）20ml，超声处理 10 分钟，弃去石油醚，药渣挥干，加稀盐酸 1ml、乙酸乙酯 50ml，超声处理 30 分钟，滤过，滤液蒸干，残渣加甲醇 2ml 使溶解，作为供试品溶液。另取蓍草对照药材 1g，同法制成对照药材溶液。再取绿原酸对照品，加甲醇制成每 1ml 含 1mg 的溶液，作为对照品溶液。照薄层色谱法（《中国药典》2020 年版四部通则 0502）试验，吸取供试品溶液及对照药材溶液各 2μl、对照品溶液 1μl，分别点于同一聚酰胺薄膜上，以甲苯－乙酸乙酯－甲酸－醋酸－水（1∶15∶1.5∶1.5∶2）的上层溶液为展开剂，展开，取出，晾干，置紫外光灯（365nm）下检视。供试品色谱中，在与对照药材色谱和对照品色谱相应的位置上，显相同颜色的荧光斑点。

【检查】 水分 不得过 10.0%（《中国药典》2020 年版四部通则 0832 第二法）。

总灰分 不得过 7.0%（《中国药典》2020 年版四部通则 2302）。

酸不溶性灰分 不得过 2.0%（《中国药典》2020 年版四部通则 2302）。

【浸出物】 照醇溶性浸出物测定法（《中国药典》2020 年版四部通则 2201）项下的热浸法测定，用乙醇作溶剂，不得少于 8.0%。

【含量测定】 照高效液相色谱法（《中国药典》2020 年版四部通则 0512）测定。

色谱条件与系统适用性试验 以十八烷基硅烷键合硅胶为填充剂；以乙腈 -0.4% 磷酸溶液（11：89）为流动相；检测波长为 327nm。理论板数按绿原酸峰计算应不低于 6 000。

对照品溶液的制备 取绿原酸对照品适量，精密称定，置棕色量瓶中，加 50% 甲醇制成每 1ml 含 40μg 的溶液，即得。

供试品溶液的制备 取本品粉末（过二号筛）约 0.5g，精密称定，置具塞锥形瓶中，精密加入 50% 甲醇 50ml，称定重量，超声处理（功率 220W，频率 40kHz）30 分钟，放冷，再称定重量，用 50% 甲醇补足减失的重量，摇匀，滤过，精密量取续滤液 2ml，置 10ml 棕色量瓶中，加 50% 甲醇稀释至刻度，摇匀，滤过，取续滤液，即得。

测定法 分别精密吸取对照品溶液与供试品溶液各 20μl，注入液相色谱仪，测定，即得。

本品按干燥品计算，含绿原酸（$C_{16}H_{18}O_9$）不得少于 0.40%。

【性味与归经】 苦、酸，平。归肺、脾、膀胱经。

【功能与主治】 解毒利湿，活血止痛。用于乳蛾咽痛，泄泻痢疾，肠痈腹痛，热淋涩痛，湿热带下，蛇虫咬伤。

【用法与用量】 15～45g，必要时日服二剂。

【贮藏】 置阴凉干燥处。

【收载标准】 《中国药典》2020 年版一部 365 页。

蒲公英 Pugongying
TARAXACI HERBA

【来源】 本品为菊科植物蒲公英 *Taraxacum mongolicum* Hand.-Mazz.、碱地蒲公英 *Taraxacum borealisinense* Kitam. 或同属数种植物的新鲜全草。春至秋季花初开时采挖。

【主要产地】 河北、山东、河南等地。

【炮制】 **鲜蒲公英（冻干）** 取鲜蒲公英，除去杂质，洗净，切段，冷冻干燥。

【性状】 **鲜蒲公英（冻干）** 本品为不规则的段。根表面淡棕黄色，具细密横纹及须根痕；根头部有棕黄色或黄白色的茸毛，有的已脱落。叶多破碎，叶片绿色或灰绿色，叶柄及主脉常带红紫色；完整者展平后呈倒披针形，先端尖或钝，边缘浅裂或羽状分裂，基部渐狭，下延呈柄状。头状花序，总苞片多层，绿色；花冠黄色或淡黄白色。有时可见具白色冠毛的长椭圆形瘦果。气微，味微苦。

【鉴别】 （1）本品叶表面观：上下表皮细胞垂周壁波状弯曲，表面角质纹理明显或稀疏可见。上下表皮均有非腺毛，3～9 细胞，直径 17～34μm，顶端细胞甚长，皱缩呈鞭状或脱落。下表皮气孔较多，不定式或不等式，副卫细胞 3～6 个，叶肉细胞含细小草酸钙结晶。叶脉旁可见乳汁管。

根横切面：木栓细胞数列，棕色。韧皮部宽广，乳管群断续排列成数轮。形成层成环。木质部较小，射线不明显；导管较大，散列。

（2）取本品粉末 1g，加 80% 甲醇 10ml，超声处理 20 分钟，滤过，取滤液作为供试品溶液。另取蒲公英对照药材 1g，同法制成对照药材溶液。再取菊苣酸对照品，加 80% 甲醇制成每 1ml 含 0.2mg 的溶液，作为对照品溶液。照薄层色谱法（《中国药典》2020 年版四部通则 0502）试验，吸取供试品溶液和对照药材溶液各 4μl、对照品溶液 3μl，分别点于同一硅胶 G 薄层板上，以三氯甲烷 - 乙酸乙酯 - 甲酸 - 水（6∶12∶5∶2）为展开剂，展开，取出，晾干，喷以 1% 三氯化铝乙醇溶液，置紫外光灯（365nm）下检视。供试品色谱中，在与对照药材色谱和对照品色谱相应的位置上，显相同颜色的荧光斑点。

【检查】 水分　不得过 13.0%（《中国药典》2020 年版四部通则 0832 第二法）。

【浸出物】 照醇溶性浸出物测定法（《中国药典》2020 年版四部通则 2201）项下的热浸法测定，用 75% 乙醇作溶剂，不得少于 18.0%。

【含量测定】 照高效液相色谱法（《中国药典》2020 年版四部通则 0512）测定。

色谱条件与系统适用性试验　以十八烷基硅烷键合硅胶为填充剂；以乙腈为流动相 A，以 0.1% 磷酸溶液为流动相 B，按下表中的规定进行梯度洗脱；流速为每分钟 0.5ml，检测波长为 327nm。理论板数按菊苣酸峰计算应不低于 5 000。

时间（分钟）	流动相 A（%）	流动相 B（%）
0～7	13→20	87→80
7～18	20→30	80→70
18～28	30→41	70→59
28～35	41→45	59→55
35～38	45→62	55→38
38～45	62→69	38→31
45～50	69→95	31→5

对照品溶液的制备　取菊苣酸对照品适量，精密称定，加 80% 甲醇制成每 1ml 含 0.2mg 的溶液，即得。

供试品溶液的制备　取本品粉末（过四号筛）约 0.5g，精密称定，置具塞锥形瓶中，精密加入 80% 甲醇 20ml，称定重量，超声处理（功率 400W，频率 40kHz）20 分钟，放冷，再称定重量，用 80% 甲醇补足减失的重量，摇匀，滤过，取续滤液，即得。

测定法　分别精密吸取对照品溶液与供试品溶液各 10μl，注入液相色谱仪，测定，即得。

本品按干燥品计算，含菊苣酸（$C_{22}H_{18}O_{12}$）不得少于 0.30%。

【性味与归经】 苦、甘，寒。归肝、胃经。

【功能与主治】 清热解毒，消肿散结，利尿通淋。用于疔疮肿毒，乳痈，瘰疬，目赤，咽痛，肺痈，肠痈，湿热黄疸，热淋涩痛。

【用法与用量】 10～15g。

【贮藏】 置通风干燥处，防潮，防蛀。

【收载标准】《中国药典》2020 年版一部 367 页。

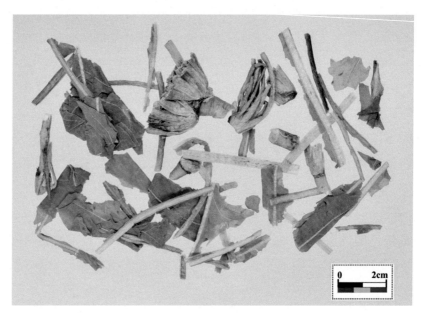

鲜蒲公英（冻干）

零陵香 Linglingxiang
LYSIMACHIAE FOENUM-GRAECI HERBA

【来源】 本品为报春花科植物灵香草 *Lysimachia foenum-graecum* Hance 的干燥全草。夏季茎叶茂盛时采收，除去泥土，阴干。

【主要产地】 广西、贵州等地。

【炮制】 除去杂质，洗净，切段，干燥。

【性状】 本品为不规则的段。茎呈类圆柱形。表面灰绿色或暗绿色，直径约 3mm，有纵纹及棱翅，棱边多向内卷，茎下部节上生有细根；质脆，易折断，断面类圆形，黄白色。叶互生，叶片多皱缩、破碎，完整者展平后呈卵形或椭圆形，长 5～10cm，宽 2～5cm，先端微尖，基部楔形具翼，纸质，有柄。花黄色。单生叶腋，具细长梗。蒴果球形，果皮薄，种子细小，黑褐色。气浓香，味微辛、苦。

【鉴别】 本品粉末黄绿色。叶下表皮细胞不规则形，垂周壁波状弯曲，气孔不定式，腺毛头部 1～2 细胞，直径 16～28μm，内含棕色内含物，柄单细胞。茎髓薄壁细胞多角形，可见壁孔。

【检查】 水分 不得过 15.0%（《中国药典》2020 年版四部通则 0832 第二法）。

总灰分 不得过 12.0%（《中国药典》2020 年版四部通则 2302）。

【浸出物】 照水溶性浸出物测定法（《中国药典》2020 年版四部通则 2201）项下的热浸法测定，不得少于 20.0%。

【性味与归经】 辛、甘，平。归肺、胃经。

【功能与主治】 祛风寒，辟秽浊。用于风寒感冒，头痛，胸腹胀满，鼻塞，牙痛。

【用法与用量】 6～9g。

【注意事项】 气虚血燥者慎服。

【贮藏】 置阴凉干燥处。

【收载标准】《湖北省中药材质量标准》2018年版249页。

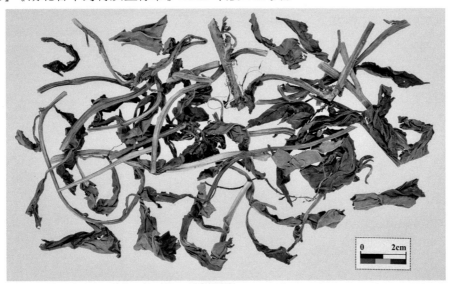

零陵香

路边青 Lubianqing
CLERODENDRI CYRTOPHYLLI HERBA

【来源】 本品为马鞭草科植物大青 *Clerodendrum cyrtophyllum* Turcz. 的干燥地上部分。夏、秋二季采收，洗净，晒干。

【主要产地】 湖南、湖北、江西等地。

【炮制】 除去杂质，洗净，茎切片或切段，枝、叶切段，干燥。

【性状】 本品为不规则的段。茎圆柱形或方形；老茎灰绿色至灰褐色，嫩枝黄绿色，有突起的点状皮孔；质硬而脆，断面纤维性，中央有白色的髓。叶片多破碎或卷曲，上表面黄绿色至棕黄色，下表面色稍浅，顶端渐尖或急尖，基部圆形或宽楔形，全缘，下表面具小腺点；叶脉上表面平坦，下表面明显隆起。气微，味微苦。

【鉴别】 （1）本品粉末黄绿色或棕黄色。纤维成束或单个散在，有的周围细胞含草酸钙方晶，形成晶纤维；含晶细胞壁不均匀增厚，木化或微木化。非腺毛1～6细胞，平直或先端弯曲；腺鳞头部8细胞，柄单细胞。叶表皮细胞垂周壁波状弯曲，气孔多为不定式。石细胞类圆形或不规则形，壁厚，层纹及孔沟明显。导管多为具缘纹孔导管和网纹导管，也可见螺纹导管。木栓细胞表面观类长方形，壁微波状弯曲。

（2）取本品粉末3g，加水80ml，振摇2分钟，静置30分钟，加热回流60分钟，滤过，滤液用三氯甲烷振摇提取 2 次，每次 15ml，弃去三氯甲烷层，水溶液用乙酸乙酯振摇提取 2 次，每次 20ml，合并乙酸乙酯液，蒸干，残渣加甲醇 1ml 使溶解，作为供试品溶液。另取路边青对照药材 3g，同法制成对照药材溶液。照薄层色谱法（《中国药典》2020 年版四部通则 0502）试验，吸取上述两种溶液各 5μl，分别点于同一硅胶 G 薄层板上，以三氯甲烷－甲醇－乙酸乙酯－甲酸（8∶1∶1∶0.1）为展开剂，展开，取出，晾干，置紫外光灯（365nm）下检视。供试品色谱中，在与对照药材色谱相应的位置上，显相同颜色的荧光斑点。

【检查】 水分 不得过 11.0%（《中国药典》2020 年版四部通则 0832 第二法）。

总灰分 不得过 5.0%（《中国药典》2020 年版四部通则 2302）。

酸不溶性灰分 不得过 2.0%（《中国药典》2020 年版四部通则 2302）。

【浸出物】 照醇溶性浸出物测定法（《中国药典》2020 年版四部通则 2201）项下的热浸法测定，用稀乙醇作溶剂，不得少于 8.0%。

【性味与归经】 苦，寒。归心、胃经。

【功能与主治】 清热解毒，凉血止血。用于外感热盛烦渴，咽喉肿痛，口疮，黄疸，热毒痢，急性肠炎，痈疽肿毒，衄血，血淋，外伤出血。

【用法与用量】 15～30g，鲜品加倍。外用：捣敷或煎水洗。

【注意事项】 脾胃虚寒者忌服。

【贮藏】 置干燥处。

【收载标准】《广东省中药材标准（第三册）》2019 年版 436 页。

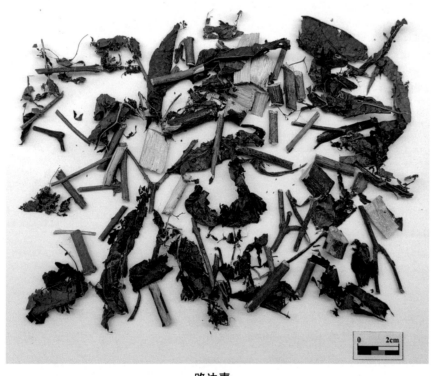

路边青

蜀羊泉 Shuyangquan
SOLANI HERBA

【来源】　本品为茄科植物青杞 *Solanum septemlobum* Bunge 的干燥地上部分。夏末采割，除去杂质，晒干。

【主要产地】　河南省各地。

【炮制】　除去杂质，洗净，切段，干燥。

【性状】　本品为不规则的段，绿褐色或黄绿色，长 0.5～5cm。茎呈圆柱形，中空，有棱，直径 0.2～1.2cm，被白色弯曲的短柔毛至近无毛，质硬而脆，易折断，断面不整齐。叶互生，多皱缩或破碎，完整者展开呈卵形，顶端尖或钝，基部楔形，叶柄长 1～2cm，有短柔毛。浆果近球形，直径约 8mm；种子扁圆形。气微，味苦。

【鉴别】　（1）本品粉末灰黄色。叶表皮细胞多角形，垂周壁平直，气孔不定式，副卫细胞 3～5 个，大小不一。种皮表皮石细胞表面观呈不规则长多角形，垂周壁深波状或微波状弯曲，厚 13～30μm。非腺毛较长，先端渐尖，基部稍宽，有明显缢缩现象。导管多为梯纹导管、螺纹导管和环纹导管，也有网纹导管和具缘纹孔导管，直径 4～95μm。韧皮纤维长梭形，壁厚 2～15μm。草酸钙砂晶众多，多存在于薄壁细胞中，有的成群充满整个细胞，形成砂晶囊。偶见草酸钙簇晶散在或藏于薄壁细胞中，直径 10～70μm。花粉粒近球形或橄榄形，具 1 个萌发孔，有的外壁具齿状突起。

（2）取本品粉末 5g，加乙醇 25ml，加热回流 30 分钟，滤过。取滤液 2ml，加碘化钾碘试液 3～4 滴，生成灰褐色沉淀；另取滤液 2ml，加碘化铋钾试液 3～4 滴，生成橘红色沉淀；再取滤液

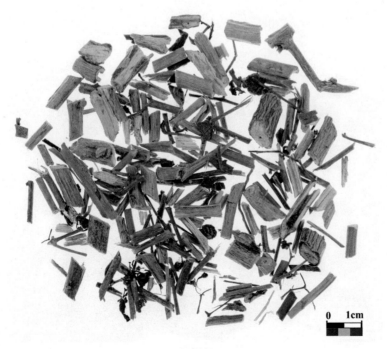

蜀羊泉

261

2ml，加磷钼酸试液 3～4 滴，生成白色沉淀。

【检查】 杂质　不得过 5%（《中国药典》2020 年版四部通则 2301）。

水分　不得过 10.0%（《中国药典》2020 年版四部通则 0832 第二法）。

总灰分　不得过 11.0%（《中国药典》2020 年版四部通则 2302）。

酸不溶性灰分　不得过 2.0%（《中国药典》2020 年版四部通则 2302）。

【浸出物】 照醇溶性浸出物测定法（《中国药典》2020 年版四部通则 2201）项下的热浸法测定，用 50% 乙醇作溶剂，不得少于 16.0%。

【性味与归经】 苦，寒。归肝、胃经。

【功能与主治】 清热解毒。用于热毒疮肿，咽喉肿痛，皮肤痒疹。

【用法与用量】 9～15g；鲜品 15～30g。外用鲜品适量，捣烂敷患处。

【贮藏】 置通风干燥处。

【收载标准】《河南省中药材标准（一）》1991 年版 94 页。

墨旱莲 Mohanlian
ECLIPTAE HERBA

【来源】 本品为菊科植物鳢肠 *Eclipta prostrata* L. 的干燥地上部分。花开时采割，晒干。

【主要产地】 江苏、江西、浙江、湖北、广东等地。

【炮制】 墨旱莲炭　取墨旱莲段，置热锅内，用中火炒至表面焦褐色，喷淋清水少许，熄灭火星，取出，晾干。

【性状】 本品为不规则段，茎、叶混合。茎呈圆柱形，表面焦褐色，具纵棱，切面中空或有白色髓，叶多皱缩或破碎，焦褐色，完整者展平后呈长披针形，全缘或具浅齿。头状花序偶见。气

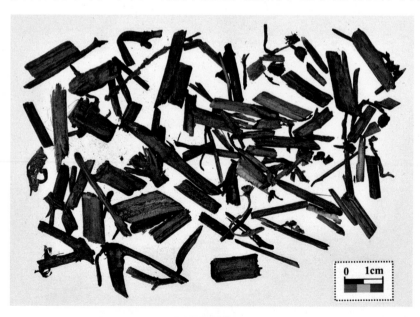

墨旱莲炭

微，味微咸。

【性味与归经】 甘、酸，寒。归肾、肝经。

【功能与主治】 滋补肝肾，凉血止血。用于肝肾阴虚，牙齿松动，须发早白，眩晕耳鸣，腰膝酸软，阴虚血热之吐血、衄血、尿血、血痢，崩漏下血，外伤出血。炒炭增强止血作用。

【用法与用量】 6～12g。

【贮藏】 置通风干燥处。

【收载标准】《中国药典》2020 年版一部 391 页。

薄荷 Bohe
MENTHAE HAPLOCALYCIS HERBA

【来源】 本品为唇形科植物薄荷 *Mentha haplocalyx* Briq. 的干燥地上部分。夏、秋二季茎叶茂盛或花开至三轮时，选晴天，分次采割，晒干或阴干。

【主要产地】 江苏、浙江、江西等地。

【炮制】 蜜薄荷 先将炼蜜加适量沸水稀释后，加入净薄荷段中拌匀，闷透，置炒制容器内，用文火炒至微黄、不粘手时，取出，放凉。

每 100kg 薄荷，用炼蜜 25kg。

【性状】 蜜薄荷 本品为不规则的段，茎、叶、花混合，表面有蜜样光泽，略带黏性。茎方柱形，具纵棱线，切面中空。叶多破碎，上表面深绿色，下表面灰绿色，稀被茸毛。轮伞花序腋生，花萼钟状，先端 5 齿裂，花冠淡紫色。味微甜，辛凉。

【鉴别】 取本品粗粉 1g，加无水乙醇 10ml，超声处理 20 分钟，滤过，取滤液作为供试品溶液。另取薄荷对照药材 1g，同法制成对照药材溶液。再取薄荷脑对照品，加无水乙醇制成每 1ml 含 2mg 的溶液，作为对照品溶液。照薄层色谱法（《中国药典》2020 年版四部通则 0502）试验，吸取上述三种溶液各 5～10μl，分别点于同一硅胶 G 薄层板上，以甲苯－乙酸乙酯（9：1）为展

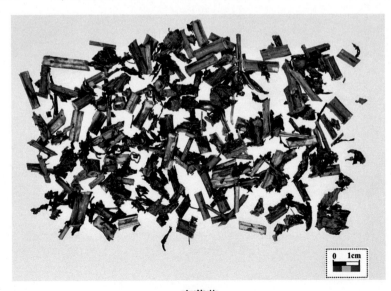

蜜薄荷

开剂，展开，取出，晾干，喷以 2% 对二甲氨基苯甲醛的 40% 硫酸乙醇溶液，在 80℃加热至斑点显色清晰，置紫外光灯（365nm）下检视。供试品色谱中，在与对照药材色谱和对照品色谱相应的位置上，显相同颜色的荧光斑点。

【性味与归经】 辛，凉。归肺、肝经。

【功能与主治】 疏散风热，清利头目，利咽，透疹，疏肝行气。用于风热感冒，风温初起，头痛，目赤，喉痹，口疮，风疹，麻疹，胸胁胀闷。

【用法与用量】 3～6g，后下。

【贮藏】 密闭，防潮。

【收载标准】《中国药典》2020 年版一部 394 页。

四、叶类

艾叶
Aiye
ARTEMISIAE ARGYI FOLIUM

【来源】 本品为菊科植物艾 *Artemisia argyi* Lévl. et Vant. 的干燥叶。夏季花未开时采摘，除去杂质，晒干。

【主要产地】 全国各地均有分布，主产于河南、湖北、山东、河北、安徽等省。

【炮制】 **醋艾叶** 取净艾叶，加醋拌匀，闷透，置炒制容器内，用文火炒至外表焦黄色，取出，放凉。

每 100kg 艾叶，用米醋 20kg。

酒艾叶 取净艾叶，加黄酒拌匀，闷透，置炒制容器内，用文火炒至外表焦黄色，取出，放凉。

每 100kg 艾叶，用黄酒 20kg。

艾叶炭 取净艾叶，置炒制容器内，用中火炒至黑褐色时，喷淋清水少许，灭尽火星，炒干，取出，及时摊晾，凉透。

【性状】 **醋艾叶** 多皱缩、破碎，有短柄。表面焦黄色。完整叶片展平后呈卵状椭圆形，羽状深裂，裂片椭圆状披针形，边缘有不规则的粗锯齿；下表面密生绒毛。质柔软。略有醋香气，味苦。

酒艾叶 形如醋艾叶，质柔软，略有酒香气，味苦。

艾叶炭 呈不规则的碎片，多皱缩、破碎，表面黑褐色，有细条状叶柄。气微香，味苦。

【鉴别】 （1）**醋艾叶、酒艾叶** 本品粉末绿褐色或棕黄色。非腺毛有两种：一种为 T 形毛，顶端细胞长而弯曲，两臂不等长，柄 2～4 个细胞；另一种为单列性非腺毛，3～5 细胞，顶端细胞特长而扭曲，常断落。腺毛表面观呈鞋底形，由 4、6 细胞相对叠合而成，无柄。草酸钙簇晶，直径 3～7μm，存在于叶肉细胞中。

（2）取本品（除艾叶炭外）粉末 2g，加石油醚（60～90℃）25ml，置水浴上加热回流 30 分钟，滤过，滤液挥干，残渣加正己烷 1ml 使溶解，作为供试品溶液。另取艾叶对照药材 1g，同法制成对照药材溶液。照薄层色谱法（《中国药典》2020 年版四部通则 0502）试验，吸取上述两种溶液各 2～5μl，分别点于同一硅胶 G 薄层板上，以石油醚（60～90℃）-甲苯-丙酮（10：8：0.5）为展开剂，展开，取出，晾干，喷以 1% 香草醛硫酸溶液，在 105℃加热至斑点显色清晰。供试品色谱中，在与对照药材色谱相应的位置上，显相同颜色的主斑点。

【检查】 水分　不得过 15.0%。(《中国药典》2020 年版四部通则 0832 第四法)。

总灰分　醋艾叶、酒艾叶　不得过 12.0%；艾叶炭　不得过 15.0%(《中国药典》2020 年版四部通则 2302)。

酸不溶性灰分　不得过 3.0%(《中国药典》2020 年版四部通则 2302)。

【浸出物】 照醇溶性浸出物测定法(《中国药典》2020 年版四部通则 2201)项下的热浸法测定，用稀乙醇作溶剂。醋艾叶、　艾叶　不得少于 15.0%；艾叶炭　不得少于 10.0%。

【性味与归经】 辛、苦，温；有小毒。归肝、脾、肾经。

【功能与主治】 温经止血，散寒止痛；外用祛湿止痒。用于吐血，衄血，崩漏，月经过多，胎漏下血，少腹冷痛，经寒不调，宫冷不孕；外治皮肤瘙痒。醋艾叶增强逐寒止痛作用。酒艾叶增强祛风止痛作用。艾叶炭辛散之性大减，增强止血功效。

【用法与用量】 3～9g。外用适量，供灸治或熏洗用。

【贮藏】 置阴凉干燥处。醋艾叶、酒艾叶，密闭保存。

【收载标准】《中国药典》2020 年版一部 91 页。

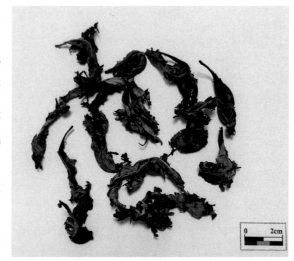

醋艾叶

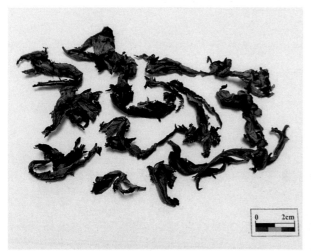

酒艾叶

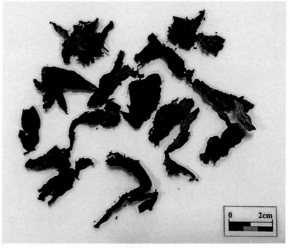

艾叶炭

陈艾 Chenai

【来源】 本品为菊科植物艾 *Artemisia argyi* Lévl. et Vant. 干燥叶的炮制加工品。枝叶茂盛时采摘，陈化 1 年以上。

【主要产地】 全国各地均有分布，主产于河南、湖北、山东、河北、安徽等省。

【炮制】 取陈艾，除去杂质。

【性状】 本品多皱缩、破碎，有短柄。完整叶片展平后呈卵状椭圆形，羽状深裂，裂片椭圆状披针形，边缘有不规则的粗锯齿；上表面灰绿色、深黄绿色或黄棕色，有稀疏的柔毛和腺点；下表面密生灰白色绒毛。质柔软。气清香，味苦。

【鉴别】 （1）本品粉末绿褐色或棕黄色。非腺毛有两种：一种为 T 形毛，顶端细胞长而弯曲，两臂不等长，柄 2～4 个细胞；另一种为单列性非腺毛，3～5 细胞，顶端细胞特长而扭曲，常断落。腺毛表面观呈鞋底形，由 4、6 细胞相对叠合而成，无柄。草酸钙簇晶，直径 3～7μm，存在于叶肉细胞中。

（2）取本品粉末 2g，加石油醚（60～90℃）25ml，置水浴上加热回流 30 分钟，滤过，滤液挥干，残渣加正己烷 1ml 使溶解，作为供试品溶液。另取艾叶对照药材 1g，同法制成对照药材溶液。照薄层色谱法（《中国药典》2020 年版四部通则 0502）试验，吸取上述两种溶液各 2～5μl，分别点于同一硅胶 G 薄层板上，以石油醚（60～90℃）－甲苯－丙酮（10∶8∶0.5）为展开剂，展开，取出，晾干，喷以 1%香草醛硫酸溶液，在 105℃加热至斑点显色清晰。供试品色谱中，在与对照药材色谱相应的位置上，显相同颜色的主斑点。

【检查】 水分 不得过 15.0%。（《中国药典》2020 年版四部通则 0832 第四法）。

总灰分 不得过 12.0%（《中国药典》2020 年版四部通则 2302）。

酸不溶性灰分 不得过 3.0%（《中国药典》2020 年版四部通则 2302）。

【性味与归经】 辛、苦，温；有小毒。归肝、脾、肾经。

【功能与主治】 温经止血，散寒止痛；外用祛湿止痒。用于吐血，衄血，崩漏，月经过多，胎漏下血，少腹冷痛，经寒不调，宫冷不孕；外治皮肤瘙痒。

【用法与用量】 3～9g。外用适量，供灸治或熏洗用。

【贮藏】 置干燥处。

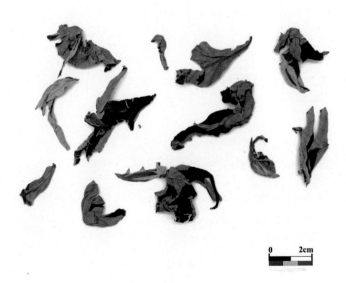

陈艾

艾绒 Airong

【来源】 本品为菊科植物艾 *Artemisia argyi* Lévl. et Vant. 干燥叶的炮制加工品。

【主要产地】 全国各地均有分布，主产于河南、湖北、山东、河北、安徽等省。

【炮制】 **艾绒** 选取净艾叶或陈艾，捣碾或粉碎，除去粗梗，筛去细粉，使成绒状，即得。

艾条 取艾绒，以棉纸、桑皮纸或烟用纸卷成质地紧密的圆柱状，粘合封口，即得。

艾绒饼 取艾绒，压制成型，即得。

【性状】 **艾绒** 为绿黄色、灰黄色至土黄色绒团状。质柔韧。气清香，味苦。

艾条 为圆柱状，气清香。

艾绒饼 为圆柱状或类饼状。气清香。

【鉴别】 取本品粉末2g，加石油醚（60～90℃）25ml，置水浴上加热回流30分钟，滤过，滤液挥干，残渣加正己烷1ml使溶解，作为供试品溶液。另取艾叶对照药材1g，同法制成对照药材溶液。照薄层色谱法（《中国药典》2020年版四部通则0502）试验，吸取上述两种溶液各2～5μl，分别点于同一硅胶G薄层板上，以石油醚（60～90℃）-甲苯-丙酮（10：8：0.5）为展开剂，展开，取出，晾干，喷以1%香草醛硫酸溶液，在105℃加热至斑点显色清晰。供试品色谱中，在与对照药材色谱相应的位置上，显相同颜色的主斑点。

【检查】 **水分** 不得过15.0%。（《中国药典》2020年版四部通则0832第四法）。

总灰分 不得过12.0%（《中国药典》2020年版四部通则2302）。

酸不溶性灰分 不得过3.0%（《中国药典》2020年版四部通则2302）。

【性味与归经】 辛、苦，温。归肝、脾、肾经。

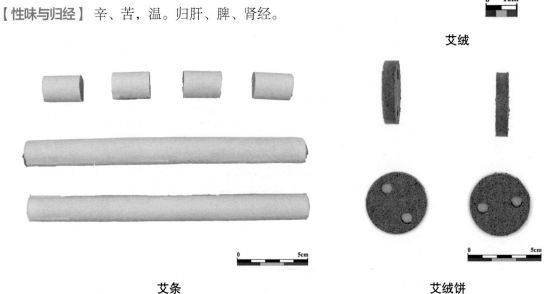

艾绒

艾条

艾绒饼

【功能与主治】 行气血，逐寒湿，温经止痛。用于风寒湿痹，肌肉酸麻，关节四肢疼痛，脘腹冷痛。

【用法与用量】 外用适量，供灸治用。

【贮藏】 置干燥处。

地黄叶 Dihuangye
REHMANNIAE FOLIUM

【来源】 本品为玄参科植物地黄 *Rehmannia glutinosa* Libosch. 的干燥叶。秋初采摘，除去杂质，晒干。

【主要产地】 河南、浙江、江苏、安徽、山东、河北、辽宁、山西、陕西、湖南、湖北等地。

【炮制】 取原药材，除去杂质，搓碎。

【性状】 本品多皱缩、破碎。叶片灰绿色，被灰白色长柔毛及腺毛，先端钝，基部渐狭，下延成长柄，边缘有不整齐钝齿。质脆。气微，味淡。

【鉴别】 本品粉末灰绿色。下表皮细胞垂周壁波状弯曲，气孔不定式，副卫细胞 3～5 个。上下表皮均有茸毛，下表皮茸毛较多。腺毛头部 2～4 细胞，柄 1 细胞。非腺毛较多，2～7 细胞组成，有的细胞缢缩，壁具疣状突起。

【检查】 水分 不得过 12.0%（《中国药典》2020 年版四部通则 0832 第二法）。

总灰分 不得过 15.0%（《中国药典》2020 年版四部通则 2302）。

【浸出物】 照水溶性浸出物测定法（《中国药典》2020 年版四部通则 2201）项下的冷浸法测定，不得少于 25.0%。

【性味与归经】 甘、淡，寒。归心、肝、肾经。

【功能与主治】 益气养阴，补肾，活血。用于少气乏力，面色无华，口干咽燥，气阴两虚证。外用于恶疮，手足癣。

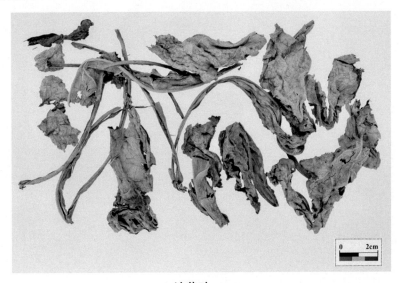

地黄叶

【用法与用量】 10～20g。外用适量，捣汁涂或揉搓。

【贮藏】 置干燥通风处。

【收载标准】《北京市中药材标准》1998年版111页。

连翘叶 Lianqiaoye
FORSYTHIAE FOLIUM

【来源】 本品为木犀科植物连翘 *Forsythia suspense*（Thunb.）Vahl.的干燥叶片。7～10月采收，除去杂质，洗净，阴干或晾干。

【主要产地】 山西、河南、山东等地。

【炮制】 除去杂质，洗净，干燥。

【性状】 本品多皱缩、有的破碎。完整叶片展平后呈卵形，长2～10cm，宽1.5～5cm，先端锐尖，基部圆形、宽楔形至楔形，叶缘除基部外具锐锯齿或粗锯齿，上表面深绿色，下表面淡黄绿色，两面无毛；叶柄长0.8～1.5cm，光滑。主脉于下表面显著凸起，侧脉羽状。叶质脆。气微，微苦。

【鉴别】 本品粉末黄绿色或浅绿色。上表皮横断面观细胞呈长方形，栅栏细胞明显。薄壁细胞类圆形。导管主要为螺纹和网纹导管。偶见非腺毛。

【检查】 水分 不得过10.0%（《中国药典》2020年版四部通则0832第二法）。

总灰分 不得过7.0%（《中国药典》2020年版四部通则2302）。

【浸出物】 照醇溶性浸出物测定法（《中国药典》2020年版四部通则2201）项下的冷浸法测定，用65%乙醇作溶剂，不得少于28.0%。

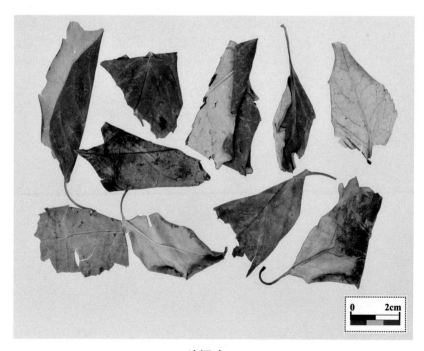

连翘叶

【性味与归经】 苦、寒。归肺、心经。

【功能与主治】 清热解毒。用于心烦尿赤，咽喉肿痛，口舌生疮。

【用法与用量】 6～15g，内服，煎汤。

【贮藏】 置阴凉通风干燥处。

【收载标准】《四川省中药材质量标准》2010年版331页。

苦丁茶 Kudingcha
ILICIS FOLIUM

【来源】 本品为冬青科植物枸骨 *Ilex cornuta* Lindl. 或大叶冬青 *Ilex latifolia* Thunb. 的干燥嫩叶。春季采摘，除去枝梗，晒干；或蒸透后晒干。

【主要产地】 江苏、河南、浙江、福建、广西等地。

【炮制】 除去杂质及残留枝梗，干燥。

【性状】 **枸骨叶** 为不规则叶片，多卷曲。完整叶片先端具3枚硬刺，基部有2枚硬刺。上表面黄绿色有光泽；下表面灰黄色或暗灰色，革质。气微，味微苦。

大叶冬青叶 为卵状长椭圆形，不皱缩，有时纵向微卷。上表面黄绿色或灰绿色，有光泽；下表面黄绿色；边缘有波状锯齿。革质，易揉碎。气微，味微苦。

【性味与归经】 苦、甘，寒。归肝、肺、胃经。

【功能与主治】 散风热，清头目，除烦渴。用于头痛，齿痛，目赤，聤耳，热病烦渴，痢疾。

【用法与用量】 3～9g。

【贮藏】 置干燥处。

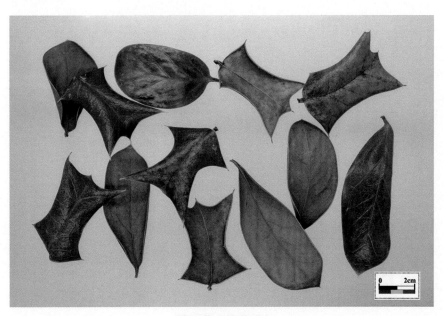

苦丁茶（枸骨叶）

构树叶 Goushuye
BROUSSONETIAE FOLIUM

【来源】 本品为桑科植物构树 *Broussonetia papyrifera*（L.）Vent. 的干燥叶。夏季采收，干燥。

【主要产地】 我国南北各地。

【炮制】 除去杂质。

【性状】 本品为宽卵形至矩圆形，长 5～18cm，宽 5～9cm，顶端渐尖，基部心形或偏斜，边缘有粗锯齿，不分裂或不规则 3～5 裂。上表面深绿色，有糙毛，下表面灰绿色，密生较长柔毛。叶脉隆起，侧脉 4～8 对，背面突出。叶柄密被糙毛。体轻，草质。气微，味淡微涩。

【鉴别】 本品粉末黄绿色。草酸钙簇晶多见于叶脉附近薄壁细胞中，直径 5～26μm，棱角短钝；偶见方晶。非腺毛单细胞，长 20～400μm，基部呈类圆形，周围薄壁细胞呈辐射状排列；足部膨大的非腺毛，胞腔内含钟乳体。气孔不定式，副卫细胞 4～6 个。导管多为网纹及螺纹。

【性味与归经】 甘，凉。归肝、脾经。

【功能与主治】 凉血，利水。治吐血，衄血，血崩，外伤出血，水肿，疝气，痢疾，癣疮。

【用法与用量】 内服：煎汤，3～6g；捣汁或入丸、散。外用：捣敷。

【贮藏】 置通风干燥处。

【收载标准】《贵州省中药材民族药材质量标准》2003 年版 228 页。

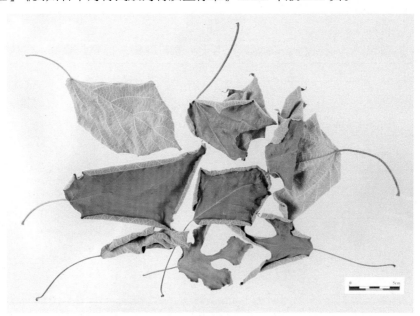

构树叶

穿心莲叶 Chuanxinlianye
ANDROGRAPHIS FOLIUM

【来源】 本品为爵床科植物穿心莲 *Andrographis paniculata*（Burm.f.）Nees 的干燥叶。秋初茎叶茂盛时采摘，晒干。

【主要产地】 广东、福建、江西、湖南、广西、四川等地。

【炮制】 除去杂质。

【性状】 本品叶柄短或近无柄，叶片多皱缩或破碎，完整者展平后呈披针形或卵状披针形，长3～12cm，宽2～5cm，先端渐尖，基部楔形下延，全缘或波状；上表面绿色，下表面灰绿色，两面光滑。气微，味极苦。

【鉴别】（1）本品叶横切面：上表皮细胞类方形或长方形，下表皮细胞较小，上、下表皮均有含圆形、长椭圆形或棒状钟乳体的晶细胞；并有腺鳞，有的可见非腺毛。栅栏组织为1～2列细胞，贯穿于主脉上方；海绵组织排列疏松。主脉维管束外韧型，呈凹槽状，木质部上方亦有晶细胞。

叶表面观：上下表皮均有增大的晶细胞，内含大型螺状钟乳体，直径约36μm，长约180μm，较大端有脐样点痕，层纹波状。下表皮气孔密布，直轴式，副卫细胞大小悬殊，也有不定式。腺鳞头部扁球形，4、6（8）细胞，直径40μm，柄极短。非腺毛1～4细胞，长约160μm，基部直径约40μm，表面有角质纹理。

（2）取穿心莲对照药材0.5g，加40%甲醇25ml，超声处理30分钟，滤过，滤液作为对照药材溶液。照薄层色谱法（《中国药典》2020年版四部通则0502）试验，吸取〔含量测定〕项下的对照品溶液、供试品溶液和上述对照药材溶液各10μl，分别点于同一硅胶G薄层板上，以三氯甲烷-甲苯-甲醇（8∶1∶1）为展开剂，展开，取出，晾干，喷以10%硫酸乙醇溶液，在105℃加热至斑点显色清晰，置紫外光灯（365nm）下检视。供试品色谱中，在与对照药材色谱和对照品色谱相应的位置上，显相同颜色的荧光斑点。

【检查】 **水分** 不得过13.0%（《中国药典》2020年版四部通则0832第二法）。

酸不溶性灰分 不得过8.0%（《中国药典》2020年版四部通则2302）。

【浸出物】 照醇溶性浸出物测定法（《中国药典》2020年版四部通则2201）项下的热浸法测定，用乙醇作溶剂，不得少于10.0%。

【含量测定】 照高效液相色谱法（《中国药典》2020年版四部通则0512）测定。

色谱条件与系统适用性试验 以十八烷基硅烷键合硅胶为填充剂；以乙腈为流动相A，以水为流动相B，按下表中的规定进行梯度洗脱；检测波长为205nm。理论板数按穿心莲内酯峰计算应不低于8 000。

时间（分钟）	流动相A（%）	流动相B（%）
0～15	20→25	80→75
15～30	25→28	75→72
30～60	28→40	72→60
60～65	40→85	60→15

对照品溶液的制备 取穿心莲内酯对照品适量，精密称定，加甲醇制成每1ml含0.3mg的溶液，即得。

供试品溶液的制备　取本品粉末（过四号筛）约0.5g，精密称定，置具塞锥形瓶中，精密加入40%甲醇25ml，密塞，称定重量，超声处理（功率250W，频率40kHz）30分钟，放冷，再称定重量，用40%甲醇补足减失的重量，摇匀，滤过，取续滤液，即得。

测定法　分别精密吸取对照品溶液与供试品溶液各5μl，注入液相色谱仪，测定。以穿心莲内酯对照品为参照，以其相应的峰为S峰，计算新穿心莲内酯、14-去氧穿心莲内酯和脱水穿心莲内酯的相对保留时间，其相对保留时间应在规定值的±5%范围之内（若相对保留时间偏离超过5%，则应以相应的被替代对照品确证为准）。以穿心莲内酯的峰面积为对照，分别乘以校正因子，计算穿心莲内酯、新穿心莲内酯、14-去氧穿心莲内酯和脱水穿心莲内酯的含量。

相对保留时间及校正因子见下表：

待测成分（峰）	相对保留时间	校正因子（F）
穿心莲内酯	1.00	1.00
新穿心莲内酯	1.95	1.12
14-去氧穿心莲内酯	2.18	0.79
脱水穿心莲内酯	2.25	0.63

本品按干燥品计算，含穿心莲内酯（$C_{20}H_{30}O_5$）、新穿心莲内酯（$C_{26}H_{40}O_8$）、14-去氧穿心莲内酯（$C_{20}H_{30}O_4$）和脱水穿心莲内酯（$C_{20}H_{28}O_4$）的总量不得少于2.5%。

【**性味与归经**】　苦，寒。归心、肺、大肠、膀胱经。

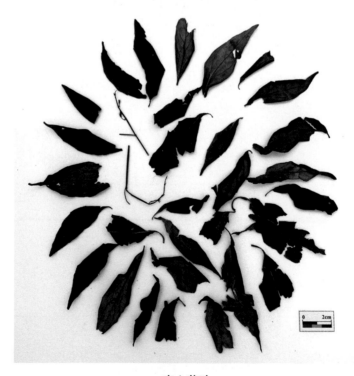

穿心莲叶

【功能与主治】 清热解毒，凉血，消肿。用于感冒发热，咽喉肿痛，口舌生疮，顿咳劳嗽，泄泻痢疾，热淋涩痛，痈肿疮疡，蛇虫咬伤。

【用法与用量】 6～9g。外用适量。

【贮藏】 置干燥处。

【收载标准】《广东省中药材标准（第二册）》2011 年版 262 页。

荷叶 Heye
NELUMBINIS FOLIUM

【来源】 本品为睡莲科植物莲 *Nelumbo nucifera* Gaertn. 的干燥叶。夏、秋二季采收，晒至七八成干时，除去叶柄，折成半圆形或折扇形，干燥。

【主要产地】 全国大部分地区均产。

【炮制】 炒荷叶炭 取净荷叶，置炒制容器内，用中火加热炒至焦褐色，喷淋清水少许，灭尽火星，取出，晾干。

【性状】 炒荷叶炭 本品为不规则的片状。表面焦褐色。气焦香，味涩。

【性味与归经】 苦，平。归肝、脾、胃经。

【功能与主治】 清暑化湿，升发清阳，凉血止血。用于暑热烦渴，暑湿泄泻，脾虚泄泻，血热吐衄，便血崩漏。炒荷叶炭收涩化瘀止血。用于多种出血症和产后血晕。

【用法与用量】 3～6g。

【贮藏】 置通风干燥处，防蛀。

【收载标准】《中国药典》2020 年版一部 287 页。

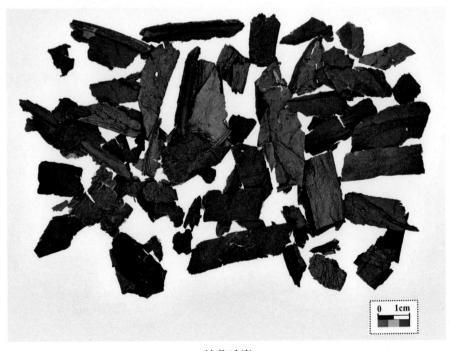

炒荷叶炭

臭梧桐叶 Chouwutongye
CLERODENDRI TRICHOTOMI FOLIUM

【来源】 本品为马鞭草科植物海州常山 *Clerodendrum trichotomum* Thunb. 的干燥叶，夏季结果前采摘，除去杂质，晒干。

【主要产地】 全国大部分地区均产。

【炮制】 除去杂质，洗净，略润，切宽丝，干燥，筛去灰屑。

【性状】 本品为不规则丝片状，多皱缩、卷曲，长3～8cm，上表面灰绿色至灰褐色，下表面颜色较浅，为灰黄绿色至黄棕色；叶脉稍突起，两面均疏生短茸毛，尤以下表面叶脉处为多。叶柄具纵沟，直径约0.1cm，密被茸毛。质脆，易碎。气微特异，味苦、涩。

【鉴别】 本品粉末黄绿色。下表皮细胞呈深波状弯曲，气孔不定式。腺鳞和非腺毛常见：腺鳞表面观呈圆形或盘形，由6～10个细胞组成，直径33～50μm；非腺毛多细胞，较粗，直径22～37μm，有的表面具疣状突起，有的细胞呈缢缩状。

【检查】 水分 不得过13.0%（《中国药典》2020年版四部通则0832第二法）。

总灰分 不得过14.0%（《中国药典》2020年版四部通则2302）。

酸不溶性灰分 不得过2.0%（《中国药典》2020年版四部通则2302）。

【浸出物】 照醇溶性浸出物测定法（《中国药典》2020年版四部通则2201）项下的热浸法测定，用乙醇作溶剂，不得少于7.0%。

【性味与归经】 甘、苦，平。归肝、脾经。

【功能与主治】 祛风湿，止痛，降血压。用于风湿痹痛，高血压症。外用于鹅掌风，痔疮。

【用法与用量】 9～15g。外用适量。

【贮藏】 置干燥处。

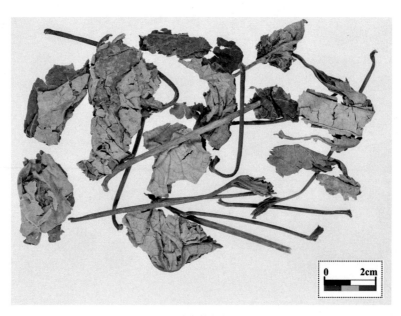

臭梧桐叶

【收载标准】《中国药典》1977 年版一部 483 页。

桑叶 Sangye
MORI FOLIUM

【来源】 本品为桑科植物桑 *Morus alba* L. 的干燥叶。初霜后采收，除去杂质，晒干。

【主要产地】 全国大部分地区均产。

【炮制】 **蜜桑叶** 先将炼蜜加适量沸水稀释后，加入净桑叶中拌匀，闷透，置炒制容器内，用文火炒至不粘手时，取出，放凉。

每 100kg 桑叶，用炼蜜 30kg。

【性状】 **蜜桑叶** 本品为不规则的碎片。表面暗黄色，微有光泽。叶上表面有的有小疣状突起；下表面叶脉突出，小脉网状。质松软，略带黏性。气微，味甜、微苦涩。

【鉴别】 取本品粉末 2g，加石油醚（60～90℃）30ml，加热回流 30 分钟，弃去石油醚液，药渣挥干，加乙醇 30ml，超声处理 20 分钟，滤过，滤液蒸干，残渣加热水 10ml，置 60℃水浴上搅拌使溶解，滤过，滤液蒸干，残渣加甲醇 1ml 使溶解，作为供试品溶液。另取桑叶对照药材 2g，同法制成对照药材溶液。照薄层色谱法（《中国药典》2020 年版四部通则 0502）试验，吸取上述两种溶液各 5μl，分别点于同一硅胶 G 薄层板上，以甲苯－乙酸乙酯－甲酸（5：2：1）的上层溶液为展开剂，置用展开剂预饱和 10 分钟的展开缸内，展开约至 8cm，取出，晾干，置紫外光灯（365nm）下检视。供试品色谱中，在与对照药材色谱相应的位置上，显相同颜色的荧光斑点。

【性味与归经】 甘、苦，寒。归肺、肝经。

【功能与主治】 疏散风热，清肺润燥，清肝明目。用于风热感冒，肺热燥咳，头晕头痛，目赤

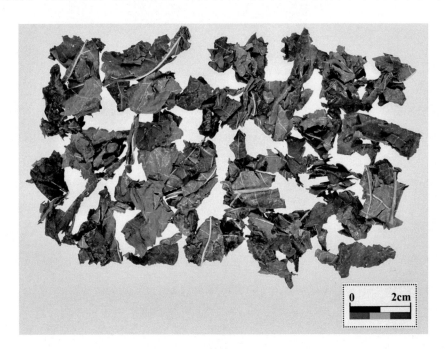

蜜桑叶

昏花。蜜桑叶增强润肺止咳作用。

【用法与用量】 5～10g。

【贮藏】 密闭，置于阴凉干燥处。

【收载标准】《中国药典》2020 年版一部 310 页。

绿茶 Lücha
CAMELLIAE SINENSIS FOLIUM

【来源】 本品为山茶科植物茶 *Camellia sinensis*（L.）O. Ktze. 的干燥嫩叶，春至秋季采收，经杀青、揉捻、干燥等工艺而成。

【主要产地】 河南、贵州、江西、安徽、浙江、江苏、四川、陕西、湖南、湖北、广西、福建等地。

【炮制】 除去杂质、枝梗。

【性状】 本品为卷曲状或破碎片状，深绿色。完整者展平后呈椭圆形或广披针形，长2～10cm；顶部尖，叶基匙形，叶缘钝锯齿状。叶上表面光滑无毛，下表面略带茸毛。近革质。气清香，味微苦、涩，回甜。

【鉴别】 （1）本品横切面：上、下表皮均有一层细胞，叶肉组织中可见大型分枝状石细胞。主脉上、下表皮内侧有数列厚角组织，其内侧的薄壁组织中亦有分枝状石细胞散在。主脉维管束外韧型，木质部导管径向排列成行；韧皮部不发达；具束鞘纤维。

粉末灰绿色。分枝状石细胞呈不规则分枝状，分枝长短不一，有的一端呈叉状，直径18～48μm，壁厚5～12μm。单细胞非腺毛多碎断，有的基部弯曲，偶见螺状纹理，直径10～20μm，壁厚2～9μm。下表皮细胞垂周壁稍厚，有的呈连珠状增厚；气孔多见，副卫细胞3～5 个，环式。螺纹、梯纹导管多见。

（2）取本品粉末2g，加75% 乙醇40ml，超声处理30 分钟，滤过，取滤液25ml，蒸干，残渣加甲醇1ml 使溶解，作为供试品溶液。另取儿茶素对照品，加甲醇制成每1ml 含1mg 的溶液，作为对照品溶液。照薄层色谱法（《中国药典》2020 年版四部通则0502）试验，吸取供试品溶液10μl、对照品溶液5μl，分别点于同一硅胶 G 薄层板上，以二氯甲烷－甲醇－甲酸（13：2.5：1）为展开剂，展开，取出，晾干，喷以5% 香草醛硫酸溶液，在105℃加热至斑点显色清晰。供试品色谱中，在与对照品色谱相应的位置上，显相同颜色的斑点。

【检查】 水分 不得过10.0%（《中国药典》2020 年版四部通则0832 第二法）。

总灰分 不得过8.0%（《中国药典》2020 年版四部通则2302）。

酸不溶性灰分 不得过1.0%（《中国药典》2020 年版四部通则2302）。

【性味与归经】 苦、甘，微寒。归心、肺、胃经。

【功能与主治】 清利头目，清心除烦，化痰消食，利尿解毒。用于头痛，目昏，心烦口渴，食积痰滞，泻痢。

【**用法与用量**】 3～9g，泡服或入丸散剂。

【**贮藏**】 密闭，置阴凉干燥处，防霉。

【**收载标准**】《湖北省中药材质量标准》2018 年版 223 页。

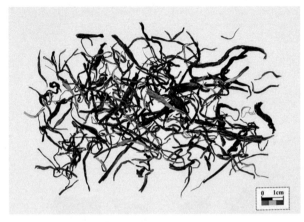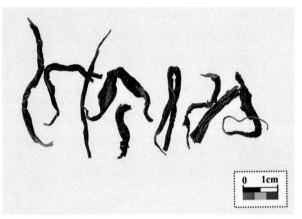

绿茶

棕榈 Zonglü
TRACHYCARPI PETIOLUS

【**来源**】 本品为棕榈科植物棕榈 *Trachycarpus fortunei*（Hook. f.）H.Wendl. 的干燥叶柄。采棕时割取旧叶柄下延部分和鞘片，除去纤维状的棕毛，晒干。

【**主要产地**】 江西、广东、广西、浙江、福建、湖南、云南等地。

【**炮制**】 **棕榈段** 除去杂质，洗净，切段，干燥。

炒棕榈炭 取净棕榈，置炒制容器内，用武火炒至外呈炭黑色，内呈焦黑色时，喷淋清水少许，熄灭火星，取出，晾干。

【**性状**】 **棕榈段** 本品为不规则的段。表面红棕色，粗糙，有纵直皱纹。一面有明显的凸出纤维，纤维两侧着生多数棕色茸毛。质硬而韧，断面纤维状。气微，味淡。

炒棕榈炭 本品为不规则块状，大小不一。表面黑褐色至黑色，有光泽，有纵直条纹；触之有黑色炭粉。内部焦黄色，纤维性。略具焦香气，味苦涩。

【**鉴别**】 **棕榈段** （1）本品粉末红棕色至褐棕色。纤维成束，细长，直径 12～15μm，其外侧薄壁细胞含细小的草酸钙簇晶，形成晶纤维。气孔直轴式或不定式，副卫细胞 5～6 个。可见网纹导管、螺纹导管及梯纹管胞。

（2）取本品粉末 1g，加水 20ml，加热 5 分钟，滤过，滤液用水稀释成 20ml。取滤液 1ml，加三氯化铁试液 2～3 滴，即生成污绿色絮状沉淀；另取滤液 1ml，加氯化钠明胶试液 3 滴，即显白色混浊。

炒棕榈炭 取本品粉末 5g，加甲醇 50ml，超声处理 20 分钟，滤过，滤液蒸干，残渣加甲醇 1ml 使溶解，作为供试品溶液。另取原儿茶醛对照品、原儿茶酸对照品，加甲醇制成每 1ml 各含 0.2mg 的溶液，作为对照品溶液。照薄层色谱法（《中国药典》2020 年版四部通则 0502）试验，吸取上述三种溶液各 5μl，分别点于同一硅胶 G 薄层板上，以三氯甲烷 – 正丁醇 – 冰醋酸（20∶1∶1）为展开剂，展开，取出，晾干，喷以三氯化铁试液。供试品色谱中，在与对照品色谱相应的位置上，显相同的淡墨绿色斑点。

【性味与归经】 苦、涩，平。归肺、肝、大肠经。

【功能与主治】 收敛止血。用于吐血，衄血，尿血，便血，崩漏。炒棕榈炭增强止血作用。

【用法与用量】 3～9g。一般炮制后用。

【贮藏】 置通风干燥处。

【收载标准】《中国药典》2020 年版一部 350 页。

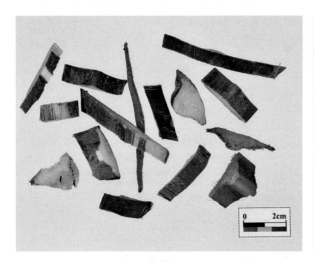

棕榈

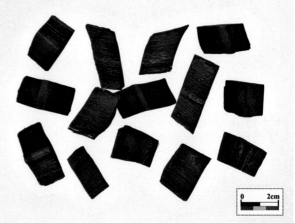

炒棕榈炭

蓼大青叶 Liaodaqingye
POLYGONI TINCTORII FOLIUM

【来源】 本品为蓼科植物蓼蓝 *Polygonum tinctorium* Ait. 的干燥叶。夏、秋二季枝叶茂盛时采收两次，除去茎枝及杂质，干燥。

【主要产地】 全国大部分地区均产。

【炮制】 除去杂质，洗净，切段，干燥。

【性状】 本品为不规则的段，多皱缩、破碎。蓝绿色或黑蓝色。叶脉浅黄棕色，于下表面略突起。叶柄扁平，偶带膜质托叶鞘。质脆。气微，味微涩而稍苦。

【鉴别】 （1）本品叶表面观：表皮细胞多角形，垂周壁平直或微波状弯曲；气孔平轴式，少数不等式。腺毛头部 4～8 细胞；柄 2 个细胞并列，亦有多细胞构成多列的。非腺毛多列性，壁木化增厚，常见于叶片边缘和主脉处。叶肉组织含多量蓝色至蓝黑色色素颗粒。草酸钙簇晶多见，直径 12～80μm。

（2）取〔含量测定〕项下供试品溶液 10ml，浓缩至 1ml，作为供试品溶液。另取靛蓝对照品，加三氯甲烷制成每 1ml 含 1mg 的溶液，作为对照品溶液。照薄层色谱法（《中国药典》2020 年版四部通则 0502）试验，吸取上述两种溶液各 5μl，分别点于同一硅胶 G 薄层板上，以苯 – 三氯甲烷 – 丙酮（5∶4∶1）为展开剂，展开，取出，晾干。供试品色谱中，在与对照品色谱相应的位置上，显相同的蓝色斑点。

【含量测定】 照高效液相色谱法（《中国药典》2020 年版四部通则 0512）测定。

色谱条件与系统适用性试验 以十八烷基硅烷键合硅胶为填充剂；以甲醇 – 水（60∶40）为流动相；检测波长为 604nm。理论板数按靛蓝峰计算应不低于 1 800。

对照品溶液的制备 取靛蓝对照品 2.5mg，精密称定，置 250ml 量瓶中，加 2% 水合氯醛的三氯甲烷溶液（取水合氯醛，置硅胶干燥器中放置 24 小时，称取 2.0g，加三氯甲烷至 100ml，放置，出现混浊，以无水硫酸钠脱水，滤过，即得）约 200ml，超声处理（功率 250W，频率 33kHz）1.5 小时，取出，放冷至室温，加 2% 水合氯醛的三氯甲烷溶液至刻度，摇匀，即得（每 1ml 中含靛蓝 10μg）。

供试品溶液的制备 取本品细粉约 25mg，精密称定，置 25ml 量瓶中，加 2% 水合氯醛的三氯甲烷溶液约 20ml，超声处理（功率 250W，频率 33kHz）1.5 小时，取出，放冷，加 2% 水合氯醛的三氯甲烷溶液至刻度，摇匀，滤过，取续滤液，即得。

测定法 分别精密吸取对照品溶液与供试品溶液各 4～10μl，注入液相色谱仪，测定，即得。

本品按干燥品计算，含靛蓝（$C_{16}H_{10}N_2O_2$）不得少于 0.55%。

【性味与归经】 苦，寒。归心、胃经。

【功能与主治】 清热解毒，凉血消斑。用于温病发热，发斑发疹，肺热咳喘，喉痹，痄腮，丹毒，痈肿。

【用法与用量】 9～15g。外用鲜品适量，捣烂敷患处。

【贮藏】 置通风干燥处。

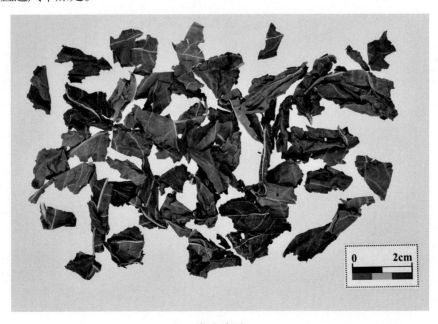

蓼大青叶

【**收载标准**】《中国药典》2020 年版一部 380 页。

橘叶 Juye
CITRI RETICULATAE FOLIUM

【**来源**】 本品为芸香科植物橘 *Citrus reticulata* Blanco 及其栽培变种的干燥叶。全年可采。以 12 月至翌年 2 月采者为佳，采后低温干燥。

【**主要产地**】 广东、浙江、江西、四川、福建等地。

【**炮制**】 除去杂质，洗净，稍晾，切丝，干燥。

【**性状**】 本品为宽丝状。灰绿色或黄绿色，光滑。对光透视，可见半透明腺点。革质而脆，易碎。气香，味苦。

【**鉴别**】（1）本品粉末黄绿色或灰绿色。纤维成束，周围薄壁细胞常含草酸钙方晶，形成晶纤维。草酸钙方晶多见，存在于薄壁细胞中或散在。叶肉组织中可见大型油室，多破碎，完整者直径可达 200μm。导管多为网纹导管和梯纹导管，螺纹导管偶见。气孔不定式，副卫细胞 4～6 个。

（2）取本品粉末 2g，加甲醇 20ml，超声处理 30 分钟，滤过，滤液浓缩至约 2ml，作为供试品溶液。另取橘叶对照药材 2g，加甲醇 20ml，同法制成对照药材溶液。再取橙皮苷对照品，加甲醇制成饱和溶液，作为对照品溶液。照薄层色谱法（《中国药典》2020 年版四部通则 0502）试验，分别吸取上述三种溶液各 2μl，分别点于同一硅胶 G 薄层板上，以三氯甲烷－甲醇－水（3：1：0.1）为展开剂，展开，取出，晾干，喷以 1% 三氯化铝乙醇溶液，置紫外光灯（365nm）下检视。供试品色谱中，在与对照药材色谱和对照品色谱相应的位置上，显相同颜色的荧光斑点。

【**检查**】 **水分** 不得过 15.0%（《中国药典》2020 年版四部通则 0832 第二法）。

总灰分 不得过 14%（《中国药典》2020 年版四部通则 2302）。

【**浸出物**】 照醇溶性浸出物测定法（《中国药典》2020 年版四部通则 2201）项下的热浸法测定，

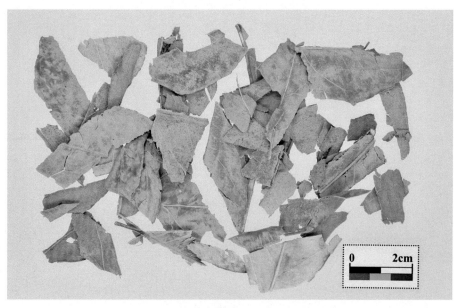

橘叶

用稀乙醇作溶剂，不得少于21.0%。

【**性味与归经**】 苦、辛，平。归肝经。

【**功能与主治**】 疏肝，行气，散结消肿。用于胁痛，乳痈、肺痈、咳嗽、胸膈痞满，疝气。

【**用法与用量**】 内服：煎汤，6～9g，鲜品可用60～120g；或捣汁服。外用：捣烂外敷。

【**贮藏**】 置通风干燥处，防霉。

【**收载标准**】《山东省中药材标准》2012年版366页。

五、花类

三七花 Sanqihua
NOTOGINSENG FLOS

【来源】 本品为五加科植物三七 *Panax notoginseng*（Burk.）F.H.Chen 未开放的干燥花序。夏季花开放前或初开时采收花序，阴干或晒干。

【炮制】 取原药材，除去杂质，干燥。

【性状】 本品为不规则半球形、球形或伞形，直径 0.5～2.5cm。表面黄绿色或墨绿色。总花梗长 0.5～4.5cm，具细纵纹。花序密集，花梗细小，每一小花梗基部具鳞毛状苞片一枚。花盘杯状，深绿色，皱缩。花萼 5 裂，呈 5 枚三角状小齿；花冠 5 片，卵状三角形，淡黄绿色，具纵棱线；花药长圆形，黄色；花柱 2 枚，基部合生。不易碎。气清香，味甘、微苦。

【鉴别】 本品粉末黄绿色。花粉粒众多，圆形或类圆形，直径 25～35μm，外壁光滑，可见 2～3 个凸起的萌发孔。气孔不等式，副卫细胞 4～5 个，常见 2～3 个气孔聚集，共同用一副卫细胞。树脂道碎片含黄色分泌物。导管多为螺纹导管或环纹导管。花柱二歧形，花冠表皮细胞呈乳头状突起。

【检查】 水分 不得过 15.0%（《中国药典》2020 年版四部通则 0832 第二法）。

【性味与归经】 甘，凉。归肝、胃经。

【功能与主治】 清热解毒，平肝明目，生津止渴。用于头昏目眩，耳鸣、失眠，高血压，偏头痛，急性咽炎。

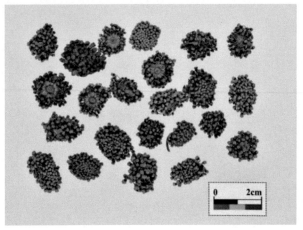
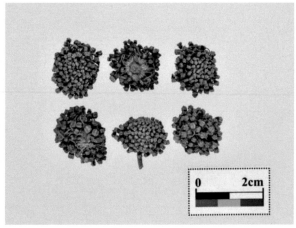

三七花

【用法与用量】 1～3g。

【贮藏】 通风干燥处，防霉，防蛀。

【收载标准】《广东省中药材标准（第三册）》2019 年版 7 页。

千日红 Qianrihong
GOMPHRENAE FLOS

【来源】 本品为苋科植物千日红 *Gomphrena globosa* L. 的干燥头状花序。夏、秋二季花开时采收，晒干。

【主要产地】 河南、江苏、福建、四川、广西等地。

【炮制】 取原药材，除去花梗等杂质，筛去灰屑。

【性状】 本品为类球形，由多数小花密集而成，直径 1.5～2cm。基部常有叶状总苞片 2 片，绿色，下表面密被细长柔毛。小花基部有膜质小苞片 3 片，外轮 1 片，三角形，内轮 2 片，三角状披针形，背棱有明显细锯齿，紫红色。花被 5 片，紫红色，外面密被白色细长柔毛。胞果类球形。气微，味淡。

【鉴别】 （1）本品粉末紫红色或浅红色。非腺毛众多，长达 1mm 以上，由 3～6 个细胞组成，扭曲状。草酸钙簇晶极多，直径 27～108μm。花粉粒圆球形，直径 22～27μm，外壁具明显的刺状突起及网状雕纹。薄壁细胞呈不规则长方形，长 54～245μm，直径 8～38μm，细胞壁连珠状增厚，具斜纹孔。

（2）取本品粉末 0.5g，加乙醇 10ml，水浴温浸 5～10 分钟，滤过，取滤液 2ml，加茚三酮试液数滴，水浴加热后，溶液显紫色。

【检查】 水分 不得过 12.0%（《中国药典》2020 年版四部通则 0832 第二法）。

【性味与归经】 甘，平。归肺、肝经。

【功能与主治】 止咳平喘，清肝明目，解毒散结。用于咳嗽气喘，百日咳，目赤肿痛，眩晕头痛，疮痈肿毒。

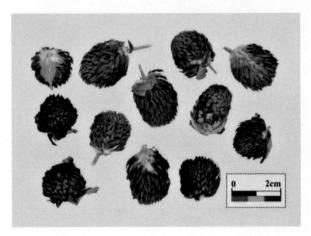
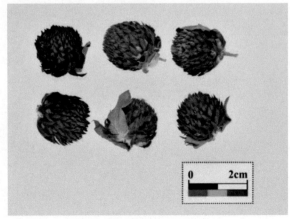

千日红

【用法与用量】 9～15g。外用适量，捣敷或煎水洗。

【贮藏】 置干燥处。

【收载标准】《中国药典》1977年版51页。

木芙蓉花 Mufuronghua
HIBISCI MUTABILIS FLOS

【来源】 本品为锦葵科植物木芙蓉 *Hibiscus mutabilis* L. 的干燥花。秋季采收，及时干燥。

【主要产地】 浙江、江苏等地。

【炮制】 除去杂质，筛去灰屑。

【性状】 本品卷缩呈不规则卵圆形，长1.5～3cm，直径1.5～2.5cm。小苞片8～12枚，线形，被毛；花萼钟状，上部5裂，灰绿色，表面被星状毛；花冠淡红色至棕色，皱缩，中心有黄褐色的花蕊。质软。气微，味微辛。

【鉴别】 本品粉末棕黄色或紫褐色。星状毛和星簇状毛多见，2～20分枝，以2～5分枝多见，每分枝单细胞，长40～820μm，直径4～120μm；单细胞非腺毛细长，平直或弯曲。花粉粒类圆形，直径90～150μm，外表面有锥形刺状雕纹。

【检查】 **水分** 不得过13.0%（《中国药典》2020年版四部通则0832第二法）。

总灰分 不得过10.0%（《中国药典》2020年版四部通则2302）。

酸不溶性灰分 不得过1.5%（《中国药典》2020年版四部通则2302）。

【性味与归经】 微辛，凉。归肺、肝经。

【功能与主治】 清肺凉血，散热解毒，消肿排脓。用于肺热咳嗽，瘰疬，肠痈，白带；外治痈疽脓肿，脓耳，无名肿毒，烧、烫伤。

【用法与用量】 10～30g。外用适量，鲜品捣烂敷患处，干品研末油调或熬膏。

【贮藏】 置通风干燥处。

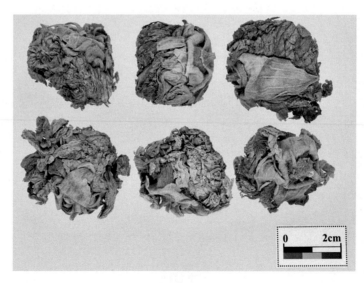

木芙蓉花

【收载标准】《卫生部药品标准》1992年版中药材（第一册）17页。

木槿花 Mujinhua
HIBISCI SYRIACI FLOS

【来源】 本品为锦葵科植物木槿 *Hibiscus syriacus* L. 或白花重瓣木槿 *Hibiscus syriacus* L.f. *albus-plenus* London 的干燥花。夏季花半开放时采收，晒干。

【主要产地】 江苏、四川、河南、河北等地。

【炮制】 除去杂质，筛去灰屑。

【性状】 本品皱缩呈卵状或不规则圆柱状，常带有短花梗。全体被毛。长1.5～3.5cm，宽1～2cm。苞片6～7片，线形。花萼钟状，灰黄绿色，先端5裂，裂片三角形。花瓣类白色、黄白色或浅棕黄色，单瓣5片或重瓣10余片。雄蕊多数，花丝连合成筒状。气微香，味淡。

【鉴别】 （1）本品粉末淡黄棕色。非腺毛有两种：星状毛及簇生毛有2～14分枝，每分枝为单细胞，长约820μm，木化，表面偶见螺旋状纹理；另一种非腺毛单细胞长约1000μm，微木化至木化。花粉粒球形，直径105～160μm，外壁具钝锥形的刺，有散孔。草酸钙簇晶较多，直径12～37μm。

（2）取本品粉末1g，加甲醇15ml，超声处理10分钟，滤过，滤液作为供试品溶液。另取木槿花对照药材1g，同法制成对照药材溶液。照薄层色谱法（《中国药典》2020年版四部通则0502）试验，吸取上述两种溶液各10μl，分别点于同一硅胶G薄层板上，以环己烷－乙酸乙酯（4∶1）为展开剂，展开，取出，晾干，喷以10%硫酸乙醇溶液，在105℃加热至斑点显色清晰，分别置日光和紫外光灯（365nm）下检视。供试品色谱中，在与对照药材色谱相应的位置上，显相同颜色的斑点或荧光斑点。

【检查】 水分 不得过15.0%（《中国药典》2020年版四部通则0832第二法）。

总灰分 不得过12.0%（《中国药典》2020年版四部通则2302）。

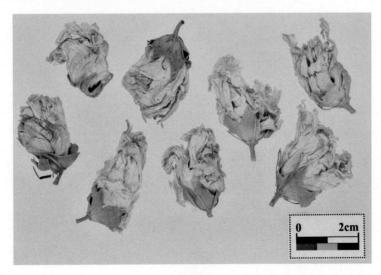

木槿花

【**性味与归经**】 甘、淡，凉。归脾、肺经。

【**功能与主治**】 清湿热，凉血。用于痢疾，腹泻，痔疮出血，白带；外治疔肿。

【**用法与用量**】 3～9g。外用鲜品适量，捣烂敷患处。

【**贮藏**】 置通风干燥处，防压，防蛀。

【**收载标准**】《卫生部药品标准》1992年版中药材（第一册）19页。

凤仙花 Fengxianhua
IMPATIENTIS FLOS

【**来源**】 本品为凤仙花科植物凤仙花 *Impatiens balsamina* L. 的干燥花。夏、秋二季花开时，采收已开放的花，阴干或低温干燥。

【**主要产地**】 全国大部分地区均产。

【**炮制**】 除去杂质，去掉花梗。

【**性状**】 本品常皱缩成不规则的团块状，呈粉红色、棕黄色至深棕色。单瓣或重瓣，重瓣者较大，多破碎或散落。萼片3枚，侧生2枚较小，下面的1枚较大，舟形，呈花瓣状，基部延长成长而弯的距。气似烟草，味微苦。

【**鉴别**】 本品粉末红棕色。花粉粒呈长椭圆形、矩圆形或近圆形，直径21～44μm，具4个萌发孔，分列于两端，对称排列，外壁具网状沟纹。非腺毛由2～20个细胞组成，少数有分枝，表面可见角质细纹。草酸钙针晶束多见，长45～170μm。

【**检查**】 **水分** 不得过14.0%（《中国药典》2020年版四部通则0832第二法）。

总灰分 不得过12.0%（《中国药典》2020年版四部通则2302）。

【**浸出物**】 照醇溶性浸出物测定法（《中国药典》2020年版四部通则2201）项下的冷浸法测定，用稀乙醇作溶剂，不得少于30.0%。

【**性味与归经**】 甘、微苦，温。归肝、胆、脾经。

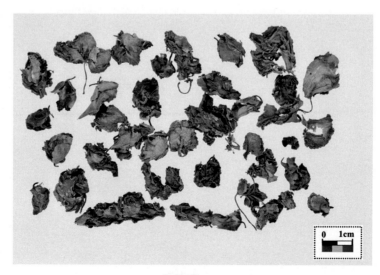

凤仙花

【功能与主治】 祛风活血，消肿止痛。用于风湿痹痛，腰肋疼痛，妇女经闭腹痛，产后瘀血未尽，跌打损伤，痛疽，疔疮，鹅掌风，灰指甲。

【用法与用量】 1.5～3g，煎汤或浸酒。外用捣敷或煎水熏洗。

【贮藏】 置阴凉干燥处。

【收载标准】《湖北省中药材标准》2018 年版 40 页。

玉米须 Yumixu
MAYDIS STIGMA

【来源】 本品为禾本科植物玉蜀黍 *Zea mays* L. 的干燥花柱和柱头。夏、秋二季果实成熟时收集，除去杂质，晒干。

【主要产地】 辽宁、河北、河南、山西、陕西、山东等地。

【炮制】 除去杂质。

【性状】 本品为线状或须状，常集结成团。花柱长可达 30cm，淡黄色至棕红色，有光泽。柱头短，2 裂，偶见。质柔软。气微，味微甜。

【鉴别】 （1）本品粉末棕灰色至棕褐色。花柱碎片黄棕色，表面具多细胞非腺毛。薄壁细胞长方形，有的壁略厚。花柱两侧具导管，多为螺纹导管和环纹导管。

（2）取本品粉末 4g，加乙醇 50ml，加热回流 30 分钟，滤过，滤液蒸干，残渣加甲醇 1ml 使溶解，作为供试品溶液。另取玉米须对照药材 4g，同法制成对照药材溶液。照薄层色谱法（《中国药典》2020 年版四部通则 0502）试验，吸取上述两种溶液各 5μl，分别点于同一硅胶 G 薄层板上，以甲苯 - 丙酮（8：2）为展开剂，展开，取出，晾干，喷以 10% 磷钼酸乙醇溶液，90℃加热至斑点显色清晰。供试品色谱中，在与对照药材色谱相应的位置上，显相同颜色的斑点。

【检查】 水分 不得过 16.0%（《中国药典》2020 年版四部通则 0832 第二法）。

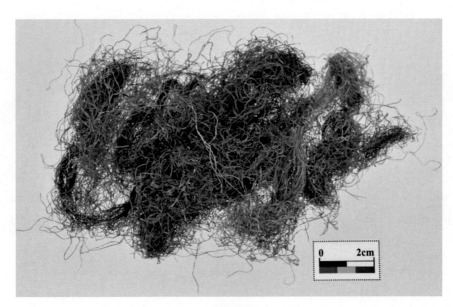

玉米须

总灰分 不得过 6.5%（《中国药典》2020 年版四部通则 2302）。

【浸出物】 照醇溶性浸出物测定法（《中国药典》2020 年版四部通则 2201）项下的热浸法测定，用稀乙醇作溶剂，不得少于 8.0%。

【性味与归经】 甘，平。归肝、肾经。

【功能与主治】 利尿消肿，降血压。用于肾炎水肿，小便不利，湿热黄疸，高血压症。

【用法与用量】 15～30g。

【贮藏】 置干燥处，防霉，防蛀。

【收载标准】《卫生部药品标准》1992 年版中药材（第一册）25 页。

红花 Honghua
CARTHAMI FLOS

【来源】 本品为菊科植物红花 *Carthamus tinctorius* L. 的干燥花。夏季花由黄变红时采摘，阴干或晒干。

【主要产地】 河南、河北、四川、浙江、云南等地。

【炮制】 **炒红花** 取净红花，置炒制容器内，用文火炒至黄棕色或暗红色时，取出，放凉。

红花炭 取净红花，置炒制容器内，用中火炒至焦黑色时，喷淋清水少许，熄灭火星，取出，晾干。

【性状】 **炒红花** 为不带子房的管状花，长 1～2cm。表面黄棕色或暗红色。花冠筒细长，先端 5 裂，裂片呈狭条形；雄蕊 5，花药聚合成筒状；柱头长圆柱形，顶端微分叉。质轻。气微香，味微苦。

红花炭 形如炒红花。表面焦黑色。质轻，易碎。味苦。

【性味与归经】 辛，温。归心、肝经。

【功能与主治】 活血通经，散瘀止痛。用于经闭，痛经，恶露不行，癥瘕痞块，胸痹心痛，瘀

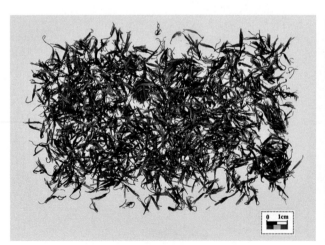

炒红花

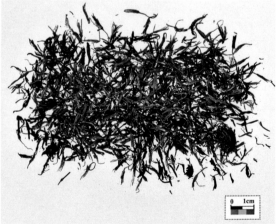

红花炭

滞腹痛，胸胁刺痛，跌仆损伤，疮疡肿痛。

【用法与用量】 3～10g。

【注意事项】 孕妇慎用。

【贮藏】 置阴凉干燥处，防潮，防蛀。

【收载标准】《中国药典》2020年版一部157页。

芫花 Yuanhua
GENKWA FLOS

【来源】 本品为瑞香科植物芫花 *Daphne genkwa* Sieb. et Zucc. 的干燥花蕾。春季花未开放时采收，除去杂质，干燥。

【主要产地】 浙江、安徽、江苏、山东、广西、湖北、河南等地。

【炮制】 醋煮芫花 取净芫花，加醋拌匀，润透，置适宜容器内，加水适量，用文火煮至醋尽、芫花微干，取出，干燥。

每100kg芫花，用醋48kg。

【性状】 醋煮芫花 本品常3～7朵簇生于短花轴上，基部有苞片1～2片，多脱落为单朵。单朵呈棒槌状，多弯曲，长1～1.7cm，直径约1.5mm；表面微黄色。质软。微具有醋香气，味微辛。

【性味与归经】 苦、辛，温；有毒。归肺、脾、肾经。

【功能与主治】 泻水逐饮；外用杀虫疗疮。用于水肿胀满，胸腹积水，痰饮积聚，气逆咳喘，二便不利；外治疥癣秃疮，痈肿，冻疮。醋煮芫花去其毒性，增强利水作用。

【用法与用量】 醋煮芫花研末吞服，一次0.6～0.9g，一日1次。外用适量。

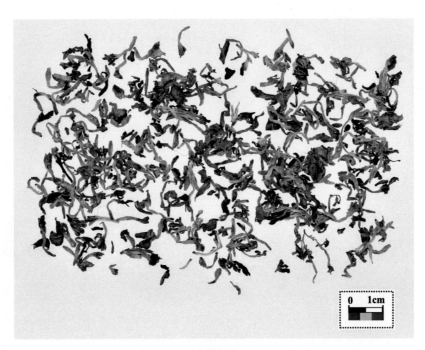

醋煮芫花

291

【注意事项】 孕妇禁用；不宜与甘草同用。

【贮藏】 置通风干燥处，防霉，防蛀。

【收载标准】《中国药典》2020 年版一部 166 页。

鸡冠花 Jiguanhua
CELOSIAE CRISTATAE FLOS

【来源】 本品为苋科植物鸡冠花 *Celosia cristata* L. 的干燥花序。秋季花盛开时采收，晒干。

【主要产地】 全国大部分地区均产。

【炮制】 **酒鸡冠花** 取净鸡冠花，加黄酒拌匀，闷透，置炒制容器内，用文火炒至微干时，取出，放凉。

每 100kg 鸡冠花，加黄酒 12kg。

【性状】 **酒鸡冠花** 本品为不规则的块段。扁平，有的呈鸡冠状。表面红色、紫红色或黄白色。可见黑色、扁圆肾形的种子。有酒香气，味微辛。

【鉴别】 取本品 2g，剪碎，加乙醇 30ml，加热回流 30 分钟，滤过，滤液蒸干，残渣加乙醇 2ml 使溶解，作为供试品溶液。另取鸡冠花对照药材 2g，同法制成对照药材溶液。照薄层色谱法（《中国药典》2020 年版四部通则 0502）试验，吸取上述两种溶液各 2μl，分别点于同一硅胶 G 薄层板上，以环己烷－丙酮（5∶1）为展开剂，展开，取出，晾干，喷以 5% 香草醛硫酸溶液，加热至斑点显色清晰。供试品色谱中，在与对照药材色谱相应的位置上，显相同颜色的斑点。

【性味与归经】 甘、涩，凉。归肝、大肠经。

【功能与主治】 收敛止血，止带，止痢。用于吐血，崩漏，便血，痔血，赤白带下，久痢不止。

【用法与用量】 6～12g。

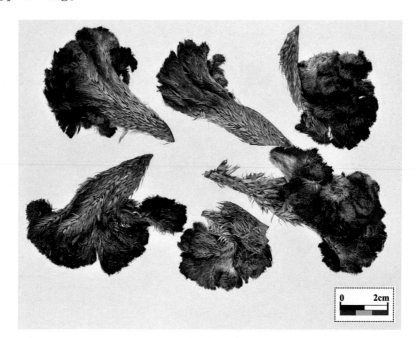

酒鸡冠花

【贮藏】 置通风干燥处。

【收载标准】《中国药典》2020 年版一部 203 页。

金莲花 Jinlianhua
TROLLII FLOS

【来源】 本品为毛茛科植物金莲花 *Trollius chinensis* Bge. 的干燥花。夏季花盛开时采摘，除去杂质，阴干或低温烘干。

【主要产地】 山西、河北等地。

【炮制】 除去杂质。

【性状】 本品为不规则团块状，皱缩，直径 1～3cm。常带灰绿色花梗残基，长 0.5～3cm。萼片花瓣状，金黄色或棕黄色，通常 8～19 片，展开后呈卵圆形或倒卵圆形，长 1.5～3cm，宽 0.6～2.5cm。花瓣多数，金黄色，展开后呈条形，先端渐尖，与萼片近等长，宽 0.1～0.3cm。雄蕊多数，花药淡黄色。雌蕊多数，具短喙，棕黑色。体轻，疏松。气芳香，味微苦。

【鉴别】 （1）本品粉末黄棕色。花萼表皮细胞具乳头状突起，气孔不等式，副卫细胞 4～6 个，可见单细胞非腺毛。花瓣表皮细胞类长方形，有纵向的平行纹理及金黄色内含物，单细胞非腺毛棒状，壁薄，长 48～68μm，花粉粒易见，圆形，直径 16～25μm，具 3 个萌发孔。

（2）取本品粉末 0.2g，加甲醇 25ml，超声处理 5 分钟，滤过，滤液作为供试品溶液。另取金莲花对照药材 0.2g，同法制成对照药材溶液。照薄层色谱法（《中国药典》2020 年版四部通则 0502）试验，吸取上述两种溶液各 5μl，分别点于同一用 1% 氢氧化钠溶液处理的高效硅胶 G 薄层板上，以乙酸乙酯－丁酮－甲醇－水（8：6：1：1.5）为展开剂，展开，取出，晾干，喷以 10% 三氯化铝乙醇溶液，置紫外光灯（365nm）下检视。供试品色谱中，在与对照药材色谱相应的位置上，显相同颜色的荧光斑点。

【检查】 水分 不得过 12.0%（《中国药典》2020 年版四部通则 0832 第二法）。

总灰分 不得过 10.0%（《中国药典》2020 年版四部通则 2302）。

酸不溶性灰分 不得过 3.0%（《中国药典》2020 年版四部通则 2302）。

【含量测定】 照高效液相色谱法（《中国药典》2020 年版四部通则 0512）测定。

色谱条件与系统适用性试验 以十八烷基硅烷键合硅胶为填充剂；以乙腈 -0.1% 磷酸溶液（10：90）为流动相；检测波长为 340nm；柱温为 40℃。理论板数按荭草苷峰计算应不低于 8 000。

对照品溶液的制备 取荭草苷对照品、牡荆苷对照品适量，精密称定，加甲醇制成每 1ml 含荭草苷 30μg、牡荆苷 10μg 的混合溶液，即得。

供试品溶液的制备 取本品粉末（过二号筛）约 0.2g，精密称定，置具塞锥形瓶中，精密加入甲醇 50ml，密塞，称定重量，放置 1 小时，加热回流 1.5 小时，放冷，再称定重量，用甲醇补足减失的重量，摇匀，滤过，取续滤液，即得。

测定法 分别精密吸取对照品溶液与供试品溶液各 10μl，注入液相色谱仪，测定，即得。

本品按干燥品计算，含荭草苷（$C_{21}H_{20}O_{11}$）不得少于 0.30%，牡荆苷（$C_{21}H_{20}O_{10}$）不得少于 0.10%。

【**性味与归经**】 苦，微寒。归肺、肝经。

【**功能与主治**】 清热解毒。用于肺热咳嗽，咽喉肿痛，目赤肿痛，脓耳等。

【**用法与用量**】 3～6g。外用适量，煎水含漱。

【**贮藏**】 置干燥处，防潮，防蛀。

【**收载标准**】《中国药典》1977 年版一部 359 页。

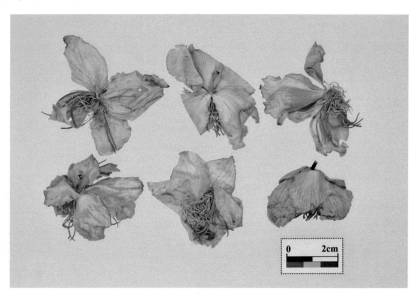

金莲花

金银花 *Jinyinhua*
LONICERAE JAPONICAE FLOS

【**来源**】 本品为忍冬科植物忍冬 *Lonicera japonica* Thunb. 的干燥花蕾或带初开的花。夏初花开放前采收，干燥。

【**主要产地**】 山东、陕西、河南、河北、湖北、江西、广州等地。

【**炮制**】 **金银花炭** 取净金银花，置炒制容器内，用中火炒至表面黑褐色，喷淋清水少许，灭尽火星，取出，迅速摊晾，凉透。

【**性状**】 **金银花炭** 本品为棒状，上粗下细，略弯曲，多破碎。表面黑褐色，手捻易碎。气微，味微苦。

【**鉴别**】（1）本品粉末黑褐色。腺毛头部倒圆锥形、类圆形或略扁圆形，腺柄为 2～4 细胞。非腺毛较多，有两种：一种为厚壁非腺毛，单细胞；另一种为薄壁非腺毛，单细胞，甚长，弯曲或皱缩。花粉粒类圆形或三角形，具 3 孔沟。

（2）取本品粉末 0.5g，加甲醇 5ml，放置 12 小时，滤过，取滤液作为供试品溶液。另取绿原酸对照品，加甲醇制成每 1ml 含 1mg 的溶液，作为对照品溶液。照薄层色谱法（《中国药典》2020 年版四部通则 0502）试验，吸取上述两种溶液各 10μl，分别点于同一硅胶 H 薄层板上，以乙酸丁酯－甲酸－水（7：2.5：2.5）的上层溶液为展开剂，展开，取出，晾干，置紫外光灯（365nm）下检视。供试品色谱中，在与对照品色谱相应的位置上，显相同颜色的荧光斑点。

【检查】 水分　不得过 10.0%（《中国药典》2020 年版四部通则 0832 第二法）。

总灰分　不得过 10.0%（《中国药典》2020 年版四部通则 2302）。

酸不溶性灰分　不得过 3.0%（《中国药典》2020 年版四部通则 2302）。

【浸出物】 照醇溶性浸出物测定法（《中国药典》2020 年版四部通则 2201）项下的热浸法测定，用稀乙醇作溶剂，不得少于 26.0%。

【含量测定】 照高效液相色谱法（《中国药典》2020 年版四部通则 0512）测定。

色谱条件与系统适用性试验　以十八烷基硅烷键合硅胶为填充剂；以乙腈 -0.4% 磷酸溶液（13：87）为流动相；检测波长为 327nm。理论板数按绿原酸峰计算应不低于 1000。

对照品溶液的制备　取绿原酸对照品适量，精密称定，置棕色量瓶中，加 50% 甲醇制成每 1ml 含 20μg 的溶液，即得。

供试品溶液的制备　取本品粉末（过四号筛）约 1g，精密称定，置具塞锥形瓶中，精密加入 50% 甲醇 50ml，称定重量，超声处理（功率 250W，频率 40kHz）30 分钟，放冷，再称定重量，用 50% 甲醇补足减失的重量，摇匀，滤过，取续滤液，即得。

测定法　分别精密吸取对照品溶液与供试品溶液各 5～10μl，注入液相色谱仪，测定，即得。

本品按干燥品计算，含绿原酸（$C_{16}H_{18}O_9$）不得少于 0.10%。

【性味与归经】 甘，寒。归肺、心、胃经。

【功能与主治】 清热解毒，凉血止痢。用于热毒血痢。

【用法与用量】 6～15g。

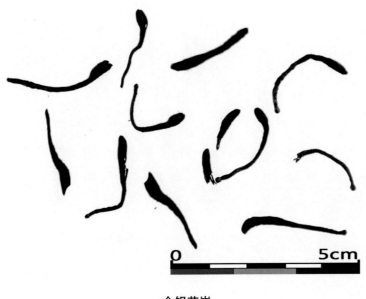

金银花炭

【贮藏】 置阴凉干燥处，防潮，防蛀。

【收载标准】《中国药典》2020年版一部230页。

荆芥穗 Jingjiesui
SCHIZONEPETAE SPICA

【来源】 本品为唇形科植物荆芥 *Schizonepeta tenuifolia* Briq. 的干燥花穗。夏、秋二季花开到顶穗绿时采摘，除去杂质，晒干。

【主要产地】 江苏、浙江、河北、江西、湖北等地。

【炮制】 炒荆芥穗 取净荆芥穗段，置炒制容器内，用文火加热炒至微黄或黄色时，取出，放凉。

【性状】 炒荆芥穗 本品为不规则的段。表面焦黄色。轮伞花序穗状。花冠多脱落，宿萼钟形，质脆易碎，内有棕黑色小坚果。气芳香，味微涩而辛凉。

【鉴别】 本品粉末黄棕色。宿萼表皮细胞垂周壁深波状弯曲。腺鳞头部8细胞，直径95～110μm；柄单细胞，棕黄色。小腺毛头部1～2个细胞；柄单细胞。非腺毛1～6细胞，大多具壁疣。外果皮细胞表面观多角形，壁黏液化，胞腔含棕色物。断面观细胞类方形或类长方形，胞腔小。内果皮石细胞淡棕色，表面观垂周壁深波状弯曲，密具纹孔。纤维成束，壁平直或微波状。

【性味与归经】 辛，微温。归肺、肝经。

【功能与主治】 解表散风，透疹，消疮。用于感冒，头痛，麻疹，风疹，疮疡初起。炒荆芥穗去燥性。

【用法与用量】 5～10g。

【贮藏】 置阴凉干燥处。

【收载标准】《中国药典》2020年版一部244页。

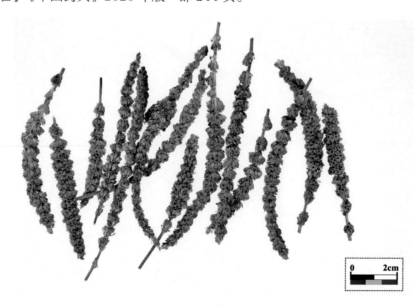

炒荆芥穗

扁豆花

Biandouhua
LABLAB FLOS ALBUM

【来源】 本品为豆科植物扁豆 *Dolichos lablab* L. 的花。夏、秋二季采摘未完全开放的白花，除去杂质，鲜用或干燥。

【主要产地】 安徽、河南、浙江、云南、广西等地。

【炮制】 **鲜扁豆花** 取鲜扁豆花原药材，除去杂质。

扁豆花 取干扁豆花原药材，除去杂质。

【性状】 **鲜扁豆花** 本品为扁平不规则三角形，长、宽 1～2cm。下部花萼钟状，萼齿 5，其中 2 齿几合生，外被白色短柔毛。花瓣 5，皱缩，白色或黄白色，未开放的花外为旗瓣包围，开放后，广卵圆形的旗瓣则向外反折；两侧为翼瓣，斜椭圆形，基部有小耳；龙骨瓣镰钩状，几弯成直角。雄蕊 10，其中 9 枚基部联合；内有一柱状雌蕊，弯曲。质软，体轻。气微香，味淡。

扁豆花 本品多皱缩，展开后呈不规则扁三角形。花萼钟状，深黄色至深棕色，5 齿裂，外被白色短毛，尤以萼的边缘为多。花瓣黄白色至深黄色，5 片，其中两瓣合抱，弯曲成虾状。雄蕊 10 个，其中 9 个基部联合；雌蕊 1 个，黄绿色，弯曲，先端有白色绒毛。体轻。气微，味微甜。

【鉴别】 （1）本品粉末黄白色至土黄色。花粉粒类圆形至长圆形，直径 30～50μm，表面有细网状雕纹，具 3 个萌发孔。非腺毛甚多，1～3 细胞，顶端细胞较长，先端多锐尖。腺毛头部 4～8 细胞，倒卵形，柄 1～3 细胞。萼片表皮细胞表面观呈多角形，垂周壁平直或稍微弯曲，气孔不定式。花冠表皮细胞表面观呈类多角形或不规则形，壁稍弯曲，表面有细密的角质纹理；横切面观外壁向外隆起，或略呈乳突状。草酸钙棱晶成片存在于萼片薄壁细胞中，呈长双柱形。花粉囊内壁细胞，形状不规则，壁螺状增厚。导管多为螺纹导管。

（2）取本品粉末 1g，加入甲醇 10ml，超声处理 30 分钟，取出，放冷，滤过，滤液作为供试品溶液。另取芦丁对照品，加甲醇制成每 1ml 含 0.1mg 的溶液，作为对照品溶液。照薄层色谱法（《中国药典》2020 年版四部通则 0502）试验，吸取供试品溶液 3～20μl、对照品溶液 1～3μl，分

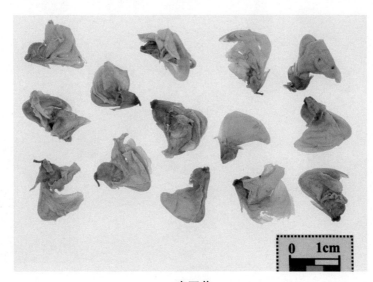

扁豆花

别点于同一硅胶 G 薄层板上，以乙酸乙酯－甲酸－水（8：1：1）为展开剂，展开，取出，晾干，喷以 5% 三氯化铝乙醇溶液，在 105℃加热至斑点显色清晰，置紫外光灯（365nm）下检视。供试品色谱中，在与对照品色谱相应的位置上，显相同颜色的荧光斑点。

【检查】 水分　扁豆花　不得过 13.0%（《中国药典》2020 年版四部通则 0832 第二法）。

总灰分　扁豆花　不得过 10.0%（《中国药典》2020 年版四部通则 2302）。

【浸出物】 扁豆花　照水溶性浸出物测定法（《中国药典》2020 年版四部通则 2201）项下的热浸法测定，不得少于 30.0%。

【性味与归经】 甘，平。归脾、胃、大肠经。

【功能与主治】 消暑，化湿，和中。用于暑湿泄泻，痢疾，赤白带下。

【用法与用量】 鲜扁豆花 2～60g；扁豆花 2～12g。

【贮藏】 鲜扁豆花：随用随采；扁豆花：置通风干燥处，防潮，防蛀。

【收载标准】《卫生部药品标准》1992 年版中药材（第一册）68 页。

桃花 Taohua
PERSICAE FLOS

【来源】 本品为蔷薇科植物桃 *Prunus persica*（L.）Batsch 或山桃 *Prunus davidiana*（Carr.）Franch. 的干燥花蕾。3 月间，桃花将开放时采收，阴干。

【主要产地】 全国各地均产。

【炮制】 除去杂质及枝梗。

【性状】 本品为卵圆形，有短梗或无。苞片鳞片状，棕褐色。萼片 5，灰绿色；花瓣 5，淡紫色、淡粉红色或黄白色；雄蕊多数，花丝棕黄色；子房卵圆形，被细柔毛，着生在杯状花萼的基

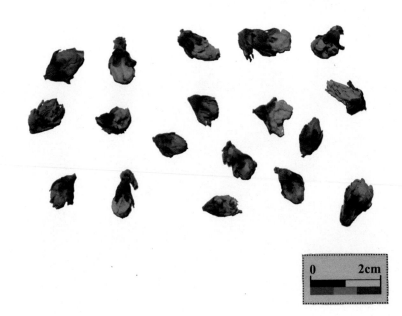

桃花

部。质轻。气清香，味淡而后微苦。

【鉴别】 本品粉末淡棕色。花粉粒众多，近球形，极面观呈类圆三角形，3孔沟。非腺毛无色或黄棕色，单细胞多见，平直或弯曲，长短不一。花粉囊内壁细胞具细密网状增厚纹理，少见。导管多为螺纹，细小。

【检查】 水分 不得过13.0%（《中国药典》2020年版四部通则0832第二法）。

总灰分 不得过10.0%（《中国药典》2020年版四部通则2302）。

【浸出物】 照醇溶性浸出物测定法（《中国药典》2020年版四部通则2201）项下的热浸法测定，用稀乙醇作溶剂，不得少于30.0%。

【性味与归经】 苦，平。归心、肝、大肠经。

【功能与主治】 利水，活血，通便。用于水肿，脚气，痰饮，积滞，二便不利，经闭。

【用法与用量】 3～6g。外用捣敷或研末调敷。

【贮藏】 置阴凉干燥处。

菊花 Juhua
CHRYSANTHEMI FLOS

【来源】 本品为菊科植物菊 *Chrysanthemum morifolium* Ramat. 的干燥头状花序。9～11月花盛开时分批采收，阴干或焙干，或熏、蒸后晒干。药材按产地不同，分为"亳菊""滁菊""贡菊""杭菊""怀菊"。

【主要产地】 河南省焦作市的武陟、温县、沁阳、博爱、孟州；浙江、安徽、四川、山东等地。

【炮制】 菊花炭 取净菊花，置炒制容器内，用中火加热，炒至花瓣呈焦褐色，喷淋清水少许，灭尽火星，取出，及时晾干。

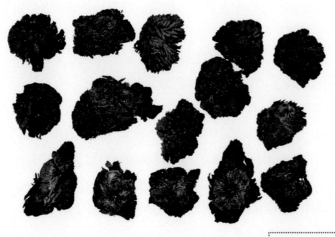

菊花炭

【性状】 菊花炭 本品为倒圆锥形、蝶形、扁球形或不规则球形，直径 1.5～4cm。花瓣焦褐色，花心棕褐色。体轻，质脆，手捻易碎。具焦香气，味微苦、涩。

【性味与归经】 甘、苦，微寒。归肺、肝经。

【功能与主治】 散风清热，平肝明目，清热解毒。用于风热感冒，头痛眩晕，目赤肿痛，眼目昏花，疮痈肿毒。菊花炒炭后偏于清血、凉血、止血。多用于血热性出血。

【用法与用量】 5～10g。

【贮藏】 置阴凉干燥处，密闭保存，防霉，防蛀。

【收载标准】 《中国药典》2020 年版一部 323 页。

蒲黄 Puhuang
TYPHAE POLLEN

【来源】 本品为香蒲科植物水烛香蒲 *Typha angustifolia* L.、东方香蒲 *Typha orientalis* Presl 或同属植物的干燥花粉。夏季采收蒲棒上部的黄色雄花序，晒干后碾轧，筛取花粉。

【主要产地】 全国大部分地区均产。

【炮制】 炒蒲黄 取净蒲黄，置炒制容器内，文火炒至黄褐色，取出，放凉。

【性状】 炒蒲黄 本品为黄褐色粉末。体轻，放水中则漂浮水面。手捻有滑腻感，易附着手指上。气微，味淡。

【鉴别】 （1）本品粉末黄褐色。花粉粒类圆形或椭圆形，直径 17～29μm，表面有网状雕纹，周边轮廓线光滑，呈凸波状或齿轮状，具单孔，不甚明显。

（2）取本品粉末 2g，加 80% 乙醇 50ml，冷浸 24 小时，滤过，滤液蒸干，残渣加水 5ml 使溶解，滤过，滤液加水饱和的正丁醇振摇提取 2 次，每次 5ml，合并正丁醇液，蒸干，残渣加乙醇 2ml 使溶解，作为供试品溶液。另取异鼠李素 -3-O- 新橙皮苷对照品、香蒲新苷对照品，加乙醇分别制成每 1ml 各含 1mg 的溶液，作为对照品溶液。照薄层色谱法（《中国药典》2020 年版四部通则 0502）试验，吸取上述三种溶液各 2μl，分别点于同一聚酰胺薄膜上，以丙酮 - 水（1 : 2）为展开剂，展开，取出，晾干，喷以三氯化铝试液，置紫外光灯（365nm）下检视。供试品色谱中，在与对照品色谱相应的位置上，显相同颜色的荧光斑点。

【检查】 杂质 取本品 10g，称定重量，置七号筛中，保持水平状态过筛，左右往返，边筛边轻叩 2 分钟。取不能通过七号筛的杂质，称定重量，计算，不得过 10.0%。

水分 不得过 13.0%（《中国药典》2020 年版四部通则 0832 第二法）。

总灰分 不得过 10.0%（《中国药典》2020 年版四部通则 2302）。

酸不溶性灰分 不得过 4.0%（《中国药典》2020 年版四部通则 2302）。

【浸出物】 照醇溶性浸出物测定法（《中国药典》2020 年版四部通则 2201）项下的热浸法测定，用乙醇作溶剂，不得少于 15.0%。

【性味与归经】 甘，平。归肝、心包经。

【功能与主治】 止血，化瘀，通淋。用于吐血，衄血，咯血，崩漏，外伤出血，经闭痛经，脘腹刺痛，跌仆肿痛，血淋涩痛。炒蒲黄偏于补血止血。

【用法与用量】 5～10g，包煎。外用适量，敷患处。

【注意事项】 孕妇慎用。

【贮藏】 置通风干燥处，防潮，防蛀。

【收载标准】《中国药典》2020 年版一部 368 页。

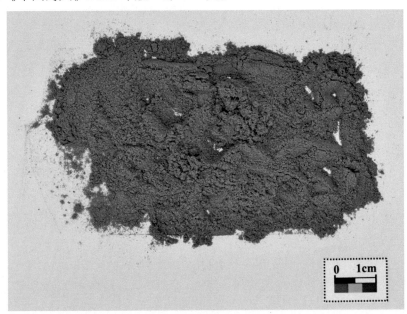

炒蒲黄

槐花 Huaihua
SOPHORAE FLOS

【来源】 本品为豆科植物槐 *Sophora japonica* L. 的干燥花及花蕾。夏季花开放或花蕾形成时采收，及时干燥，除去枝、梗及杂质。前者习称"槐花"，后者习称"槐米"。

【主要产地】 全国大部分地区均产。

【炮制】 **蜜槐花** 取净槐花，先将炼蜜加适量沸水稀释后，加入净槐花中拌匀，闷透，置炒制容器内，用文火炒至不粘手时，取出，放凉。

每 100kg 槐花，用炼蜜 24kg。

【性状】 **蜜槐花** 本品皱缩而卷曲，花瓣多散落。表面微黄色，具光泽、略带黏性，味甜。

【鉴别】 （1）本品粉末黄绿色。花粉粒类球形或钝三角形，直径 14～19μm。具 3 个萌发孔。萼片表皮表面观呈多角形；非腺毛 1～3 细胞，长 86～660μm。气孔不定式，副卫细胞 4～8 个。草酸钙方晶较多。

（2）取本品粉末 0.2g，加甲醇 5ml，密塞，振摇 10 分钟，滤过，取滤液作为供试品溶液。另取芦丁对照品，加甲醇制成每 1ml 含 4mg 的溶液，作为对照品溶液。照薄层色谱法（《中国药典》

2020 年版四部通则 0502）试验，吸取上述两种溶液各 10μl，分别点于同一硅胶 G 薄层板上，以乙酸乙酯－甲酸－水（8∶1∶1）为展开剂，展开，取出，晾干，喷以三氯化铝试液，待乙醇挥干后，置紫外光灯（365nm）下检视。供试品色谱中，在与对照品色谱相应的位置上，显相同颜色的荧光斑点。

【性味与归经】 苦，微寒。归肝、大肠经。

【功能与主治】 凉血止血，清肝泻火。用于便血，痔血，血痢，崩漏，吐血，衄血，肝热目赤，头痛眩晕。蜜槐花增强润肠作用。

【用法与用量】 5～10g。

【贮藏】 置干燥处，防潮，防蛀。

【收载标准】《中国药典》2020 年版一部 370 页。

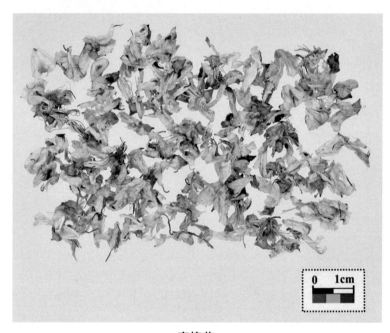

蜜槐花

六、皮类

关黄柏
Guanhuangbo
PHELLODENDRI AMURENSIS CORTEX

【来源】 本品为芸香科植物黄檗 *Phellodendron amurense* Rupr. 的干燥树皮。剥取树皮，除去粗皮，晒干。

【主要产地】 辽宁、吉林、黑龙江等地。

【炮制】 **酒关黄柏** 取净关黄柏丝，加黄酒拌匀，闷透，置炒制容器内，用文火炒干，取出，放凉。

每 100kg 关黄柏丝，用黄酒 12kg。

【性状】 **酒关黄柏** 本品为丝状。外表面黄绿色或淡棕黄色，较平坦，偶有焦斑。内表面黄色或黄棕色。切面鲜黄色或黄绿色，纤维性，有的呈片状分层。体轻，质较硬。略具酒气，味极苦，嚼之有黏性。

【鉴别】 取本品粉末 0.2g，加乙酸乙酯 20ml，超声处理 30 分钟，滤过，滤液浓缩至 1ml，作为供试品溶液。另取关黄柏对照药材 0.2g，同法制成对照药材溶液。再取黄柏酮对照品，加乙酸乙酯制成每 1ml 含 0.6mg 的溶液，作为对照品溶液。照薄层色谱法（《中国药典》2020 年版四部通则 0502）试验，吸取上述三种溶液各 5μl，分别点于同一硅胶 G 薄层板上，以石油醚（60～90℃）- 乙酸乙酯（1：1）为展开剂，展开，取出，晾干，喷以 10% 硫酸乙醇溶液，在 105℃加热至斑点显色清晰。供试品色谱中，在与对照药材色谱和对照品色谱相应的位置上，显相同颜色的斑点。

【性味与归经】 苦，寒。归肾、膀胱经。

【功能与主治】 清热燥湿，泻火除蒸，解毒疗疮。用于湿热泻痢，黄疸尿赤，带下阴痒，热淋涩痛，脚气痿躄，骨蒸劳热，盗汗，遗精，疮疡肿毒，湿疹湿疮。酒关黄柏活血上行。用于目赤耳鸣。

【用法与用量】 3～12g。外用适量。

【贮藏】 置通风干燥处，防潮。

【收载标准】《中国药典》2020 年版一部153 页。

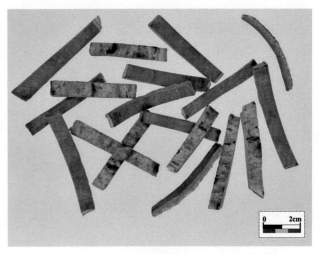

酒关黄柏

杜仲 Duzhong
EUCOMMIAE CORTEX

【来源】 本品为杜仲科植物杜仲 *Eucommia ulmoides* Oliv. 的干燥树皮。4～6 月剥取，刮去粗皮，堆置"发汗"至内皮呈紫褐色，晒干。

【主要产地】 四川、云南、贵州、湖北、陕西等地。

【炮制】 盐杜仲（砂烫） 取河砂置炒制容器内，用武火加热至滑利状态时，加入净杜仲块或丝，用武火炒至外呈黑色、内呈黑褐色、断丝为度，取出，筛去河砂，喷洒盐水适量，晾干。

每 100kg 杜仲，用盐 1.8kg。

【性状】 盐杜仲（砂烫） 本品为小方块或丝状。表面黑褐色，内表面褐色，折断时胶丝弹性较差。味微咸。

【鉴别】 （1）本品粉末棕色。橡胶丝成条或扭曲成团，表面显颗粒性。石细胞甚多，大多成群，类长方形、类圆形、长条形或形状不规则，长约 180μm，直径 20～80μm，壁厚，有的胞腔内含橡胶团块。木栓细胞表面观多角形，直径 15～40μm，壁不均匀增厚，木化，有细小纹孔；侧面观长方形，壁三面增厚，一面薄，孔沟明显。

（2）取本品粉末 1g，加三氯甲烷 10ml，浸渍 2 小时，滤过。滤液挥干，加乙醇 1ml，产生具弹性的胶膜。

【检查】 水分 不得过 13.0%（《中国药典》2020 年版四部通则 0832 第二法）。

总灰分 不得过 10.0%（《中国药典》2020 年版四部通则 2302）。

【浸出物】 照醇溶性浸出物测定法（《中国药典》2020 年版四部通则 2201）项下的热浸法测定，用 75% 乙醇作溶剂，不得少于 12.0%。

【含量测定】 照高效液相色谱法（《中国药典》2020 年版四部通则 0512）测定。

色谱条件与系统适用性试验 以十八烷基硅烷键合硅胶为填充剂；以甲醇－水（25：75）为流动相；检测波长为 277nm。理论板数按松脂醇二葡萄糖苷峰计算应不低于 1 000。

对照品溶液的制备 取松脂醇二葡萄糖苷对照品适量，精密称定，加甲醇制成每 1ml 含 0.5mg 的溶液，即得。

供试品溶液的制备 取本品约 3g，剪成碎片，揉成絮状，取约 2g，精密称定，置索氏提取器中，加入三氯甲烷适量，加热回流 6 小时，弃去三氯甲烷液，药渣挥去三氯甲烷，再置索氏提取器中，加入甲醇适量，加热回流 6 小时，提取液回收甲醇至适量，转移至 10ml 量瓶中，加甲醇至刻度，摇匀，滤过，取续滤液，即得。

测定法 分别精密吸取对照品溶液与供试品溶液各 10μl，注入液相色谱仪，测定，即得。

本品含松脂醇二葡萄糖苷（$C_{32}H_{42}O_{16}$）不得少于 0.10%。

【性味与归经】 甘，温。归肝、肾经。

【功能与主治】 补肝肾，强筋骨，安胎。用于肝肾不足，腰膝酸痛，筋骨无力，头晕目眩，妊娠漏血，胎动不安。盐杜仲增强补肝肾，强筋骨的作用。

【用法与用量】 6～10g。

【贮藏】 置通风干燥处。

【收载标准】《中国药典》2020 年版一部 172 页。

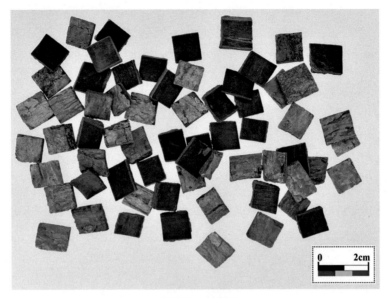

盐杜仲（砂烫）

牡丹皮 Mudanpi
MOUTAN CORTEX

【来源】 本品为毛茛科植物牡丹 *Paeonia suffruticosa* Andr. 的干燥根皮。秋季采挖根部，除去细根和泥沙，剥取根皮，晒干；或刮去粗皮，除去木心，晒干。前者习称"连丹皮"，后者习称"刮丹皮"。

【主要产地】 安徽、湖南、山东、湖北、四川、甘肃、陕西、贵州等地。

【炮制】 **炒牡丹皮** 取牡丹皮片，置炒制容器内，用文火微炒，取出，放凉。

酒牡丹皮 取牡丹皮片，加黄酒拌匀，闷透，置炒制容器内，用文火炒干，取出，放凉。

每 100kg 牡丹皮片，用黄酒 12kg。

牡丹皮炭 取牡丹皮片，置炒制容器内，用中火炒至外呈黑褐色、内呈焦褐色时，喷淋清水少许，灭尽火星，取出，晾干。

【性状】 **炒牡丹皮** 呈圆形或卷曲形的薄片。外表面灰褐色或黄褐色，微具焦斑，栓皮脱落处粉红色；内表面有时可见发亮的结晶。粉性。质轻而脆。气芳香，味微苦而涩。

酒牡丹皮 呈圆形或卷曲形的薄片。表面色泽加深，质轻而脆。有酒香气，味微苦而涩。

牡丹皮炭 呈圆形或卷曲形的薄片。表面黑褐色，内部焦褐色。体轻，质脆。有焦香气，味微苦而涩。

【鉴别】 **炒牡丹皮、酒牡丹皮**

（1）本品粉末淡红棕色。淀粉粒甚多，单粒类圆形或多角形，直径 3~16μm，脐点点状、裂

305

缝状或飞鸟状；复粒由 2～6 分粒组成。草酸钙簇晶直径 9～45μm，有时含晶细胞连接，簇晶排列成行，或一个细胞含数个簇晶。连丹皮可见木栓细胞长方形，壁稍厚，浅红色。

（2）取本品 1g，研细，加乙醇 20ml，超声处理（功率 250W，频率 40kHz）5 分钟，滤过，滤液浓缩至 1ml，作为供试品溶液。另取牡丹皮对照药材 1g，同法制成对照药材溶液。照薄层色谱法（《中国药典》2020 年版四部通则 0502）试验，吸取上述两种溶液各 5μl，分别点于同一硅胶 G 薄层板上，以三氯甲烷－乙酸乙酯－甲醇－甲酸（40：5：10：0.2）为展开剂，展开，取出，晾干，喷以 5% 香草醛硫酸溶液，加热至斑点显色清晰。供试品色谱中，在与对照药材色谱相应的位置上，显相同颜色的斑点。

【检查】 水分 不得过 13.0%（《中国药典》2020 年版四部通则 0832 第四法）。

总灰分 不得过 5.0%（《中国药典》2020 年版四部通则 2302）。

【浸出物】 照醇溶性浸出物测定法（《中国药典》2020 年版四部通则 2201）项下的热浸法测定，用乙醇作溶剂，炒牡丹皮 不得少于 15.0%；牡丹皮炭 不得少于 9.0%。

【性味与归经】 苦、辛，微寒。归心、肝、肾经。

【功能与主治】 清热凉血，活血化瘀。用于热入营血，温毒发斑，吐血衄血，夜热早凉，无汗骨蒸，经闭痛经，跌仆伤痛，痈肿疮毒。炒牡丹皮缓和苦寒之性；酒牡丹皮入血分，增强其活血化瘀作用；牡丹皮炭止血。

【用法与用量】 6～12g。

【注意事项】 孕妇慎用。

【贮藏】 置阴凉干燥处；酒牡丹皮，密闭，贮于阴凉干燥处。

【收载标准】《中国药典》2020 年版一部179 页。

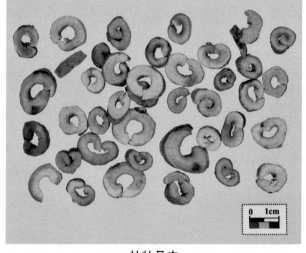

炒牡丹皮

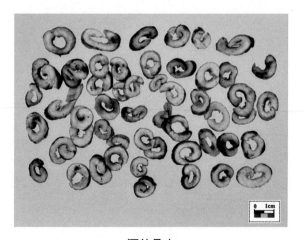

酒牡丹皮

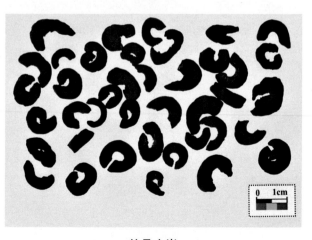

牡丹皮炭

厚朴

Houpo

MAGNOLIAE OFFICINALIS CORTEX

【来源】 本品为木兰科植物厚朴 *Magnolia officinalis* Rehd. et Wils. 或凹叶厚朴 *Magnolia officinalis* Rehd. et Wils. var. *biloba* Rehd. et Wils. 的干燥干皮、根皮及枝皮。4～6月剥取，根皮和枝皮直接阴干；干皮置沸水中微煮后，堆置阴湿处，"发汗"至内表面变紫褐色或棕褐色时，蒸软，取出，卷成筒状，干燥。

【主要产地】 四川、湖北、浙江、贵州、湖南等地。

【炮制】 **姜煮厚朴** 取生姜，洗净，切成薄片，置适宜容器内，加水适量煎汤，然后倒入净厚朴，盖严，煮至药透汁尽为度，取出，干燥。

每100kg厚朴丝，用生姜12kg。

【性状】 **姜煮厚朴** 本品为弯曲的丝条状或单、双卷筒状。外表面灰棕色或灰褐色，有时可见椭圆形皮孔或纵皱纹。内表面紫棕色或深紫褐色，较平滑，具细密纵纹，划之显油痕。切面颗粒性，有油性，有的可见小亮星。气香，味辛辣、微苦，稍具姜辣气味。

【鉴别】 （1）本品粉末棕色。纤维甚多，直径15～32μm，壁甚厚，有的呈波浪形或一边呈锯齿状，木化，孔沟不明显。石细胞类方形、椭圆形、卵圆形或不规则分枝状，直径11～65μm，有时可见层纹。油细胞椭圆形或类圆形，直径50～85μm，含黄棕色油状物。

（2）取本品粉末0.5g，加甲醇5ml，密塞，振摇30分钟，滤过，取滤液作为供试品溶液。另取厚朴酚对照品、和厚朴酚对照品，加甲醇制成每1ml各含1mg的混合溶液，作为对照品溶液。照薄层色谱法（《中国药典》2020年版四部通则0502）试验，吸取上述两种溶液各5μl，分别点于同一硅胶G薄层板上，以甲苯－甲醇（17∶1）为展开剂，展开，取出，晾干，喷以1%香草醛硫酸溶液，在100℃加热至斑点显色清晰。供试品色谱中，在与对照品色谱相应的位置上，显相同颜色的斑点。

【检查】 **水分** 不得过10.0%（《中国药典》2020年版四部通则0832第四法）。

总灰分 不得过5.0%（《中国药典》2020年版四部通则2302）。

酸不溶性灰分 不得过3.0%（《中国药典》2020年版四部通则2302）。

【含量测定】 照高效液相色谱法（《中国药典》2020年版四部通则0512）测定。

色谱条件与系统适用性试验 以十八烷基硅烷键合硅胶为填充剂；以甲醇－水（78∶22）为流动相；检测波长为294nm。理论板数按厚朴酚峰计算应不低于3 800。

对照品溶液的制备 取厚朴酚对照品、和厚朴酚对照品适量，精密称定，加甲醇分别制成每1ml含厚朴酚40μg、和厚朴酚24μg的溶液，即得。

供试品溶液的制备 取本品粉末（过三号筛）约0.2g，精密称定，置具塞锥形瓶中，精密加入甲醇25ml，摇匀，密塞，浸渍24小时，滤过，精密量取续滤液5ml，置25ml量瓶中，加甲醇至刻度，摇匀，即得。

测定法 分别精密吸取上述两种对照品溶液各4μl与供试品溶液3～5μl，注入液相色谱仪，测定，即得。

本品按干燥品计算，含厚朴酚（$C_{18}H_{18}O_2$）与和厚朴酚（$C_{18}H_{18}O_2$）的总量不得少于1.6%。

【性味与归经】 苦、辛，温。归脾、胃、肺、大肠经。

【功能与主治】 燥湿消痰，下气除满。用于湿滞伤中，脘痞吐泻，食积气滞，腹胀便秘，痰饮喘咳。

【用法与用量】 3～10g。

【贮藏】 密闭，贮于阴凉干燥处。

【收载标准】《中国药典》2020年版一部263页。

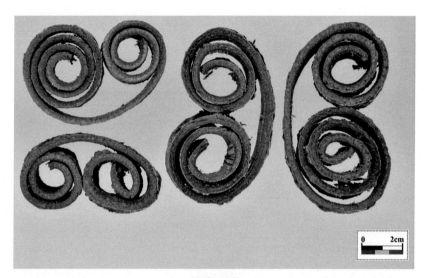

姜煮厚朴

香加皮 Xiangjiapi
PERIPLOCAE CORTEX

【来源】 本品为萝藦科植物杠柳 *Periploca sepium* Bge. 的干燥根皮。春、秋二季采挖，剥取根皮，晒干。

【主要产地】 河南、山西、河北、山东等地。

【炮制】 **酒香加皮** 将香加皮片与黄酒拌匀，闷润至酒尽时，取出，晾干。

每100kg香加皮片，加黄酒12kg。

【性状】 **酒香加皮** 为不规则的厚片。外表面灰棕色或黄棕色，栓皮常呈鳞片状。内表面淡黄色或淡黄棕色，有细纵纹。切面黄白色。有酒香气，味苦。

【鉴别】 （1）本品粉末淡棕色。草酸钙方晶直径9～20μm。石细胞长方形或类多角形，直径24～70μm。乳管含无色油滴状颗粒。木栓细胞棕黄色，多角形。淀粉粒甚多，单粒类圆形或长圆形，直径3～11μm；复粒由2～6分粒组成。

（2）取本品粉末10g，置250ml烧瓶中，加水150ml，加热蒸馏，馏出液具特异香气，收集馏出液10ml，分置两支试管中，一管中加1%三氯化铁溶液1滴，即显红棕色；另一管中加硫酸肼饱和溶液 5ml 与醋酸钠结晶少量，稍加热，放冷，生成淡黄绿色沉淀，置紫外光灯（365nm）下观察，显强烈的黄色荧光。

（3）取本品粉末 1g，加乙醇 10ml，加热回流 1 小时，滤过，滤液置 25ml 量瓶中，加乙醇至刻度，摇匀，精密量取 1ml，置 20ml 量瓶中，加乙醇至刻度，摇匀，照紫外 – 可见分光光度法（《中国药典》2020 年版四部通则 0401）测定，在 278nm 的波长处有最大吸收。

（4）取本品粉末 2g，加甲醇 30ml，加热回流 1 小时，滤过，滤液蒸干，残渣加甲醇 2ml 使溶解，作为供试品溶液。另取 4- 甲氧基水杨醛对照品，加甲醇制成每 1ml 含 1mg 的溶液，作为对照品溶液。照薄层色谱法（《中国药典》2020 年版四部通则 0502）试验，吸取上述两种溶液各 2μl，分别点于同一硅胶 G 薄层板上，以石油醚（60～90℃）- 乙酸乙酯 – 冰醋酸（20：3：0.5）为展开剂，展开，取出，晾干，喷以二硝基苯肼试液。供试品色谱中，在与对照品色谱相应的位置上，显相同颜色的斑点。

【性味与归经】 辛、苦，温；有毒。归肝、肾、心经。

【功能与主治】 利水消肿，祛风湿，强筋骨。用于下肢浮肿，心悸气短，风寒湿痹，腰膝酸软。酒香加皮活血通络，增强其祛风湿、强筋骨作用。

【用法与用量】 3～6g。

【注意事项】 不宜过量服用。

【贮藏】 密闭，贮于阴凉干燥处。

【收载标准】《中国药典》2020 年版一部 269 页。

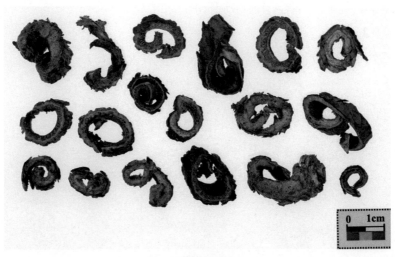

酒香加皮

姜皮 Jiangpi
ZINGIBRIS CORTEX

【来源】 本品为姜科植物姜 *Zingiber officinale* Rosc. 的干燥根茎外皮。秋、冬二季采挖，洗净泥土，刮取其皮，晒干。

【**主要产地**】 四川、福建、广东、江西等地。

【**炮制**】 除去杂质，洗净，干燥。

【**性状**】 本品为不规则的卷缩状碎片，大小不一。外表面黄白色至灰黄色，有细皱纹，有的可见环节痕迹；内表面不平滑，可见黄色油点。体轻，质软。有生姜的特异香气，味微辛辣。

【**鉴别**】 （1）本品粉末灰黄色。淀粉粒众多，长卵圆形、三角状卵形、椭圆形、类圆形或不规则形，直径5～40μm，脐点点状，位于较小端，也有呈裂缝状者，层纹有的明显。木栓细胞多见，表面观多角形，壁薄，细胞间排列紧密无间隙。油细胞及树脂细胞散于薄壁组织中，内含淡黄色油滴或暗红棕色物质。纤维成束或散离，先端钝尖，有的一边呈波状或锯齿状，直径15～40μm，壁稍厚，非木化，具斜细纹孔，可见菲薄的横隔。梯纹导管、螺纹导管及网纹导管可见，直径15～70μm。

（2）取本品粉末1g，加乙酸乙酯20ml，超声处理10分钟，滤过，滤液挥干，残渣加乙酸乙酯2ml使溶解，作为供试品溶液。另取6-姜辣素对照品，加甲醇制成每1ml含0.5mg的溶液，作为对照品溶液。照薄层色谱法（《中国药典》2020年版四部通则0502）试验，吸取供试品溶液6μl、对照品溶液4μl，分别点于同一硅胶G薄层板上，以石油醚（60～90℃）-三氯甲烷-乙酸乙酯（2∶1∶1）为展开剂，展开，取出，晾干，喷以香草醛硫酸试液，在105℃加热至斑点显色清晰。供试品色谱中，在与对照品色谱相应的位置上，显相同颜色的斑点。

【**检查**】 **水分**　不得过10.0%（《中国药典》2020年版四部通则0832第二法）。

【**性味与归经**】 辛，凉。归肺、脾经。

【**功能与主治**】 行水，消肿。用于水肿胀满。

【**用法与用量**】 1～1.5g。

【**贮藏**】 置阴凉干燥处。

【**收载标准**】《辽宁省中药材标准（第二册）》2019年版72页。

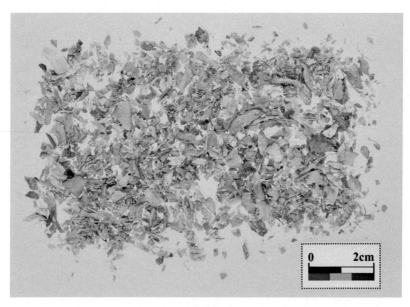

姜皮

祖司麻 Zusima
DAPHNES CORTEX

【来源】 本品为瑞香科植物黄瑞香 *Daphne giraldii* Nitsche、陕甘瑞香 *Daphne tangutica* Maxim. 或凹叶瑞香 *Daphne retusa* Hemsl. 的干燥茎皮及根皮。春、秋二季剥取，干燥。

【主要产地】 陕西、甘肃、山西、河南等地。

【炮制】 除去杂质，洗净，润透，切段，干燥。

【性状】 本品为段状，卷曲。根皮外表面红棕色，较粗糙。茎皮外表面褐黄色或灰褐色，较光滑，具纵皱纹及横长皮孔，栓皮易成片脱落；内表面浅灰黄色或灰白色，较光滑。质韧，不易折断，断面具绒毛状纤维。气微，味微苦，具持久的麻舌感。

【鉴别】 取本品粗粉 0.5g，加甲醇 20ml，超声处理 30 分钟，滤过，滤液蒸至约 1ml，作为供试品溶液。另取祖师麻甲素对照品，加甲醇制成每 1ml 含 1mg 的溶液，作为对照品溶液。照薄层色谱法（《中国药典》2020 年版四部通则 0502）试验，吸取上述两种溶液各 2～5μl，分别点于同一硅胶 GF$_{254}$ 薄层板上，以三氯甲烷 - 乙醚 - 乙酸乙酯 - 甲酸（10 : 3 : 1 : 1）为展开剂，展开，取出，晾干，置紫外光灯（254nm）下检视。供试品色谱中，在与对照品色谱相应的位置上，显相同颜色的斑点。

【性味】 辛、苦，温；有小毒。

【功能与主治】 祛风湿，活血止痛。用于风湿痹痛，关节炎，类风湿性关节痛。

【用法与用量】 3～6g。

【贮藏】 置干燥处。

【收载标准】《中国药典》1977 年版一部 445 页。

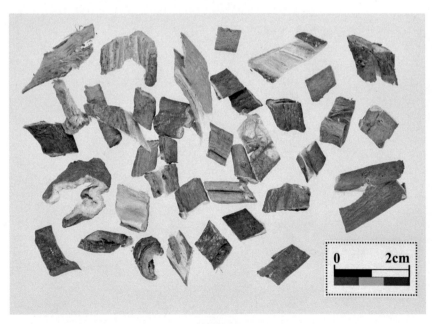

祖司麻

黄柏 Huangbo
PHELLODENDRI CHINENSIS CORTEX

【来源】 本品为芸香科植物黄皮树 *Phellodendron chinense* Schneid. 的干燥树皮，习称"川黄柏"。剥取树皮后，除去粗皮，晒干。

【主要产地】 四川、云南、贵州、陕西、辽宁、吉林、河北等地。

【炮制】 **酒黄柏** 取净黄柏丝，加黄酒拌匀，闷透，置炒制容器内，用文火炒干，取出，放凉。

每100kg黄柏丝，用黄酒12kg。

【性状】 **酒黄柏** 本品为微卷曲的丝状。外表面深黄色，偶有焦斑，平坦或具纵沟纹，有的可见皮孔痕及残存的灰褐色粗皮；内表面深黄色，具细密的纵棱纹。切面纤维性，呈裂片状分层，深黄色。体轻，质硬。略具酒气，味甚苦，嚼之有黏性。

【鉴别】 （1）本品粉末鲜黄色。纤维鲜黄色，直径16～38μm，常成束，周围细胞含草酸钙方晶，形成晶纤维；含晶细胞壁木化增厚。石细胞鲜黄色，类圆形或纺锤形，直径35～128μm，有的呈分枝状，枝端锐尖，壁厚，层纹明显；有的可见大型纤维状的石细胞，长可达900μm。草酸钙方晶众多。

（2）取本品粉末0.2g，加1%醋酸甲醇溶液40ml，于60℃超声处理20分钟，滤过，滤液浓缩至2ml，作为供试品溶液。另取黄柏对照药材0.1g，加1%醋酸甲醇20ml，同法制成对照药材溶液。再取盐酸黄柏碱对照品，加甲醇制成每1ml含0.5mg的溶液，作为对照品溶液。照薄层色谱法（《中国药典》2020年版四部通则0502）试验，吸取上述三种溶液各3～5μl，分别点于同一硅胶G薄层板上，以三氯甲烷-甲醇-水（30∶15∶4）的下层溶液为展开剂，置氨蒸气饱和的展开缸内，展开，取出，晾干，喷以稀碘化铋钾试液。供试品色谱中，在与对照药材色谱和对照品色谱相应的位置上，显相同颜色的斑点。

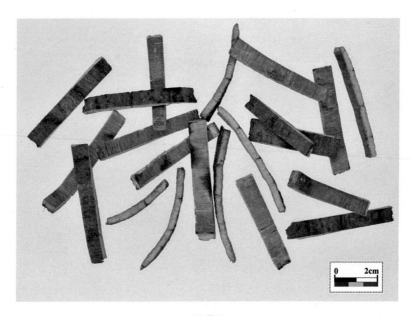

酒黄柏

【性味与归经】 苦，寒。归肾、膀胱经。

【功能与主治】 清热燥湿，泻火除蒸，解毒疗疮。用于湿热泻痢，黄疸尿赤，带下阴痒，热淋涩痛，脚气痿躄，骨蒸劳热，盗汗，遗精，疮疡肿毒，湿疹湿疮。酒黄柏活血上行。用于目赤耳鸣。

【用法与用量】 3～12g。外用适量。

【贮藏】 密闭，置阴凉干燥处。

【收载标准】《中国药典》2020年版一部318页。

紫荆皮 Zijingpi
CERCIS CHINENSIS CORTEX

【来源】 本品为豆科植物紫荆 *Cercis chinensis* Bunge. 的干燥树皮。7～8月采收树皮，刷去泥沙，晒干。

【主要产地】 河南、四川、湖南、湖北、江西等地。

【炮制】 除去杂质，洗净，润透，切丝或切片，干燥。

【性状】 本品呈弯曲的丝状或卷筒片状。外表面灰棕色至棕黑色，有皱纹，有的可见椭圆形横向皮孔。内表面淡黄棕色或黄白色，较光滑，有细纵纹理。切面淡黄棕色或黄白色。质坚实。气微，味微苦涩。

【性味与归经】 苦，平。归肝、脾经。

【功能与主治】 活血通经，消肿解毒。用于风寒湿痹，妇女闭经，血气疼痛，喉痹，淋疾，痈肿，疥癣，跌打损伤，蛇虫咬伤。

【用法与用量】 6～15g。外用适量，研末调敷患处。

【贮藏】 置通风干燥处。

【收载标准】《湖南省中药材标准》2009年版376页。

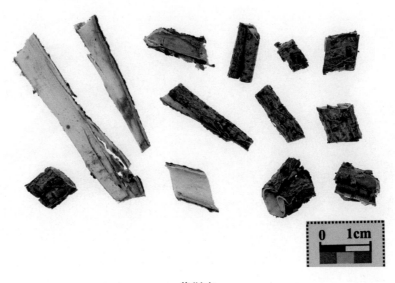

紫荆皮

椿皮 Chunpi
AILANTHI CORTEX

【来源】 本品为苦木科植物臭椿 *Ailanthus altissima*（Mill.）Swingle 的干燥根皮或干皮。全年均可剥取，晒干，或刮去粗皮晒干。

【主要产地】 我国大部分地区均产。

【炮制】 **炒椿皮** 取椿皮丝（段），置炒制容器内，用文火加热炒至黄色时，取出，放凉。

醋椿皮 取椿皮丝（段），加醋拌匀，闷透，置炒制容器内，用文火炒至深黄色时，取出，放凉。

每100kg椿树皮丝（段），用醋12kg。

蜜椿皮 先将炼蜜加适量沸水稀释后，加入椿皮丝（段）中拌匀，闷透，置炒制容器内，用文火炒至黄色、不粘手时，取出，放凉。

每100kg椿树皮丝（段），用炼蜜18kg。

椿皮炭 取椿皮丝（段），置炒制容器内，用武火炒至黑色时，喷淋清水少许，熄灭火星，取出，晾干。

【性状】 **炒椿皮** 本品为不规则的丝条状或段状。外表面棕黄色或棕黑色，粗糙，有不规则纵、横裂纹。内表面黄色，较平坦，密布梭形小孔或小点。切面黄色，内层微显纤维性，外层显颗粒性。质硬而脆。微具香气，味苦。

醋椿皮 形如炒椿皮。表面黄色或棕黑色，略具醋气。

蜜椿皮 形如炒椿皮。表面黄色或棕黑色，味甜。

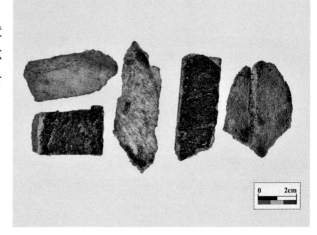

蜜椿皮（干皮）

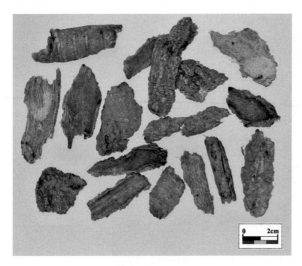

醋椿皮（根皮）

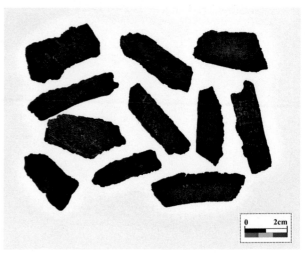

椿皮炭

椿皮炭　形如炒椿皮。表面黑色或棕黑色，质脆，气微。

【**性味与归经**】　苦、涩，寒。归大肠、胃、肝经。

【**功能与主治**】　清热燥湿，收涩止带，止泻，止血。用于赤白带下，湿热泻痢，久泻久痢，便血，崩漏。炒椿皮、蜜椿皮矫其臭味。醋椿皮增强收敛涩肠的作用。椿皮炭止血。

【**用法与用量**】　6～9g。

【**贮藏**】　置通风干燥处，防蛀。

【**收载标准**】《中国药典》2020年版一部369页。

七、藤木类

石楠藤 Shinanteng
PHOTINIAE RAMULUS

【来源】 本品为蔷薇科植物石楠 *Photinia serrulata* Lindl. 的干燥茎枝。夏、秋季节采收，干燥。

【主要产地】 安徽、江苏、浙江、广东、广西等地。

【炮制】 除去杂质，洗净，润透，切段，干燥。

【性状】 本品为不规则的段状。表面暗棕灰色，有纵皱纹，皮孔细点状。切面皮部薄，暗棕色，木部黄白色。质坚硬。气微，味淡。

【检查】 水分 不得过 10.0%（《中国药典》2020 年版四部通则 0832 第二法）。

总灰分 不得过 7.0%（《中国药典》2020 年版四部通则 2302）。

【性味与归经】 辛、甘，温。归肝经。

【功能与主治】 祛风止痛，壮筋骨。用于风痹疼痛，腰膝酸软无力。

【用法与用量】 9～15g。

【贮藏】 置通风干燥处。

【收载标准】《山东省中药材标准》2012 年版 42 页。

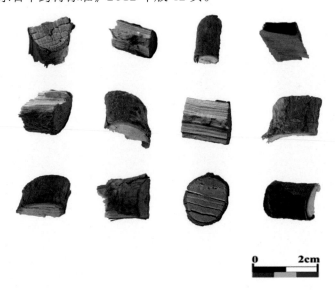

石楠藤

316

柘木 Zhemu
CUDRANIAE TRICUSPIDATAE CAULIS

【来源】 本品为桑科植物柘树 *Cudrania tricuspidata*（Carr.）Burcau ex lavallee 的干燥茎枝。秋、冬及春初采收，洗净，切片，晒干。

【主要产地】 华南、华东、西南至河北南部等。

【炮制】 除去杂质，稍润，切片，晒干。

【性状】 本品为类圆形或不规则块片状，大小厚薄不一。表面灰褐色或灰黄色，具多数纵皱纹，栓皮菲薄，多成层状，极易脱落，脱落处显灰黄色或棕褐色。切面淡黄色或黄棕色，皮层窄，色深，木部发达，具细小密集的导管孔。质坚硬，不易折断。气微，味淡。

【鉴别】 （1）本品粉末浅黄色至黄白色。纤维成束，壁厚。木栓细胞长椭圆形或椭圆形。石细胞单个或成群，类长方形、类圆形或不规则形，壁厚，孔沟明显，层纹清晰。导管多为螺纹导管，亦有具缘纹孔导管，直径 10～27μm。草酸钙方晶散在。

（2）取本品粉末 1g，加三氯甲烷 20ml，超声处理 30 分钟，滤过，滤液蒸至约 1ml，作为供试品溶液。另取柘木对照药材 1g，同法制成对照药材溶液。照薄层色谱法（《中国药典》2020 年版四部通则 0502）试验，吸取上述两种溶液各 10～15μl，分别点于同一硅胶 G 薄层板上，以环己烷 - 乙酸乙酯 - 丙酮 - 甲酸（6：2：1：0.2）为展开剂，展开，取出，晾干，喷以 10% 硫酸乙醇溶液，在 105℃加热至斑点显色清晰。分别置日光和紫外光灯（365nm）下检视，供试品色谱中，在与对照药材色谱相应的位置上，显相同颜色的斑点或荧光斑点。

【检查】 水分 不得过 12.0%（《中国药典》2020 年版四部通则 0832 第二法）。

总灰分 不得过 5.0%（《中国药典》2020 年版四部通则 2302）。

【浸出物】 照醇溶性浸出物测定法（《中国药典》2020 年版四部通则 2201）项下的热浸法测定，用 70% 乙醇作为溶剂，不得少于 4.0%。

【性味与归经】 甘，温。归肾、肝经。

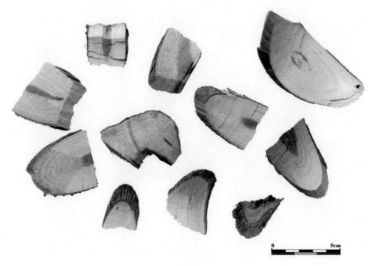

柘木

【功能与主治】 滋养肝肾，舒筋活络。用于肝肾不足，月经量过多，崩漏，腰膝酸痛，跌打损伤。

【用法与用量】 15～60g。

【贮藏】 置干燥处，防蛀。

桂枝 Guizhi
CINNAMOMI RAMULUS

【来源】 本品为樟科植物肉桂 *Cinnamomum cassia* Presl 的干燥嫩枝。春、夏二季采收，除去叶，晒干，或切片晒干。

【主要产地】 广西、广东、云南等地。

【炮制】 **蜜桂枝** 取净桂枝，加入用适量沸水稀释后的炼蜜拌匀，闷透，置预热的炒制容器内，用文火炒至深黄色，不粘手时，取出，放凉。

每 100kg 桂枝，用炼蜜 12kg。

【性状】 **蜜桂枝** 本品为类圆形或椭圆形的厚片。表面深黄色。有特异香气，味甜、微辛。

【鉴别】 本品粉末红棕色。石细胞类方形或类圆形，直径 30～64μm，壁厚，有的一面菲薄。韧皮纤维大多成束或单个散离，无色或棕色，梭状，有的边缘齿状突出，直径 12～40μm，壁甚厚，木化，孔沟不明显。油细胞类圆形或椭圆形，直径 41～104μm。木纤维众多，常成束，具斜纹孔或相交成十字形。木栓细胞黄棕色，表面观多角形，含红棕色物。导管主为具缘纹孔，直径约 76μm。

【性味与归经】 辛、甘，温。归心、肺、膀胱经。

【功能与主治】 发汗解肌，温通经脉，助阳化气，平冲降气。用于风寒感冒，脘腹冷痛，血寒经闭，关节痹痛，痰饮，水肿，心悸，奔豚。蜜桂枝增强温通经脉作用。

【用法与用量】 3～10g。

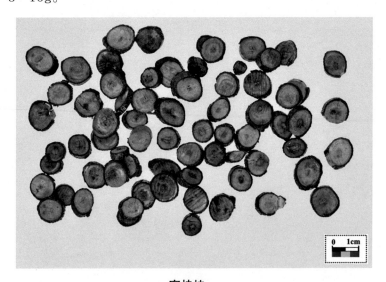

0 1cm

蜜桂枝

【注意事项】 孕妇慎用。

【贮藏】 置阴凉干燥处。

【收载标准】《中国药典》2020 年版一部 288 页。

接骨木 Jiegumu
SAMBUCI RAMULUS

【来源】 本品为忍冬科植物接骨木 *Sambucus williamsii* Hance 或毛接骨木 *Sambucus williamsii* Hance var. *miquelii*（Nakai）Y.C.Tang 的干燥茎枝。夏、秋二季采收，截取茎枝，干燥。

【主要产地】 东北、华北各地。

【炮制】 取原药材，除去杂质，大小分档，洗净，润透，切厚片或段，干燥，筛去碎屑。

【性状】 本品为椭圆形的厚片或不规则的段。外表皮灰褐色，易脱落。切面淡黄色，有明显年轮纹及放射状纹理，髓部褐色，疏松或呈空洞。体轻、质硬。气微，味淡。

【性味与归经】 甘、苦，平。归肝、肾经。

【功能与主治】 祛风止痛，活血，利水消肿。用于风湿疼痛，跌仆骨折，水肿，小便不利。

【用法与用量】 10～20g。外用适量，研末敷患处，或煎水熏洗。

【贮藏】 置通风干燥处。

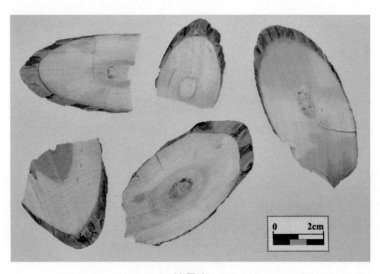

接骨木

八、树脂类

没药 Moyao
MYRRHA

【来源】 本品为橄榄科植物地丁树 *Commiphora myrrha* Engl. 或哈地丁树 *Commiphora molmol* Engl. 的干燥胶树脂。分为天然没药和胶质没药。

【主要产地】 索马里、埃塞俄比亚、印度等地。

【炮制】 **炒没药** 取净没药，大小分开，置炒制容器内，用文火加热，炒至冒烟，表面显油亮光泽时，取出，放凉。

麸炒没药 取净没药，大者砸成小块，置炒制容器内炒至出油时，撒入麸皮，继续拌炒至油被麸皮吸尽、药体发虚呈珠状为度，取出，除去麸皮，放凉。

每100kg没药，用麸皮48kg。

灯心炒没药 取净没药，大者砸成小块，置炒制容器内炒至出油时，加入灯心草同炒，至油被灯心草吸尽、没药膨胀呈珠状为度，取出，除去灯心草，放凉。

每100kg没药，用灯心草6kg。

去油没药 取净没药，大者砸成小块，取河砂置炒制容器内加热至100℃以上，然后铺上2～3层纸，上摊没药块，继续加热至出油时，轻轻翻动，并换纸2～3次，至没药呈珠状，不粘手为度，取出，放凉。

【性状】 **炒没药** 本品为不规则小块状或类圆形颗粒状。表面黑褐色或棕黑色，有光泽，气微香。

麸炒没药 本品为不规则小块状或类圆形颗粒状。表面黄棕色、棕褐色、黑褐色或棕黑色，粗糙或附有粉尘。质坚脆。气微香而特异。

灯心炒没药 形如麸炒没药。质坚脆。气微香而特异。

去油没药 形如麸炒没药。质坚脆。气微香而特异。

【性味与归经】 辛、苦，平。归心、肝、脾经。

【功能与主治】 散瘀定痛，消肿生肌。用于胸痹心痛，胃脘疼痛，痛经，经闭，产后瘀阻，癥瘕腹痛，风湿痹痛，跌打损伤，痈肿疮疡。去油没药减少刺激性，增强活血止痛作用。

【用法与用量】 3～5g，炮制去油，多入丸散用。

【注意事项】 孕妇或胃弱者慎用。

【贮藏】 置阴凉干燥处。

【**收载标准**】《中国药典》2020 年版一部 193 页。

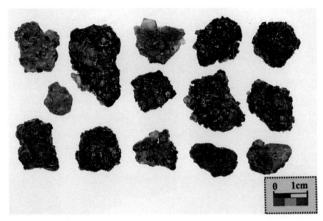

炒没药

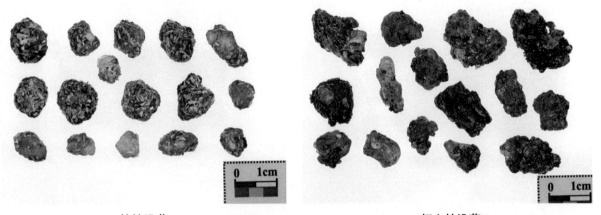

麸炒没药　　　　　　　　　　　　　灯心炒没药

乳香 Ruxiang
OLIBANUM

【**来源**】　本品为橄榄科植物乳香树 *Boswellia carterii* Birdw. 及同属植物 *Boswellia bhaw-dajiana* Birdw. 树皮渗出的树脂。分为索马里乳香和埃塞俄比亚乳香，每种乳香又分为乳香珠和原乳香。

【**主要产地**】　非洲的索马里、埃塞俄比亚及阿拉伯半岛南部等地。

【**炮制**】　**炒乳香**　取净乳香置炒制容器内，用文火加热，炒至冒烟，表面黑褐色显油亮光泽时，取出放凉。

麸炒乳香　置炒制容器内用文火炒至出油时，撒入麸皮，继续拌炒至油被麸皮吸尽、药体发胀呈珠状为度，取出，除去麸皮，放凉。

每 100kg 乳香，用麸皮 48kg。

灯心炒乳香　置炒制容器内用文火炒至出油时，加入灯心草同炒，至油被灯心草吸尽、乳香呈珠状为度，取出，除去灯心草，放凉。

每 100kg 乳香，用灯心草 6kg。

去油乳香 取沙子置炒制容器内加热至100℃以上，然后铺上2～3层纸，上摊乳香块，继续加热至出油时，轻轻翻动，并换纸2～3次，至乳香呈珠状，不粘手为度，取出，放凉。

【性状】 **炒乳香** 本品为长卵形滴乳状、类圆形颗粒或粘合成大小不等的不规则块状物。表面油黄色，略透明，质坚脆。有特异香气。

麸炒乳香 本品为珠状或不规则乳头状，表面深黄色，略透明，稍有光泽或附有白色粉尘。质坚脆。有特异香气。

灯心炒乳香 形如麸炒乳香。质坚脆。有特异香气。

去油乳香 形如麸炒乳香。质坚脆。有特异香气。

【性味与归经】 辛、苦，温。归心、肝、脾经。

【功能与主治】 活血定痛，消肿生肌。用于胸痹心痛，胃脘疼痛，痛经经闭，产后瘀阻，癥瘕腹痛，风湿痹痛，筋脉拘挛，跌打损伤，痈肿疮疡。炒乳香偏于活血止痛。去乳香减少刺激性。

【用法与用量】 煎汤或入丸、散，3～5g。外用适量，研末调敷。

【注意事项】 孕妇及胃弱者慎用。

【贮藏】 置阴凉干燥处。

【收载标准】《中国药典》2020年版一部233页。

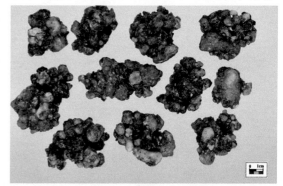

炒乳香

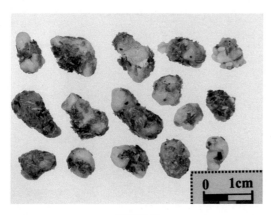

麸炒乳香

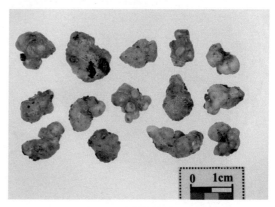

灯心炒乳香

藤黄 Tenghuang
GARCINANE RESINA

【来源】 本品为藤黄科植物藤黄 *Garcinia hanburyi* Hook. f. 树干渗出的干燥树脂。在植物开花之前，用铁器钻刻树干，使其渗出浓稠的乳状液，收集后晒干，凝固而成。

【主要产地】 印度、越南、泰国和我国南部、西南部等地。

【炮制】 **藤黄** 除去杂质，打成小块或研细。

豆腐制藤黄　取豆腐放在适宜容器内，中间挖一不透底的方槽，将藤黄置于其中，再用豆腐块盖好，连盘置适宜容器内蒸至藤黄熔化，取出，待藤黄冷凝后，去净豆腐，晾干。

每 100kg 藤黄，用豆腐 400～500kg。

山羊血制藤黄　先将鲜山羊血置锅内，加水煮 1～2 小时，捞出羊血块，加入净藤黄块，再煮 5～6 小时，倒出藤黄液，晾干。

每 100kg 藤黄，用鲜山羊血 50kg。

【性状】　藤黄　呈不规则碎块状或粉末状，碎块外表面红黄色或橙棕色。质脆易碎。气微，味辛辣。

豆腐制藤黄　呈不规则的块状，外表面红黄色或橙棕色。平滑，质脆易碎。气微，味辛。

山羊血制藤黄　形如豆腐制藤黄，外表面深红黄色或深橙棕色，气微，味辛。

【性味与归经】　酸、涩，寒；有大毒。归胃、大肠经。

【功能与主治】　杀虫，解毒。用于痈疽，疮肿，无名肿毒（用醋磨敷患处）；又可作峻下剂，治绦虫、水肿等症。豆腐制藤黄、山羊血制藤黄均能降低毒性。

【用法与用量】　0.03～0.06g，制后内服入丸剂。外用适量，研末调敷，磨汁涂或熬膏涂患处。

【注意事项】　本品有剧毒，一般外用，内服宜慎。炮制时不宜口尝，操作后必须洗手，用过的豆腐及蒸液应妥善处理。按有关毒剧药品管理规定执行。

【贮藏】　置阴凉干燥处，防潮。

【收载标准】《山东省中药材标准》2012 年版 387 页。

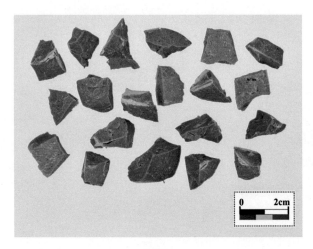

藤黄

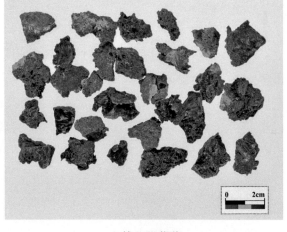

山羊血制藤黄

九、动物类

土鳖虫
Tubiechong
EUPOLYPHAGA STELEOPHAGA

【来源】　本品为鳖蠊科昆虫地鳖 *Eupolyphaga sinensis* Walker 或冀地鳖 *Steleophaga plancyi*（Boleny）的雌虫干燥体。捕捉后，置沸水中烫死，晒干或烘干。

【主要产地】　河南、江苏、浙江、湖北等地。

【炮制】　**炒土鳖虫**　取净土鳖虫，置炒制容器内，用文火炒至微焦，取出，放凉。

【性状】　**炒土鳖虫**　本品为扁平卵形，长 1.3～3.7cm，宽 1.2～2.5cm。背部紫褐色至紫黑色或黑棕色。前端较窄，后端较宽，具光泽，无翅。前胸背板较发达，盖住头部；腹背板 9 节，呈覆瓦状排列。腹面红棕色，头部较小，胸部有足 3 对，具细毛和刺。腹部有横环节。有的表面可见焦斑。质松脆，易碎。气腥臭，略具焦香气，味微咸。

【鉴别】　（1）本品粉末灰棕色。体壁碎片深棕色或黄色，表面有不规则纹理，其上着生短粗或细长刚毛，常可见刚毛脱落后的圆形毛窝，直径 5～32μm；刚毛棕黄色或黄色，先端锐尖或钝圆，长 12～270μm，直径 10～32μm，有的具纵直纹理。横纹肌纤维无色或淡黄色，常碎断，有细密横纹，平直或呈微波状，明带较暗带为宽。

（2）取本品粉末 1g，加甲醇 25ml，超声处理 30 分钟，滤过，滤液蒸干，残渣加甲醇 5ml 使溶解，作为供试品溶液。另取土鳖虫对照药材 1g，同法制成对照药材溶液。照薄层色谱法（《中国药典》2020 年版四部通则 0502）试验，吸取上述两种溶液各 10μl，分别点于同一硅胶 G 薄层板上，以甲苯－二氯甲烷－丙酮（5：5：0.5）为展开剂，展开，取出，晾干，置紫外光灯（365nm）下检视。供试品色谱中，在与对照药材色谱相应的位置上，显相同颜色的荧光斑点；喷以 5% 香草醛硫酸试液，在 105℃加热至斑点显色清晰，显相同颜色的斑点。

【检查】　**水分**　不得过 10.0%（《中国药典》2020 年版四部通则 0832 第二法）。

总灰分　不得过 13.0%（《中国药典》2020 年版四部通则 2302）。

酸不溶性灰分　不得过 5.0%（《中国药典》2020 年版四部通则 2302）。

黄曲霉毒素　照真菌毒素测定法（《中国药典》2020 年版四部通则 2351）测定。

取本品粉末（过二号筛）约 5g，精密称定，加入氯化钠 3g，照黄曲霉毒素测定法项下供试品溶液的制备方法，其中，精密量取上清液 10ml，测定，计算，即得。

本品每 1 000g 含黄曲霉毒素 B_1 不得过 5μg，黄曲霉毒素 G_2、黄曲霉毒素 G_1、黄曲霉毒素 B_2 和黄曲霉毒素 B_1 总量不得过 10μg。

【浸出物】 照水溶性浸出物测定法（《中国药典》2020 年版四部通则 2201）项下的热浸法测定，不得少于 22.0%。

【性味与归经】 咸，寒；有小毒。归肝经。

【功能与主治】 破血逐瘀，续筋接骨。用于跌打损伤，筋伤骨折，血瘀经闭，产后瘀阻腹痛，癥瘕痞块。

【用法与用量】 3～10g。

【注意事项】 孕妇禁用。

【贮藏】 置通风干燥处，防蛀。

【收载标准】《中国药典》2020 年版一部 19 页。

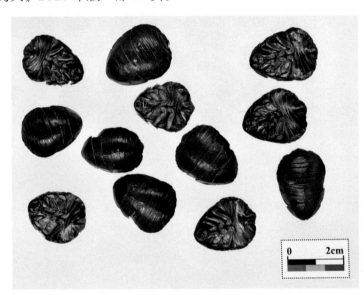

炒土鳖虫

山羊血
Shanyangxue
CAPRAE SANGUIS

【来源】 本品为牛科动物山羊 *Capra hircus* Linnaeus 的干燥血块。宰杀羊时，收集羊血，晒至半干，切成小块，干燥。或剖腹取鲜血，灌于刮净油脂的羊肠内，扎成 3～4cm 长的小节，干燥后取出。

【主要产地】 四川、广西、云南、黑龙江、河北、内蒙古等地。

【炮制】 除去杂质。用时捣碎或研成粉。

【性状】 本品为不规则的片块状或约 3cm 长圆柱块。黑褐色或深紫色，稍有光泽。体轻。气腥，味微咸。

【性味与归经】 咸，热。归心、肝经。

【功能与主治】 活血散瘀，通络，解毒。用于跌打损伤，筋骨疼痛，吐血，衄血，便血，尿血，痈肿。

【用法与用量】　1～3g。加酒研匀内服或入丸剂用。

【注意事项】　阴虚血热者慎服。

【贮藏】　置干燥处，防蛀。

【收载标准】《山东省中药材标准》2012年版7页。

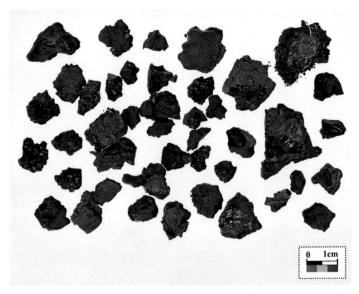

山羊血

五灵脂 Wulingzhi
TROGOPTERORI FAECES

【来源】　本品为鼯鼠科动物复齿鼯鼠 *Trogopterus xanthipes* Milne-Edwards 的干燥粪便。全年皆可采收，除去杂质，晒干。根据外形的不同常分为"灵脂块"及"灵脂米"。

【主要产地】　河北、山西、陕西等地。

【炮制】　**酒五灵脂**　取净五灵脂，置炒制容器内，用文火加热，炒至有腥气逸出，色黄黑时，喷淋黄酒，炒至微干，取出，晾干。

每100kg 五灵脂，用黄酒12～18kg。

五灵脂炭　取净五灵脂，置炒制容器内，用中火炒至黑色存性。

【性状】　**酒五灵脂**　为长椭圆形颗粒或不规则的块状。表面黑褐色或焦褐色，稍有光泽，内面黄褐色或棕褐色。质轻松，略有酒气。

五灵脂炭　为长椭圆形颗粒或不定形小块状。表面黑色。气微。

【性味与归经】　苦，温。归肝经。

【功能与主治】　活血，散瘀，止痛。用于胸痛、脘腹疼痛，痛经，经闭，产后血瘀疼痛，跌仆损伤，蛇虫咬伤。酒灵脂增强活血止痛作用。灵脂炭增强止血作用。

【用法与用量】　4.5～9g。

【注意事项】　孕妇慎服。不宜与人参同用。

【贮藏】 密闭，贮于阴凉干燥处。

【收载标准】《中国药典》1977 年版一部 89 页。

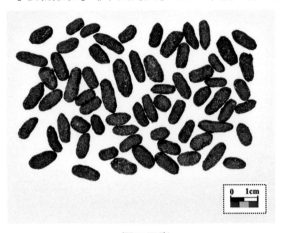

酒五灵脂

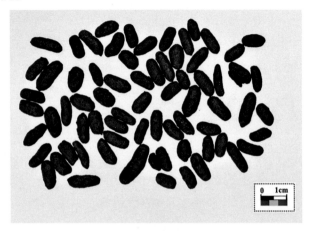

五灵脂炭

牛角胎 Niujiaotai
BOVIS CORNUS MEDULLA

【来源】 本品为牛科动物黄牛 *Bos Taurus domesticus* Gmelin 角内的骨质角髓。于宰牛时，从牛角中取出，用清水浸泡数日，刮去残肉，洗净，晒干。

【主要产地】 全国大部分地区均产。

【炮制】 牛角胎 洗净，劈成小条，日晒夜露至无腥为度，再晒干。

炒牛角胎 取河砂置炒制容器内，武火加热至滑利状态，投入净牛角胎，不断翻动，烫至黄色至棕黄色，取出，筛去河砂，放凉。

【性状】 牛角胎 为类似纤维状的集合体，呈不规则的条状或条块状，类白色或浅黄白色。质硬而脆，易折断。气淡，味微腥，

炒牛角胎 形如牛角胎，棕黄色至焦黄色。

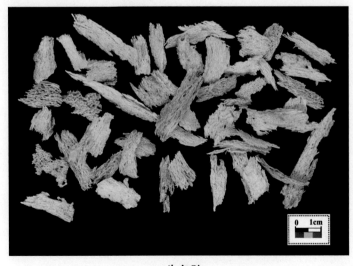

牛角胎

【性味与归经】 苦，温。归厥阴、少阴血经。

【功能与主治】 止血，止痢。用于便血，衄血，妇女崩漏，带下，赤白痢，水泻。

【用法与用量】 3～9g；或入散剂。

【贮藏】 置通风干燥处。

乌骨鸡 Wuguji
GALLUS NIGRUS

【来源】 本品为雉科动物乌骨鸡 *Gallus gallus domesticus* Brisson 的肉或整体。

【主要产地】 全国各地均产。

【炮制】 取净乌鸡整体，洗净，低温干燥后，粉碎。

【性状】 本品为块状颗粒物或粉末。气微腥。味甘、微咸。

【鉴别】 本品粉末深棕色至棕黑色。长条形肌纤维成束，直径 20～60μm，表面有细密的微波状弯曲纹理。骨碎片呈不规则碎片，骨陷窝类圆形或椭圆形。细小皮棕黑色。

【性味与归经】 甘，平。归肝、肾经。

【功能与主治】 养阴退热。用于虚劳骨蒸羸瘦，消渴，脾虚，滑泻，下痢，口噤，崩中，带下。

【用法与用量】 内服：煮食。烧存性研末或入丸、散。

【贮藏】 置通风干燥处。

【收载标准】《山东省中药材标准》2012 年版 36 页。

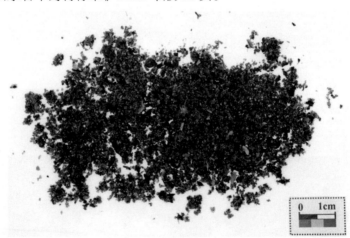

乌骨鸡

石决明 Shijueming
HALIOTIDIS CONCHA

【来源】 本品为鲍科动物杂色鲍 *Haliotis diversicolor* Reeve、皱纹盘鲍 *Haliotis discus hannai* Ino、羊鲍 *Haliotis ovina* Gmelin、澳洲鲍 *Haliotis rubber*（Leach）、耳鲍 *Haliotis asinina* Linnaeus 或白鲍 *Haliotis laevigata*（Donovan）的贝壳。夏、秋二季捕捞，去肉，洗净，干燥。

【主要产地】 广东、山东、辽宁等地。

【炮制】 **盐石决明** 取净石决明，置适宜的容器内，煅至酥脆，取出，随即喷淋盐水淬之，晾干，碾碎。

每100kg石决明，用食盐2kg。

【性状】 **盐石决明** 本品为不规则小块或粗粉。灰白色或青灰色。质酥。气微，味咸。

【性味与归经】 咸，寒。归肝经。

【功能与主治】 平肝潜阳，清肝明目。用于头痛眩晕，目赤翳障，视物昏花，青盲雀目。盐石决明入肾，增强明目作用。

【用法与用量】 3～15g，先煎。

【贮藏】 置干燥处。

【收载标准】《中国药典》2020年版一部93页。

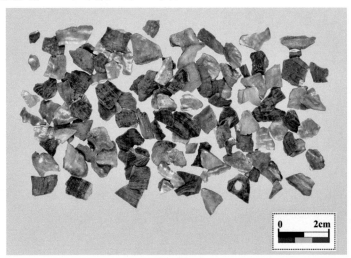

盐石决明

龙涎香 Longxianxiang
AMBRA GRISEA

【来源】 本品为抹香鲸科动物抹香鲸 *Physeter catodon* L. 肠内分泌物的干燥品。收集抹香鲸自然排出体外而漂浮于海面的肠内分泌物，干燥。

【主要产地】 太平洋、南洋海域和我国的东海、南海。

【炮制】 粉碎。

【性状】 本品为不透明的蜡状碎块。表面黑褐色如琥珀，有时有五彩斑纹。具特殊的香气。

【性味与归经】 甘、酸、涩，温。归肝、肺经。

【功能与主治】 化痰，开窍，利气，活血。用于咳喘气逆，神昏气闷，心腹诸痛。

【用法与用量】 0.3～0.9g。

【贮藏】 装瓶密封，贮于阴凉处。

【**收载标准**】《卫生部药品标准维药分册》20 页。

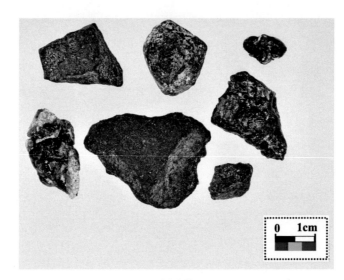

龙涎香

田螺 <small>Tianluo</small>
CIPANGOPALUDINA SEU VIVIPARNS

【**来源**】 本品为田螺科动物中国圆田螺 *Cipangopaludina chinensis*（Gray）或其同属动物的全体。夏、秋二季捕捉，洗净泥沙。

【**主要产地**】 湖北、湖南、河南、广东、广西、江苏、江西等地。

【**炮制**】 **鲜田螺** 新采集的田螺，用时洗净外壳泥沙。

煅田螺 取净田螺，置无烟炉上煅至存性。

【**性状**】 **鲜田螺** 呈长圆锥形，质薄而坚。螺层 6～7 层，螺旋部发达。体螺层膨大，缝合线深。壳面黄褐色或深褐色，壳口卵圆形。周边有黑色边框。厣角质，为黄褐色的卵圆形薄片，有环纹。气淡，味微腥。

煅田螺 形如田螺，壳面焦黄色或焦黄褐色，有的部位煅为空洞。有焦香味。

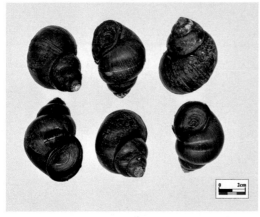

鲜田螺   煅田螺

【**性味与归经**】 甘、咸，寒。归膀胱、肠、胃、肝、脾经。

【**功能与主治**】 清热、利水。用于热结小便不通，黄疸、脚气，水肿，消渴，痔疮，便血，目赤肿痛，止渴。

【**用法与用量**】 内服：取适量鲜田螺煎汤或取涎冲服。煅田螺研成末，煎汤或冲服。外用：取适量涎涂或捣敷。

【**贮藏**】 鲜田螺，多随用随捉；煅田螺，密闭，置通风干燥处。

地龙 Dilong
PHERETIMA

【**来源**】 本品为钜蚓科动物参环毛蚓 *Pheretima aspergillum*（E. Perrier）、通俗环毛蚓 *Pheretima vulgaris* Chen、威廉环毛蚓 *Pheretima guillelmi*（Michaelsen）或栉盲环毛蚓 *Pheretima pectinifera* Michaelsen 的干燥体。前一种称"广地龙"，后三种称"沪地龙"。广地龙春季至秋季捕捉，沪地龙夏季捕捉，及时剖开腹部，除去内脏和泥沙，洗净，晒干或低温干燥。

【**主要产地**】 广东、江苏、山东等地。

【**炮制**】 **酒地龙** 取净地龙段，加黄酒拌匀，闷润至酒被吸尽，置炒制容器内用文火炒至微干，取出，放凉。

每100kg地龙段，用黄酒18kg。

【**性状**】 **酒地龙** 本品为薄片状的小段，边缘略卷，宽0.5～2cm。具环节，背部棕褐色至紫灰色，腹部浅黄棕色，偶见焦斑；生殖带较光亮。体前端稍尖，尾部钝圆。体轻，略呈革质，不易折断。略具酒气，味微咸。

【**鉴别**】 （1）本品粉末淡灰色或灰黄色。斜纹肌纤维无色或淡棕色，肌纤维散在或相互绞结成片状，多稍弯曲，直径4～26μm，边缘常不平整。表皮细胞呈棕黄色，细胞界限不明显，布有暗棕色的色素颗粒。刚毛少见，常碎断散在，淡棕色或黄棕色，直径24～32μm，先端多钝圆，有的表面可见纵裂纹。

（2）取本品粉末1g，加水10ml，加热至沸，放冷，离心，取上清液作为供试品溶液。另取亮氨酸对照品、缬氨酸对照品，分别加水制成每1ml各含1mg和0.5mg的溶液，作为对照品溶液。照薄层色谱法（《中国药典》2020年版四部通则0502）试验，吸取上述三种溶液各3μl，分别点于同一硅胶G薄层板上，以正丁醇－冰醋酸－水（4：1：1）为展开剂，展开，取出，晾干，喷以茚三酮试液，在105℃加热至斑点显色清晰。供试品色谱中，在与对照品色谱相应的位置上，显相同颜色的斑点。

（3）取本品粉末1g，加三氯甲烷20ml，超声处理20分钟，滤过，滤液蒸干，残渣加三氯甲烷1ml使溶解，作为供试品溶液。另取地龙对照药材1g，同法制成对照药材溶液。照薄层色谱法（《中国药典》2020年版四部通则0502）试验，吸取上述两种溶液各5μl，分别点于同一硅胶G薄层板上，以甲苯－丙酮（9：1）为展开剂，展开，取出，晾干，置紫外光灯（365nm）下检视。

供试品色谱中，在与对照药材色谱相应的位置上，显相同颜色的荧光斑点。

【检查】 **水分** 不得过 12.0%（《中国药典》2020 年版四部通则 0832 第二法）。

总灰分 不得过 10.0%（《中国药典》2020 年版四部通则 2302）。

酸不溶性灰分 不得过 5.0%（《中国药典》2020 年版四部通则 2302）。

重金属 取本品 1.0g，依法检查（《中国药典》2020 年版四部通则 0821 第二法），含重金属不得过 30mg/kg。

黄曲霉毒素 照真菌毒素测定法（《中国药典》2020 年版四部通则 2351）测定。

本品每 1 000g 含黄曲霉毒素 B_1 不得过 5μg，黄曲霉毒素 G_2、黄曲霉毒素 G_1、黄曲霉毒素 B_2 和黄曲霉毒素 B_1 的总量不得过 10μg。

【浸出物】 照水溶性浸出物测定法（《中国药典》2020 年版四部通则 2201）项下的热浸法测定，不得少于 16.0%。

【性味与归经】 咸，寒。归肝、脾、膀胱经。

【功能与主治】 清热定惊，通络，平喘，利尿。用于高热神昏，惊痫抽搐，关节痹痛，肢体麻木，半身不遂，肺热咳喘，水肿尿少。酒地龙增强活血通络作用。

【用法与用量】 5～10g。

【贮藏】 置通风干燥处，防霉，防蛀。

【收载标准】《中国药典》2020 年版一部 127 页。

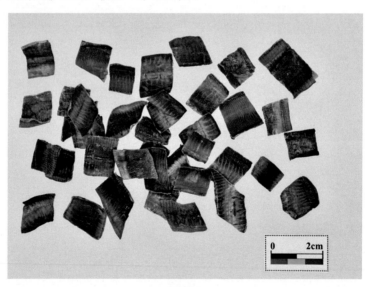

酒地龙

红娘子 Hongniangzi
HUECHYS

【来源】 本品为蝉科昆虫红娘子 *Huechys sanguinea* De Geer. 的干燥体。捕捉后，置沸水中烫死或蒸死，晒干。

【主要产地】 河南、湖北、江苏、浙江、广西等地。

【炮制】　红娘子　除去头、足、翅。

米炒红娘子　先将米撒入炒制容器内，至米冒烟时，倒入净红娘子，用文火炒至米呈老黄色，取出，筛去米粒，放凉。

每100kg红娘子，用米500kg。

【性状】　红娘子　为除去头、足、翅的干燥躯体，形似蝉而较小，呈长圆形。胸部棕黑色，具3对足脱落后的痕迹。腹部红色，有8个环节，尾部尖。将虫体腹部与胸部分离，体内呈淡黄色；雌虫腹部中空，雄虫腹面可见两椭圆形玻璃样的薄膜（鸣器）。质脆，易破碎。有特殊臭气。

米炒红娘子　形如红娘子，体轻，质脆。

【鉴别】　（1）本品粉末淡棕色。体壁（几丁质外骨骼）碎片朱红色，有光泽。横纹肌纤维呈明暗相间的带状。刚毛多碎断，尖端锐尖，基部窄，淡黄色。髓腔细窄，腔壁较平直。分泌物团块较多，形状不规则，黄色或黄棕色，呈胶状。

（2）取本品粗粉1g，置具塞的锥形瓶中，加三氯甲烷20ml，密塞，振摇15分钟，放置6小时，滤过，回收三氯甲烷至1ml，作为供试品溶液。另取红娘子对照药材1g，同法制成对照药材溶液。照薄层色谱法（《中国药典》2020年版四部通则0502）试验，吸取上述两种溶液各5μl，分别点于同一硅胶G薄层板上，以三氯甲烷－丙酮－异丁醇（19∶0.1∶0.1）为展开剂，展开，取出，晾干，置紫外光灯（365nm）下检视。供试品色谱中，在与对照药材色谱相应的位置上，显相同颜色的荧光斑点。

【检查】　水分　不得过13.0%（《中国药典》2020年版四部通则0832第二法）。

总灰分　不得过6.0%（《中国药典》2020年版四部通则2302）。

【浸出物】　照醇溶性浸出物测定法（《中国药典》2020年版四部通则2201）项下的热浸法测定，用稀乙醇作溶剂，不得少于16.0%。

【性味与归经】　苦，平；有毒。归心、肝、胆经。

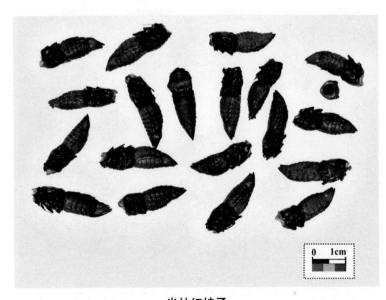

米炒红娘子

【功能与主治】 破瘀，解毒。用于经闭，癥瘕，治狂犬毒；外治疥癣、恶疮、瘰疬。米炒可降低其毒性。

【用法与用量】 0.15～0.30g，入丸散用。外用适量，研末敷贴或调涂患处。

【注意事项】 本品有毒，内服宜慎，体弱及孕妇忌服。捕捉红娘子时，注意戴好手套及口罩，防止中毒。

【贮藏】 置通风干燥处，防蛀。

【收载标准】《河南省中药材标准（二）》1993 年版 47 页。

鸡蛋壳 Jidanke
GALLII OVUM SHELL

【来源】 本品为雉科动物家鸡 *Gallus gallus domesticus* Brisson 的干燥蛋壳。

【主要产地】 全国各地均产。

【炮制】 除去杂质，洗净，干燥。

【性状】 本品为不规则的弧片状。表面呈白色、黄白色或褐色，略光滑，内表面白色，具白色膜衣。质脆，易破碎。气微腥，味淡。

【鉴别】 （1）本品粉末灰白色、粉色至黄褐色。蛋壳碎片不定形，具颗粒状或条状纹理；蛋壳内膜显网状结构或碎片条丝状。

（2）取本品粉末，加稀盐酸，即产生大量气泡。

【检查】 水分 不得过 6.0%（《中国药典》2020 年版四部通则 0832 第二法）。

【性味与归经】 淡，平。归胃、肾经。

【功能与主治】 收敛，制酸，壮骨，止血，明目。主治胃脘痛，反胃，吐酸，小儿佝偻病，各种出血，目生翳膜，疳疮痘毒。

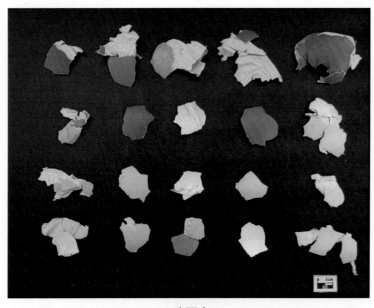

鸡蛋壳

【用法与用量】 内服：鸡蛋壳研细为散，2.5～10g；或供制剂使用。

【贮藏】 置通风干燥处。

【收载标准】《浙江省中药材标准》（第一册）2017年版17页。

鱼鳔 Yubiao
PSEUDOSCIAENAE ICHTHYOCOLLA

【来源】 本品为石首鱼科动物大黄鱼 *Pseudosciaena crocea*（Rich.）、小黄鱼 *Pseudosciaena polyactis* Bleeker 或鲟科动物中华鲟 *Acipenser sinensis* Gray.、鳇鱼 *Huso dauricus* Georgi 的鱼鳔。将鱼鳔取出后，剖开，除去血管及黏膜，洗净，压扁，晒干。

【主要产地】 浙江、福建、上海，长江、松花江等一带。

【炮制】 **鱼鳔** 除去杂质，刷净，烘软，切成小方块或丝状，干燥。

炒鱼鳔 取蛤粉或滑石粉置炒制容器内，用文火炒热，放入净鱼鳔块或丝，拌炒至鼓胀松泡时，取出，筛去蛤粉或滑石粉，放凉。

每100kg净鱼鳔，用蛤粉或滑石粉30kg。

【性状】 **鱼鳔** 为不规则的块或丝。表面黄白色或淡黄色，略具纵皱纹，角质样，半透明。质韧。气微腥，味微咸，嚼之有黏性。

炒鱼鳔 为不规则的块或丝。表面粗糙，灰白色，中间常空松。质较松脆。气微香。

【检查】 **水分** 不得过18.0%（《中国药典》2020年版四部通则0832第二法）。

【性味与归经】 甘、咸，平。归肾经。

【功能与主治】 补肾益精，滋养筋脉，止血散瘀，消肿。用于肾虚滑精，产后风痉，破伤风，吐血，血崩，创伤出血，痔疮。

【用法与用量】 9～15g，多入丸、散。外用溶化涂患处。

【注意事项】 胃呆痰多者忌服。

【贮藏】 置通风干燥处。

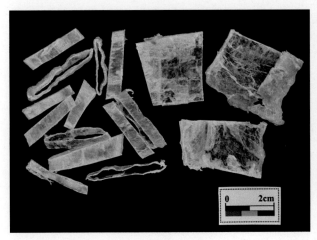

鱼鳔

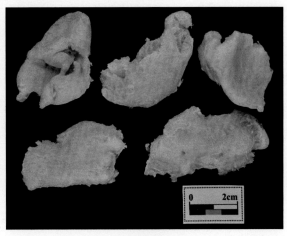

炒鱼鳔

【收载标准】《湖北省中药材质量标准》2018 年版 142 页。

夜明砂 Yemingsha
VESPELTILICNIS FAECES

【来源】 本品为蝙蝠科动物蝙蝠 *Vespertilio superans* Thomas 等多种蝙蝠的干燥粪便。全年均可采收，到其栖息地方铲取，去其泥土，拣净杂质，干燥。

【主要产地】 全国各山区。

【炮制】 筛去灰土，除去杂质。

【性状】 本品为长椭圆形颗粒状，两端微尖。长 5～7mm，直径约 2mm。表面粗糙，棕褐色或黑褐色，破碎者呈小颗粒状或粉末状。在放大镜下观察可见棕色或黄棕色有光泽的昆虫头、眼及翅膀。质轻软，不刺手。气微，味微苦、辛。

【性味与归经】 辛，寒。归肝经。

【功能与主治】 清热明目，散血消积。用于青盲，雀目，内外翳障，瘰疬，疳疾，疟疾。

【用法与用量】 3～10g，包煎。

【贮藏】 置通风干燥处。

【收载标准】《河南省中药标准（二）》1993 年版 53 页。

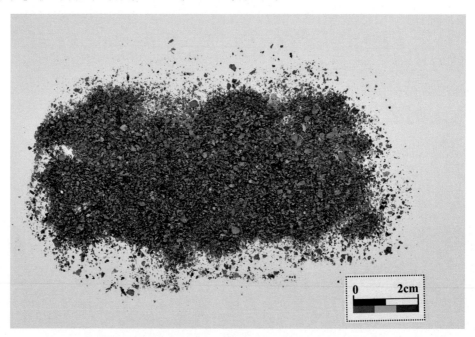

夜明砂

玳瑁 Daimao
ERETMOCHELYDIS CARAPAX

【来源】 本品为海龟科动物玳瑁 *Eretmochelys imbricata*（L.）的背甲。多于春末夏初捕捉，用沸水烫后，剥下甲片；或将玳瑁倒悬，用沸醋浇泼，使甲片剥落；洗净，干燥。

【主要产地】 广东、台湾等地。

【炮制】 **制玳瑁** 取滑石粉置炒制容器内，用中火加热至灵活状态，投入净玳瑁丝，拌炒至表面鼓起时，取出，筛去滑石粉，放凉。

【性状】 **制玳瑁** 本品为不规则的丝状或块。表面有暗褐色与棕黄色相间的不规则斑块状花纹，鼓起。质脆。微具香气。

【性味与归经】 甘，寒。归心、肝经。

【功能与主治】 定惊，清热解毒。用于热病神昏、谵语、痉厥。

【用法与用量】 3～6g，多入丸散或水磨服。

【贮藏】 置干燥处。

【收载标准】《中国药典》1977年版一部380页。

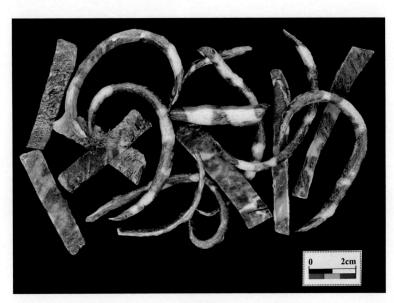

制玳瑁

珍珠 Zhenzhu
MARGARITA

【来源】 本品为珍珠贝科动物马氏珍珠贝 *Pteria martensii*（Dunker）、蚌科动物三角帆蚌 *Hyriopsis cumingii*（Lea）或褶纹冠蚌 *Cristaria plicata*（Leach）等双壳类动物受刺激形成的珍珠。自动物体内取出，洗净，干燥。

【主要产地】 广东、广西、台湾、黑龙江、安徽等地。

【炮制】 **制珍珠** 取净珍珠，用布包好，加豆腐与水煮约2小时，取出，洗净，捣碎，加水少许，粉成极细粉，干燥。

每100kg珍珠，用豆腐50kg。

煅珍珠 取净珍珠，大小分开，置适宜容器内，上面扣一碗，用中火煅至爆炸声尽，取出，晾凉，水飞或粉成极细粉。

【性状】 **制珍珠** 呈细粉状。类白色或灰白色，细粉中无光点，手捻之无砂粒感。气微，无味。

煅珍珠 同制珍珠。

【性味与归经】 甘、咸，寒。归心、肝经。

【功能与主治】 安神定惊，明目消翳，解毒生肌，润肤祛斑。用于惊悸失眠，惊风癫痫，目赤翳障，疮疡不敛，皮肤色斑。

【用法与用量】 0.1～0.3g，多入丸散用。外用适量。

【贮藏】 密闭。

【收载标准】《中国药典》2020年版一部242页。

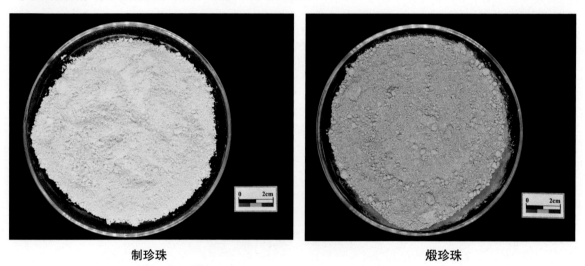

制珍珠　　　　　　　　　　　　　　　　　　煅珍珠

蚂蚁 Mayi
FORMICA

【来源】 本品为蚁科昆虫丝光蚁 *Formica fusca* Latreille. 或双齿多刺蚁 *Polyrhachis dives* Smith. 的干燥虫体。采集后处死，除去杂质，干燥。

【主要产地】 全国大部分地区均产。

【炮制】 除去杂质，干燥。

【性状】 **丝光蚁** 呈扁长条形，长约13mm。全体黑色，平滑有光泽。前胸背板发达，中胸背板较小，柄腹有1个向上的鳞片。质脆，易碎。头足常缺损，舔之有黏性。气特异刺鼻，味酸。

双齿多刺蚁 长约6mm。全体黑色。前胸刺、后胸刺各2枚。柄腹结节左右两侧各具刺1枚。

【检查】 **总灰分** 不得过10.0%（《中国药典》2020年版四部通则2302）。

酸不溶性灰分 不得过6.0%（《中国药典》2020年版四部通则2302）。

【性味与归经】 咸，平；有小毒。归肝、肾经。

【功能与主治】 补益肝肾，舒筋通络。适用于类风湿性关节炎，风湿性关节炎，肩周炎，阳痿，慢性肝炎，以及某些癌症的辅助治疗。

【用法与用量】 2～6g。

【贮藏】 置阴凉干燥通风处。

【收载标准】《黑龙江省中药材标准》2001 年版 168 页。

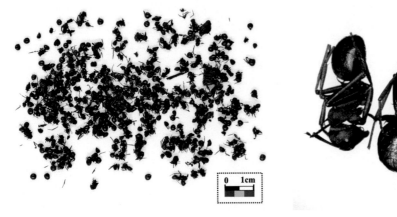

蚂蚁　　　　　　　　　　　蚂蚁（双齿多刺蚁）

穿山甲 Chuanshanjia
MANIS SQUAMA

【来源】 本品为鲮鲤科动物穿山甲 *Manis pentadactyla* Linnaeus 的鳞甲。收集鳞甲，洗净，晒干。

【主要产地】 广西、广东、贵州、云南等地。

【炮制】 油炸穿山甲　取净穿山甲，大小分开，另将麻油置锅内，加热至沸，倒入穿山甲，炸至鼓起，呈金黄色为度，捞出晾凉。

每 100kg 山甲片，用麻油 18kg。

【性状】 油炸穿山甲　本品全体膨胀呈卷曲状。金黄色，质酥脆，易碎。略具麻油香气。

【鉴别】 取本品粗粉约 1g，加三氯甲烷 60ml，加热回流 4 小时，放冷，滤过，滤液蒸干，残渣加三氯甲烷 1ml 使溶解，作为供试品溶液。另取穿山甲对照药材 1g，同法制成对照药材溶液。照薄层色谱法（《中国药典》2020 年版四部通则 0502）试验，吸取上述两种溶液各 10μl，分别点于同一硅胶 G 薄层板上，以甲苯－丙酮（20∶1）为展开剂，展开，取出，晾干，喷以醋酐－硫酸（9∶1）混合液，在 80℃加热数分钟，分别置日光及紫外光灯（365nm）下检视。供试品色谱中，在与对照药材色谱相应的位置上，分别显相同颜色的斑点或荧光斑点。

【性味与归经】 咸，微寒。归肝、胃经。

【功能与主治】 通经下乳，消肿排脓，搜风通络。用于经闭癥瘕，乳汁不通，痈肿疮毒，关节痹痛，麻木拘挛。

【用法与用量】 5～10g。一般炮制后用。

【注意事项】 孕妇慎用。

【贮藏】 置干燥处。

【收载标准】《中国药典》2015年版一部268页。

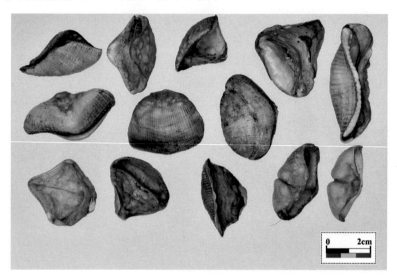

油炸穿山甲

蚕沙 Cansha
BOMBYCIS FAECES

【来源】 本品为蚕蛾科昆虫家蚕 *Bombyx mori* Linnaeus 二至三眠后幼虫的干燥粪便。夏、秋二季采收，除去杂质，晒干。

【主要产地】 浙江、江苏等地。

【炮制】 除去杂质，筛去灰屑。

【性状】 本品为短圆柱形的小颗粒，长2~5mm，直径1.5~3mm。表面灰黑色至绿黑色，粗糙，有6条纵棱及横向环纹，两端钝，呈六棱形。质坚而脆。具青草气，味淡。

【鉴别】 （1）本品粉末灰褐色或灰绿色。含钟乳体的大细胞类圆形，直径47~77μm。草酸钙簇晶多见，直径5~16μm。非腺毛单细胞，多不完整，直径17~40μm。下表皮气孔不定式，副卫细胞4~6个，螺纹导管直径6~12μm。方晶及乳管偶见。

（2）取本品粉末0.2g，置具塞试管中，加热水5ml，加塞振摇5分钟，滤过，取滤液1ml，加茚三酮试液3~4滴，摇匀，放入沸水中加热，溶液由橙红色变紫红色。

（3）取本品粗粉约1g，加无水乙醇10ml，加热回流30分钟，放冷，滤过，滤液用少许活性炭脱色，滤过，滤液浓缩至约1ml，作为供试品溶液。另取β-谷甾醇对照品，加无水乙醇制成每1ml含0.5mg的溶液，作为对照品溶液。照薄层色谱法（《中国药典》2020年版四部通则0502）试验，吸取上述两种溶液各10μl，分别点于同一硅胶G薄层板上，以三氯甲烷-丙酮（19.5∶0.5）为展开剂，展开，取出，晾干，喷以10%硫酸乙醇溶液，在105℃烘至斑点显色清晰。供试品色谱中，在与对照品色谱相应的位置上，显相同颜色的斑点。

【性味与归经】 辛、甘，温。归肝、脾经。

【功能与主治】 祛风除湿，活血定痛。用于风湿痹痛，关节不遂，皮肤不仁，腰腿冷痛，风疹瘙痒；头风头痛，烂弦风眼。

【用法与用量】 包煎，10～15g。外用适量，煎水洗或研细末调敷患处。

【贮藏】 置通风干燥处。

【收载标准】《卫生部药品标准》1992 年版中药材第一册 69 页。

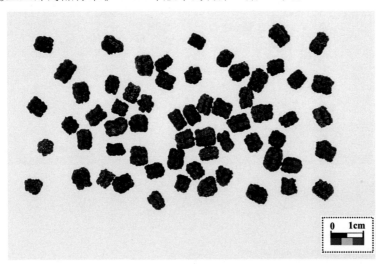

蚕沙

海马
Haima
HIPPOCAMPUS

【来源】 本品为海龙科动物线纹海马 *Hippocampus kelloggi* Jordan et Snyder、刺海马 *Hippocampus histrix* Kaup、大海马 *Hippocampus kuda* Bleeker、三斑海马 *Hippocampus trimaculatus* Leach 或小海马（海蛆）*Hippocampus japonicus* Kaup 的干燥体。夏、秋二季捕捞，洗净，晒干；或除去皮膜和内脏，晒干。

【主要产地】 广东、福建、台湾等沿海地区。

【炮制】 制海马 取滑石粉置炒制容器内，用文火炒松，加入净海马，拌炒至表面微黄色，鼓起，取出，筛去滑石粉，放凉。

【性状】 制海马 本品为扁长形而弯曲，头略似马头，具管状长吻，躯干部七棱形，尾部四棱形，渐细，体上有瓦楞形的节纹并具短棘。质较松脆，色泽加深，微有鼓起。气微腥，味微咸。

【性味与归经】 甘、咸，温。归肝、肾经。

【功能与主治】 温肾壮阳，散结消肿。用于阳痿，遗尿，肾虚作喘，癥瘕积聚，跌仆损伤；外治痈肿疔疮。

【用法与用量】 3～9g。外用适量，研末敷患处。

【注意事项】 孕妇慎用。

【贮藏】 置阴凉干燥处，防蛀。

【收载标准】《中国药典》2020年版一部305页。

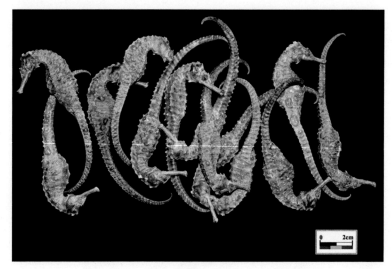

制海马

海狗肾 Haigoushen
CALLORHINI TESTIS ET PENIS

【来源】 本品为海狮科动物海狗 *Callorhinus ursinus*（Linnaeus）或海豹科动物海豹 *Phoca vitulina*（Linnaeus）的雄性干燥外生殖器。捕捉后，割取其阴茎及睾丸，置阴凉处风干。

【主要产地】 加拿大、夏威夷群岛及我国的辽宁。

【炮制】 **海狗肾** 刷洗干净，用文火烤软或置适宜蒸制容器内蒸软，切成厚片，干燥。

制海狗肾 先将河砂置锅内炒松，倒入海狗肾片，用武火烫至膨胀，呈焦黄色，取出，筛去河砂，放凉。

【性状】 **海狗肾** 呈不规则的切片。表面黄色或黄褐色。质坚韧，半透明，中间有裂隙。质坚韧。有腥气，味微咸。

制海狗肾 形如海狗肾片，表面焦黄色，鼓起。

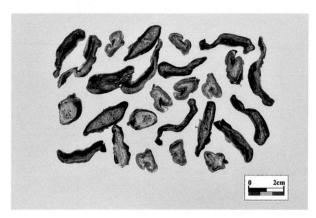

海狗肾

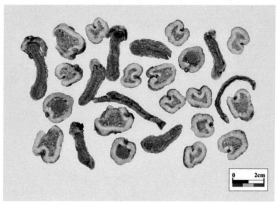

制海狗肾

【**性味与归经**】 咸，热。归肾、肝经。

【**功能与主治**】 暖肾壮阳，益精补髓。用于虚损劳伤，阳痿精衰，腰膝痿弱。

【**用法与用量**】 内服 3～9g，多入丸散用。

【**贮藏**】 置阴凉干燥处，防蛀。

【**收载标准**】《山东省中药材标准》2012 年版 257 页。

海螵蛸 Haipiaoxiao
SEPIAE ENDOCONCHA

【**来源**】 本品为乌贼科动物无针乌贼 *Sepiella maindroni* de Rochebrune 或金乌贼 *Sepia esculenta* Hoyle 的干燥内壳。收集乌贼鱼的骨状内壳，洗净，干燥。

【**主要产地**】 浙江、福建等地。

【**炮制**】 **炒海螵蛸** 取净海螵蛸，置炒制容器内，用文火炒至表面微黄色，取出，放凉。

【**性状**】 **炒海螵蛸** 本品为不规则小块或类方形小块。表面微黄色，略有焦斑。体轻、质松，易折断，断面粉质，显疏松层纹。气微腥，味微咸。

【**鉴别**】 （1）本品粉末浅黄白色。角质层碎块类四边形，表面具横裂纹和细密纵纹交织成的网状纹理，亦可见只有纵纹的碎块。石灰质碎块呈条形、正方形或不规则状，多具细条纹或分枝状蛇形笼道。

（2）取本品粉末，滴加稀盐酸，产生气泡。

【**检查**】 **重金属及有害元素** 照铅、镉、砷、汞、铜测定法（《中国药典》2020 年版四部通则 2321 原子吸收分光光度法或电感耦合等离子体质谱法）测定，铅不得过 5mg/kg；镉不得过 5mg/kg；砷不得过 10mg/kg；汞不得过 0.2mg/kg；铜不得过 20mg/kg。

【**性味与归经**】 咸、涩，温。归脾、肾经。

【**功能与主治**】 收敛止血，涩精止带，制酸止痛，收湿敛疮。用于吐血衄血，崩漏便血，遗精

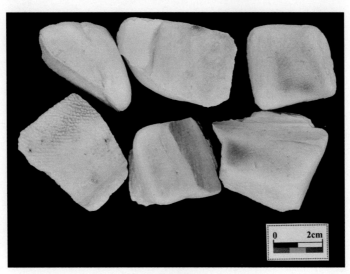

炒海螵蛸

滑精，赤白带下，胃痛吞酸；外治损伤出血，湿疹湿疮，溃疡不敛。

【用法与用量】 5～10g。外用适量，研末敷患处。

【贮藏】 置干燥处。

【收载标准】《中国药典》2020 年版一部 307 页。

桑螵蛸 Sangpiaoxiao
MANTIDIS OÖTHECA

【来源】 本品为螳螂科昆虫大刀螂 *Tenodera sinensis* Saussure、小刀螂 *Statilia maculata* （Thunberg）或巨斧螳螂 *Hierodula patellifera*（Serville）的干燥卵鞘。以上三种分别习称"团螵蛸""长螵蛸"及"黑螵蛸"。深秋至次春收集，除去杂质，蒸至虫卵死后，干燥。

【主要产地】 全国大部分地区均产。

【炮制】 **盐桑螵蛸** 取净桑螵蛸，用食盐水拌匀，闷润至盐水被吸尽，置炒制容器内，文火炒至有香气逸出时，取出，放凉。

每 100kg 桑螵蛸，用盐 2kg。

【性状】 **盐桑螵蛸** 本品多呈圆柱形或长条形。表面呈黄褐色或灰褐色、略具焦斑，上面带状隆起，底面平坦或有凹沟。断面可见海绵状物。气微腥，味咸。

【性味与归经】 甘、咸，平。归肝、肾经。

【功能与主治】 固精缩尿，补肾助阳。用于遗精滑精，遗尿尿频，小便白浊。盐桑螵蛸增强益肾固精作用。

【用法与用量】 5～10g。

【贮藏】 置通风干燥处，防蛀。

【收载标准】《中国药典》2020 年版一部 313 页。

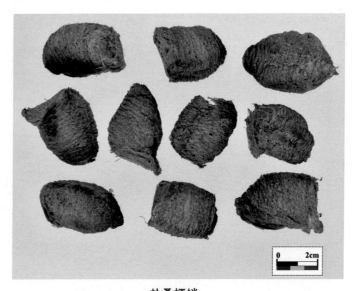

盐桑螵蛸

象皮 Xiangpi
ELEPHATIS CORIUM

【来源】 本品为象科动物亚洲象 *Elephas maximus* L. 或非洲象 *Elephas africannus* Blumenbach 去毛后的干燥皮。全年均可捕捉，杀死，剥取象皮，去掉筋膜油脂，洗净，切成块，晒干。

【主要产地】 我国的云南及印度、印度尼西亚、缅甸、越南及非洲等地。

【炮制】 **象皮** 除去杂质，洗净，蒸软或烘烤至软，趁热切成薄片，干燥。

制象皮 取滑石粉置炒制容器内，用中火加热至灵活状态时，投入净象皮片，翻炒至鼓起，呈黄褐色时，取出，筛去滑石粉，放凉后粉成细粉。

【性状】 **象皮** 呈长方形薄片。表面黄白色，周边灰褐色，半透明，质坚韧。气稍腥，味微咸。

制象皮 呈粉末状，黄褐色，气香。

【性味与归经】 甘、咸，温。归膀胱、脾经。

【功能与主治】 止血，敛疮，生肌。用于外伤出血，创伤，溃疡久不收口。

【用法与用量】 外用适量，熬膏或研细末调敷患处。

【贮藏】 置干燥处，防蛀。

【收载标准】《湖南省中药材标准》2009 年版 324 页。

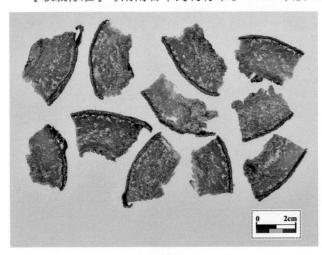

象皮

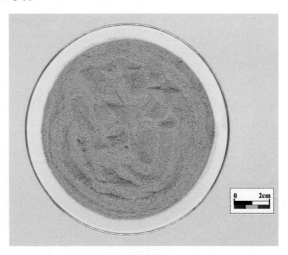

制象皮

望月砂 Wangyuesha
LEPORIS FAECES

【来源】 本品为兔科动物蒙古兔 *Lepus tolai* Pallas 的干燥粪便。秋、冬季收集，除去杂质和泥沙，晒干。

【主要产地】 黑龙江、吉林、辽宁、内蒙古、甘肃、宁夏、华北等地。

【炮制】 除去杂质，筛去灰屑。

【性状】 本品为圆球形而略扁，直径 0.5～1.2cm。表面粗糙，夹有淡黄色草质纤维，内外均呈灰黄色或灰褐色。体轻，质松，易捻碎，断面乱草状。气微，味微苦而辛。

【检查】 总灰分 不得过 15.0%（《中国药典》2020 年版四部通则 2302）。

【性味与归经】 辛，平。归肝、肺经。

【功能与主治】 明目杀虫。用于目赤翳障，疳疾、痔漏。

【用法与用量】 3～6g；宜包煎。

【注意事项】 阴虚中寒者忌用。

【贮藏】 置通风干燥处。

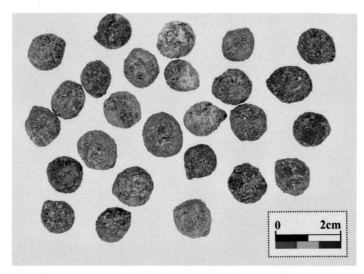

望月砂

鹿茸 Lurong
CERVI CORNU PANTOTRICHUM

【来源】 本品为鹿科动物梅花鹿 *Cervus nippon* Temminck 或马鹿 *Cervus elaphus* Linnaeus 的雄鹿未骨化密生茸毛的幼角。前者习称"花鹿茸"，后者习称"马鹿茸"。夏、秋二季锯取鹿茸，经加工后，阴干或烘干。

【主要产地】 吉林、辽宁、黑龙江、新疆、青海等地。

【炮制】 乳鹿茸片 取鹿茸，燎去茸毛，刮净，置适宜容器内蒸透，切厚片，再用钳子夹着蘸乳汁，在无烟炉火上烤炙至汁尽色黄为度，干燥。

每 100kg 鹿茸片，用牛乳 50kg。

【性状】 乳鹿茸片 本品为圆形或类圆形薄片，切面有蜂窝状小孔。表面颜色较深。略具牛乳的甜香味。

【性味与归经】 甘、咸，温。归肾、肝经。

【功能与主治】 壮肾阳，益精血，强筋骨，调冲任，托疮毒。用于肾阳不足，精血亏虚，阳痿滑精，宫冷不孕，羸瘦，神疲，畏寒，眩晕，耳鸣，耳聋，腰脊冷痛，筋骨痿软，崩漏带下，阴疽不敛。乳鹿茸片增强生精补髓，益血助阳，强筋健骨作用。

【用法与用量】 1～2g，研末冲服。

【注意事项】 热症及阴虚阳亢者忌服。

【贮藏】 置阴凉干燥处，密闭，防蛀。

【收载标准】《中国药典》2020 年版一部 336 页。

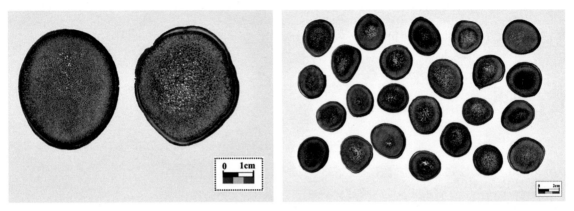

乳鹿茸片

蛴螬 Qicao
HOLOTRICHIA

【来源】 本品为金龟子科昆虫朝鲜黑金龟子 *Holotrichia diomphalia* Bates 或其他近缘昆虫的干燥幼虫。5～8 月捕捉，捕捉后用沸水烫死，晒干。

【主要产地】 江苏、安徽、四川、河北、山东、河南等地。

【炮制】 除去杂质，洗净，干燥。

【性状】 本品为长圆形或弯曲成扁肾形。表面棕黄色、棕褐色或黄白色。全体有环节。头部小，棕褐色，胸部有足 3 对，短而细，多数脱落。体壳较硬而脆，体内呈空泡状。气腥，味微咸。

【检查】 水分 不得过 15.0%（《中国药典》2020 年版四部通则 0832 第二法）。

【性味与归经】 咸，微温；有毒。归肝经。

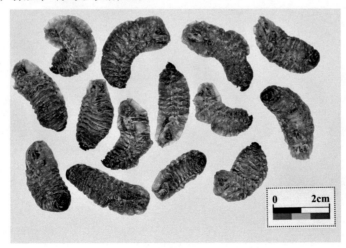

蛴螬

【功能与主治】 破血行瘀，散结通乳，明目。用于胸胁瘀血疼痛；丹毒，疮疡，痔漏，目中翳膜。

【用法与用量】 3～6g，或遵医嘱。外用适量，捣敷。

【注意事项】 孕妇禁用。

【贮藏】 置通风干燥处。

【收载标准】《湖北省中药材质量标准》2018 年版 240 页。

雄蚕蛾 Xiongcan'e
ANTHEREA SEU BOMBYX

【来源】 本品为大蚕蛾科昆虫柞蚕 *Antherea pernyi* Guerin-Meneville 或蚕蛾科桑蚕 *Bombyx mori* Linaeus 的雄性虫体。夏季取雄性蚕蛾，以沸水烫死，晒干。

【主要产地】 河南鲁山、南召、方城等地。

【炮制】 **雄蚕蛾** 除去杂质及足、翅。

炒雄蚕蛾 取净雄蚕蛾，置炒制容器内，文火炒至带火色时，取出，放凉。

【性状】 **雄蚕蛾** 本品全体呈黄棕色，密被白色鳞片。头部小，复眼 1 对，黑色，半圆形。腹部较狭窄，末端稍尖。质脆，易碎。气腥。

炒雄蚕蛾 形如雄蚕蛾，表面呈黄棕色至黄褐色，带火色。

【检查】 **水分** 不得过 10.0%（《中国药典》2020 年版四部通则 0832 第二法）。

【浸出物】 照醇溶性浸出物测定法（《中国药典》2020 年版四部通则 2201）项下的热浸法测定，用稀乙醇作溶剂，不得少于 15.0%。

【性味与归经】 咸，温。归肝、肾经。

【功能与主治】 补肝益肾，壮阳涩精。用于阳痿，遗精，白浊，尿血，创伤，溃疡及烫伤。

【用法与用量】 3～9g；或入丸、散。外用适量，研末调敷患处。

【贮藏】 置阴凉干燥处。

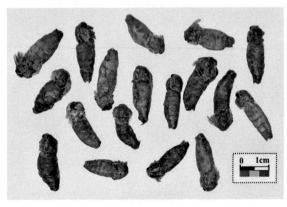

雄蚕蛾

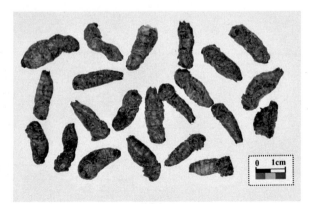

炒雄蚕蛾

蜂房 Fengfang
VESPAE NIDUS

【来源】 本品为胡蜂科昆虫果马蜂 *Polistes olivaceous*（DeGeer）、日本长脚胡蜂 *Polistes japonicus* Saussure 或异腹胡蜂 *Parapolybia varia* Fabricius 的巢。秋、冬二季采收，晒干，或略蒸，除去死蜂、死蛹，晒干。

【主要产地】 全国大部分地区均产。

【炮制】 蜂房炭　取净蜂房块，置炒制容器内，用文火或中火炒至外呈焦黑色，喷淋清水少许，灭尽火星，取出，晾干。

【性状】 蜂房炭　本品为不规则的扁块状，大小不一。表面黑色。体轻，质韧，略有弹性。气微，味淡。

【性味与归经】 甘，平。归胃经。

【功能与主治】 攻毒杀虫，祛风止痛。用于疮疡肿毒，乳痈，瘰疬，皮肤顽癣，鹅掌风，牙痛，风湿痹痛。

【用法与用量】 3~5g。外用适量，研末油调敷患处，或煎水漱，或洗患处。

【贮藏】 置通风干燥处，防压，防蛀。

【收载标准】《中国药典》2020 年版一部 373 页。

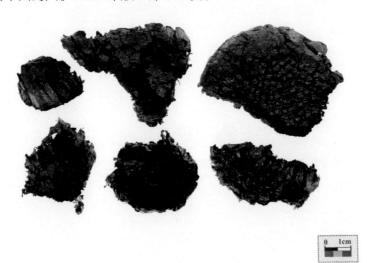

蜂房炭

鼠妇虫 Shufuchong
ARMADILLIDIUM

【来源】 本品为平甲虫科动物平甲虫 *Armadillidium vulgare*（Latreille）的干燥全体。夏、秋二季捕捉，置沸水中烫死，干燥。

【主要产地】 江苏、浙江、山东、河北等地。

【炮制】 除去杂质及灰屑，洗净，干燥。

【**性状**】 本品全体椭圆形而稍扁，多卷曲呈球形或半球形，全长约1cm，宽约0.5cm。背隆起，平滑，腹向内陷，有灰白色与灰黑色相间的斑纹。头部小，前缘有眼及触角各1对，触角多脱落。胸节7，宽广，每节有同形足一对，腹节5，较窄，均呈覆瓦状排列。质脆易碎。气腥臭，味微咸。

【**检查**】 杂质 不得过3%（《中国药典》2020年版四部通则2301）。

水分 不得过10.0%（《中国药典》2020年版四部通则0832第二法）。

【**浸出物**】 照醇溶性浸出物测定法（《中国药典》2020年版四部通则2201）项下的热浸法测定，用稀乙醇作溶剂，不得少于12.0%。

【**性味与归经**】 酸、咸，凉。归肝、肾经。

【**功能与主治**】 破血，利水，解毒，止痛。用于久疟，经闭，小便不通，惊风撮口，口齿疼痛，鹅口疮等。

【**用法与用量**】 3～6g。外用适量，研末调敷。

【**注意事项**】 孕妇忌用。

【**贮藏**】 置干燥处，防蛀。

【**收载标准**】 《江苏省中药材标准》2016年版670页。

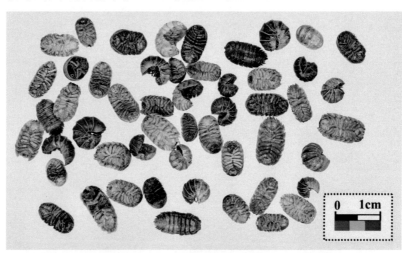

鼠妇虫

蝈蝈 Guoguo
GAMPSAOCLEIS GRATIOSA

【**来源**】 本品为螽斯科昆虫蝈蝈 *Gampsaocleis gratiosa* Wattenwyl 的雄虫干燥全体。夏、秋二季捕捉，用白酒喷死，晒干。

【**主要产地**】 全国各地均产。

【**炮制**】 去净尘屑和异物。

【**性状**】 本品为长圆形。灰绿色，头略呈圆形，复眼一对，触角多已脱落。前胸背板略呈细长圆形，中后胸被翅所遮盖，胸足多数脱落，后足较大。气无，味腥。

【**性味与归经**】 咸，平。归肝、肾经。

【功能与主治】 消肿祛湿，利水通淋。用于耳聋，耳内流脓、水肿，浸淫不已，小便不利，石淋，血淋。

【用法与用量】 1～3个。

【贮藏】 纸包后装生石灰罐中保存，防蛀。

蝼蛄
Lougu
GRYLLOTALPA

【来源】 本品为蝼蛄科昆虫蝼蛄 *Gryllotalpa africana* Palisot et Beauvois 或华北蝼蛄 *Gryllotalpa unispina* Saussure 的干燥全虫。夏、秋二季捕捉，除去泥土，置沸水中烫死，晒干或低温干燥。

【主要产地】 全国大部分地区均产。

【炮制】 焙蝼蛄 取净蝼蛄置适宜容器内，用文火加热，焙至老黄色，有香气逸出为度，取出，晾凉。或用时研细。

【性状】 焙蝼蛄 多碎断，完整者长约3cm，宽约0.4cm。表面老黄色。头圆锥形，复眼卵形，突出，黑色，具光泽。前胸背板较宽，后缘突起。翅、足折损不全。腹部皱缩。华北蝼蛄体型稍大，体色稍浅。前胸背板坚硬，呈盾形。腹部圆筒形。气腥臭，味微咸。

【性味与归经】 咸，寒。归胃、膀胱经。

【功能与主治】 利水，消肿，解毒。用于小便不利，瘰疬，痈肿恶疮。

【用法与用量】 3～4.5g。外用适量，研末撒患处。

【注意事项】 孕妇忌用。

【贮藏】 置干燥处，防霉，防蛀。

【收载标准】《卫生部药品标准》1992年版中药材第一册101页。

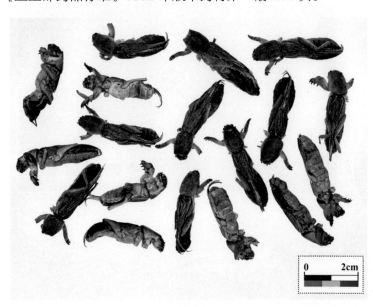

焙蝼蛄

燕窝 Yanwo
COLLOCALIAE NIDUS

【来源】 本品为雨燕科动物金丝燕 *Collocalia esculenta* L. 及多种同属燕类的唾液与羽绒等混合黏结所筑成的巢窝。4、8、12 月间采集。一般多在春季攀登采集，采得后加工整理干燥。

【主要产地】 印尼、泰国、缅甸、日本及我国的福建、广东等地。

【炮制】 除去杂质。

【性状】 本品为半月形或船形，长 5～10cm，宽 3～5cm。类白色或黄白色，内侧凹陷成窝，粗糙，底部及两侧丝瓜络样。外面隆起，略显横向条纹，有的中部有裂隙，有时可见羽毛状物，质硬而脆。散燕窝呈碎渣样或散颗粒状，类白色或黄白色。质松脆，断面显角质样光泽。气微，味微咸。

【鉴别】 本品粉末白色。不规则碎块灰白色或近无色，半透明，大小不一。表面具较清晰的、纤细的线条纹理，大多做平行排列，也有呈弧状或相互交错状，具与纹理同方向长短不一的细缝状、棱状的裂隙，或具大的圆形空洞；碎块边缘多平直或呈刀削状、锯齿状；断面多显层状纹理，少数碎块夹杂棕红色绒羽屑。

【性味与归经】 甘，平。归肺、胃、肾经。

【功能与主治】 滋阴润肺，益气补中。用于虚损，痨瘵，咳嗽痰喘，咯血，吐血，久痢，久疟，噎膈反胃。

【用法与用量】 3～9g。

【贮藏】 密闭，置干燥处，防蛀。

【收载标准】《广西中药材标准（第二册）》1996 年版 284 页。

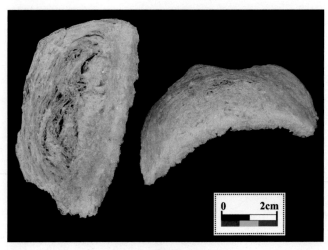

燕窝

壁虎 Bihu
GEKKO SWINHOANIS

【来源】 本品为壁虎科动物无蹼壁虎 *Gekko swinhoana* Gunther、多疣壁虎 *Gekko japonicus*

（Dumeril et Bibron）及其他数种壁虎的干燥全体。夏、秋二季捕捉，捕后处死，晒干或低温烘干。

【主要产地】 河南、辽宁、河北、山东等地。

【炮制】 **壁虎** 除去杂质。

焙壁虎 取净壁虎，置瓦上焙至焦黄，产生焦香味。

【性状】 **壁虎** 呈扁平条状，全体长 10～12cm。头椭圆形而扁，有眼 1 对，头、背面黑褐色或黑灰色，具疣或无疣，被以细鳞。胸、腹面黄白色，被以较大的鳞片。尾部细长，几与体等长。指、趾间有蹼迹或无蹼迹。气微，味腥。

焙壁虎 形如壁虎，背部色较深，胸、腹面淡黄色或焦黄色，气微香。

【鉴别】 取本品粉末 1g，加 70% 乙醇 20ml，超声处理 20 分钟，滤过，取滤液 1ml，加茚三酮试验 1～2 滴，加热，即显蓝紫色。

【性味与归经】 咸，寒；有小毒。归心、肝经。

【功能与主治】 祛风定惊，散结解毒。用于中风瘫痪，风疾惊痫，瘰疬恶疮。

【用法与用量】 3～6g，多入丸、散。外用研末调敷。焙壁虎研末冲服。有的鲜用，捣碎取汁或泡酒服用。

【注意事项】 体虚者忌用。

【贮藏】 密闭，置干燥处，防蛀。

【收载标准】《河南省中药材标准（二）》1993 年版 111 页。

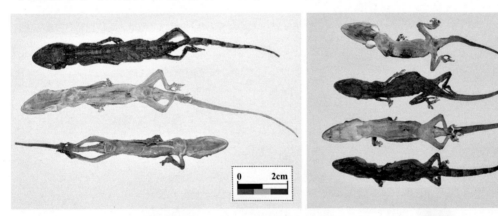

壁虎　　　　　　　　　　　　　　焙壁虎

壁钱 Biqian
UROCTEA COMPACTILIS

【来源】 本品为壁钱科动物壁钱 *Uroctea compactilis* Koch 的干燥全体。夏、秋二季捕捉后沸水烫死，干燥。

【主要产地】 河南、浙江、江苏及东北等地。

【炮制】 除去杂质，炒干。

【性状】 本品为扁平状。胸部横径较直径长，头背面有单眼 4 个，分 2 列。体褐色或褐棕色，背面有一圈不规则的黄色斑纹。头胸部棕色。胸甲和腹部皆为心形，足常残缺。腹部灰黑色。

【性味与归经】 咸，平。归肝、肾经。

【功能与主治】 解毒，化瘀，止血。用于咽喉肿痛，牙疳，口舌腐烂，鼻衄，金疮出血。

【用法与用量】 外用适量。

【贮藏】 置干燥处，密闭，防蛀。

【收载标准】《山东省中药材标准》2002年版274页。

蟋蟀 Xishuai
SCAPIPEDUS

【来源】 本品为蟋蟀科昆虫蟋蟀 *Scapipedus aspersus* Walker 的干燥体。捕捉后，置沸水中烫死，干燥。

【主要产地】 全国各地均产。

【炮制】 除去杂质，筛去灰屑。

【性状】 本品为长圆形，长1.5～2.2cm，宽约5mm。表面黑褐色至黄褐色，有光泽，头短而圆，有复眼1对，呈椭圆形，触角1对，多脱落；头后有数条黄色纵纹。前胸背板呈长方形，中后胸被翅覆盖，翅膀为2对，淡棕色。腹部末端有尾毛1对，长1～3mm。雌虫在尾毛中间有一产卵管。胸足3对，后足发达，多数脱落。气腥臭。

【鉴别】 本品粉末棕黄色。体壁破片淡黄色，表面观呈多角形网状纹理，其上有的可见细小颗粒及刚毛脱落后的圆形毛窝。横纹肌纤维较多，近无色，有致密的明暗相间的横条纹理。刚毛黄棕色，多破碎，先端锐尖。

【检查】 水分　不得过15.0%（《中国药典》2020年版四部通则0832第二法）。

总灰分　不得过9.0%（《中国药典》2020年版四部通则2302）。

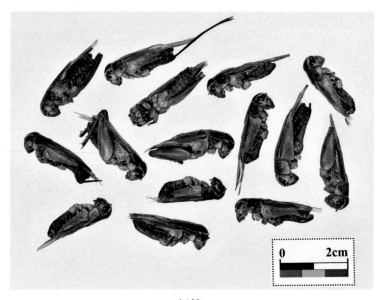

蟋蟀

【浸出物】 照醇溶性浸出物测定法（《中国药典》2020 年版四部通则 2201）项下的热浸法测定，用乙醇作溶剂，不得少于 12.0%。

【性味与归经】 辛、咸，温；有小毒。归肾、膀胱经。

【功能与主治】 利尿通淋，下水消肿。用于尿少、尿闭，水臌腹胀，痛淋白浊水肿。

【用法与用量】 0.3～0.5g，或焙研末服，或入丸剂。

【注意事项】 孕妇及体虚者忌服。

【贮藏】 置干燥密闭处，防蛀。

【收载标准】《山东省中药材标准》2012 年版 383 页。

蟾皮 Chanpi
BUFONIS CORIUM

【来源】 本品为蟾蜍科动物中华大蟾蜍 *Bufo bufo gargarizans* Cantor 或黑眶蟾蜍 *Bufo melanostictus* Schneider 的干燥皮。夏季捕捉后杀死，剥取外皮，贴于板上或撑开，晒干。

【主要产地】 江苏、安徽、河南、山东、河北以及东北、西北各省区。

【炮制】 除去灰屑，去掉头爪，切成方块。取洁净河砂置炒制容器内，用武火炒热后，加入净蟾皮块，拌炒至微焦发泡时，取出，筛去河砂，放凉。

【性状】 本品为不规则的块状或片状。外表面粗糙，背部呈灰绿褐色，密布大小不等的棕褐色或焦黑色疣状突起。腹部呈灰黄白色，疣状突起较小。质轻而脆。气微腥臭，味微麻。

【检查】 水分 不得过 7.0%（《中国药典》2020 年版四部通则 0832 第二法）。

总灰分 不得过 16.0%（《中国药典》2020 年版四部通则 2302）。

【浸出物】 照醇溶性浸出物测定法（《中国药典》2020 年版四部通则 2201）项下的热浸法测

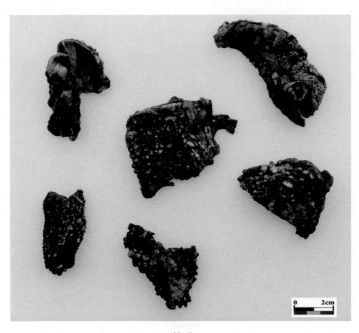

蟾皮

355

定，用乙醇作溶剂，不得少于 4.0%。

【性味与归经】 辛，凉；有毒。归肾经。

【功能与主治】 清热解毒，利水消胀。用于小儿疳积，咽喉肿痛，肿瘤。外用治疗痈肿疔疮。

【用法与用量】 1.5～3g，研末服 0.5～1.5g。

【注意事项】 孕妇禁用；本品有刺激性和毒性，炮制时注意防护，以免中毒。

【贮藏】 密闭，置干燥处，防蛀。

【收载标准】《陕西省药材标准》2015 年版 13 页。

蟾酥 Chansu
BUFONIS VENENUM

【来源】 本品为蟾蜍科动物中华大蟾蜍 *Bufo bufo gargarizans* Cantor 或黑眶蟾蜍 *Bufo melanostictus* Schneider 的干燥分泌物。多于夏、秋二季捕捉蟾蜍，洗净，挤取耳后腺和皮肤腺的白色浆液，加工，干燥。

【主要产地】 江苏、山东、河南、河北、浙江等地。

【炮制】 **乳蟾酥** 取蟾酥块，捣碎，用鲜牛乳浸渍，时常搅动至成稠膏状，干燥，粉碎。

每 10kg 蟾酥，用鲜牛奶 10kg。

【性状】 **乳蟾酥** 本品为灰棕色粉末。

【鉴别】（1）取本品粉末 0.1g，加甲醇 5ml，浸泡 1 小时，滤过，滤液加对二甲氨基苯甲醛固体少量，滴加硫酸数滴，即显蓝紫色。

（2）取本品粉末 0.1g，加三氯甲烷 5ml，浸泡 1 小时，滤过，滤液蒸干，残渣加醋酐少量使溶解，滴加硫酸，初显蓝紫色，渐变为蓝绿色。

（3）取本品粉末 0.2g，加入甲醇 10ml，加热回流 30 分钟，滤过，滤液作为供试品溶液。另

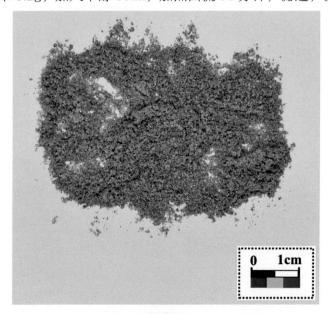

乳蟾酥

取蟾酥对照药材 0.2g，加甲醇 10ml，加热回流 30 分钟，滤过，滤液作为对照药材溶液。照薄层色谱法（《中国药典》2020 年版四部通则 0502）试验，吸取上述两种溶液各 10μl，分别点于同一硅胶 G 薄层板上，以环己烷－三氯甲烷－丙酮（4∶3∶3）为展开剂，展开，取出，晾干，喷以 10% 硫酸乙醇溶液，加热至斑点显色清晰，分别置日光和紫外光灯（365nm）下检视。供试品色谱中，在与对照药材色谱相应的位置上，显相同颜色的斑点或荧光斑点。

【性味与归经】 辛，温；有毒。归心经。

【功能与主治】 解毒，止痛，开窍醒神。用于痈疽疔疮，咽喉肿痛，中暑神昏，痧胀腹痛吐泻。乳蟾酥毒性降低。

【用法与用量】 0.015～0.03g，多入丸散用。外用适量。

【注意事项】 孕妇慎用。

【贮藏】 置干燥处，防潮。

【收载标准】《中国药典》2020 年版一部 401 页。

獾油 Huanyou
MELIS OLEUM

【来源】 本品为鼬科动物狗獾 *Meles meles* Linnaeus 的脂肪油。冬季脂肪肥厚时捕捉，取其皮下脂肪、肠网膜上脂肪。

【主要产地】 全国大部分地区均产。

【炮制】 取獾油，入适宜容器中熬炼成淡黄色的脂油，滤去油渣，放冷。

【性状】 本品为稠厚油状液体。呈淡黄色或棕黄色，半透明，不溶于水。气特异，味淡。

【性味与归经】 甘，平。归肺经。

【功能与主治】 活血消肿。用于烫伤，烧伤。

【用法与用量】 外用适量。

【贮藏】 密封、置阴凉处。

【收载标准】《山东省中药材标准》2012 年版 389 页。

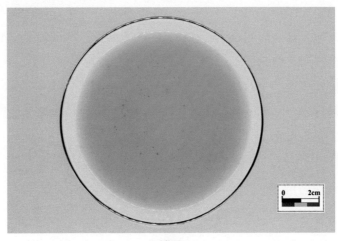

獾油

十、矿物类

升药 Shengyao
HYDRARGYRI OXYDUM CRUDUM

【来源】 本品为粗制氧化汞（HgO），以水银、硝石和白矾混合升华炼制而成。红色者称"红升"或"红升丹"；黄色者称"黄升"或"黄升丹"。

【主要产地】 湖南、湖北等地。

【炮制】 除去杂质，研成最细粉。

【性状】 红升 片状，红色。一面光滑略具光泽，另一面较粗糙，置日光下其色逐渐变深。质硬而脆。气微。炮制品为粒度均匀、橙红色的结晶性粉末。

黄升 黄色。炮制品为粒度均匀、橙黄色的结晶性粉末。

【性味】 辛，温；有大毒。

【功能与主治】 拔毒，除脓，去腐，生肌。用于痈疽疔疮，梅毒下疳，一切恶疮，肉暗紫黑，腐肉不去，脓水淋漓，久不收口。

【用法与用量】 外用适量，研极细粉单用或与其他药味配成散剂或制成药捻。

【注意事项】 本品有大毒，只可外用，不可内服。外用亦不宜久用。孕妇禁用。应按毒性中药管理规定执行。

【贮藏】 置干燥处，避光，密闭保存。

升药底 Shengyaodi
HYDRARGYRI OXYDI CRUDI RESIDUUM

【来源】 本品为炼制升药时锅底所留的残渣，主含硫酸钾、硫酸铝及少量的汞。

【主要产地】 湖南、湖北等地。

【炮制】 研成最细粉。

【性状】 本品为粒度均匀、乳白色、微黄色或略呈粉红色的粉末。气特异。

【性味】 辛、涩，热；有毒。

【功能与主治】 杀虫，止痒。外用于疥癣，湿疹。

【用法与用量】 外用适量。

【注意事项】 本品有大毒，只可外用，不可内服。外用亦不宜久用。应按毒性中药管理规定执行。

【贮藏】 置干燥处。

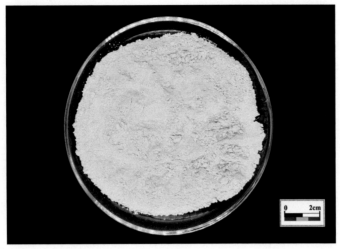

升药底

水银 <small>Shuiyin</small>
HYDRARGYRUM

【来源】 本品为液态金属汞，主要由辰砂矿炼出，少数源于自然汞。采收后将含朱砂的矿石粉碎，投入炉中，加热蒸馏制得，再经过滤，除去杂质。

【主要产地】 湖南、湖北、四川、贵州、广西、云南等地。

【炮制】 **水银** 原品入药；或用时将水银与硫黄或桃仁、杏仁等有油性药物同研成末。

制水银 取纯铅置适宜容器内，加热熔化，用铁铲拨去上层黑渣，倒入水银，搅匀后倒出，放凉，研成细粉。

每 100kg 水银，用铅 40kg。

【性状】 **水银** 为银白色、具金属光泽、极易流动不透明液体，在平面上易分裂成小球。质重。遇热易挥发。

制水银 为银灰色细粉，质酥松。

【鉴别】 （1）取水银数滴，置白纸上，滚动处不得留有痕迹。

（2）取水银用滤纸（用直径 0.5mm 的细针刺成小孔）过滤，滤纸上不得留有杂质。

（3）取水银 5～10g，溶解于 35～40℃硝酸（相对密度 1.4）100ml 中，溶液应无不溶物。

【性味与归经】 辛，寒；有大毒。归心、肝、肾经。

【功能与主治】 攻毒杀虫。用于疥癣，梅毒，恶疮，痔瘘。

【用法与用量】 外用适量。和它药研细末点、搽患处。

【注意事项】 本品有大毒，不宜内服。孕妇禁用。外用不宜过多或久用。畏信石。制作时注意防护。按有关毒剧药品管理规定执行。

【贮藏】 密封，置干燥处，专柜保管。

【收载标准】《湖南省中药材标准》2009 年版 268 页。

石燕 Shiyan
CYRTIOSPIRIFERIS FOSSILIA

【来源】 本品为古代腕足类石燕科动物中华弓石燕 *Cyrtiospirifer sinensis* Grabau 与戴维逊穹石燕 *Cyrtiopsis davidsoni* Grabau 及多种近缘动物的化石。全年皆可采挖，挖出后，洗净泥土。

【主要产地】 湖南、广西、四川、山西、江西等地。

【炮制】 **煅石燕** 取净石燕，置适宜容器内，煅至红透，取出，放冷，研粉。

【性状】 **煅石燕** 本品为青灰色至红棕色粉末。气微，味淡。

【鉴别】 取本品少量，滴加稀盐酸，即产生大量气泡，溶液显钙盐及铁盐的鉴别反应（《中国药典》2020年版四部通则0301）。

【性味与归经】 咸，凉。归肾、膀胱经。

【功能与主治】 除湿热，利小便，退目翳。用于淋病，小便不利，湿热带下，尿血便秘，肠风痔漏，眼目障翳。

【用法与用量】 3～9g。外用适量，水磨点眼。

【贮藏】 置干燥处。

【收载标准】《卫生部药品标准》1992年版中药材第一册27页。

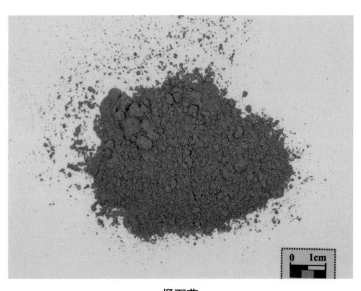

煅石燕

石蟹 Shixie
BRACHYURAE FOSSILIA

【来源】 本品为古生代节肢动物石蟹 *Telphusa* sp. 及其近缘动物的化石。挖出后，洗净，晒干。

【主要产地】 四川、台湾、南洋群岛等地。

【炮制】 **煅淬石蟹** 取净石蟹，置适宜容器内，煅至红透后，趁热投入醋中淬酥，取出，晾干，捣碎。

每 100kg 石蟹，用醋 20kg。

【性状】 **煅淬石蟹** 本品为不规则碎块或粗粉。瓦灰色或灰棕色。质酥松。具醋气。

【鉴别】 （1）取本品粉末 0.2g，加盐酸 1ml，即产生大量气泡。

（2）取本品粉末 1g，滴加稀硝酸 3ml，随滴随振摇，俟泡沸停止，加氢氧化钠试液中和，溶液显钙盐（《中国药典》2020 年版四部通则 0301）的鉴别反应。

【性味与归经】 咸，寒。归肾经。

【功能与主治】 清热利湿，去翳明目，催生。用于目赤、目翳，时行热病，湿热淋浊，赤白带下，肠风痔瘘等症。

【用法与用量】 3～9g，水磨汁或入丸、散剂。外用适量，研细点眼或以醋磨外涂。

【注意事项】 孕妇禁用。

【贮藏】 置干燥处。

【收载标准】《卫生部药品标准》1992 年版中药材第一册 28 页。

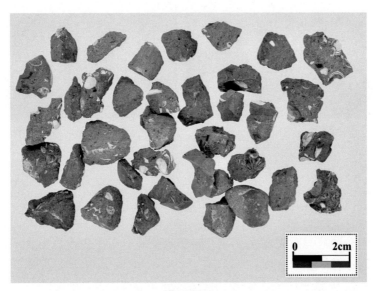

煅淬石蟹

白石英 Baishiying
QUARTZ ALBUM

【来源】 本品为氧化硅类矿物石英的矿石，主含二氧化硅（SiO_2）。挖出后，挑选纯白色的石英，除去泥沙。

【主要产地】 江苏、广东、湖北、河北、福建、陕西等地。

【炮制】 **白石英** 除去杂质，洗净，干燥，砸碎。

煅淬白石英 取净白石英，煅至红透时，立即投入醋中，淬酥，取出，晾干。

每 100kg 白石英，用醋 30kg。

【性状】 **白石英** 呈不规则碎粒或粗末状，多具棱角。白色或乳白色。表面不平坦，有玻璃样或脂肪样光泽。质坚而重。气微，味淡。

煅淬白石英 为白色或黄白色的小块或细粉状。质重，具醋气。

【性味与归经】 甘，温。归肺、肾、心经。

【功能与主治】 安神，降逆，止咳，除湿痹，利尿。用于消渴、惊悸不安、阳痿、咳逆、小便不利。煅淬白石英，便于煎煮，解其毒性。

【用法与用量】 9～15g。

【贮藏】 置干燥处。

【收载标准】 《江苏省中药材标准》2016年版140页。

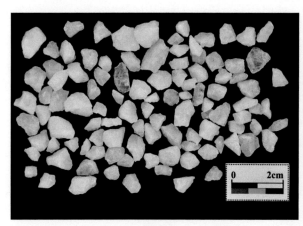

白石英　　　　　　　　　　　　　煅淬白石英

白石脂 Baishizhi
HALLOYSITUM ALBUM

【来源】 本品为硅酸盐类矿物多水高岭石族多水高岭石，主要成分为含水硅酸铝 $[Al_4(Si_4O_{10})(OH)_8 \cdot 4H_2O]$。采挖后，除去杂质。

【主要产地】 山西、河南、江苏。

【炮制】 **白石脂** 除去杂质，捣成碎块。

煅淬白石脂 取净白石脂，碾成细粉，用醋拌匀，搓条切段或制成薄饼，干燥后，放入耐火容器中，置煅制设备内，武火煅至红透，取出，放凉，碾碎或捣碎。

【性状】 **白石脂** 本品为不规则的碎块或粉末状，表面白色或类白色，有蜡样光泽。体轻，质细腻，吸湿性强，舔之粘舌。气微，味淡。

煅淬白石脂 本品为粉末状，黄棕色至红棕色，颗粒性强，指捻微感发涩。气微，味淡。

【鉴别】 取本品粉末约0.5g，加稀盐酸5ml，振摇后浸渍1小时，滤过，分别取滤液各1ml，置2支试管中，一支加氢氧化钠试液至碱性，生成白色胶状沉淀，沉淀溶于过量的氢氧化钠试液中；另一支加氨水试液至生成白色胶状沉淀，滴加茜素磺酸钠指示液数滴，沉淀即显樱红色。

【检查】 **水中可溶物** 取本品5g，精密称定，置100ml烧杯中，加水30ml，煮沸30分钟，时时补充蒸失的水分，放冷，用慢速滤纸滤过，滤渣加水5ml洗涤，洗液与滤液合并，蒸干，在

105℃干燥1小时，计算遗留残渣。**白石脂**　不得过0.3%；**煅淬白石脂**　不得过0.8%。

　　炽灼失重　取本品2g，精密称定，在600～700℃炽灼至恒重，计算减失重量。**白石脂**　不得过37.5%；**煅淬白石脂**　不得过3.8%。

　　【**性味与归经**】　甘、酸，平。归胃、大肠经。

　　【**功能与主治**】　涩肠止血，固脱，敛疮。用于久泻久痢，大便出血，崩漏，带下，遗精；外治疮疡不敛，湿疹脓水浸淫。

　　【**用法与用量**】　9～12g；入丸散或煎剂用。外用适量，研末敷患处。

　　【**注意事项**】　不宜与肉桂同用。

　　【**贮藏**】　置阴凉干燥处。

　　【**收载标准**】《山东省中药材标准》2002年版55页。

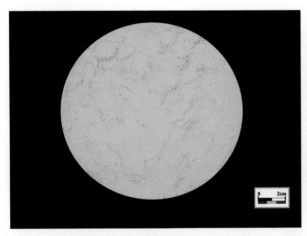
白石脂

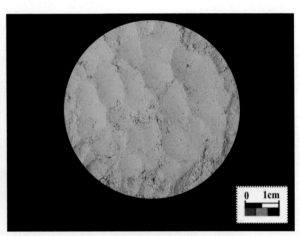
煅淬白石脂

芒硝（硫酸钠）Mangxiao
NATRII SULFAS

　　【**来源**】　本品为硫酸盐类矿物芒硝族芒硝，经加工精制而成的结晶体。主含含水硫酸钠（$Na_2SO_4 \cdot 10H_2O$）。采收天然产品后，加热水溶解，过滤，除去泥沙及不溶性杂质，将滤液静置，析出结晶，习称"皮硝"。

　　【**主要产地**】　碱土地区、矿泉、盐场附近及潮湿的山洞中。

　　【**炮制**】　**芒硝（马牙硝）**　取萝卜洗净切片，置适宜容器内加水煮沸后，倒入皮硝共煮，至全部溶化，适当浓缩，滤过，滤液静置一夜（必要时可于滤液中放稻草数根，促使结晶析出），至结晶全部析出，取出结晶，晾干。

　　每100kg皮硝，用白萝卜9.6kg，加水28.8kg。

　　风化硝　取芒硝用纸或适宜包材包裹，悬挂于通风处，使其风化，全部成洁白的粉末。

　　【**性状**】　**芒硝（马牙硝）**　本品为棱柱状、长方形或不规则块状及粒状。无色透明或类白色半透明，置空气中则表面渐风化而覆盖一层白色粉末。质脆，易碎，断面呈玻璃样光泽。气微，味咸。

风化硝 为白色粉末，用手搓之微有涩感，有引湿性。气微，味咸。

【鉴别】 本品的水溶液显钠盐（《中国药典》2020 年版四部通则 0301）与硫酸盐（《中国药典》2020 年版四部通则 0301）的鉴别反应。

【检查】 **铁盐与锌盐** 取本品 5g，加水 20ml 溶解后，加硝酸 2 滴，煮沸 5 分钟，滴加氢氧化钠试液中和，加稀盐酸 1ml、亚铁氰化钾试液 1ml 与适量的水使成 50ml，摇匀，放置 10 分钟，不得发生混浊或显蓝色。

镁盐 取本品 2g，加水 20ml 溶解后，加氨试液与磷酸氢二钠试液各 1ml，5 分钟内不得发生混浊。

氯化物 取本品 0.20g，依法检查（《中国药典》2020 年版四部通则 0801），与标准氯化钠溶液 7.0ml 制成的对照液比较，不得更浓（0.035%）。

干燥失重 取本品，在 105℃干燥至恒重，减失重量应为 51.0%～57.0%（《中国药典》2020 年版四部通则 0831）。

重金属 取本品 2.0g，加稀醋酸试液 2ml 与适量的水溶解使成 25ml，依法检查（《中国药典》2020 年版四部通则 0821 第一法），含重金属不得过 10mg/kg。

砷盐 取本品 0.20g，加水 23ml 溶解后，加盐酸 5ml，依法检查（《中国药典》2020 年版四

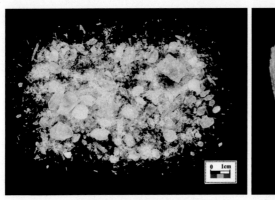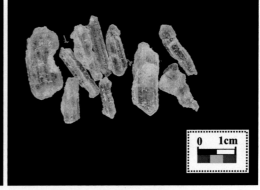

芒硝（马牙硝）

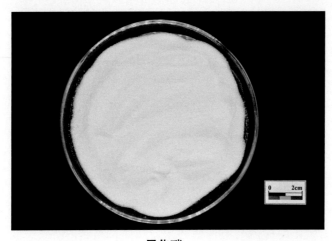

风化硝

部通则 0822），含砷量不得过 10mg/kg。

酸碱度 取本品 1.0g，加水 20ml 使溶解。取 10ml，加甲基红指示剂 2 滴，不得显红色；另取 10ml，加溴麝香草酚蓝指示液 5 滴，不得显蓝色。

【性味与归经】 咸、苦，寒。归胃、大肠经。

【功能与主治】 泻下通便，润燥软坚，清火消肿。用于实热积滞，腹满胀痛，大便燥结，肠痈肿痛；外治乳痈，痔疮肿痛。玄明粉外治咽喉肿痛，口舌生疮，牙龈肿痛，目赤，痈肿，丹毒。

【用法与用量】 6～12g，一般不入煎剂，待汤剂煎得后，溶入汤液中服用。外用适量。

【注意事项】 孕妇慎用；不宜与硫黄、三棱同用。

【贮藏】 密闭，在 30℃以下保存，防风化。

【收载标准】《中国药典》2020 年版一部 132 页。

玛瑙 Manao
ACHATUM

【来源】 本品为三方晶系矿物石英的隐晶质变种之一，主含二氧化硅（SiO_2）。采挖后，除去杂石及泥沙。

【主要产地】 河南、湖北、安徽、江苏、陕西、甘肃、四川、云南、浙江、台湾、新疆、辽宁等地。

【炮制】 除去杂质，洗净，干燥。研或水飞成极细粉。

【性状】 本品为细粉状；浅红色、橙红色或深红色，具光泽。气微，味淡。

【性味与归经】 辛，寒。归肝经。

【功能与主治】 清热明目。用于目生翳障。

【用法与用量】 外用适量，水飞点眼。

【贮藏】 密闭，置干燥处。

【收载标准】《山东省中药材标准》2012 年版 116 页。

赤石脂 Chishizhi
HALLOYSITUM RUBRUM

【来源】 本品为硅酸盐类矿物多水高岭石族多水高岭石，主含四水硅酸铝 [$Al_4(Si_4O_{10})(OH)_8 \cdot 4H_2O$]。采挖后，除去杂石。

【主要产地】 福建、河南、江苏、陕西、湖北、山东、安徽、山西等地。

【炮制】 **制赤石脂** 取净赤石脂，置适宜容器内，煅至红透，取出，放凉，捣成粗末。

【性状】 **制赤石脂** 本品为土红色颗粒或细粉，质酥松。

【性味与归经】 甘、酸、涩，温。归大肠、胃经。

【功能与主治】 涩肠，止血，生肌敛疮。用于久泻久痢，大便出血，崩漏带下；外治疮疡久溃不敛，湿疮脓水浸淫。制赤石脂，增强收敛作用。

【用法与用量】 9～12g，先煎。外用适量，研末敷患处。

【注意事项】 不宜与肉桂同用。

【贮藏】 置干燥处，防潮。

【收载标准】《中国药典》2020 年版一部 165 页。

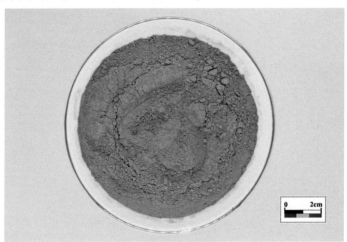

制赤石脂

金箔 Jinbo
NATIVE GOLD

【来源】 本品为自然元素铜族矿物自然金经加工锤成的薄片，主要含自然金（Au）。将黄金锤成薄纸状，剪切成正方形或长方形。

【炮制】 原品入药。

【主要产地】 河南省灵宝、栾川、西峡、内乡等县均产。全国各省亦产。

【性状】 本品为纸状薄片，大小不一。表面呈金黄色、红黄色或亮黄色等。具极强的金属光

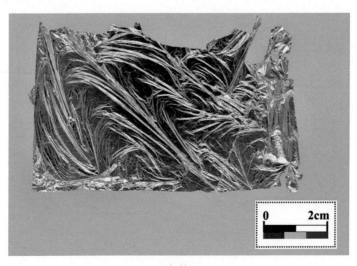

金箔

泽。不透明。体轻，较柔韧。气微，味微辛。

【**性味与归经**】 辛、苦，平。归心、肝经。

【**功能与主治**】 镇心，安神，解毒。治惊痫、癫狂，心悸，疮毒。

【**用法与用量**】 内服：入丸、散。一般作丸药挂衣。外用：研末撒患处。

【**注意事项**】 阳虚气陷，下痢清冷者忌服。

【**贮藏**】 置干燥处。

炉甘石 Luganshi GALAMINA

【**来源**】 本品为碳酸盐类矿物方解石族菱锌矿，主含碳酸锌（$ZnCO_3$）。采挖后，洗净，晒干，除去杂石。

【**主要产地**】 广西、四川、云南、湖南等地。

【**炮制**】 **黄连汤制炉甘石** 取黄连煎汤，滤过去渣，加入煅炉甘石细粉中拌匀，吸尽后，干燥。

每 100kg 煅炉甘石，用黄连 1.2kg。

三黄汤制炉甘石 取黄芩、黄连、黄柏煎汤，过滤去渣，加入煅炉甘石细粉中拌匀，吸尽后，干燥。

每 100kg 煅炉甘石，用黄连、黄柏、黄芩各 1.2kg。

五黄汤制炉甘石 取黄连、黄柏、黄芩、栀子、大黄煎汤，过滤去渣，加入煅炉甘石细粉中拌匀，吸尽后，干燥。

每 100kg 煅炉甘石，用黄连、黄柏、黄芩、栀子、大黄各 0.6kg。

【**性状**】 本品为淡黄色或粉红色粉末，质轻松，味苦。

【**含量测定**】 取本品粉末约 0.1g，在 105℃干燥 1 小时，精密称定，置锥形瓶中，加稀盐酸 10ml，振摇使锌盐溶解，加浓氨试液与氨－氯化铵缓冲液（pH 值 10.0）各 10ml，摇匀，加磷酸氢二钠试液 10ml，振摇，滤过。锥形瓶与残渣用氨－氯化铵缓冲液（pH 值 10.0）1 份与水 4 份的混合液洗涤 3 次，每次 10ml，合并洗液与滤液，加 30% 三乙醇胺溶液 15ml 与铬黑 T 指示剂少量，用乙二胺四醋酸二钠滴定液（0.05mol/L）滴定至溶液由紫红色变为纯蓝色。每 1ml 乙二胺四醋酸二钠滴定液（0.05mol/L）相当于 4.069mg 的氧化锌（ZnO）。

本品按干燥品计算，含氧化锌（ZnO）不得少于 45.0%。

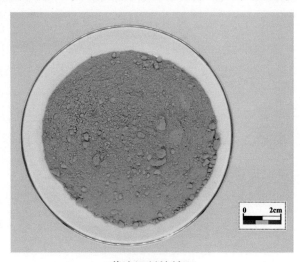

黄连汤制炉甘石

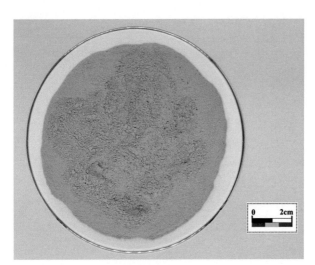 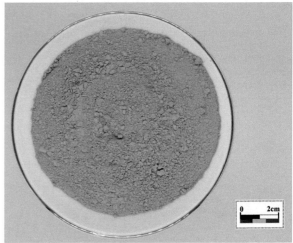

三黄汤制炉甘石　　　　　　　　　　　　　　五黄汤炉甘石

【性味与归经】 甘，平。归肝、脾经。

【功能与主治】 解毒明目退翳，收湿止痒敛疮。用于目赤肿痛，睑弦赤烂，眼缘赤烂，翳膜遮睛，胬肉攀睛，溃疡不敛，脓水淋漓，湿疮瘙痒。黄连汤制炉甘石取其清火明目，增强清热消炎作用。三黄汤、五黄汤制炉甘石，增强清热消炎作用。用于目赤肿痛，去翳。

【用法与用量】 外用适量。

【贮藏】 置干燥处。

【收载标准】《中国药典》2020年版一部237页。

珊瑚 Shanhu
CORALLIUM RUBBUM

【来源】 本品为矶花科动物桃色珊瑚 *Corallium japonicum* Kishinouye 等珊瑚虫分泌的石灰质骨骼。全年均可用网垂入海底采收。

【主要产地】 广东、台湾、福建等地。

【炮制】 除去杂质，洗净，晾干，研成细粉或按水飞法制成极细粉。

【性状】 本品为淡粉红色的粉末。气微，味淡。

【鉴别】 取本品少许，置载玻片上，滴加 2mol/L 盐酸 1 滴、1mol/L 硫酸 1 滴，置显微镜下观察，有针状、针簇状或片状结晶。

【检查】 水分 不得过 5.0%（《中国药典》2020 年版四部通则 0832 第二法）。

【性味与归经】 甘，平。归心、肝经。

【功能与主治】 去翳明目，安神镇惊。用于目生翳障，惊痫，吐衄。

【用法与用量】 0.3～0.6g。外用适量，水飞或超微粉碎后点眼。

【贮藏】 置干燥处。

【收载标准】《卫生部药品标准》1998 年版蒙药分册 33 页。

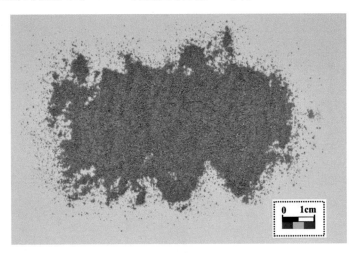

珊瑚

禹余粮 Yuyuliang
LIMONITUM

【来源】 本品为氢氧化物类矿物褐铁矿，主含碱式氧化铁〔FeO（OH）〕。采挖后，除去杂石。

【主要产地】 河南、江苏、浙江、四川等地。

【炮制】 **制禹余粮** 取净禹余粮，置适宜的容器内，煅至红透，取出，放凉，碾碎或捣碎。

【性状】 **制禹余粮** 本品为不规则碎块或粉末，红棕色至棕褐色，质酥，易碎。

【鉴别】 取本品粉末 0.1g，加盐酸 2ml，振摇，静置，上清液显铁盐（《中国药典》2020 年版四部通则 0301）的鉴别反应。

【性味与归经】 甘、涩，微寒。归胃、大肠经。

【功能与主治】 涩肠止泻，收敛止血。用于久泻久痢，大便出血，崩漏带下。煅禹余粮增强固涩作用。

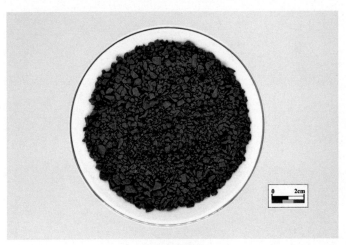

制禹余粮

【用法与用量】 9～15g，先煎；或入丸散。

【注意事项】 孕妇慎用。

【贮藏】 置干燥处。

【收载标准】《中国药典》2020 年版一部 273 页。

信石 Xinshi
ARSENICUM

【来源】 本品为氧化物类矿物砷华，或硫化物类矿物毒砂（硫砷铁矿）、雄黄等含砷矿物加工制成，主含三氧化二砷（As_2O_3）。少数为选取天然的砷华矿石，采得后，除净杂质。

【主要产地】 江西、湖南、广东、贵州等地。

【炮制】 信石 除去杂质，碾细。

煅信石 取净信石，置适宜容器内，煅至红透，取出，晾凉，碾细。

砒霜 取净信石，置适宜容器内，上盖一个口径较小的容器，两容器接合处用盐泥封固，上压重物，上盖容器底部贴一白纸条或几粒大米，用文武火加热煅至白纸或大米成老黄色，离火待凉后，收集容器上的结晶。

【性状】 信石 呈不规则碎块状。白色，有黄色与红色彩晕，略透明或不透明，具玻璃样或绢丝样光泽，质脆，易砸碎。气无。

煅信石和砒霜 均为白色结晶或粉末。

【性味与归经】 辛、酸，大热；有大毒。归肺、脾、胃、大肠经。

【功能与主治】 祛痰，劫疟，杀虫，蚀腐肉。用于寒痰哮喘，疟疾，休息痢；外治痔漏，瘰疬，走马牙疳，癣疮，溃疡腐肉不脱。

【用法与用量】 0.002～0.004g。入丸、散用。

【注意事项】 有大毒，用时宜慎。体虚及孕妇禁用。按有关毒剧药品管理规定执行。

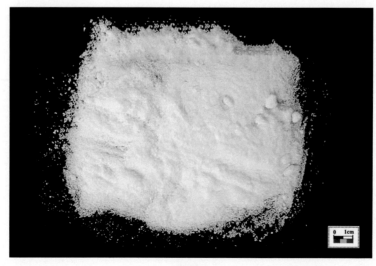

砒霜

【贮藏】 装缸或坛内，防尘，专柜保存。

【收载标准】《湖北省中药材质量标准》2018 年版 166 页。

硇砂
Naosha
SAL AMMONIACUM

【来源】 本品为卤化物类卤砂族矿物硇砂矿石。主含氯化铵（NH_4Cl）。全年均可采挖，采挖后除去杂质。

【主要产地】 青海、甘肃、新疆等地。

【炮制】 **醋硇砂** 取净硇砂，置沸水中溶化，滤过，将滤液置适宜容器内，加入醋，隔水加热蒸发，随时捞取液面上析出的结晶，直至无结晶为止，干燥；或将滤液置适宜容器中，加入醋，加热蒸发至干，取出。

每 100kg 硇砂，用醋 50kg。

【性状】 **醋硇砂** 本品为粉末状。灰白色或微带黄色。味咸、苦。

【鉴别】（1）取本品适量，加过量的氢氧化钠试液后，加热，即分解，发生氨臭；遇用水湿润的红色石蕊试纸，能使之变蓝色。

（2）取本品适量，加水溶解，滴加硝酸银试液，即生成白色凝乳状沉淀；滴加氨试液，沉淀即溶解，再滴加稀硝酸，复生成白色沉淀。

【检查】 **重金属** 取本品 5g，精密称定，置锥形瓶中，加 0.5mol/L 盐酸溶液 25ml，摇匀，加热回流 30 分钟，放冷，滤过，滤液置 100ml 量瓶中，用热水 25ml 分次洗涤容器及残渣，滤过，洗液并入同一量瓶中，放冷，加水至刻度，摇匀，精密量取 5.0ml，置 25ml 纳氏比色管中，加醋酸盐缓冲液（pH 值 3.5）2ml，再加水稀释至刻度，依法检查（《中国药典》2020 年版四部通则0821 第一法），含重金属不得过 40mg/kg。

【性味与归经】 咸、苦、辛，温；有毒。归肝、脾、胃经。

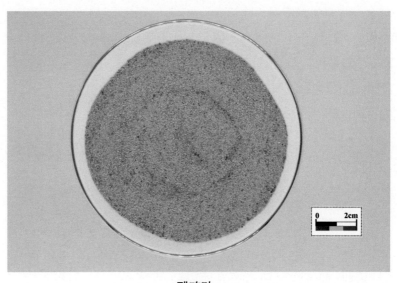

醋硇砂

【功能与主治】 消积软坚，破瘀散结，用于治疗癥瘕痃癖，噎膈反胃，痰饮喉痹，积痢经闭；外用治疗目翳胬肉，疣赘、瘰疬，疔疮，痈肿，恶疮。醋制降低毒性，增强软坚化瘀，消癥瘕痞块之功。

【用法与用量】 0.3～0.9g，入丸、散服。外用适量，研末点、撒或调服，或入膏药贴敷，或化水点涂。

【注意事项】 内服宜慎，不宜过量，孕妇禁服。

【贮藏】 密闭，置干燥处，防潮。

【收载标准】《中国药典》1963年版一部274页。

皂矾（绿矾） Zaofan
MELANTERITUM

【来源】 本品为硫酸盐类矿物水绿矾族水绿矾的矿石。主含含水硫酸亚铁（$FeSO_4 \cdot 7H_2O$）。采挖后，除去杂石。

【主要产地】 山东、湖南、甘肃、新疆、陕西、安徽、浙江、河南等地。

【炮制】 煅淬皂矾 取净皂矾，用醋溶化过滤后，滤液置适宜容器内，用武火熬煅蒸发至赤红色，取出，放冷，研细。

每100kg皂矾，用醋38.4kg。忌用铜铅器烧矾。

【性状】 煅淬皂矾 本品为不定形粉末。绛红色或棕红色，光泽消失。质地疏松。气微，味涩，有醋气。

【鉴别】 取本品0.5g，加水适量使溶解（必要时滤过），溶液显亚铁盐（《中国药典》2020年版四部通则0301）与硫酸盐（《中国药典》2020年版四部通则0301）的鉴别反应。

【性味与归经】 酸，凉。归肝、脾经。

【功能与主治】 解毒燥湿，杀虫补血。用于黄肿胀满，疳积久痢，肠风便血，血虚萎黄，湿疮疥癣，喉痹口疮。煅淬皂矾燥脾湿，除黄疸。

【用法与用量】 0.8～1.6g；多入丸、散用。外用适量，研末撒或调敷，或为溶液涂洗患处。

【注意事项】 孕妇禁用。服药期间忌饮茶。

【贮藏】 置阴凉干燥处，防潮，防尘。

【收载标准】《中国药典》2020年版一部185页。

硫黄 Liuhuang
SULFUR

【来源】 本品为自然元素类矿物硫族自然硫，采挖后，加热熔化，除去杂质；或用含硫矿物经加工制得。

【主要产地】 山西、陕西、河南、湖北、湖南、四川、广东、台湾等地。

【炮制】　制硫黄（鱼子黄）　取净硫黄置适宜容器内，与豆腐、水同煮，煮至豆腐呈黑绿色时，去豆腐，另以盆装清水，上放一筛，将容器内溶化的硫黄汁趁热倒入筛内，流入盆中，成细小颗粒，取出，晾干。

每 100kg 硫黄，用豆腐 200kg。

【性状】　制硫黄（鱼子黄）　本品为细小颗粒状，黄褐色或黄绿色，微有特异的臭气。

【性味与归经】　酸，温；有毒。归肾、大肠经。

【功能与主治】　外用解毒杀虫疗疮；内服补火助阳通便。外治用于疥癣，秃疮，阴疽恶疮；内服用于阳痿足冷，虚喘冷哮，虚寒便秘。制硫黄降低毒性，可供内服。

【用法与用量】　外用适量，研末油调涂患处。内服 1.5～3g，炮制后入丸、散服。

【注意事项】　孕妇慎服；畏朴硝、芒硝、玄明粉。

【贮藏】　置干燥处，防火。

【收载标准】《中国药典》2020 年版一部 350 页。

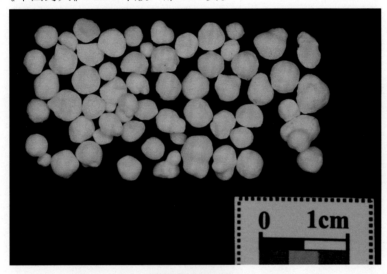

制硫黄（鱼子黄）

紫硇砂　Zihaosha
HALITUM VIOLACEUM

【来源】　本品为等轴晶系卤化物类矿物紫色石盐。主含氯化钠（NaCl）。采收后除去杂质及泥沙。

【主要产地】　主产于甘肃、青海、新疆、西藏等地。

【炮制】　紫硇砂　除去杂质，打成碎块。

醋紫硇砂　取紫硇砂块，置沸水中溶化，滤过，将滤液置适宜容器内，加入醋，隔水加热蒸发，随时捞取液面上析出的结晶，直至无结晶为止，干燥；或将滤液置适宜容器中，加入醋，加热蒸发至干，取出。

每 100kg 紫硇砂，用醋 50kg。

【性状】 **紫硇砂** 为不规则的块状结晶体，大小不等。表面暗紫色或紫红色，无光泽或稍有光泽。体重，质坚而脆，易打碎。新碎断面紫红色，呈砂粒样结晶，具玻璃光泽。手摸之有凉感。味咸、刺舌。

醋紫硇砂 为灰白色或微黄色的结晶性粉末。味咸、苦。

【鉴别】 （1）本品水溶液显钠盐（《中国药典》2020年版四部通则0301）的鉴别反应。

（2）取本品适量，加水溶解，滴加硝酸银试液，即生成白色凝乳状沉淀；滴加氨试液，沉淀即溶解，再滴加稀硝酸，复生成白色沉淀。

【性味与归经】 咸、苦、辛，温。归肺、胃经。

【功能与主治】 破瘀消积，软坚蚀腐。用于治疗癥瘕积聚，噎膈反胃，鼻生息肉，喉痹目翳，痈肿瘰疬，恶疮赘疣。

【用法与用量】 0.3～0.9g。外用适量。

【注意事项】 孕妇禁服。

【贮藏】 密闭，置通风干燥处，防潮。

【收载标准】 《山东省中药材标准》2002年版238页。

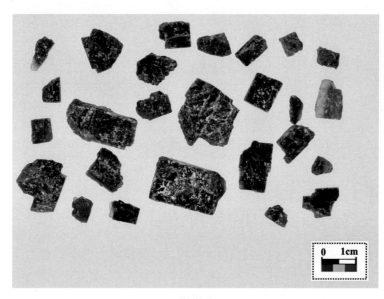

紫硇砂

鹅管石 Eguanshi
BALANOPHYLLIA

【来源】 本品为肠腔动物树珊瑚科动物栎珊瑚 *Balanophyllia* sp. 或笛珊瑚 *Sysingora* sp. 的石灰质骨骼。全年均可采收，除去杂质，洗净，干燥。

【主要产地】 广东、广西等地。

【炮制】 **鹅管石** 洗净，干燥，打成碎块。

煅鹅管石 取净鹅管石，置适宜的容器内，煅至红透时，取出，放凉，碾碎或捣碎。

【性状】 **鹅管石** 为不规则的碎块。白色、乳白色或灰白色，集合体表面有轮节，具纵直细纹。质硬脆，断面有多数中隔。气微，味微咸。

煅鹅管石 为灰白色的碎块或粉末。质酥脆。气微，味微咸。

【鉴别】 （1）取本品粉末 10g，加水 50ml，加热微沸 30 分钟，放冷，滤过，滤液加草酸铵试液，即生成白色沉淀；沉淀不溶于醋酸，但可溶于稀盐酸。

（2）取本品粉末，加稀盐酸，即泡沸，产生大量气体，导入氢氧化钙试液中，即生成白色沉淀。

【性味与归经】 甘，温。归肺、肾、肝经。

【功能与主治】 温肺、壮阳、通乳。用于肺痨咳喘，胸闷，阳痿，腰膝无力，乳汁不通。煅鹅管石便于煎服。

【用法与用量】 9～15g。

【贮藏】 置干燥处。

【收载标准】《山东省中药材标准》2012 年版 311 页。

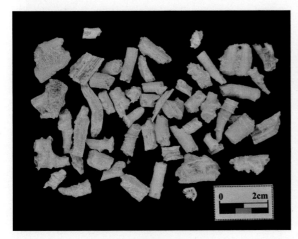

鹅管石

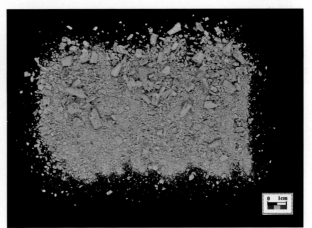

煅鹅管石

硼砂
Pengsha
BORACIS

【来源】 本品为单斜晶系硼砂类硼砂族矿物天然硼砂经精制而成的结晶。主含含水四硼酸钠 [$Na_2B_4O_7 \cdot 10H_2O$]。采挖后，将硼砂溶于沸水中，溶解，滤过，滤液放冷，待析出结晶，取出，晾干。

【主要产地】 青海、西藏、云南、四川等地。

【炮制】 **硼砂** 除去杂质，捣碎。

煅硼砂 取净硼砂，适当粉碎，置适宜容器内，用武火加热，煅或炒至鼓起小泡或雪白酥松的块状，取出，放凉，碾粉。

【性状】 **硼砂** 为不规则的碎块。无色透明或半透明，有光泽。气微，味咸苦。

煅硼砂 为白色粉末。不透明，体轻，质酥松，无光泽。

【性味与归经】 甘、咸，凉。归肺、胃经。

【功能与主治】 清热，消痰，解毒，防腐。用于咽喉肿痛，口舌生疮，目赤翳障，骨鲠，噎膈，咳嗽痰稠。煅硼砂增强收敛作用。

【用法与用量】 1.5～3g，多入丸、散用。外用适量，研细末撒或调敷患处。

【注意事项】 宜慎用，不宜久服。

【贮藏】 置干燥处。

【收载标准】《卫生部药品标准》1995年版藏药第一册114页。

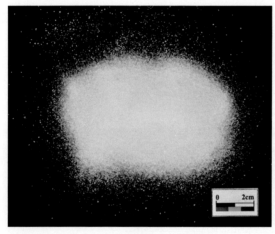

硼砂

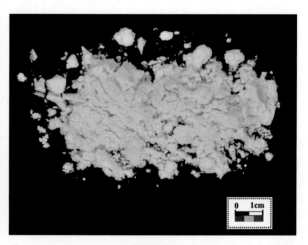

煅硼砂

十一、加工类

六神曲 Liushenqu

【来源】 本品为辣蓼、青蒿、苍耳草、苦杏仁、赤小豆等与面粉混合，经发酵而成的加工品。

【主要产地】 全国大部分地区均产。

【炮制】 **六神曲** （1）取鲜青蒿、鲜苍耳草、鲜辣蓼草洗净，切段，煮汁待用；取赤小豆、燀苦杏仁，混合打成粗粉，加入麦麸、面粉，混合均匀，加入上述的煎煮液适量，使之成"握可成团，动之即散"的松散的面穗状，然后用模具压制成块状，置于适宜容器上，上面覆盖苘麻叶，使之发酵，至外表长出白色至黄色菌丝时取出，干燥。如果是大块，切成1～2cm见方的小块，干燥。

处方：每30kg面粉、50kg麦麸，用燀苦杏仁、赤小豆各3kg，鲜青蒿、鲜辣蓼、鲜苍耳草各6kg。

（2）取苦杏仁、赤小豆混合或与麦麸适量共粉碎成粗粉，与面粉和剩余麦麸混匀；另取辣蓼、青蒿、苍耳草加水煎煮1小时，滤过，滤液浓缩成清膏，趁热与上述混合粉拌匀，保持适当温度和湿度，自然发酵至表面生黄白色或灰白色霉衣，取出，制成适宜的块状，干燥，即得。

处方：每25kg面粉、50kg麦麸，用苦杏仁、赤小豆各1kg，辣蓼、青蒿、苍耳草各5kg。

（3）取面粉、麸皮（麦麸）过筛混匀；另取赤小豆、苦杏仁，另加适量面粉麦麸混合粉研粉混匀；再取鲜青蒿、鲜辣蓼、鲜苍耳草，捣烂，加水适量，压榨取汁。与上述麦粉、麸皮、赤小豆、苦杏仁混合，搅匀，切制成长宽各约为1.5cm的软块，摊于适宜容器中，将适宜菌种装入纱布袋中，均匀地拍在软块上。置28℃，相对湿度70%～80%的温室中，待其遍布"黄衣"时，取出，干燥，即得。

处方：每100kg面粉、100kg麦麸，用苦杏仁、赤小豆各90kg，鲜青蒿、鲜辣蓼、鲜苍耳草各100kg。

炒六神曲 取六神曲，置炒制容器内，文火炒至表面黄色或黄棕色，取出，晾凉。

焦六神曲 取六神曲，置炒制容器内，中火炒至表面焦黄或焦褐色，有焦香气外逸，取出，晾凉。

麸炒六神曲 取麦麸，均匀撒入已经加热的炒制容器内，待冒烟时，投入六神曲，迅速翻动，炒至黄色或深黄色，及时取出，筛去麸皮，放凉。

每100kg六神曲，用麸皮10kg。

【性状】 **六神曲** （1）（3）本品为规则的块状或颗粒状，表面粗糙，具灰白色至微黄色菌斑或菌丝。断面灰黄色至灰棕色，具裂隙或细小孔洞。质坚实而脆。气特异，味淡、微苦、微酸、微辛。（2）本品为规则的块状或颗粒状。表面灰白色、灰黄色至灰棕色。质坚实而脆。气特异，味淡、微苦、微酸、微辛。

炒六神曲 形如六神曲，表面黄色或黄棕色，偶有焦斑，断面深灰黄色至灰棕色，有香气。

焦六神曲 形如六神曲，表面焦黄或焦褐色，内为微黄色或黄棕色，有焦香气。

麸炒六神曲 形如六神曲，表面黄色或深黄色，有麸香气。

【鉴别】 本品粉末黄棕色至棕褐色。石细胞单个散在或数个相连，类多角形、类长圆形或贝壳形，直径25～150μm；胚乳细胞多角形、类圆形，长26～48μm，宽20～36μm，壁厚2～5μm（苦杏仁）。种皮表皮1～2列，细胞内含淡红棕色物，光辉带明显，支持细胞1列，呈哑铃状（赤小豆）。

【检查】 **水分** 不得过10.0%（《中国药典》2020年版四部通则0832第二法）。

【浸出物】 **六神曲** 照醇溶性浸出物测定法（《中国药典》2020年版四部通则2201）项下的冷浸法测定，用50%乙醇作溶剂，不得少于17.0%。

【性味与归经】 甘、辛，温。归脾、胃经。

【功能与主治】 健脾和胃，消食调中。用于饮食停滞，胸痞腹胀，呕吐泻痢，小儿腹大坚积。

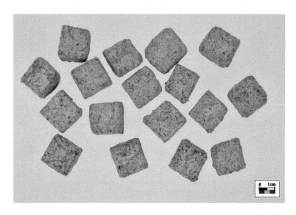
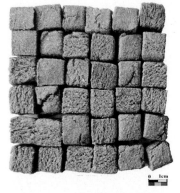

六神曲

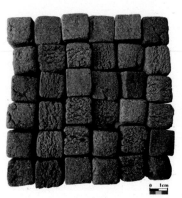
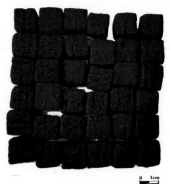
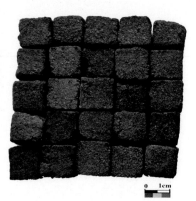

炒六神曲　　　　　　　　　焦六神曲　　　　　　　　　麸炒六神曲

【用法与用量】 6～12g，或入茶、丸、散等制剂用。

【注意事项】 脾阴虚、胃火盛者不宜用；能落胎，孕妇宜少食。

【贮藏】 置干燥处。防潮，防蛀。

半夏曲 Banxiaqu

【来源】 本品为清半夏、生姜汁、白矾、六神曲、面粉或法半夏、赤小豆、苦杏仁、鲜青蒿、鲜辣蓼、鲜苍耳草等加工制成。

【主要产地】 全国大部分地区均产。

【炮制】 半夏曲 （1）将清半夏、白矾、六神曲分别粉碎成细粉，加入面粉和生姜汁，用适量水搅拌均匀，发酵，制成适宜的形状，干燥，即得。

每100kg清半夏，用白矾6.25kg、六神曲3.125kg、面粉20kg、生姜汁12.5kg。

（2）取法半夏、赤小豆、苦杏仁共研细粉，与面粉混合均匀，加入鲜青蒿、鲜辣蓼、鲜苍耳草之煎出汁，搅拌均匀，发酵，制成适宜的形状，干燥，即得。

每100kg法半夏，用赤小豆30kg、苦杏仁30kg、面粉400kg、鲜青蒿30kg、鲜辣蓼30kg、鲜苍耳草30kg。

麸炒半夏曲 取麸皮，均匀撒入已经加热的炒制容器内，待冒烟时，投入半夏曲，迅速翻动，炒至表面深黄色，及时取出，筛去麸皮，放凉。

每100kg半夏曲，用麸皮10kg。

【性状】 半夏曲 本品为规则的块或颗粒。表面黄白色或浅黄色，气微，味微辛。

麸炒半夏曲 形如半夏曲，表面深黄色。

【鉴别】 本品粉末淡黄色。可见草酸钙针晶成束或散在，针晶长20～110μm。

【检查】 水分 不得过12.0%（《中国药典》2020年版四部通则0832第二法）。

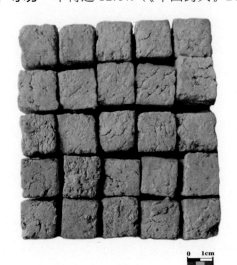

半夏曲

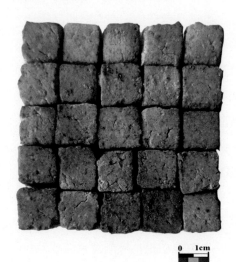

麸炒半夏曲

【浸出物】 照水溶性浸出物测定法（《中国药典》2020年版四部通则2201）项下的冷浸法测定，不得少于10.0%。

【性味与归经】 辛、甘、涩、温。归脾、胃、肺、大肠经。

【功能与主治】 降逆止呕，和中化痰。用于恶心呕吐，食欲不振，咳嗽痰壅，头眩心悸。

【用法与用量】 6～12g。

【注意事项】 不宜与川乌、制川乌、草乌、制草乌、附子同用。

【贮藏】 置干燥处。防潮，防蛀。

百药煎 Baiyaojian
MASSA MEDICATA FERMENTATA GALLAECHINENSIS COMPOSITA

【来源】 本品为五倍子、绿茶叶、酒糟经发酵加工而成。

【炮制】 取茶叶，分次加水煎煮，滤过，合并滤液，浓缩至适量，与酒糟混合；另取五倍子细粉，与上述混合物加水适量搅拌，制成软块，发酵。待药块表面布满白色"霉衣"时，取出，切成小方块，低温干燥。

每100kg五倍子，加茶叶（绿茶）6.2kg、酒糟25kg。

【性状】 本品为黑褐色小方块。表面有黄白色霉斑。质坚硬，断面粗糙，黄褐色。气微，味酸、涩、微甘。

【鉴别】 （1）本品粉末淡灰褐色。非腺毛长40～140μm，有时长达350μm；薄壁细胞类圆形，内含淀粉粒，淀粉粒多糊化。

（2）取本品粉末0.1g，加甲醇25ml，超声处理15分钟，滤过，滤液作为供试品溶液。另取没食子酸对照品，加甲醇制成每1ml含1mg的溶液，作为对照品溶液。照薄层色谱法（《中国药典》2020年版四部通则0502）试验，吸取上述两种溶液各2μl，分别点于同一硅胶GF$_{254}$薄层板上，以三氯甲烷－甲酸乙酯－甲酸（5：5：1）为展开剂，展开，取出，晾干，置紫外光灯（254nm）下检视。供试品色谱中，在与对照品色谱相应的位置上，显相同颜色的斑点。

【检查】 水分 不得过13.0%（《中国药典》2020年版四部通则0832第二法）。

总灰分 不得过4.0%（《中国药典》2020年版四部通则2302）。

酸不溶性灰分 不得过1.5%（《中国药典》2020年版四部通则2302）。

黄曲霉毒素 照真菌毒素测定法（《中国药典》2020年版四部通则2351）测定。

本品每1 000g含黄曲霉毒素B$_1$不得过5μg，含黄曲霉毒素B$_1$、黄曲霉毒素B$_2$、黄曲霉毒素G$_1$和黄曲霉毒素G$_2$的总量不得过10μg。

【含量测定】 照高效液相色谱法（《中国药典》2020年版四部通则0512）测定。

色谱条件与系统适用性试验 以十八烷基硅烷键合硅胶为填充剂；以甲醇－0.1%磷酸溶液（15：85）为流动相；检测波长为273nm。理论塔板数按没食子酸峰计算应不低于3 000。

对照品溶液的制备 取没食子酸对照品适量，精密称定，加50%甲醇制成每1ml含40μg的溶液，即得。

供试品溶液的制备　取本品粉末（过四号筛）约 0.1g，精密称定，置具塞锥形瓶中，精密加入 50% 甲醇 20ml，密塞，称定重量，超声处理（功率 250W，频率 25kHz）20 分钟，放冷，再称定重量，用 50% 甲醇补足减失的重量，摇匀，滤过，精密量取续滤液 1ml，置 25ml 量瓶中，用 50% 甲醇稀释至刻度，摇匀，即得。

测定法　分别精密吸取对照品溶液与供试品溶液各 10μl，注入液相色谱仪，测定，即得。

本品按干燥品计算，含没食子酸（$C_7H_6O_5$）不得少于 35.0%。

【**性味与归经**】　酸、甘，平。归肺、胃经。

【**功能与主治**】　清热化痰，生津止渴。用于肺热咳嗽，风火牙痛，口舌糜烂，久痢脱肛。

【**用法与用量**】　3～9g。泡服一次 2～3g。

【**贮藏**】　置通风干燥处，防蛀。

注：

1. 茶叶　标准来源为《湖南省中药材标准》（2009 年版）茶叶项下的绿茶。

2. 酒糟　本品为米、麦、高粱等用于酿酒后的料渣。

【**检查**】　**水分**　不得过 16.0%（《中国药典》2020 年版四部通则 0832 第二法）。

总灰分　不得过 8.0%（《中国药典》2020 年版四部通则 2302）。

酸不溶性灰分　不得过 4.0%（《中国药典》2020 年版四部通则 2302）。

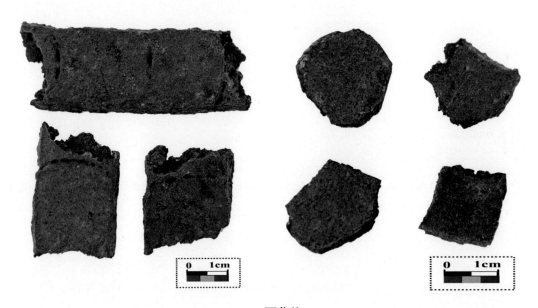

百药煎

竹沥 Zhuli
BAMBUSAE SUCCUS

【**来源**】　本品为禾本科植物淡竹 *Phyllostachys nigra*（Lodd.）Munro var. *henonis*（Mitf.）

Stapf ex Rendle. 的鲜竹秆用火烤而流出的汁液。全年均可采制，砍下竹子，取茎杆，用盐水冲洗干净，截成有一端节的段，斜架起，让有口的一端下倾，下接一容器，用武火烧烤，使竹沥汁流入。

【主要产地】 河南、江苏、江西、广东等地。

【炮制】 取鲜竹沥汁，用纱布或细罗过滤。

【性状】 本品为青黄色或黄棕色的透明液体，透明。具烟熏焦香气，味苦、微甜。

【性味与归经】 甘，寒。归肺、胃经。

【功能与主治】 清热化痰，凉血除烦。用于烦热痰嗽，失音不语，小儿惊痫。

【用法与用量】 30～60ml，冲服。

【贮藏】 随制随用；瓶装，置阴凉处，不宜久贮。

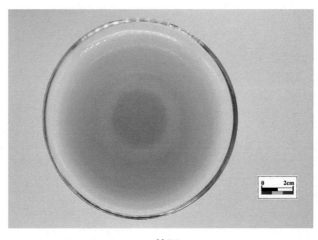

竹沥

红曲 Hongqu
ORYZAE SEMEM CUM MONASCO

【来源】 本品为曲霉科真菌红色红曲霉 *Monascus anka Nakazawa* et Sato. 或紫色红曲霉 *Monascus purpureus* Went 在稻米上（培养）发酵形成的红色米。

【主要产地】 福建、河南、江西、广东、北京、上海、浙江等地。

【炮制】 红曲 除去杂质。

红曲炭 取净红曲米，置炒制容器内，用武火炒至外部焦黑色，断面深黄色，喷淋清水，取出，放冷，干燥。

【性状】 红曲 为不规则碎米或整粒米。外表棕紫红色或紫红色，质脆体轻，断面粉红色，手捻之易粉碎，染指。气微，味淡或微苦、微酸。

红曲炭 为不规则碎米或整粒米。表面焦黑色，断面深黄色，有焦香气。

【鉴别】 红曲 取本品粉末 0.5g，加三氯甲烷 5ml，溶液呈红色；另取粉末 0.5g，加石油醚 5ml，溶液呈黄色。

【检查】 **红曲** **桔青霉素** 照高效液相色谱法测定（《中国药典》2020 年版四部通则 0512）。

色谱条件与系统适用性试验 以十八烷基硅烷键合硅胶为填充剂；以乙腈为流动相 A，0.1% 磷酸为流动相 B，按下表中的规定进行梯度洗脱；以荧光检测器检测，激发波长 λ ex=350nm，发射波长 λ em=500nm。理论板数按桔青霉素峰计算应不低于 3 000。

时间（分钟）	流动相 A（%）	流动相 B（%）
0~2	50	50
2~12	50 → 95	50 → 5
12~15	95	5
15~19	95 → 50	5 → 50
19~30	50	50

对照品溶液的制备 精密称取桔青霉素对照品，加甲醇制成每 1ml 含 20μg 的溶液，作为贮备液。精密量取贮备液适量，加甲醇制成每 1ml 含 20ng 的溶液，即得。

供试品溶液的制备 取本品，研细，取约 2.0g，精密称定，精密加入 70% 甲醇 10ml，称定重量，超声处理（250W，40kHz）30 分钟，放冷，再称定重量，用 70% 甲醇补足减失的重量，摇匀，离心 5 分钟（3 000r/min），精密量取上清液 1ml，置 25 ml 量瓶中，用 PBS 缓冲液（称取氯化钠 8.0g、磷酸氢二钠 1.2g、磷酸二氢钾 0.2g、氯化钾 0.2g，用水 990 ml 使溶解，以盐酸或 1mol/L NaOH 溶液调节 pH 值至 7.0，加水稀释至 1 000ml，摇匀，即得）稀释至制度，充分摇匀，滤过，精密量取续滤液 10ml，通过免疫亲和柱（免疫亲和柱预先用 2ml PBS 缓冲液处理），流速每分钟小于 3ml，使空气进入柱子，再用 0.1% 吐温 PBS 淋洗液（取吐温 -20 1ml，加 PBS 缓冲液定容至 1 000ml，摇匀，即得）10ml 洗脱，洗脱液弃去，使空气进入柱子，将淋洗液挤出柱子，再用适量甲醇 - 0.1% 磷酸溶液（70：30）混合溶液洗脱，置 2ml 量瓶中，并用甲醇 - 0.1% 磷酸溶液（70：30）混合溶液稀释至刻度，摇匀，即得。

测定法 分别精密吸取上述对照品溶液 0μl、2μl、5μl、10μl、25μl、50μl，注入液相色谱仪，测定峰面积，以峰面积为纵坐标，进样量为横坐标，绘制标准曲线。另精密吸取上述供试品溶液 50μl，注入液相色谱仪，测定峰面积，从标准曲线上读出供试品中相当于对照品的量，计算，即得。

本品按干燥品计算，每 1 000g 含桔青霉素不得过 50μg。

【含量测定】 **红曲** 照高效液相色谱法测定（《中国药典》2020 年版四部通则 0512）。

色谱条件与系统适用性试验 以十八烷基硅烷键合硅胶为填充剂；以乙腈 - 甲醇 - 0.1% 磷酸溶液（52：5：43）为流动相；检测波长为 238nm。理论板数按洛伐他汀峰计算应不低于 3 000。

对照品溶液的制备 取洛伐他汀对照品适量，精密称定，加乙腈制成每 1ml 含 40μg 的溶液，即得。

定性用开环洛伐他汀对照品溶液的制备 另取洛伐他汀对照品适量，精密称定，加 2mol/L 氢氧化钠溶液制成每 1ml 含 40μg 的溶液，50℃超声转化 1 小时，取出，室温放置 1 小时，加盐酸调 pH 值至中性，摇匀，滤过，取续滤液，即得。

供试品溶液的制备 取本品粉末（过三号筛）约 0.4g，精密称定，置具塞锥形瓶中，精密加入 50% 乙醇 50ml，密塞，摇匀，称定重量，超声处理（250W，40kHz）30 分钟，取出，放冷，再称定重量，用 50% 乙醇补足减失的重量，摇匀，滤过，取续滤液，即得。

测定法 分别精密吸取对照品溶液与供试品溶液各 10μl，注入液相色谱仪，测定，以洛伐他汀和开环洛伐他汀两个峰面积之和计算，即得。

本品按干燥品计算，含洛伐他汀（$C_{24}H_{36}O_5$）和开环洛伐他汀（$C_{24}H_{38}O_6$）的总量不得少于 0.30%，其中开环洛伐他汀峰面积不得低于闭环洛伐他汀和开环洛伐他汀峰面积的 5%。

【**性味与归经**】 甘，温。归脾、胃、大肠经。

【**功能与主治**】 活血化瘀，健脾消食，降脂化浊。用于恶露不净，瘀滞腹痛，食积，跌打损伤，高脂血症。

【**用法与用量**】 6～12g；泡服或吞服 2～3g。外用捣敷。

【**贮藏**】 置阴凉干燥处，防潮，防蛀。

【**收载标准**】《河南省中药材标准（一）》1991 年版 41 页。

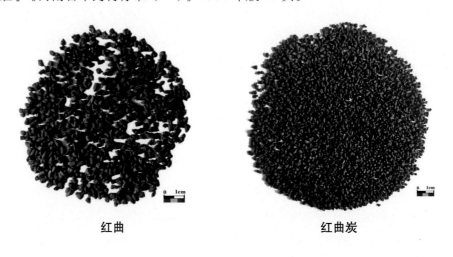

红曲　　　　　　　　　　　　　红曲炭

阿胶 Ejiao
ASINI CORII COLLA

【**来源**】 本品为马科动物驴 *Equus asinus* L. 的干燥皮或鲜皮经煎煮、浓缩制成的固体胶。

【**主要产地**】 河南、山东、浙江等地。

【**炮制**】 **蒲黄烫阿胶珠** 取阿胶，烘软，切成丁。取洁净的蒲黄置炒制容器内，用文火加热至滑利状态时，投入阿胶丁，不断翻动，用中火炒至胶呈珠状，内无溏心、空松呈蜂窝状。迅速取出，筛去蒲黄，放凉。

每 100kg 阿胶，用蒲黄 24～30kg。

【**性状**】 **蒲黄烫阿胶珠** 呈类球形。表面呈棕褐色，内无溏心。断面中空或多孔状，淡黄色至棕色。体轻，质酥，易碎。气微，味微甘。

【**鉴别**】 取本品粉末 0.1g，加 1% 碳酸氢铵溶液 50ml，超声处理 30 分钟，用微孔滤膜滤过，取续滤液 100μl，置微量进样瓶中，加胰蛋白酶溶液 10μl（取序列分析用胰蛋白酶，加 1% 碳酸氢铵溶液制成每 1ml 中含 1mg 的溶液，临用时配制），摇匀，37℃恒温酶解 12 小时，作为供试品溶液。另取阿胶对照药材 0.1g，同法制成对照药材溶液。照高效液相色谱 – 质谱法（《中国药典》2020 年版四部通则 0512 和通则 0431）测定。以十八烷基硅烷键合硅胶为填充剂（色谱柱内径 2.1mm）；以乙腈为流动相 A，以 0.1% 甲酸溶液为流动相 B，按下表中的规定进行梯度洗脱，流速为每分钟 0.3ml。选择质荷比（m/z）539.8（双电荷）→ 612.4 和 m/z539.8（双电荷）→ 923.8 作为检测离子对。取阿胶对照药材溶液，进样 5μl，按上述检测离子对测定的 MRM 色谱峰的信噪比均应大于 3：1。

时间（分钟）	流动相 A（%）	流动相 B（%）
0~25	5→20	95→80
25~40	20→50	80→50

吸取供试品溶液 5μl，注入高效液相色谱 – 质谱联用仪，测定。以质荷比（m/z）539.8（双电荷）→ 612.4 和 m/z539.8（双电荷）→ 923.8 离子对提取的供试品离子流色谱中，应同时呈现与对照药材色谱保留时间一致的色谱峰。

【**检查**】 **水分** 取本品 1g，精密称定，加水 2ml，加热溶解后，置水浴上蒸干，使厚度不超过 2mm，照水分测定法（《中国药典》2020 年版四部通则 0832 第二法）测定，不得过 10.0%。

总灰分 不得过 4.0%（《中国药典》2020 年版四部通则 2302）。

【**性味与归经**】 甘，平。归肺、肝、肾经。

【**功能与主治**】 补血滋阴，润燥，止血。用于血虚萎黄，眩晕心悸，肌痿无力，心烦不眠，虚风内动，肺燥咳嗽，劳嗽咯血，吐血尿血，便血崩漏，妊娠胎漏。蒲黄烫阿胶珠增强补血、止血作用。

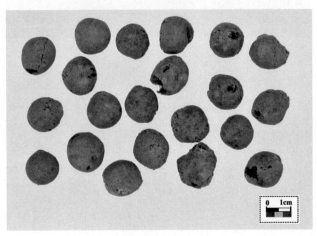

蒲黄烫阿胶珠

【**用法与用量**】 3～9g。烊化兑服。

【**贮藏**】 密闭。

【**收载标准**】《中国药典》2020 年版一部 197 页。

饴糖 Yitang

【**来源**】 本品为粳米、糯米、大麦、小麦、粟、玉蜀黍、薏苡仁及各种富含淀粉的粮食经发酵糖化，滤除残渣，煎浓而成。

【**主要产地**】 全国大部分地区均产。

【**炮制**】 除去杂质。

【**性状**】 本品有软、硬之分，软者为黄褐色浓稠液体，黏性很大；硬者系软饴糖经搅拌，混入空气后凝固而成，为多孔之黄白色糖饼。具焦糖香气，味甜。

【**性味与归经**】 甘，温。归脾、胃、肺经。

【**功能与主治**】 缓中止痛，益气补虚，生津润燥。用于劳倦伤脾，里急腹痛，肺燥咳嗽，吐血，口渴，咽痛，便秘。

【**用法与用量**】 9～30g；烊化兑服。入丸剂或熬膏。

【**贮藏**】 置阴凉干燥处，密闭。

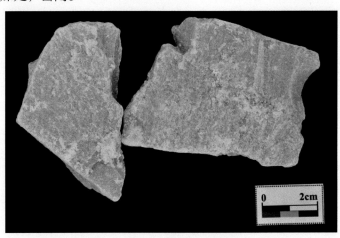

饴糖

建曲 Jianqu

【**来源**】 本品为辣蓼、苍耳、青蒿、苦杏仁、赤小豆、麦芽等药物混合加工而成。

【**主要产地**】 福建等地。

【**炮制**】 **建曲** 打成小块。

炒建曲 取建曲块，置炒制容器内，用文火炒至表面深黄色，有香气时，取出，放凉。

焦建曲　取建曲块，置炒制容器内，用中火炒至表面深黄色，带焦斑，有焦香气时，取出，放凉。

【性状】　建曲　为不规则的碎块。表面粗糙，黄褐色，有白霉斑痕。断面疏松，黄褐色。气清香，味微苦。

炒建曲　为长方形或不规则形的块。表面粗糙，有白霉斑痕，深黄色，具焦香气。

焦建曲　形如炒建曲，深黄色，带焦斑，具焦香气。

【鉴别】　本品粉末黄褐色。种皮表皮细胞为栅状，底面观细胞呈多角形，壁稍厚，胞腔大，内含红棕色至红色物质。内胚乳细胞多破碎，无色，纹孔较多，甚大，类圆形或矩圆形。分泌细胞类圆形，含淡黄棕色至红棕色分泌物。纤维束周围薄壁细胞含草酸钙方晶，形成晶纤维。

【检查】　水分　不得过 9.0%（《中国药典》2020年版四部通则 0832 第二法）。

【性味与归经】　辛、微苦，温。归脾、胃经。

【功能与主治】　解表和中。用于寒热头痛，食滞阻中，呕吐胀满。

【用法与用量】　9～15g。

【贮藏】　置干燥处，防潮，防蛀。

【收载标准】《卫生部药品标准》中药成方制剂第十七册 142 页。

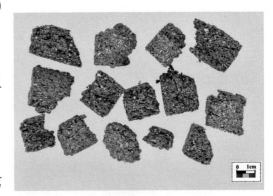

建曲

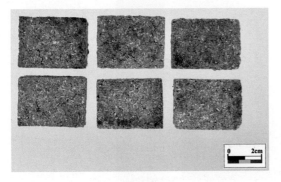

炒建曲

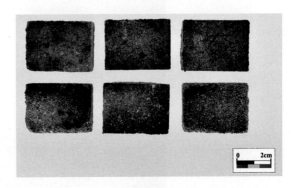

焦建曲

柿霜　Shishuang
KAKI MANNOSUM

【来源】　本品为柿树科植物柿 *Diospyros kaki* Thunb. 的果实制成柿饼时析出的白色粉霜。秋季采下成熟的柿子，削去外皮，经多次日晒夜露，稍待干燥，再集放在席圈内，约经 1 个月时间，柿上即发白霜，刷下，即为柿霜；将柿霜放入锅内加热熔化制成饼状物，即为柿霜饼。

【主要产地】　河南、山东等地。

【炮制】 除去杂质。

【性状】 **柿霜** 本品为白色或类白色粉末。质轻，易潮解。气微，味甜而凉。

柿霜饼 本品为扁圆形，淡黄白色至淡黄棕色。底平，上面中部稍隆起，边缘光滑，易潮解或碎裂。气微，味甜，具有清凉感。

【鉴别】 取本品 0.02g，加水 10ml 使溶解，滤过，取滤液 2ml，加碱性酒石酸铜试液 3 滴，加热，生成橘红色沉淀。

【检查】 **淀粉** 取本品 0.1g，置试管中，加水 2ml，振摇 1 分钟，加碘试液 3 滴，摇匀，不得显蓝色。

水分 不得过 13.0%（《中国药典》2020 年版四部通则 0832 第二法）。

总灰分 不得过 2.0%（《中国药典》2020 年版四部通则 2302）。

【性味与归经】 甘，凉。归心、肺、胃、肝经。

【功能与主治】 清热，润燥，化痰。用于肺热咳嗽，咽干喉痛，口舌生疮，吐血，咯血，消渴。

【用法与用量】 9～15g。

【贮藏】 置阴凉干燥处，密闭，防潮。

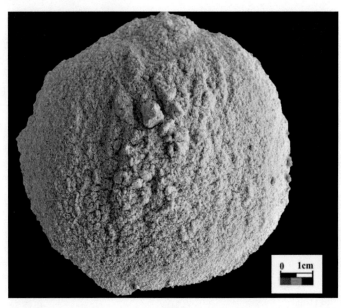

柿霜

铁落 Tieluo
PULVIS FEERRI

【来源】 本品为生铁煅至红赤，外层氧化时被捶落的铁屑。主含四氧化三铁（Fe_3O_4）。

【主要产地】 全国各地均产。

【炮制】 **铁落** 取原药材，除去杂质。

煅淬铁落 取拣净的铁落置炒制容器内，用武火煅至红透为度，取出，立即倒入醋中淬之，取出，晾凉。

每100kg铁落，用醋24kg。

诃子制铁落　取西河柳26kg，加水20L，煮沸3小时，滤过，滤液中加入细铁屑100kg，加水适量使浸没，煮沸3小时，倾出水液，用水洗涤3次后，即加食盐10kg与水200L，煮沸2小时，倾去水液，再用水洗涤4次，加诃子肉细粉500kg混匀，加热开水360L，搅拌，放置3天，每天搅拌3次，第四天倒出，摊开阴干，用吸铁石吸去未作用的铁屑，研细，过筛（本品不宜夏季制备，因诃子肉易发霉）。

【性状】　**铁落**　呈碎片状或粉末状。片状的表面铁灰色，一面有光泽，另一面有的呈蜂窝状。粉末铁灰色。质坚重，片状的易打碎，易被磁铁吸起。气微，味淡。

煅淬铁落　呈碎片状或粉末状。片状的表面黑褐色，具金属光泽，并有五颜六色的变色。粉末黑褐色。质坚而脆，片状的易打碎。有醋味。

诃子制铁落　呈粉末状。表面棕色至黑褐色。味涩。

【性味与归经】　辛，凉。归肝经。

【功能与主治】　平肝镇惊，降火。用于癫狂，热病谵妄，心悸，易惊善怒，疮疡肿毒等。煅淬铁落增强平肝潜阳作用，并利于煎煮。诃子制铁落有减毒增效的作用。

【用法与用量】　9～15g。

【注意事项】　畏磁石、皂荚，凡忌铁器的药材不宜同用。

【贮藏】　置干燥处，防潮。

【收载标准】　《河南省中药材标准（二）》1993年版80页。

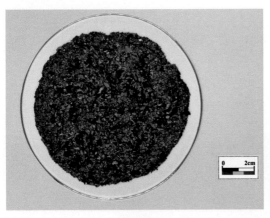

铁落

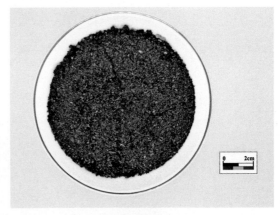

煅淬铁落

铅粉 Qianfen
CERUSSA

【来源】　本品为铅的加工品。主含碱式碳酸铅［$PbCO_3 \cdot Pb(OH)_2$］。

【主要产地】　广东。

【炮制】 除去杂质，过 100 目筛。

【性状】 本品为粉末状，类白色。体重。

【鉴别】 取本品粉末少许，加醋酸溶解，即产生气泡，再加硫酸少许，生成白色沉淀。

【性味与归经】 甘、辛，寒；有毒。归肾经。

【功能与主治】 杀虫，解毒，生肌。用于疥癣、痈疽、口疮、丹毒、烫伤。

【用法与用量】 外用适量研末撒布或调敷患处，或熬膏药用。

【贮藏】 装入密闭容器内，置干燥处。

【收载标准】《北京市中药材标准》1998 年版 179 页。

黄丹
Huangdan
PLUMBUM RUBRUM

【来源】 本品为铅的氧化物四氧化三铅（Pb_3O_4）或用铅加工制成的四氧化三铅（Pb_3O_4）。

【主要产地】 河南、广东、福建、湖南、云南等地。

【炮制】 除去杂质。

【性状】 本品为橙黄色或橙红色的粉末。光泽暗淡，不透明。质重，用手捻之先有砂性感，后觉细腻，能使手指染成橙黄色。气微，味淡。

【鉴别】 （1）本品粉末橙黄色或橙红色。置显微镜下观察见不规则细小颗粒橙黄色，有光泽。

（2）取本品粉末 1g，加硝酸 5ml，溶液变为棕褐色，静置，下部有棕褐色沉淀产生。

（3）取本品少许，置试管中加热，变为紫红色。

【性味与归经】 辛、咸，微寒；有毒。归心、肝经。

【功能与主治】 解毒止痒，收敛生肌，坠痰镇惊，截疟。用于痈疽疮疡，溃不收口，目翳，疟疾，痢疾，惊痫癫狂，吐逆反胃。

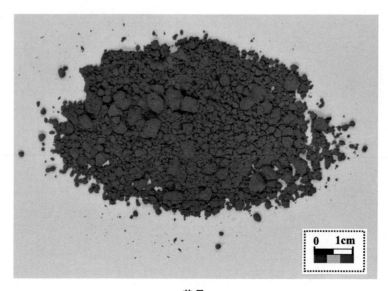

黄丹

【**用法与用量**】 0.3～0.6g；入丸、散。外用熬膏，研末撒、调敷。

【**注意事项**】 不可久用；孕妇禁用。

【**贮藏**】 置干燥处，密闭。

黄酒 Huangjiu

【**来源**】 本品为低度酿造酒，系稻米、黍米、小麦等经蒸煮、加酒曲、酵母等发酵酿制而成。

【**炮制**】 以稻米、黍米、小麦等为主要原料，经蒸煮、加酒曲（或加酒曲、蒸煮）、糖化、发酵、压榨、过滤、煎酒（除菌）、贮存、勾兑而成的干黄酒或半干黄酒。

【**性状**】 本品为橙黄色至深褐色的澄清液体，允许容器底有微量聚集物。气醇香特异，味醇厚或柔和、无异味。

【**检查**】 **乙醇量** 不得低于 15.0 ％（ml/ml）（《中国药典》2020 年版四部通则 0711）。

pH 值 应为 3.5～4.6（《中国药典》2020 年版四部通则 0631）。

【**性味**】 甘、辛，大热。

【**功能与主治**】 活血通络，祛风散寒，引药上行，矫味矫臭。可供药引或炮制辅料之用。

【**用法与用量**】 10～30ml；或遵医嘱。作炮制辅料用，按具体品种项下使用。

【**贮藏**】 置阴凉、干燥、通风处。

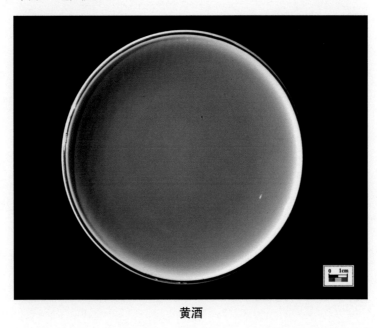

黄酒

铜绿 Tonglü
MALACHITUM

【**来源**】 本品为铜表面经二氧化碳或醋酸作用后生成的绿色锈衣。主要含碱式碳酸铜

$[CuCO_3 \cdot Cu（OH）_2]$。

【主要产地】 全国各地均产。

【炮制】 取原药材，除去杂质，研成细粉。

【性状】 本品为绿色或翠绿色细粉。质松，手捻之涩而粘手。气微臭，味微涩。

【鉴别】 （1）取本品少许，湿润粘于铂丝上，在无色火焰中燃烧，火焰即显绿色。

（2）取本品少量置试管中，加稀盐酸使溶解，滴加亚铁氰化钾试液，产生红棕色沉淀。

【性味与归经】 酸、涩，平；有毒。归肝、胆经。

【功能与主治】 退翳，祛腐，敛疮，杀虫，吐风痰。用于目翳，烂弦风眼，痈疽，痔疮，喉痹，牙疳，臁疮，顽癣，风痰卒中。

【用法与用量】 0.15～0.24g；入丸、散。外用适量研末撒或调敷患处。

【贮藏】 装入密闭容器内，置干燥处。

【收载标准】《河南省中药材标准（二）》1993 年版 90 页。

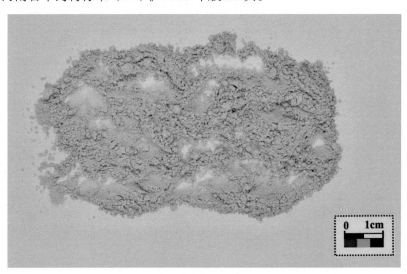

铜绿

银朱 Yinzhu
CINNABARIS

【来源】 本品为以水银与硫磺为原料，加热升华而成的红色粉末，主含硫化汞（HgS）。

【主要产地】 广东、湖北等地。

【炮制】 除去杂质。

【性状】 本品为朱红色极细粉末。质重，细腻，滑润疏松。气微，味淡。

【性味与归经】 辛，温；有毒。归心、肺经。

【功能与主治】 杀虫疗疮，劫痰破积。用于疥癣恶疮，丹毒红肿，痰气结胸。

【用法与用量】 0.6～0.9g；入丸、散。外用适量研末调服。

【贮藏】 装入密闭容器内，置干燥处。

【收载标准】《四川省中药材标准》1987 年版增补本 87 页。

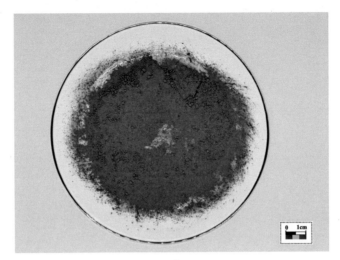

银朱

鹿角胶 Lujiaojiao
CERVI CORNUS COLLA

【来源】 本品为鹿科动物马鹿 *Cervus elaphus* Linnaeus 或梅花鹿 *Cervus nippon* Temminck 已骨化的角或锯茸后翌年春季脱落的角基，经水煎煮，浓缩制成的固体胶。

【主要产地】 梅花鹿主产于东北等地；马鹿主产于西北青海、新疆以及四川等地。

【炮制】 烫鹿角胶 将蛤粉置炒制容器内，用中火加热至翻动较滑利时，投入净鹿角胶块，翻炒至鼓起呈珠状、内呈网状无黑心，取出，筛去蛤粉，放凉。

每 100kg 鹿角胶，用蛤粉 24kg。

【性状】 烫鹿角胶 本品为圆球形，外表面黄白色或淡黄色，内无溏心。质松泡，易碎。气微，味微甜。

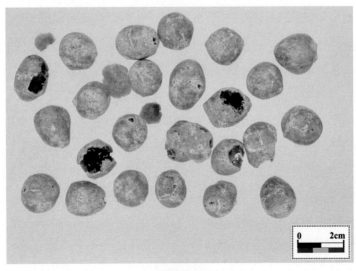

烫鹿角胶

【性味与归经】 甘、咸，温。归肾、肝经。

【功能与主治】 温补肝肾，益精养血。用于肝肾不足所致的腰膝酸冷，阳痿滑精，虚痨羸瘦，崩漏下血，便血尿血，阴疽肿痛。

【用法与用量】 3～6g。

【贮藏】 密闭，置阴凉干燥处。

【收载标准】《中国药典》2020 年版一部 335 页。

蛋黄油 Danhuangyou
GALLI FLAVUS OLEUM OVI

【来源】 本品为雉科动物家鸡 *Gallus gallus domesticus* Brisson 的蛋黄煮熟后，炼制出来的油脂。

【炮制】 取鲜鸡蛋煮熟，去壳取黄，或取鲜蛋黄液蒸煮熟，置炒制容器内以文火加热，待水分蒸发后，再用大火，炒熬出蛋黄油，灭菌，即得。

【性状】 本品为棕褐色或黄色浓稠油状物或蜡状固体。触摸时有轻微滑腻感。具有轻微的特臭。

【检查】 **苯并（a）芘** 照高效液相色谱法（《中国药典》2020 年版四部通则 0512）测定。

色谱条件与系统适用性试验 以十八烷基硅烷键合硅胶为填充剂；以乙腈 - 水（75∶25）为流动相；柱温为 35℃；流速为每分钟 1.0ml；检测器为荧光检测器检测，激发波长 384nm，发射波长 406nm。苯并（a）芘峰与相邻色谱峰的分离度应大于 1.5。

对照品溶液的制备 取苯并（a）芘对照品适量，精密称定，加乙腈制成每 1ml 中含苯并（a）芘 10ng 的溶液，即得。

标准曲线的制备 精密量取对照品溶液，用乙腈分别稀释成 0.15ng/ml、0.3ng/ml、0.6ng/ml、1.5ng/ml、3ng/ml、6ng/ml 的溶液（临用现配）。分别精密吸取上述溶液各 20μl，注入液相色谱仪，测定峰面积，以浓度为横坐标，以峰面积为纵坐标，绘制标准曲线。

供试品溶液的制备 取本品 0.2g，精密称定，置于 15ml 离心管中，加 10ml 正己烷振摇提取 5min 后，5 000r/min 离心 5min，分离上清液。残渣用 2ml 正己烷重复提取一次，合并两次分离的上清液，依次通过中性氧化铝柱（1g/6ml，预先用正己烷 6ml 活化）和苯并（a）芘分子印迹柱（500mg/6ml，预先用二氯甲烷 6ml 和正己烷 6ml 活化），用正己烷依次淋洗中性氧化铝柱和苯并（a）芘分子印迹柱，弃去中性氧化铝柱。用二氯甲烷 12ml 洗脱苯并（a）芘分子印迹柱；收集洗脱液至氮吹管，40℃水浴中用氮气吹干，加入 3ml 正己烷溶解残渣，溶液过硅胶固相萃取小柱（500mg/6ml，预先用二氯甲烷 6ml 和正己烷 6ml 活化），用 3ml 正己烷润洗氮吹管，润洗液一并通过硅胶固相萃取小柱，收集所有流出液备用。另取 12ml 混合溶剂 [正己烷 - 二氯甲烷（10∶1）] 淋洗硅胶固相萃取小柱，洗脱液与上述流出液合并至氮吹管中，40℃水浴中用氮气吹干，准确加入 1ml 乙腈复溶，0.22μm 有机滤膜过滤，作为供试品溶液。

测定法　精密吸取供试品溶液 20µl，注入液相色谱仪，测定峰面积，根据标准曲线回归方程计算供试品溶液中苯并（a）芘含量，即得。

本品含苯并（a）芘，不得过 5.0µg/kg。

皂化值　应为 162～188（《中国药典》2020 年版四部通则 0713）。

碘值　应为 73～93（《中国药典》2020 年版四部通则 0713）。

过氧化值　取本品 1.0g，加冰醋酸－三氯甲烷（6：1）的混合溶液 30ml，振摇使溶解，加碘化钾饱和溶液 1ml，振摇 1 分钟，加水 100ml 与淀粉指示剂 1ml，用硫代硫酸钠滴定液（0.01mol/L）滴定，至紫蓝色消失，并将滴定结果用空白校正，消耗硫代硫酸钠滴定液（0.01mol/L）不得过 1.5ml。

微生物限度　照非无菌产品微生物限度检查：微生物计数法（《中国药典》2020 年版四部通则 1105）和控制菌检查法（《中国药典》2020 年版四部通则 1106）及非无菌药品微生物限度标准（《中国药典》2020 年版四部通则 1107）检查。需氧菌总数不得过 103cfu/ml；霉菌和酵母菌总数不得过 102cfu/ml；耐胆盐革兰阴性菌应小于 104cfu（1ml）；不得检出沙门菌（10ml）；不得检出金黄色葡萄球菌、铜绿假单胞菌（1ml）。

【**性味与归经**】　甘，平。归脾经。

【**功能与主治**】　消肿解毒，收湿敛疮，软坚散结，敛疮生肌，养血润燥。内服治小儿消化不良，逐水通便。外治用于放射性皮炎，放射性肠炎，烧伤，冻伤，痔疮，溃疡，皮肤湿疹，皮肤瘙痒，烫伤，手足皲裂，脚气等。

【**用法与用量**】　外用适量，涂搽。

【**贮藏**】　避光，密封，置阴凉处。

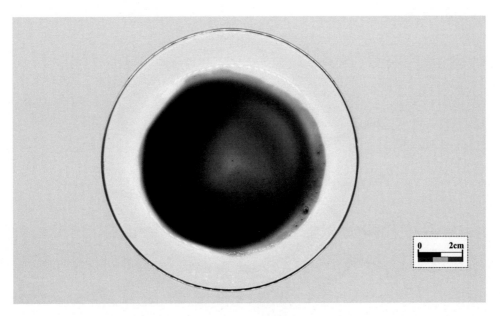

蛋黄油

普洱茶 Puercha
CAMELLIAE ASSAMICAE FOLIUM

【来源】 本品为茶科山茶属植物普洱茶 *Camellia sinensis* （L.）O.Kuntze.var.*assamica* （Mast.）Kitamura.[*Theaassamica* Mast.] 的嫩叶。清明前后枝端初发嫩叶时采摘，干燥加工制得。

【主要产地】 云南。

【炮制】 除去杂质。

【性状】 本品为条状、长方体、饼状或碗臼形。表面灰绿色、黑绿色或深褐绿色。完整的叶展开呈椭圆形、卵圆形或矩圆形，先端渐尖，基部楔形，边缘具浅锯齿。质脆，易折断，断面不整齐。气清香，味微苦涩。

【鉴别】 （1）取粉末进行微量升华，得白色针状结晶，偶有呈杆状或粒状结晶。

（2）取本品粉末 1g，加甲醇 20ml，超声处理 30 分钟，滤过，滤液作为供试品溶液。另取普洱茶对照药材 1g，同法制成对照药材溶液。照薄层色谱法（《中国药典》2020 年版四部通则 0502）试验，吸取上述两种溶液各 2μl，分别点于同一硅胶 GF$_{254}$ 薄层板上，以甲苯－丙酮－甲酸（9：9：2）为展开剂，展开，取出，晾干，置于碘蒸气中熏约 1 分钟，取出，置紫外光灯（254nm）下检视。供试品色谱中，在与对照药材色谱相应的位置上，显相同颜色的斑点。

【检查】 水分 不得过 13.0%（《中国药典》2020 年版四部通则 0832 第二法）。

总灰分 不得过 7.5%（《中国药典》2020 年版四部通则 2302）。

【浸出物】 照水溶性浸出物测定法（《中国药典》2020 年版四部通则 2201）项下的热浸法测定，不得少于 35.0%。

【性味与归经】 苦、甘，寒。归肝、胃经。

【功能与主治】 清热降火，利水，消食醒神。用于神倦多眠，头痛目昏，烦渴，小便不利，解酒毒。

【用法与用量】 3～6g。

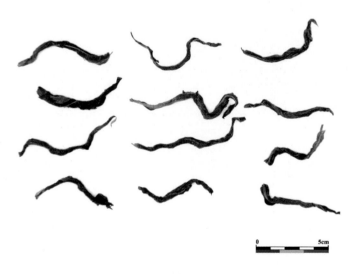

普洱茶

【注意事项】 体弱而中焦虚寒者慎服。

【贮藏】 置通风干燥处。

樟脑 Zhangnao
CAMPHORA

【来源】 本品为樟科植物樟 *Cinnamomum camphora*（L.）Presl 的根、干、枝、叶经加工提炼制成的颗粒状结晶。秋季采集树叶，或砍伐老树，取其根、叶及枝干，削去外皮，劈成碎片，蒸馏，收集馏出液，冷却后凝结，即为粗制樟脑，粗制樟脑经升华精制即得。

【主要产地】 台湾、贵州、广西、福建、江西等地。

【炮制】 研成细粉。

【性状】 本品为白色结晶状粉末，呈颗粒或凝成团块状。体轻泡，易挥发。有特殊浓烈的樟木香气，味辛辣、有清凉感。

【性味与归经】 辛，热。归心、脾经。

【功能与主治】 通窍，辟秽，杀虫，止痛。用于热病神昏，心腹胀痛，疮疡疥癣，牙痛，跌打损伤。

【用法与用量】 0.3～0.6g。外用适量。

【贮藏】 置干燥处，防热。

【收载标准】《中国药典》2005 年版一部附录 25 页。

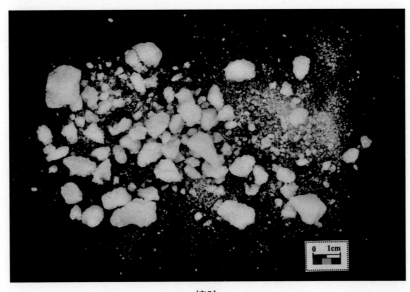

樟脑

墨 Mo

【来源】 本品为松烟、胶汁、香料等加工制成的墨。入药以陈久者为佳。

【主要产地】 全国各地均产。

【炮制】 必要时捣碎配方。

【性状】 本品为不规则的圆柱形、扁平形及多样形，完整或碎断。内外色黑。气微香，味微辛。

【性味与归经】 辛，平。归心、肝经。

【功能与主治】 清肺生津，止血消肿。用于肺热咳嗽，吐血、衄血，崩中漏下，血痢，痈肿发背。

【用法与用量】 3～9g，或入丸、散。外用磨汁涂。

【贮藏】 密闭，置干燥处。

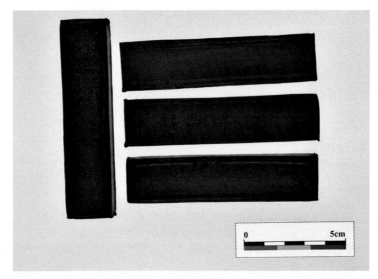

墨

十二、其他类

木耳
Mu'er
AURICULARIAE FRUCTIFICATIO

【来源】 本品为木耳科真菌木耳 *Auricularia auricula*(L.ex Hook.)Underw 的干燥子实体。夏、秋二季采收，晒干。

【主要产地】 四川、福建等地，全国大部分省区均有栽培。

【炮制】 除去泥沙及杂质。

【性状】 本品为不规则块片状，多卷缩。表面光滑，黑褐色或紫褐色；底面色较淡。质脆，易折断，以水浸泡则膨胀，色泽转淡，呈棕褐色，柔润而微透明，表面有润滑的黏液。气微香，味淡。

【检查】 **水分** 不得过 14.0%（《中国药典》2020 年版四部通则 0832 第二法）。

总灰分 不得过 5.0%（《中国药典》2020 年版四部通则 2302）。

【性味与归经】 甘，平。归胃、大肠经。

【功能与主治】 益气强身，活血，止血，舒筋活络。用于崩中漏下，产后虚弱，抽筋麻木，腰腿疼痛。

【用法与用量】 15～50g；或研末服。

【注意事项】 大便不实者忌用。

【贮藏】 置通风干燥处，防潮。

【收载标准】《卫生部药品标准》1992 年版中药材第一册 15 页。

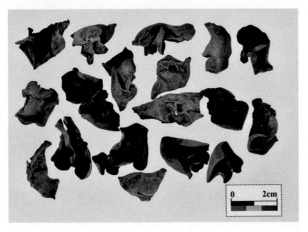 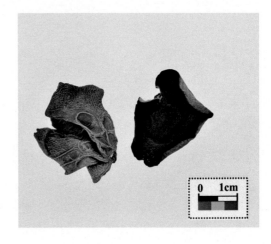

木耳

白木耳 Baimu'er
TREMELLA

【来源】 本品为银耳科真菌银耳 *Tremella fuciformis* Berk. 的干燥子实体。春、秋二季采收，洗净，除去杂质，干燥。

【主要产地】 四川、贵州、云南、福建、陕西、湖北等地。

【炮制】 除去杂质。

【性状】 本品为不规则块片状。由众多细小屈曲的条片组成，形似花朵，乳白色或黄白色，微有光泽。质硬而脆，有特殊气味，味淡。

【性味与归经】 甘、淡，平。归肺、胃经。

【功能与主治】 滋阴，润肺，养胃，生津。用于虚痨咳嗽，痰中带血，虚热口渴。

【用法与用量】 3～9g。

【贮藏】 置干燥处，防潮，防压。

【收载标准】 《甘肃省中药材标准》2009年版301页。

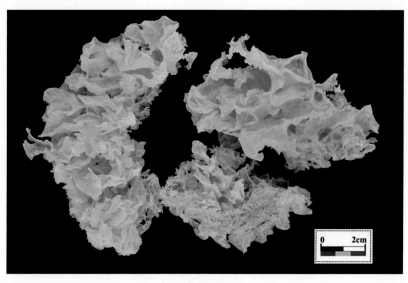

白木耳

竹花 Zhuhua
SHIRAIA

【来源】 本品为肉座菌科真菌竹黄 *Shiraia bambusiola* P. Henn. 寄生于禾本科刺竹属 *Bambusa*、刚竹属 *Phyllostachys* 植物枝梢上的干燥子实体。春末采收，干燥。

【主要产地】 四川、安徽、江苏、浙江等地。

【炮制】 除去杂质，筛去灰屑。

【性状】 本品为不规则椭圆形团块，略扁，长1～4cm，宽0.5～3cm。表面粉红色、灰白色或棕褐色，有瘤状突起和环状龟裂。贴竹枝的一侧有一条凹沟或紧裹于细竹枝上。在椭圆形的子实体上，可见遗留的细竹枝。质坚硬，不易折断。断面多裂隙，淡红色至红色。气微，味甘。

【检查】 **水分** 不得过 12.0%（《中国药典》2020 年版四部通则 0832 第二法）。

总灰分 不得过 6.0%（《中国药典》2020 年版四部通则 2302）。

【性味】 淡，温。

【功能与主治】 通经活络，散瘀止痛，止咳化痰。用于风湿性关节炎，胃气痛，气管炎，百日咳。

【用法与用量】 3～9g。水煎或浸酒服。

【贮藏】 置通风干燥处。

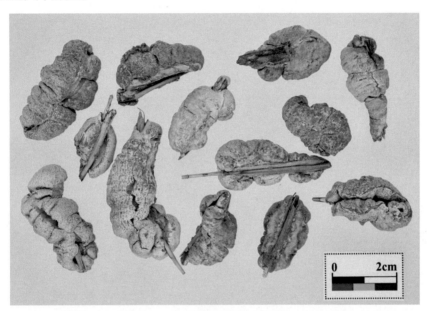

竹花

没食子 Moshizi
GALLA TURCICA

【来源】 本品为壳斗科植物没食子树 *Quercus infectoria* Oliv. 幼树上的干燥虫瘿，由没食子蜂 *Cynips gallae-tinctoriae* Oliver. 寄生而形成。秋季采摘，置沸水中略煮或蒸至杀死虫瘿。

【主要产地】 土耳其、阿拉伯、伊朗、印度等地。

【炮制】 除去杂质，洗净，干燥。用时捣碎。

【性状】 本品为不规则球形或碎块，附着有短柄，直径 1～2.5cm。表面灰绿色或灰褐色，有瘤状突起。质坚硬，断面不平坦，黄白色或淡黄色，有光泽；中央有一圆孔，内有幼虫尸体。无臭，味涩而苦。

【鉴别】 取本品粉末 1g，加水 10ml，超声处理 15 分钟，滤过，滤液用乙酸乙酯振摇提取 2 次，每次 10ml，合并乙酸乙酯液，蒸干，残渣加甲醇 1ml 使溶解，作为供试品溶液。另取没食子酸对照品，加甲醇制成每 1ml 含 1mg 的溶液，作为对照品溶液。照薄层色谱法（《中国药典》2020 年版四部通则 0502）试验，吸取上述两种溶液各 5～10μl，分别点于同一硅胶 G 薄层板上，以三氯甲烷－甲酸乙酯－甲酸（5∶5∶1）为展开剂，展开，取出，晾干，喷以1%三氯化铁乙醇溶液。供试品色谱中，在与对照品色谱相应的位置上，显相同颜色的斑点。

【检查】　水分　不得过12.0%（《中国药典》2020年版四部通则0832第二法）。

总灰分　不得过4.0%（《中国药典》2020年版四部通则2302）。

【性味与归经】　微苦、涩，温。归肝、肾、大肠经。

【功能与主治】　涩精，敛肠，止汗，止血。用于遗精滑精，盗汗，血痢日久；外用止血，止牙痛，疮疡久不收口。

【用法与用量】　6～9g。外用适量，研细末撒布或调敷患处。

【贮藏】　置通风干燥处。

【收载标准】《湖北省中药材质量标准》2018年版114页。

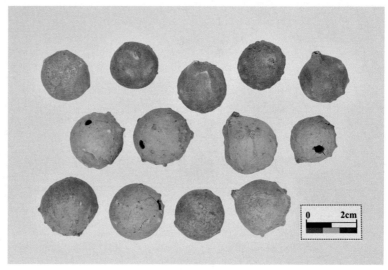

没食子

灵芝 Lingzhi
GANODERMA

【来源】　本品为多孔菌科真菌赤芝 *Ganoderma lucidum*（Leyss. ex Fr.）Karst. 或紫芝 *Ganoderma sinense* Zhao，Xu et Zhang 的干燥子实体。全年采收，除去杂质，剪除附有朽木、泥沙或培养基质的下端菌柄，阴干或在40～50℃烘干。

【主要产地】　江西、湖南、浙江、广西、广东、河南、山东、安徽、福建、辽宁、吉林、黑龙江等地。

【炮制】　除去杂质及朽木，切厚片或块。

【性状】　赤芝　为长条形或不规则形的厚片，或不规则小块。菌盖黄褐色至红褐色，有光泽。菌柄红褐色至紫褐色，光亮。切面黄白色至棕色，中间色较深。气微香，味苦涩。

紫芝　菌盖紫黑色，有漆样光泽。菌肉锈褐色。

栽培品　菌盖外常被有大量黄褐色细小孢子。

【鉴别】（1）本品粉末浅棕色、棕褐色至紫褐色。菌丝散在或黏结成团，无色或淡棕色，细长，稍弯曲，有分枝，直径 2.5～6.5μm，孢子褐色，卵形，顶端平截，外壁无色，内壁有疣状突起，长 8～12μm，宽 5～8μm。

（2）取本品粉末 2g，加乙醇 30ml，加热回流 30 分钟，滤过，滤液蒸干，残渣加甲醇 2ml 使溶解，作为供试品溶液。另取灵芝对照药材 2g，同法制成对照药材溶液。照薄层色谱法（《中国药典》2020 年版四部通则 0502）试验，吸取上述两种溶液各 4μl，分别点于同一硅胶 G 薄层板上，以石油醚（60～90℃）- 甲酸乙酯 - 甲酸（15：5：1）的上层溶液为展开剂，展开，取出，晾干，置紫外光灯（365nm）下检视。供试品色谱中，在与对照药材色谱相应的位置上，显相同颜色的荧光斑点。

（3）取本品粉末 1g，加水 50ml，加热回流 1 小时，趁热滤过，滤液置蒸发皿中，用少量水分次洗涤容器，合并洗液并入蒸发皿中，置水浴上蒸干，残渣用水 5ml 溶解，置 50ml 离心管中，缓缓加入乙醇 25ml，不断搅拌，静置 1 小时，离心（转速为每分钟 4000 转），取沉淀物，用乙醇 10ml 洗涤，离心，取沉淀物，烘干，放冷，加 4mol/L 三氟乙酸溶液 2ml，置 10ml 安瓿瓶或顶空瓶中，封口，混匀，在 120℃水解 3 小时，放冷，水解液转移至 50ml 烧瓶中，用 2ml 水洗涤容器，洗涤液并入烧瓶中，60℃减压蒸干，用 70% 乙醇 2ml 溶解，置离心管中，离心，取上清液作为供试品溶液。另取半乳糖对照品、葡萄糖对照品、甘露糖对照品和木糖对照品适量，精密称定，加 70% 乙醇制成每 1ml 各含 0.1mg 的混合溶液，作为对照品溶液。照薄层色谱法（《中国药典》2020 年版四部通则 0502）试验，吸取上述两种溶液各 3μl，分别点于同一高效硅胶 G 薄层板上，以正丁醇 - 丙酮 - 水（5：1：1）为展开剂，展开，取出，晾干，喷以对氨基苯甲酸溶液（取 4- 氨基苯甲酸 0.5g，溶于冰醋酸 9ml 中，加水 10ml 和 85% 磷酸溶液 0.5ml，混匀），在 105℃加热约 10 分钟，置紫外光灯（365nm）下检视。供试品色谱中，在与对照品色谱相应的位置上，显相同颜色的荧光斑点。其中最强荧光斑点为葡萄糖，甘露糖和半乳糖荧光斑点强度相近，位于葡萄糖斑点上、下两侧，木糖斑点在甘露糖上，荧光斑点强度最弱。

【检查】**水分**　不得过 17.0%（《中国药典》2020 年版四部通则 0832 第二法）。

总灰分　不得过 3.2%（《中国药典》2020 年版四部通则 2302）。

【浸出物】　照水溶性浸出物测定法（《中国药典》2020 年版四部通则 2201）项下的热浸法测定，不得少于 3.0%。

【含量测定】**多糖**　对照品溶液的制备　取无水葡萄糖对照品适量，精密称定，加水制成每 1ml 含 0.12mg 的溶液，即得。

标准曲线的制备　精密量取对照品溶液 0.2ml、0.4ml、0.6ml、0.8ml、1.0ml、1.2ml，分别置 10ml 具塞试管中，各加水至 2.0ml，迅速精密加入硫酸蒽酮溶液（精密称取蒽酮 0.1g，加硫酸 100ml 使溶解，摇匀）6ml，立即摇匀，放置 15 分钟后，立即置冰浴中冷却 15 分钟，取出，以相应的试剂为空白，照紫外 - 可见分光光度法（《中国药典》2020 年版四部通则 0401），在 625nm 波长处测定吸光度，以吸光度为纵坐标，浓度为横坐标，绘制标准曲线。

供试品溶液的制备　取本品粉末约 2g，精密称定，置圆底烧瓶中，加水 60ml，静置 1 小时，加热回流 4 小时，趁热滤过，用少量热水洗涤滤器和滤渣，将滤渣及滤纸置烧瓶中，加水 60ml，加热回流 3 小时，趁热滤过，合并滤液，置水浴上蒸干，残渣用水 5ml 溶解，边搅拌边缓慢滴加乙醇 75ml，摇匀，在 4℃放置 12 小时，离心，弃去上清液，沉淀物用热水溶解并转移至 50ml 量瓶中，放冷，加水至刻度，摇匀，取溶液适量，离心，精密量取上清液 3ml，置 25ml 量瓶中，加水至刻度，摇匀，即得。

测定法　精密量取供试品溶液 2ml，置 10ml 具塞试管中，照标准曲线制备项下的方法，自"迅速精密加入硫酸蒽酮溶液 6ml"起，同法操作，测定吸光度，从标准曲线上读出供试品溶液中无水葡萄糖的含量，计算，即得。

本品按干燥品计算，含灵芝多糖以无水葡萄糖（$C_6H_{12}O_6$）计，不得少于 0.90%。

三萜及甾醇　对照品溶液的制备　取齐墩果酸对照品适量，精密称定，加甲醇制成每 1ml 含 0.2mg 的溶液，即得。

标准曲线的制备　精密量取对照品溶液 0.1ml、0.2ml、0.3ml、0.4ml、0.5ml，分别置 15ml 具塞试管中，挥干，放冷，精密加入新配制的香草醛冰醋酸溶液（精密称取香草醛 0.5g，加冰醋酸使溶解成 10ml，即得）0.2ml、高氯酸 0.8ml，摇匀，在 70℃水浴中加热 15 分钟，立即置冰浴中冷却 5 分钟，取出，精密加入乙酸乙酯 4ml，摇匀，以相应试剂为空白，照紫外－可见分光光度法（《中国药典》2020 年版四部通则 0401），在 546nm 波长处测定吸光度，以吸光度为纵坐标、浓度为横坐标绘制标准曲线。

供试品溶液的制备　取本品粉末约 2g，精密称定，置具塞锥形瓶中，加乙醇 50ml，超声处理（功率 140W，频率 42kHz）45 分钟，滤过，滤液置 100ml 量瓶中，用适量乙醇，分次洗涤滤器和滤渣，洗液并入同一量瓶中，加乙醇至刻度，摇匀，即得。

测定法　精密量取供试品溶液 0.2ml，置 15ml 具塞试管中，照标准曲线制备项下的方法，自"挥干"起，同法操作，测定吸光度，从标准曲线上读出供试品溶液中齐墩果酸的含量，计算，即

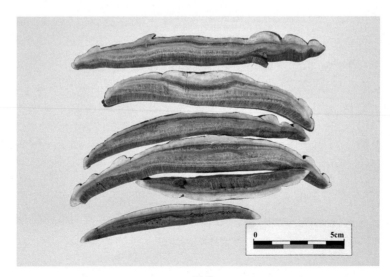

灵芝

得。

本品按干燥品计算，含三萜及甾醇以齐墩果酸（$C_{30}H_{48}O_3$）计，不得少于 0.50%。

【**性味与归经**】 甘，平。归心、肺、肝、肾经。

【**功能与主治**】 补气安神，止咳平喘。用于心神不宁，失眠心悸，肺虚咳喘，虚劳短气，不思饮食。

【**用法与用量**】 6～12g。

【**贮藏**】 置干燥处，防霉，防蛀。

【**收载标准**】《中国药典》2020 年版一部 195 页。

松萝 Songluo
USNEA

【**来源**】 本品为松萝科植物长松萝 *Usnea longissima* Ach. 或松萝 *Usnea diffracta* Vain. 的干燥地衣体。前者习称长松萝，后者习称松萝，春、秋二季采收，干燥。

【**主要产地**】 全国各地均产。

【**炮制**】 除去杂质，切段。

【**性状**】 **长松萝** 呈乱丝状的段。全体灰绿色或黄绿色。主轴单一，极少有大的分枝，两侧密生细短的侧枝。侧枝纤毛状，外皮层疏松，皮层脱落后中心为白色软骨质中轴。质柔韧，略有弹性，不易折断。气微，味酸。

松萝 呈乱丝状的段，粗细不等。全体灰绿色，可见二叉式分枝，粗枝表面有明显的环状裂口。气微，味微甜。

【**检查**】 **水分** 不得过 13.0%（《中国药典》2020 年版四部通则 0832 第二法）。

总灰分 不得过 5.0%（《中国药典》2020 年版四部通则 2302）。

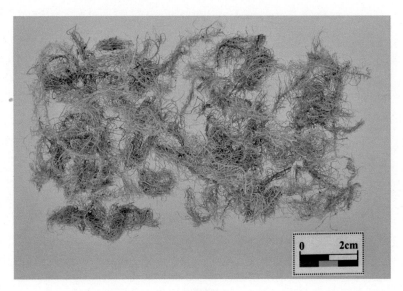

松萝

酸不溶性灰分 不得过 1.0%（《中国药典》2020年版四部通则 2302）。

【性味与归经】 甘，平。归肺经。

【功能与主治】 祛风通络，清热解毒，止咳化痰。用于风湿性关节炎，腰痛，热痰不利，慢性支气管炎及外伤出血。

【用法与用量】 6～9g。外用适量，研末调敷患处。

【贮藏】 置通风干燥处。

【收载标准】 《湖北省中药材质量标准》2018年版 127 页。

金蝉花 Jinchanhua
CORDYCEPS CICADAE

【来源】 本品为麦角菌科真菌大蝉草 *Cordyceps cicadae* Shing 寄生在蝉科昆虫山蝉 *Cicada flammata* Dist. 若虫上的子座及若虫尸体的复合体。6～8月采，除去泥土，干燥。

【主要产地】 主产于四川、浙江、云南、江苏、福建、广东等省。河南南阳、开封有产。

【炮制】 取原药材，除去杂质，洗净，干燥，筛去灰屑。

【性状】 本品虫体似蝉蜕，呈长椭圆形，微弯曲，长 3～4cm，直径 1～1.4cm；表面棕黄色至黄褐色，大部分包被灰白色菌丝；断面粗糙，充满松软的内容物，白色至类白色。孢梗束从虫体前端或子座上长出，丛生，长条形或卷曲，分枝或不分枝，成熟者末端肥大呈椭圆形或纺锤形，淡黄白色，粉状。子座 1～3 个，呈卷曲、扭曲的长条形，多次二歧分枝并产生新的子座和孢梗束；表面黑褐色或灰黑色，顶端稍膨大。子座易脱落。气特异，味淡。

【鉴别】 （1）本品菌丝细长，无色透明。分生孢子长椭圆形、纺锤形或窄肾形。体壁碎片不规则形，浅黄色或黄棕色，表面密布乳头状突起，可见毛窝。刚毛深黄棕色或红棕色，多碎断，壁厚。

（2）取本品粉末 1g，加 70% 乙醇 10ml，超声处理 30 分钟，滤过，滤液作为供试品溶液。另取金蝉花对照药材 1g，同法制成对照药材溶液。照薄层色谱法（《中国药典》2020年版四部通则 0502）试验，吸取上述两种溶液各 4μl，分别点于同一硅胶 G 薄层板上，以正丁醇－冰醋酸－水（6：3：1）为展开剂，展开，取出，晾干，喷以 0.4% 茚三酮乙醇溶液，在 105℃加热至斑点显色清晰。供试品色谱中，在与对照药材色谱相应的位置上，显相同颜色的斑点。

【检查】 **水分** 不得过 10.0%（《中国药典》2020年版四部通则 0832 第二法）。

总灰分 不得过 15.0%（《中国药典》2020年版四部通则 2302）。

酸不溶性灰分 不得过 10.0%（《中国药典》2020年版四部通则 2302）。

【浸出物】 照水溶性浸出物测定法（《中国药典》2020年版四部通则 2201）项下的热浸法测定，不得少于 33.0%。

【性味与归经】 甘、咸，寒。归肺、肝经。

【功能与主治】 疏风散热，透疹，息风止痉，明目退翳。用于外感风热，发热，头昏，咽痛，麻疹初期，疹出不畅，小儿惊风，夜啼，目赤肿痛，翳膜遮睛。

【用法与用量】 3～9g。

【贮藏】 置通风干燥处，防潮，防蛀。

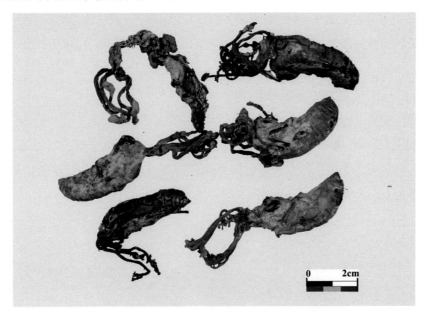

金蝉花

茯苓 Fuling
PORIA

【来源】 本品为多孔菌科真菌茯苓 *Poria cocos*（Schw.）Wolf 的干燥菌核。多于7～9月采挖，挖出后除去泥沙，堆置"发汗"后，摊开晾至表面干燥，再"发汗"，反复数次至现皱纹、内部水分大部散失后，阴干，称为"茯苓个"；或将鲜茯苓按不同部位切制，阴干，分别称为"茯苓块"和"茯苓片"。

【主要产地】 安徽、湖北、河南、四川、贵州、云南等地。

【炮制】 **朱茯苓** 取茯苓块，喷少许水，湿润后，加入朱砂粉，拌匀，至表面挂匀朱砂，晒干。

每100kg茯苓，用朱砂2kg。

【性状】 **朱茯苓** 本品为不规则厚片或块。表面裹有朱红色粉末。体重，质坚实，断面颗粒性，有的具有裂隙，内部显白色或淡棕色。无臭，味淡。

【鉴别】 （1）本品粉末浅粉色。不规则颗粒状团块和分枝状团块无色，遇水合氯醛液渐溶化。菌丝无色或淡棕色，细长，稍弯曲，有分枝，直径3～8μm，少数至16μm。不规则细小颗粒暗棕红色，有光泽，边缘暗黑色。

（2）取本品粉末1g，加乙醚50ml，超声处理10分钟，滤过，滤液蒸干，残渣加甲醇1ml使溶解，作为供试品溶液。另取茯苓对照药材1g，同法制成对照药材溶液。照薄层色谱法（《中国药典》2020年版四部通则0502）试验，吸取上述两种溶液各2μl，分别点于同一硅胶G薄层板上，以甲苯－乙酸乙酯－甲酸（20∶5∶0.5）为展开剂，展开，取出，晾干，喷以 2% 香草醛硫酸溶液－乙醇（4∶1）混合溶液，在 105℃加热至斑点显色清晰。供试品色谱中，在与对照药材色谱相应的位置上，显相同颜色的主斑点。

【检查】 水分　不得过 22.0%（《中国药典》2020 年版四部通则 0832 第二法）。

【浸出物】 照醇溶性浸出物测定法（《中国药典》2020 年版四部通则 2201）项下的热浸法测定，用稀乙醇作溶剂，不得少于 2.0%。

【性味与归经】 甘、淡，平。归心、肺、脾、肾经。

【功能与主治】 安神定志。用于心虚健忘、惊悸、失眠。

【用法与用量】 10～15g，制成散剂或丸剂，用药液冲服或送服。

【注意事项】 本品含有朱砂，不宜大量服用，也不宜少量久服；孕妇及肝肾功能不全者禁用。

【贮藏】 置干燥处，防潮。

【收载标准】《中国药典》2020 年版一部 251 页。

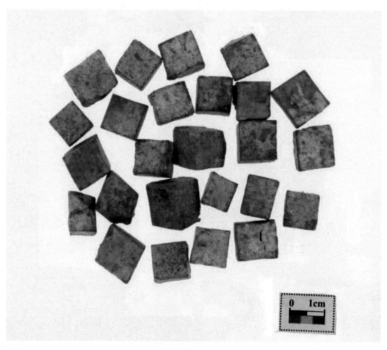

朱茯苓

茯神 Fushen
PORIA CUM RADIX PIPN

【来源】 本品为多孔菌科真菌茯苓 *Poria cocos*（Schw.）Wolf 的带松根的干燥菌核。多于 7～9 月采挖，将抱有松根的鲜茯苓切片，阴干。

【主要产地】 云南、安徽、河南、湖北、四川、贵州等地。

【炮制】 取原药材，大小个分开，浸泡，洗净，润透，稍蒸后趁热切厚片或块，干燥。产地已加工片者，筛去灰屑即可。

【性状】 本品为类圆形或不规则厚片或块，大小不一，厚 0.5～1.5cm。表面多为白色，少为淡粉色至淡棕色。切面较平坦，可见棕黄色松根。质坚实，断面颗粒性。气微，味淡，嚼之粘牙。

【鉴别】 （1）本品粉末灰黄白色。不规则颗粒状团块和分枝状团块无色，遇水合氯醛液渐溶化。菌丝无色或淡棕色，细长，稍弯曲，有分枝，直径 3～8μm，少数至 16μm。管胞常成束，具缘纹孔明显。色素块黄棕色或红棕色。

（2）取本品粉末 1g，加乙醚 50ml，超声处理 10 分钟，滤过，滤液蒸干，残渣加甲醇 1ml 使溶解，作为供试品溶液。另取茯苓对照药材 1g，同法制成对照药材溶液。照薄层色谱法（《中国药典》2020 年版四部通则 0502）试验，吸取上述两种溶液各 2μl，分别点于同一硅胶 G 薄层板上，以甲苯－乙酸乙酯－甲酸（20：5：0.5）为展开剂，展开，取出，晾干，喷以 2% 香草醛硫酸溶液－乙醇（4：1）混合溶液，在 105℃加热至斑点显色清晰。供试品色谱中，在与对照药材色谱相应的位置上，显相同颜色的主斑点。

【检查】 水分 不得过 18.0%（《中国药典》2020 年版四部通则 0832 第二法）。

总灰分 不得过 2.5%（《中国药典》2020 年版四部通则 2302）。

【浸出物】 照醇溶性浸出物测定法（《中国药典》2020 年版四部通则 2201）项下的热浸法测定，用稀乙醇作溶剂，不得少于 3.0%。

【性味与归经】 甘、淡，平。归心、肺、脾、肾经。

【功能与主治】 宁心，安神，利水。用于心虚惊悸，健忘，失眠，惊痫，小便不利。

【用法与用量】 10～15g，煎汤；或入丸、散。

【贮藏】 置干燥处，防潮。

【收载标准】 《湖北省中药材质量标准》2018 年版 154 页。

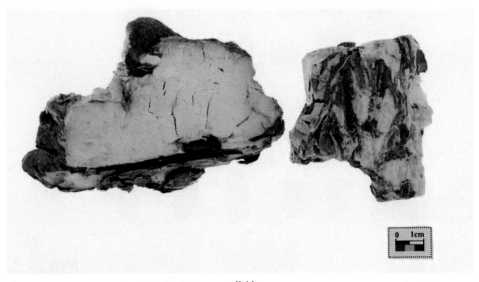

茯神

零余子 Lingyuzi
DIOSCOREAE BULBILLUS

【来源】 本品为薯蓣科植物薯蓣 *Dioscorea opposita* Thunb. 的珠芽。秋、冬二季采收，切片，晒干。

【主要产地】 分布于华北、西北、华东和华中地区。

【炮制】 除去杂质。

【性状】 本品为圆形或椭圆形的横切片，直径 0.5～1.5cm。外表皮棕色至棕褐色，可见明显的不规则网状皱纹。切面黑褐色，略显粉性。质坚硬。气微，味淡，嚼之有黏性。

【鉴别】 本品粉末棕褐色。淀粉粒极多，单粒扁卵形、三角状卵形、类圆形或矩圆形，脐点点状、人字状、十字状或断缝状，层纹可见；复粒稀少，由 2～3 分粒组成。草酸钙针晶束存在于黏液细胞中，长约 50μm。网纹导管、螺纹导管及环纹导管可见。

【检查】 **水分** 不得过 16.0%（《中国药典》2020 年版四部通则 0832 第二法）。

总灰分 不得过 7.0%（《中国药典》2020 年版四部通则 2302）。

【浸出物】 按照水溶性浸出物测定法（《中国药典》2020 年版四部通则 2201）项下的冷浸法测定，不得少于 10.0%。

【性味与归经】 甘，平。归肾经。

【功能与主治】 益肺养阴健脾、滋肾益精、宁嗽定喘；主治泄泻、肥胖、糖尿病，预防心血管疾病。

【用法与用量】 15～30g。

【贮藏】 置阴凉干燥处。

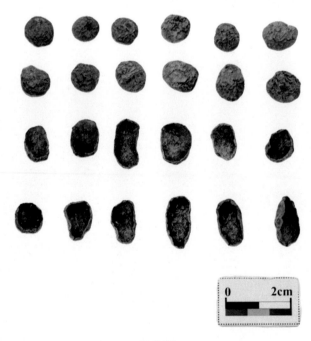

零余子

附　录

附录 I　中药炮制常用辅料标准

炼蜜 Lianmi

【来源】　本品为蜜蜂科昆虫中华蜜蜂 *Apis cerana* Fabricius 或意大利蜂 *Apis mellifera* Linnaeus 所酿的蜜的加工炮制品。

【制法】

（1）取净蜂蜜置适宜容器内，用文火熬炼，滤去沫，炼至"搭丝"，取出，放凉。

（2）取滤过的蜂蜜加水 3%～5%，在蜜温 90～96℃炼制 8～10 分钟。

【性状】　本品为半透明、带光泽、浓稠的液体，白色至淡黄色或橘黄色至黄褐色，放久或遇冷渐有白色颗粒状结晶析出。气芳香，味极甜。

【检查】　水分　不得过 27.0%（《中国药典》2020 年版四部通则 0622 折光率测定法进行测定）。取本品（有结晶析出的样品置于不超过 60℃的恒温水浴中温热使融化）1～2 滴，滴于棱镜上（预先连接阿贝折光计与恒温水浴，并将水浴温度调至 40℃ ±0.1℃至恒温，用新沸过的冷水校正折光计的折光指数为 1.3305）测定，读取折光指数，按下式计算：

$$X=100-[78+390.7（n-1.4768）]$$

式中 X 为样品中的水分含量，%；n 为样品在 40℃时的折光指数。

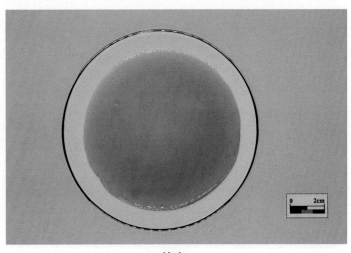

炼蜜

酸度 取本品 10g，加新沸过的冷水 50ml，混匀，加酚酞指示液 2 滴与氢氧化钠滴定液（0.1mol/L）4ml，应显粉红色，10 秒内不消失。

淀粉和糊精 取本品 2g，加水 10ml，加热煮沸，放冷，加碘试液 1 滴，不得显蓝色、绿色或红褐色。

【**性味与归经**】 甘，平。归肺、脾、大肠经。

【**类别**】 中药炮制辅料。

【**炮制作用**】 用炼蜜炮制药物，能与药物起协同作用，增强药物疗效或起解毒、缓和药性、矫味矫嗅等作用。

【**贮藏**】 置阴凉处。

姜汁 Jiangzhi

【**来源**】 本品为姜科植物姜 *Zingiber officinale* Rosc. 的新鲜根茎压榨所得的汁液。

【**制法**】 取生姜洗净，捣烂，加水适量，压榨取汁，姜渣再加水适量重复压榨一次，合并汁液得到，姜汁与生姜比例为 1：1。

【**性状**】 本品为黄白色或淡黄色不透明液体，放置后有粉末样沉淀，具有特殊的辛辣气味。

【**鉴别**】 取本品 1ml，加乙酸乙酯 20ml，超声处理 10 分钟，滤过，滤液蒸干，残渣加乙酸乙酯 1ml 使溶解，作为供试品溶液。另取 6- 姜辣素对照品，加甲醇制成每 1ml 含 0.5mg 的溶液，作为对照品溶液。照薄层色谱法（《中国药典》2020 版四部通则 0502）试验，吸取供试品溶液 6μl、对照品溶液 4μl，分别点于同一硅胶 G 薄层板上，以石油醚（60～90℃）- 三氯甲烷 - 乙酸乙酯（2：1：1）为展开剂，展开，取出，晾干，喷以香草醛硫酸试液，在 105℃加热至斑点显色清晰，供试品色谱中，在与对照品色谱对应的位置上，显相同颜色的斑点。

【**性味与归经**】 辛，微温。归肺、脾、胃经。

【**类别**】 中药炮制辅料。

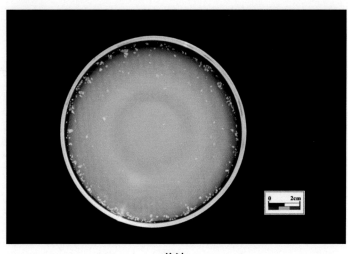

姜汁

【炮制作用】 药物经姜汁制后能缓和寒性，增强止呕作用。

【贮藏】 一般临用新制。必要时密闭，冷藏。

醋 _{Cu}

【来源】 本品系含淀粉、糖或酒精等的物料经微生物发酵酿制而成。

【制法】 以米、麦、高粱及酒糟等为原料，经固态发酵或液态发酵酿制而成的酸性液体。

【性状】 本品为淡黄色至深褐色的澄清液体，气微香，味酸。

【检查】 **相对密度** 不得低于 1.01（《中国药典》2020 年版四部通则 0601）。

游离矿酸 （1）取百里草酚蓝 0.10g，溶于 50ml 乙醇中，再加 6ml 氢氧化钠溶液（4g/L），加水至 100ml，将滤纸浸透此液后晾干，作为试纸。用毛细管或玻璃棒沾少许供试品，点在试纸上，试纸不得显紫色斑点或紫色环（中心淡紫色）。

（2）称取 0.10g 甲基紫，溶于 100ml 水中，将滤纸浸于此液中，取出晾干作为试纸。用毛细管或玻璃棒沾少许供试品，点在试纸上，试纸不得显蓝色或绿色斑点。

总固体 精密量取本品 2ml，置 105℃恒重的蒸发皿中，在水浴上蒸干后，于 105℃干燥至恒重。总固体不得少于 0.7g/100ml。

【含量测定】 **总酸** 精密量取本品 10ml，置 100ml 量瓶中，加水至刻度，摇匀。精密量取 20ml，加水 60ml，摇匀，用氢氧化钠滴定液（0.050mol/L）滴定至 pH 值为 8.2（以 pH 计指示滴定终点），并将滴定的结果用空白试验校正，计算公式：

$$X = \frac{(V_1 - V_2) \times c \times 0.060}{V \times 10/100} \times 100$$

式中：

X：样品中总酸的含量（以乙酸计），g/100ml；

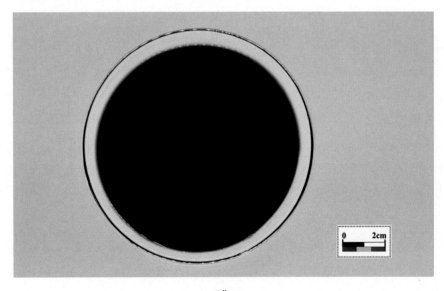

醋

V_1：消耗氢氧化钠滴定液的体积，ml；

V_2：空白试剂消耗氢氧化钠滴定液的体积，ml；

c：氢氧化钠滴定液的浓度，mol/L；

0.060：与 1.00 ml 氢氧化钠滴定液 [c(NaOH)=1.000mol/L] 相当的乙酸质量，g；

V：样品体积，ml。

本品含总酸以乙酸计，应为 4.0～6.0g/100ml。

【性味与归经】 酸、苦，温。归肝经。

【类别】 中药炮制辅料。

【炮制作用】 引药入肝，增强活血、散瘀、止痛的作用；降低毒性，缓和药性；矫臭矫味。

【贮藏】 密闭，置阴凉干燥处。

食盐 Shiyan

【来源】 为海水或盐井、盐池、盐泉中的盐经煎、晒而成的结晶体。主含氯化钠（NaCl）。采收后，除去杂质。

【制法】 取原药材，除去杂质。

【性状】 本品为无色、透明的立方形结晶或白色结晶性粉末；气微，味咸。

【鉴别】 本品显钠盐和氯化物的鉴别反应（《中国药典》2020 年版四部通则 0301）。

【检查】 酸碱度 取本品 5.0g，加水 50ml 使溶解后，加溴麝香草酚蓝指示液 2 滴，如显黄色，加氢氧化钠滴定液（0.02mol/L）0.10ml，变为蓝色；如显蓝色或绿色，加盐酸滴定液（0.02mol/L）0.20ml，变为黄色。

钡盐 取本品 4.0g，加水 20ml 使溶解后，滤过，滤液分为两等份，一份中加稀硫酸 2ml，另一份中加水 2ml，静置 15 分钟，两液应同样澄清。

干燥失重 取本品，在 105℃干燥至恒重，减失重量不得过 0.5%（《中国药典》2020 年版四部通则 0831）。

重金属 取本品 1.0g，加水 20ml 使溶解后，加醋酸盐缓冲液（pH 值 3.5）2ml 与水适量使成 25ml，照重金属检查法（《中国药典》2020 年版四部通则 0821 第一法）检查，含重金属不得过 10mg/kg。

砷盐 取本品 5.0g，加水 23ml 使溶解后，加盐酸 5ml，照（《中国药典》2020 年版四部通则 0822 第一法）检查，含砷量不得过 0.4mg/kg。

【含量测定】 取本品约 0.12g，精密称定，加水 50ml 使溶解后，加 2% 糊精溶液 5ml、2.5% 硼砂溶液 2ml 与荧光黄指示液 5～8 滴，用硝酸银滴定液（0.1mol/L）滴定。每 1ml 硝酸银滴定液（0.1mol/L）相当于 5.844mg 的 NaCl。

本品按干燥品计算，含氯化钠（NaCl）不得少于 97.0%。

【**性味与归经**】 咸，寒。归胃、肾、大小肠经。

【**类别**】 中药炮制辅料。

【**炮制作用**】 药物经食盐水制后，能改变药物的性能，增强药物的作用。

【**贮藏**】 置干燥处，密封，防潮。

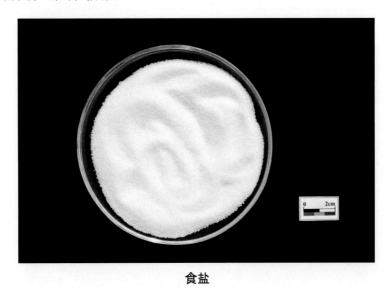

食盐

甘草汁 Gancaozhi

【**来源**】 本品为豆科植物甘草 *Glycyrrhiza uralensis* Fisch.、胀果甘草 *Glycyrrhiza inflata* Bat. 或光果甘草 *Glycyrrhiza glabra* L. 的干燥根和根茎经水煎煮所得的汁液。

【**制法**】 取甘草饮片，加适量水，浸泡 30 分钟，煎煮 2～3 次，每次煎煮 30 分钟，合并滤液即得。制成的甘草汁体积不得少于 15 倍量，用时可稀释或浓缩。

【**性状**】 本品为淡黄色至黄棕色不透明液体，稍放置底部有黄棕色粉末样沉淀，具有特殊的甘甜气味。

【**鉴别**】 取本品 10ml，用水饱和的正丁醇提取 3 次，每次 5ml，合并正丁醇液，用正丁醇饱和的水洗涤 3 次，正丁醇液蒸干，残渣加甲醇 2ml 使溶解，作为供试品溶液。另取甘草对照药材 1g，加乙醚 40ml，加热回流 1 小时，滤过，弃去醚液，药渣加甲醇 30ml，加热回流 1 小时，滤过，滤液蒸干，残渣加水 40ml 使溶解，用正丁醇提取 3 次，每次 20ml，合并正丁醇液，用水洗涤 3 次，弃去水液，正丁醇液蒸干，残渣加甲醇 5ml 使溶解，作为对照药材溶液。再取甘草酸铵对照品，加甲醇制成每 1ml 含 2mg 的溶液，作为对照品溶液。照薄层色谱法（《中国药典》2020 年版四部通则 0502）试验，吸取上述三种溶液各 1～2μl，分别点于同一用 1% 氢氧化钠溶液制备的硅胶 G 薄层板上，以乙酸乙酯 - 甲酸 - 冰醋酸 - 水（15：1：1：2）为展开剂，展开，取出，晾干，喷以 10% 硫酸乙醇溶液，在 105℃加热至斑点显色清晰，置紫外光灯（365nm）下检视。供试品色谱中，在与对照药材色谱相应的位置上，显相同颜色的荧光斑点；在与对照品色谱相应的位置上，显相同的橙黄色荧光斑点。

【**性味与归经**】 甘，平。归心、肺、脾、胃经。

【**类别**】 中药炮制辅料。

【**炮制作用**】 药物经甘草汁制后能缓和药性，降低毒性。

【**贮藏**】 本品应临用新制，置阴凉干燥处。

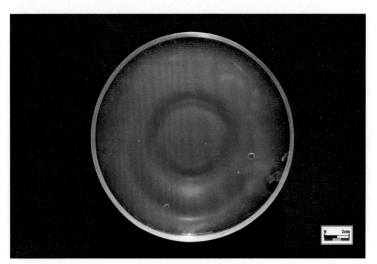

甘草汁

黑豆汁 Heidouzhi

【**来源**】 本品为豆科植物大豆 *Glycine max*（L.）Merr. 的干燥成熟种子（黑豆）加适量水煎煮去渣所得的汁液。

【**制法**】 取黑豆，加水适量，第一次煮约 4 小时，熬汁约为药量的 1.5 倍，煎液滤过；再加水煮

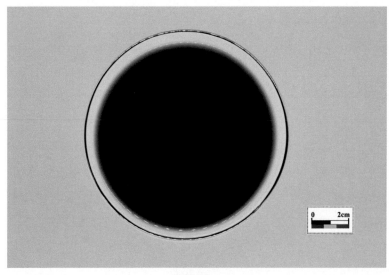

黑豆汁

约 3 小时，熬汁约为药量的 1 倍，煎液滤过，合并煎液得黑豆汁。黑豆与黑豆汁的比例为 1 ∶ 2.5。

【性状】 本品为深棕色至棕褐色的不透明液体，具有豆香气，味微甘。

【检查】 **总固体** 精密量取本品 25ml，置 105℃恒重的蒸发皿中，蒸干，在 105℃干燥至恒重。总固体不得少于 0.16g/ml。

【性味与归经】 甘，平。归脾、肾经。

【类别】 中药炮制辅料。

【炮制作用】 药物经黑豆汁制后能够增强药物的疗效，降低药物毒性或副作用等。

【贮藏】 一般临用新制。必要时密闭，冷藏。

米泔水 _{Miganshui}

【来源】 本品为稻米经水淘洗时第二次滤出的混浊液体。

【制法】 取稻米适量，加水淘洗 2 次，每次加 3 倍量常温水，搅拌 45 秒后滤出淘米水，留取第二次的淘米水，即得。

【性状】 本品为灰白色混浊液体，有少量悬浮物，具米香味。应无稻壳等杂质漂浮物。

【性味】 甘，凉。

【类别】 中药炮制辅料。

【炮制作用】 对油脂有吸附作用，常用来浸泡含油质较多的药物，以除去部分油质，降低药物辛燥之性，增强补脾和中的作用。

【贮藏】 本品应临用新制，不可久置。

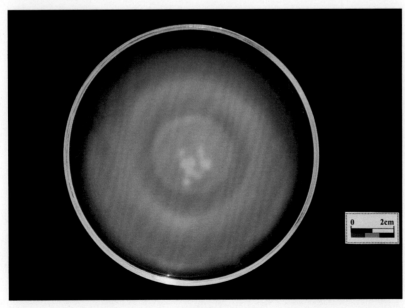

米泔水

胆汁 Danzhi

【来源】 本品为牛科动物牛 *Bos taurus demesticus* Gmelin、猪科动物猪 *Sus scrofa domestica* Brisson 或牛科动物山羊 *Capra. hircus* L. 及绵羊 *Ovis. aries* L. 的胆囊汁。

【制法】 屠宰牛、猪、羊时取出胆囊，将胆汁倒入容器中，封口。

【性状】 本品为具有一定黏度的棕黄色至绿褐色半透明液体。气微腥，味苦。

【鉴别】 （1）取本品 5ml 置于试管中，滴加 1% 糠醛水溶液 3～4 滴，沿管壁慢慢加入浓硫酸 1ml，试管上层出现黄色絮状物，下层显紫红色；继续滴加浓硫酸 2ml 并充分振摇，溶液显紫红色。

（2）取本品 1 滴置于具塞试管中，加 1% 糠醛水溶液 0.5ml，再加 45% 硫酸溶液 6ml，振摇后于 75℃ 水浴中加热 30 分钟，溶液显深蓝色。

【检查】 **相对密度** 不得低于 1.02（《中国药典》2020 年版四部通则 0601）。

异性有机物 取本品，摇匀，取适量离心，沉淀物用水装片，在显微镜下观察，不得有其他植物、动物组织或淀粉粒等。

【性味】 苦，大寒。

【类别】 中药炮制辅料。

【炮制作用】 胆汁与药物共制后，能降低药物的毒性或燥性，增强疗效。

【贮藏】 冷藏或冷冻贮藏。

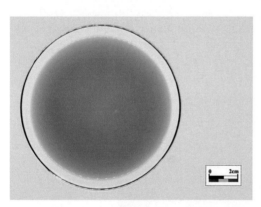

胆汁

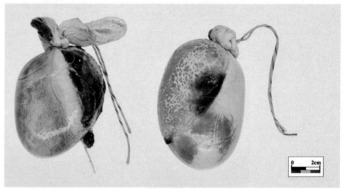

猪胆

稻米 Daomi

【来源】 本品为禾本科植物稻 *Oryza sativa* L. 的干燥成熟种仁。秋季果实成熟时采收，取其种仁。

【制法】 除去杂质。

【性状】 本品为椭圆形或长椭圆形，长 4.5～6.5mm，宽 1.5～3mm。表面白色半透明状，光滑，稍有光泽；一端圆润光滑，另端凹陷。质坚实，断面半透明状。气微香，味微甜。

【检查】 **水分** 不得过 16.0%（《中国药典》2020 年版四部通则 0832 第二法）。

【**性味与归经**】 甘，平。归脾、胃经。

【**类别**】 中药炮制辅料。

【**炮制作用**】 稻米与药物共制，可增强药物疗效，降低刺激性和毒性。

【**贮藏**】 置阴凉干燥处，防蛀。

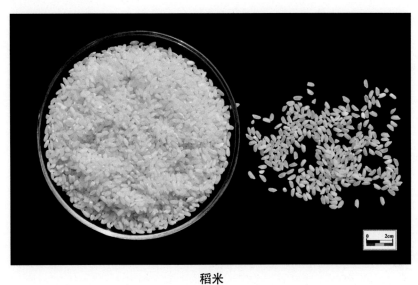

稻米

麦麸 Maifu

【**来源**】 本品为禾本科小麦属植物小麦 *Triticum aestivum* L. 的干燥种皮。夏季果实成熟时采收，干燥，取种子磨粉，筛取种皮。

【**制法**】 取小麦种子，磨粉，筛取种皮。

【**性状**】 本品为不规则薄片或含少量细粉。外表面浅棕黄色，平滑，稍有光泽。内表面白色或

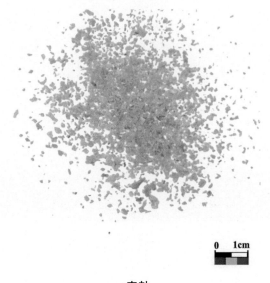

麦麸

黄白色，粗糙，粉性。质柔韧。气微香，味淡。

【检查】 **水分** 不得过 12.0%（《中国药典》2020 年版四部通则 0832 第二法）。

总灰分 不得过 6.0%（《中国药典》2020 年版四部通则 2302）。

【性味】 甘、淡，平。

【类别】 中药炮制辅料。

【炮制作用】 与药物共制能缓和药物的燥性，增强疗效，除去药物不快之气味，使药物色泽均匀一致。麦麸还能吸附油质，亦有作为煨制的辅料。

【贮藏】 置干燥处，防虫蛀。

豆腐 Doufu

【来源】 本品属非发酵豆制品，以大豆和水为主要原料，经制浆、凝固而成。

【制法】 以大豆、水为主要原料，经浸泡、磨浆、过滤、煮浆、点脑（添加盐卤、石膏等凝固剂使蛋白质凝固）而成的有固定形状的老豆腐（北豆腐）。

【性状】 本品为乳白色或淡黄色的固体，块形完整，结构均匀，软硬适度，有一定的弹性。气微，味淡。

【性味】 甘，凉。

【类别】 中药炮制辅料。

【炮制作用】 降低毒性，去除污物。

【贮藏】 密闭，置冷处。

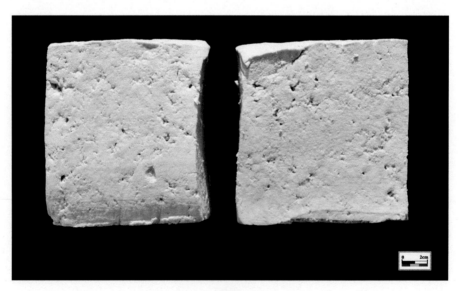

豆腐

灶心土 Zaoxintu

【来源】 本品为久经柴草熏烧后的黄土灶心土。在修拆灶时将灶心烧结的土块取下，除去四周焦黑部分及杂质，取中心红黄色者入药。

【制法】 将药材除去杂质，砸成小块或碾成细粉。

【性状】 本品为细粉或呈不规则的块状，大小不一。表面红褐色、黑褐色或橙黄色。体轻，质较硬，易砸碎，断面常有蜂窝状小孔。有烟熏气，味淡。

【鉴别】 取本品粉末 1g，加稀盐酸 10ml，即泡沸，有大量气体产生；待反应结束，滤过，滤液显黄棕色；取滤液 1ml，加 5% 亚铁氰化钾试液 2 滴，生成蓝色沉淀。

【性味与归经】 辛，温。归脾、胃经。

【类别】 中药炮制辅料。

【炮制作用】 温中燥湿，止呕止血。与药物共制后可降低药物的刺激性，增强药物疗效。

【注意事项】 阴虚失血及热症呕吐反胃者忌服。

【贮藏】 置干燥处，防潮。

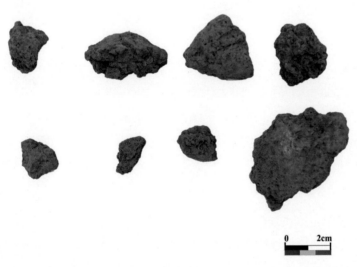

0   2cm

灶心土

蛤粉 Gefen

【来源】 本品为帘蛤科动物文蛤 *Meretrix meretrix* Linnaeus 或青蛤 *Cyclina sinensis* Gmelin 的贝壳的炮制加工品。

【制法】 取净蛤壳，置适宜容器内，煅制酥脆或红透时，取出，放凉，粉碎成细粉。

【性状】 本品为灰白色粉末。气微，味淡。

【性味】 咸，寒。

【类别】 中药炮制辅料。

【炮制作用】 与药物共制可除去药物的腥味，增强疗效。

【贮藏】 置干燥处。

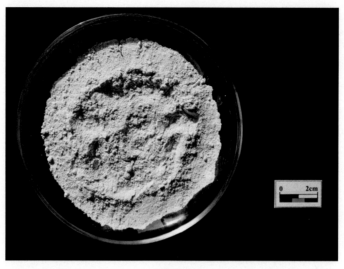

蛤粉

河砂 Hesha

【来源】 本品为岩石风化后经水流冲刷沉积于河道中的粒状非金属矿石，主含二氧化硅。采挖后，筛取粒度适中者，淘净泥土，除去杂质，干燥。

【制法】 取粗制河砂，除去杂质，洗净，干燥，筛取合适粒度者。

【性状】 本品为颗粒状。灰黄色，多含少量云母（小亮点）。体重，质硬，易流动，表面粗糙，手摸有摩擦感。气微，味淡。

【检查】 杂质 不得过 3%（《中国药典》2020 年版四部通则 2301）。

【类别】 中药炮制辅料。

【炮制作用】 河砂作中间传热体拌炒药物，主要取其温度高，传热快的特点，可使坚硬的药物

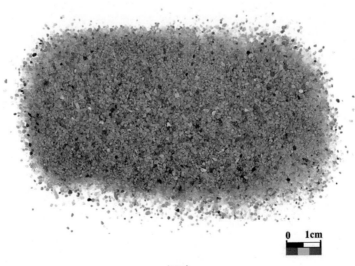

河砂

受热均匀，经砂炒后药物质地变松脆，以便粉碎和利于煎出有效成分。另外砂烫炒还可以破坏药物毒性成分，易于除去非药用部位。

【贮藏】 置干燥处。

注：河砂常用粒度参考指标：

粗砂：全部通过 1 号筛，但混有能通过 2 号筛不超过 10% 的粉末；

中砂：全部通过 2 号筛，但混有能通过 3 号筛不超过 10% 的粉末；

细砂：全部通过 3 号筛，但混有能通过 4 号筛不超过 15% 的粉末。

生石灰 Shengshihui

【来源】 本品为石灰岩经加热煅烧后的产物，主含氧化钙（CaO）。煅烧后，除去未烧透的石灰石及杂石，选体轻色白者备用。

【制法】 取石灰石，除去杂质，用时粉碎。

【性状】 本品为白色或灰色不规则块状或类白色粉末。块状物表面有微细裂缝，多孔。体较轻，质硬，易砸碎，断面粉状。气微，味淡。

【鉴别】 （1）取本品 1g，加水数滴润湿，呈现放热现象，样品变松散状，加水 5ml，搅匀，呈糊状并使 pH 试纸呈碱性。

（2）取本品约 0.2g，加入稀盐酸 5ml，使其溶解，滤过，滤液显钙盐的鉴别反应（《中国药典》2020 年版四部通则 0301）。

【检查】 **炽灼失重** 取本品 1.0g，精密称定，在 900℃炽灼至恒重，减失重量不得过 10.0%。

【性味与归经】 辛、苦、涩，温，有毒。归肝、脾经。

【类别】 中药炮制辅料。

【炮制作用】 解毒；降低药材的刺激性、毒性。

【贮藏】 密闭，置干燥处，防潮。

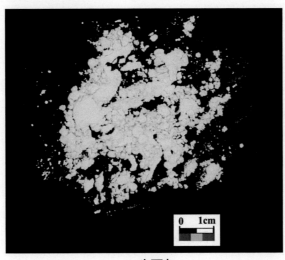

生石灰

附录Ⅱ 起草单位与人员

序号	品种名称	起草单位	人员
1	地丁	洛阳市食品药品检验所	任小凡、王慧、李元伟、辛爱玲、冯璐杰等
2	红旱莲	洛阳市食品药品检验所	王慧、辛爱玲、冯璐杰、任小凡、李元伟等
3	咽喉草	洛阳市食品药品检验所	辛爱玲、冯璐杰、任小凡、李元伟、王慧等
4	铁丝威灵仙	开封市食品药品检验所	韩吴琦、李习莹、刘威峰、牛英颖、李清芳等
5	栀子	开封市食品药品检验所	韩吴琦、牛英颖、刘威峰、李习莹、李清芳等
6	皂角子	开封市食品药品检验所	谢晓燕、李清芳、刘威峰、段敏敏、韩吴琦等
7	蟾皮	南阳市食品药品检验所	冯向东、鲁晓光、王戈、张东方、郑阿旭等
8	黄荆子	南阳市食品药品检验所	冯向东、鲁晓光、王戈、张东方、郑阿旭等
9	珍珠透骨草	南阳市食品药品检验所	冯向东、鲁晓光、王戈、张东方、郑阿旭等
10	光皮木瓜	平顶山市食品药品检验所	李梅荣、李华丽、叶晓娅、冯鹏飞
11	柘木	平顶山市食品药品检验所	赵红旗、王小龙、郭洪亮、李华丽
12	墓头回	漯河市药品检测检验中心	关蕾、潘国良、田红旭、宋君军、马俊奇等
13	金盏银盘	漯河市药品检测检验中心	关蕾、王静、潘国良、张鸽、张春光等
14	竹叶柴胡	三门峡市食品药品检验检测中心	蔡旭升、荆辉、李秀梅、赵晓波、张佩等
15	胡枝子	三门峡市食品药品检验检测中心	朱琳歌、郭倩倩、刘恺、龚琳琳、于璐璐等
16	椒目	商丘市食品药品检验检测中心	王伟丽、孟建升、邓松岳、蒋俊春、王飞等
17	覆盆子	商丘市食品药品检验检测中心	张颖、陈艳梅、韩知利、闫伟亚、吕斌等
18	望江南	信阳市食品药品检验所	程伟、尚庆霞、赵群涛、李道明、杜瑞等
19	黑豆衣	信阳市食品药品检验所	赵群涛、方永凯、杜瑞、李道明、程伟等
20	石楠藤	许昌市食品药品检验检测中心	周红超、潘彦荣、魏晓锐、刘艳霞、王爽等
21	水红花子	许昌市食品药品检验检测中心	周红超、潘彦荣、魏晓锐、刘艳霞、王爽等
22	紫硇砂	济源市食品药品检验检测中心	范全民、王雯丽、李凯、李清春、李静
23	硇砂	济源市食品药品检验检测中心	范全民、王雯丽、李凯、李清春、李静
24	绿豆衣	周口市公共检验检测中心	袁梦哲、庄瑞、张计伟、马慧敏等
25	凤仙花	周口市公共检验检测中心	袁梦哲、庄瑞、张计伟、马慧敏等

序号	品种名称	起草单位	人员
26	虎掌南星	郑州市食品药品检验所	张丹、胡守莲、杨飞、刘迎辉、谢佳佳等
27	鹤草芽	鹤壁市食品药品检验检测中心	耿冶飞、段秀君、王杨、陈秀杰、郑凤敏等
28	柿霜	焦作市食品药品检验所	高海燕、姜锋卫、陈玉璞、尹红华、陈言等
29	制虎掌南星	河南中医药大学	朱建光、张振凌、曹淼淼、杜莉杰、张亚柯等
30	山楂	河南中医药大学	孙孝亚、陈随清、付宇航、韩月、段懿哲等
31	构树叶	河南中医药大学	陈随清、孙孝亚、王海春、郭凯华、张旭
32	白石脂	河南中医药大学	王利丽、崔永霞、李梦圆、马美杰、付钰
33	制马钱子粉	河南中医药大学	张振凌、石延榜、田连起、林秀敏
34	冬瓜皮	河南中医药大学	张宏伟、张振凌、王一硕、李红伟、孙菲菲等
35	地黄叶	河南中医药大学	苗明三、田硕、武宴屹、许伟、刘田园等
36	连翘叶	河南中医药大学	苗明三、田硕、武宴屹、许伟、刘田园等
37	百合	河南中医药大学	苗明三、田硕、任珍、王赛、雷会霞等
38	芦根	河南中医药大学	苗明三、田硕、任珍、张亚楠、王赛等
39	白茅根	河南中医药大学	苗明三、田硕、王萍、康乐、许伟等
40	蒲公英	河南中医药大学	苗明三、田硕、王萍、王泽茜、任珍等
41	马齿苋	河南中医药大学	苗明三、田硕、雷会霞、王萍、任珍等
42	小蓟	河南中医药大学	苗明三、田硕、雷会霞、张亚楠、王萍等
43	倒提壶	河南中医药大学	裴莉昕、纪宝玉、舒胜男、王锴乐、王炫璎等
44	石上柏	河南中医药大学	裴莉昕、纪宝玉、舒胜男、轩良爽、王炫璎等
45	牛蒡根	河南中医药大学	纪宝玉、裴莉昕、李汉伟、杨林林、王炫璎等
46	刺梨	河南中医药大学	纪宝玉、裴莉昕、舒胜男、轩良爽、王炫璎等
47	苦瓜	河南中医药大学	纪宝玉、裴莉昕、吴廷娟、王锴乐、王炫璎等
48	金蝉花	河南中医药大学	纪宝玉、裴莉昕、舒胜男、王锴乐、孙友田等
49	黄酒	河南中医药大学	贾涵婷、张振凌、曹文文、王瑞生、张江山等
50	炼蜜	河南中医药大学	曹文文、张振凌、王瑞生、刘小鸣、孙梦梅
51	米泔水	河南中医药大学	王一硕、张振凌、李佳珍、吴雨泉、杜紫微等
52	甘草汁	河南中医药大学	李凯、张振凌、曹彦刚、毋启桐、王金金等
53	黑豆汁	河南中医药大学	魏玉、张振凌、田连起、石延榜、王彬等
54	胆汁	河南中医药大学	石延榜、贾涵婷、张振凌、田连起、郑旭亚等
55	豆腐	河南中医药大学	田连起、张振凌、李红伟、石延榜、魏玉等
56	姜汁	河南中医药大学	曹彦刚、张振凌、陈旭、何晨、范锡玲
57	醋	河南中医药大学	郭辉、张振凌、张宏伟、王瑞生、王金淼等

序号	品种名称	起草单位	人员
58	百药煎	河南中医药大学	王瑞生、张振凌、贾涵婷、陈祎甜、郑旭亚等
59	桃花	河南中医药大学	苗明三、田硕、王萍、任珍、王赛等
60	零余子	河南中医药大学	苗明三、田硕、武宴屹、许伟、刘田园等
61	豫香橼	河南中医药大学	兰金旭、练从龙、裴莉昕、陈随清、张飞等
62	葎草	郑州大学	潘成学、张芳平、付智殷、王安沛、赵宜红
63	泽漆	郑州大学	潘成学、张奇、马晓吉、程鑫涛、王文轩
64	落花生枝叶	郑州大学	符玲、贾陆、邹国娜、沈德鸿、李大然
65	白花蛇舌草	郑州大学	贾贝西、金智玲、韩柯、陈浩洋
66	土大黄	郑州大学	符玲、潘成学、胡海英、曹诗宇、赵全宏
67	鸡眼草	郑州大学	潘成学、孙鑫、邵彦江、马晓吉、林欣悦
68	蜀羊泉	郑州大学	贾贝西、公雯、陈浩洋、韩柯
69	臭梧桐叶	郑州大学	潘成学、王献丽、王安沛、罗鸿英
70	茯神	郑州大学	符玲、毕跃峰、李若彤、吴慢慢、裴钦
71	茯苓	郑州大学	符玲、徐霞、张超峰、张芳平、时肖静等
72	防己	郑州大学	潘成学、黄真、张奇、何林菲、符玲
73	丹参	郑州大学第一附属医院	康建、左莉华、孙志
74	甘草	郑州大学第一附属医院	康建、左莉华、孙志
75	金银花	河南大学	赵冬霞、李钦、丛悦、杜丹风、武毅楠
76	路边青	河南大学	张峰、袁王俊、韩晶晶
77	藜芦	河南大学	丛悦、王书云、吕昕
78	蛇莓	河南大学	张维瑞、李钦、薛愧玲、马园园、刘鹏
79	小麦	河南大学	程铁峰、田淑芳、王安、谭奥飞
80	甜杏仁	河南大学	王书云、李钦、丛悦、王玉星、刘鹏
81	绿茶	河南大学	程仲彬、韩首叶、刘婉、张佳
82	芡实	河南大学	李钦、丁艳霞、丛悦、潘梦华、张云等
83	河砂	河南省奥林特药业有限公司	秦兴国、曹琳琳、刘英英、廖波、李会芳等
84	麦麸	河南省奥林特药业有限公司	秦兴国、乔晓芳、屈淑灵、吴乔茜、贾申钰等
85	生石灰	河南省奥林特药业有限公司	秦兴国、曹琳琳、段友朋、段沛志、刘英英等
86	食盐	河南省奥林特药业有限公司	秦兴国、乔晓芳、屈淑灵、吴乔茜、贾申钰等
87	蛤粉	河南省奥林特药业有限公司	郏建飞、王迎举、段友朋、段沛志、李琼等
88	灶心土	河南省奥林特药业有限公司	段然、秦兴国、屈淑灵、吴乔茜、贾申钰等
89	棕榈子	河南省奥林特药业有限公司	秦兴国、乔晓芳、屈淑灵、吴乔茜、马威震等

序号	品种名称	起草单位	人员
90	水防风	河南省奥林特药业有限公司	段然、秦兴国、屈淑灵、吴乔茜、贾申钰等
91	凉粉草	河南省奥林特药业有限公司	段友朋、赵剑芳、赵天临、王迎举、李琼等
92	普洱茶	河南省奥林特药业有限公司	赵剑芳、段友朋、郏建飞、廖波、段沛志等
93	艾叶	河南省食品药品检验所 南阳医学高等专科学校 河南省奥林特药业有限公司 仲景宛西制药股份有限公司	王海波、王宇卿、秦兴国、高松、李海燕、李淑娇等
94	陈艾	南阳医学高等专科学校 河南省食品药品检验所 河南省奥林特药业有限公司 仲景宛西制药股份有限公司	王宇卿、王海波、秦兴国、李海燕、高松等
95	艾绒	南阳医学高等专科学校 河南省食品药品检验所 河南省奥林特药业有限公司 仲景宛西制药股份有限公司	王宇卿、王海波、高松、秦兴国、李淑娇等
96	鸡蛋壳	河南省羚锐制药股份有限公司	张莹莹、王忠跃、李志红、罗玉凤、朱玉碗等
97	穿心莲叶	河南省羚锐制药股份有限公司	张莹莹、王忠跃、李志红、罗玉凤、朱玉碗等
98	人参须	河南省羚锐制药股份有限公司	张莹莹、王忠跃、李志红、罗玉凤、朱玉碗等
99	三七	海王百草堂药业有限公司	张惠芹、马安献、曾琪、赵永旗、王志宽等
100	六神曲	洛阳沃康药业有限公司	马松波、任玉波、靳玉红、黄晓菲、魏东霞
101	半夏曲	洛阳沃康药业有限公司	马松波、任玉波、靳玉红、黄晓菲、魏东霞
102	红曲	洛阳沃康药业有限公司	马松波、任玉波、靳玉红、黄晓菲、魏东霞
103	鲜地黄	郑州瑞龙制药股份有限公司	闫保勋、张安仓、屈荣华、刘鸽鸽、索亚然等
104	稻米	郑州铁路职业技术学院	赵丽娜、张振凌、杜紫微、刘沁荣、张晓霞等
105	墨旱莲	郑州市中医院	刘菊、孔祥才、张延君、张桂青、姚丹丹
106	瓜蒌皮	郑州市中医院	白明学、刘菊、昌鹏、高晓洁、吕新新等
107	扁豆花	仲景宛西制药股份有限公司	高松、王瑞娜、陈娜娜、曹素梅等
108	何首乌	河南省食品药品检验所	张晓敏、张红伟、李海燕、黄霞、李珊等
109	黄精	河南省食品药品检验所	耿怡玮、李海燕、张红伟、黄霞等
110	山药	河南省食品药品检验所	张红伟、李珊、王晓燕、黄霞、赵一擎等
111	牛膝	河南省食品药品检验所	张红伟、黄霞、王晓燕、赵一擎、李珊等
112	地黄	河南省食品药品检验所	黄霞、李桂本、王晓燕、张红伟、李珊等
113	熟地黄	河南省食品药品检验所	黄霞、李桂本、王晓燕、张红伟等
114	菊花	河南省食品药品检验所	张文静、代雪平、李桂本、王艳伟、耿怡玮等
115	狗脊贯众	河南省食品药品检验所	李海燕、王晓伟、李桂本、李向阳等

序号	品种名称	起草单位	人员
116	荚果蕨贯众	河南省食品药品检验所	李海燕、王晓伟、李桂本、李向阳等
117	红娘子	河南省食品药品检验所	张红伟、黄霞、王晓燕、赵一擎、李珊等
118	黑狗脊	河南省食品药品检验所	李海燕、王晓伟、张红伟、杨元等
119	红要子	河南省食品药品检验所	李海燕、王晓伟、张红伟、杨元等
120	贝母	河南省食品药品检验所	张红伟、李珊、赵一擎、黄霞、王晓燕等
121	绞股蓝	河南省食品药品检验所	张文静、李海燕、王晓伟、张红伟等
122	接骨木	河南省食品药品检验所	蒋芦荻、张文静、王晓燕、张红伟、李珊等
123	石莲子	河南省食品药品检验所	张文静、李海燕、王晓伟、王晓燕等
124	天冬	河南省食品药品检验所	张文静、李海燕、王晓伟、张红伟等
125	三七花	河南省食品药品检验所	蒋芦荻、耿怡玮、王晓燕、李珊、茹庆国等
126	灵芝	河南省食品药品检验所	张文静、李海燕、耿怡玮、张红伟等
127	白莲子	河南省食品药品检验所	王晓伟、李海燕、张文静、耿怡玮等
128	九节菖蒲	河南省食品药品检验所	张晓敏、李海燕、张红伟、张文静等
129	大黄	河南省食品药品检验所	李海燕、王晓伟、张文静、张红伟等
130	三棱	河南省食品药品检验所	王海波、王晓伟、张红伟、杨元等
131	川牛膝	河南省食品药品检验所	李海燕、王晓伟、张红伟、张文静等
132	柏子仁	河南省食品药品检验所	耿怡玮、李海燕、王晓伟、张文静等
133	川乌	河南省食品药品检验所	徐金玲、李海燕、张红伟、王晓伟等
134	川芎	河南省食品药品检验所	张竞、李海燕、王晓伟、张红伟、张文静等
135	木香	河南省食品药品检验所	张晓敏、李海燕、张红伟、王晓伟等
136	升麻	河南省食品药品检验所	杨元、李海燕、王晓伟、耿怡玮等
137	乌药	河南省食品药品检验所	张晓敏、李海燕、张红伟、王晓伟等
138	巴戟天	河南省食品药品检验所	徐金玲、李海燕、王晓伟、张红伟等
139	玉竹	河南省食品药品检验所	李海燕、王晓伟、耿怡玮、张文静等
140	甘遂	河南省食品药品检验所	王海波、王晓伟、张文静、耿怡玮等
141	石菖蒲	河南省食品药品检验所	李海燕、王晓伟、李桂本、耿怡玮等
142	北沙参	河南省食品药品检验所	李珊、王晓燕、张红伟、黄霞、赵一擎等
143	生姜	河南省食品药品检验所	李海燕、王晓伟、李桂本、耿怡玮等
144	仙茅	河南省食品药品检验所	张晓敏、李海燕、张红伟、王晓伟等
145	白术	河南省食品药品检验所	王晓伟、王海波、张文静、耿怡玮等
146	白头翁	河南省食品药品检验所	李海燕、王晓伟、李桂本、耿怡玮等
147	白芍	河南省食品药品检验所	茹庆国、赵一擎、王晓燕、李珊等

序号	品种名称	起草单位	人员
148	白薇	河南省食品药品检验所	李桂本、代雪平、王艳伟、张文静、耿怡玮等
149	玄参	河南省食品药品检验所	黄霞、王晓燕、张红伟、赵一擎等
150	半夏	河南省食品药品检验所	黄霞、张红伟、赵一擎、王晓燕等
151	当归	河南省食品药品检验所	李桂本、李海燕、王晓伟、张红伟等
152	防风	河南省食品药品检验所	张竞、王晓伟、李海燕、张红伟等
153	红大戟	河南省食品药品检验所	张红伟、黄霞、王晓燕、赵一擎等
154	麦冬	河南省食品药品检验所	黄霞、王晓燕、赵一擎、张红伟等
155	远志	河南省食品药品检验所	张文静、张红伟、李海燕、杨元、耿怡玮等
156	赤芍	河南省食品药品检验所	徐金玲、张红伟、黄霞、王晓燕、李海燕等
157	苍术	河南省食品药品检验所	黄霞、王晓燕、张红伟、赵一擎等
158	苦参	河南省食品药品检验所	王晓燕、黄霞、张红伟、李珊等
159	郁金	河南省食品药品检验所	李珊、李桂本、王晓燕、张红伟、黄霞等
160	狗脊	河南省食品药品检验所	黄霞、王晓燕、张红伟、李珊等
161	京大戟	河南省食品药品检验所	刘亚楠、王晓燕、赵一擎、黄霞等
162	泽泻	河南省食品药品检验所	耿怡玮、张文静、李海燕、张红伟等
163	茜草	河南省食品药品检验所	张红伟、黄霞、王晓燕、赵一擎等
164	草乌	河南省食品药品检验所	徐金玲、张红伟、李海燕、黄霞等
165	威灵仙	河南省食品药品检验所	刘亚楠、王晓燕、张红伟、黄霞等
166	香附	河南省食品药品检验所	李海燕、张红伟、黄霞、张文静等
167	前胡	河南省食品药品检验所	王晓伟、李海燕、张红伟、黄霞等
168	秦艽	河南省食品药品检验所	王晓伟、王海波、黄霞、张红伟等
169	莪术	河南省食品药品检验所	李桂本、李海燕、王晓伟、张红伟等
170	桔梗	河南省食品药品检验所	李海燕、张红伟、黄霞、王晓伟等
171	党参	河南省食品药品检验所	茹庆国、王晓燕、张红伟、李珊、赵一擎等
172	狼毒	河南省食品药品检验所	黄霞、王晓燕、张红伟、张晓敏等
173	黄芪	河南省食品药品检验所	王晓伟、李海燕、黄霞、张红伟等
174	黄连	河南省食品药品检验所	张红伟、黄霞、赵一擎、李珊、李海燕等
175	常山	河南省食品药品检验所	李桂本、代雪平、王艳伟、张文静、耿怡玮等
176	续断	河南省食品药品检验所	李海燕、张红伟、王晓伟、李向阳等
177	葛根	河南省食品药品检验所	张竞、李海燕、张红伟、王晓伟等
178	紫萁贯众	河南省食品药品检验所	李海燕、王晓伟、张晓敏、张竞等
179	山茱萸	河南省食品药品检验所	张晓敏、张红伟、王晓伟、李海燕、赵一擎等

序号	品种名称	起草单位	人员
180	山楂	河南省食品药品检验所	徐金玲、张红伟、王晓伟、李海燕、耿怡玮等
181	川楝子	河南省食品药品检验所	李海燕、耿怡玮、张文静、张红伟等
182	女贞子	河南省食品药品检验所	张文静、李海燕、耿怡玮、王晓伟等
183	木瓜	河南省食品药品检验所	张红伟、赵一擎、黄霞、李珊等
184	五味子	河南省食品药品检验所	李桂本、李海燕、王晓伟、张红伟等
185	乌梅	河南省食品药品检验所	张文静、张红伟、李海燕、耿怡玮等
186	白果	河南省食品药品检验所	茹庆国、王晓燕、张红伟、李珊、赵一擎等
187	白扁豆	河南省食品药品检验所	王艳伟、王晓燕、黄霞、李珊、赵一擎等
188	瓜蒌子	河南省食品药品检验所	耿怡玮、张红伟、张文静、王晓伟等
189	肉豆蔻	河南省食品药品检验所	耿怡玮、王晓伟、李海燕、张文静等
190	苍耳子	河南省食品药品检验所	蒋芦荻、茹庆国、赵一擎、王晓燕等
191	豆蔻	河南省食品药品检验所	张竞、王晓伟、李海燕、张红伟等
192	吴茱萸	河南省食品药品检验所	李海燕、张红伟、王晓伟、黄霞等
193	诃子	河南省食品药品检验所	李海燕、王晓伟、张文静、张竞等
194	陈皮	河南省食品药品检验所	王晓伟、王海波、耿怡玮、杨元等
195	青皮	河南省食品药品检验所	张竞、李海燕、王晓伟、张红伟、耿怡玮等
196	苦杏仁	河南省食品药品检验所	张竞、王海波、王晓伟、徐金玲等
197	郁李仁	河南省食品药品检验所	张竞、李海燕、王晓伟、张晓敏等
198	金樱子	河南省食品药品检验所	张晓敏、张红伟、李海燕、王晓伟等
199	草果	河南省食品药品检验所	黄霞、王晓燕、赵一擎、蒋芦荻等
200	南五味子	河南省食品药品检验所	张竞、李海燕、王晓伟、张红伟等
201	枳实	河南省食品药品检验所	李海燕、张红伟、王晓伟、张晓敏等
202	牵牛子	河南省食品药品检验所	张红伟、王晓伟、李海燕、张晓敏等
203	莲子	河南省食品药品检验所	赵一擎、王晓燕、李珊、黄霞等
204	桃仁	河南省食品药品检验所	李海燕、刘珊珊、张红伟、张晓敏、黄霞等
205	益智	河南省食品药品检验所	李海燕、黄霞、刘珊珊、张竞、张红伟等
206	紫苏子	河南省食品药品检验所	王晓燕、黄霞、蒋芦荻、赵一擎等
207	蒺藜	河南省食品药品检验所	李向阳、李海燕、王晓伟、李桂本等
208	槐角	河南省食品药品检验所	王晓伟、王海波、耿怡玮、张文静等
209	酸枣仁	河南省食品药品检验所	黄霞、王晓燕、张红伟、赵一擎等
210	薏苡仁	河南省食品药品检验所	王晓燕、黄霞、赵一擎、李珊等
211	橘红	河南省食品药品检验所	黄霞、张红伟、赵一擎、蒋芦荻等

序号	品种名称	起草单位	人员
212	肉苁蓉	河南省食品药品检验所	李海燕、王晓伟、张晓敏、徐金玲等
213	荆芥	河南省食品药品检验所	杨霞、李海燕、王晓伟、张红伟等
214	益母草	河南省食品药品检验所	黄霞、张红伟、李海燕、王晓伟、张文静等
215	薄荷	河南省食品药品检验所	王海波、张红伟、李海燕、王晓伟等
216	荷叶	河南省食品药品检验所	黄霞、张红伟、李海燕、王晓伟等
217	鸡冠花	河南省食品药品检验所	耿怡玮、代雪平、李桂本、王艳伟、张文静等
218	蒲黄	河南省食品药品检验所	李向阳、李海燕、王晓伟、张文静等
219	杜仲	河南省食品药品检验所	张竞、李海燕、张红伟、王晓伟等
220	牡丹皮	河南省食品药品检验所	杨元、李海燕、张红伟、王晓伟等
221	厚朴	河南省食品药品检验所	张晓敏、张红伟、王晓伟、李海燕等
222	香加皮	河南省食品药品检验所	李海燕、王晓伟、黄霞、张红伟等
223	黄柏	河南省食品药品检验所	王海波、王晓伟、黄霞、王晓燕等
224	椿皮	河南省食品药品检验所	李海燕、王海波、黄霞、张红伟等
225	桂枝	河南省食品药品检验所	李海燕、王晓伟、黄霞、张红伟等
226	地龙	河南省食品药品检验所	张文静、李海燕、王晓伟、黄霞等
227	海螵蛸	河南省食品药品检验所	赵一擎、王晓燕、黄霞、李珊等
228	蜂房	河南省食品药品检验所	杨元、王晓燕、黄霞、李珊、赵一擎等
229	红花	河南省食品药品检验所	李海燕、王晓伟、黄霞、张红伟等
230	青葙子	河南省食品药品检验所	王艳伟、杨霞、王晓燕、黄霞、李珊等
231	荆芥穗	河南省食品药品检验所	黄霞、张红伟、李海燕、王晓伟等
232	粉葛	河南省食品药品检验所	王晓伟、李海燕、李向阳、李桂本等
233	延胡索	河南省食品药品检验所	李海燕、王晓伟、李向阳、杨霞等
234	黄芩	河南省食品药品检验所	徐金玲、李海燕、张红伟、张文静等
235	瓜蒌	河南省食品药品检验所	耿怡玮、李海燕、王晓伟、张文静等
236	南沙参	河南省食品药品检验所	李海燕、王晓伟、黄霞、张红伟等
237	菟丝子	河南省食品药品检验所	张文静、张红伟、李海燕、王晓伟等
238	黑豆	河南省食品药品检验所	杨元、王晓燕、黄霞、李珊、赵一擎等
239	广藿香	河南省食品药品检验所	耿怡玮、张文静、张红伟、李海燕等
240	人参	河南省食品药品检验所	王晓伟、张红伟、李海燕、张文静等
241	柴胡	河南省食品药品检验所	王晓伟、李海燕、李桂本、张文静等
242	棕榈	河南省食品药品检验所	杨霞、李海燕、张红伟、王晓伟等
243	土鳖虫	河南省食品药品检验所	张文静、李海燕、耿怡玮、张红伟等

序号	品种名称	起草单位	人员
244	铁包金	河南省食品药品检验所	杨霞、李海燕、王晓伟、李桂本等
245	绵萆薢	河南省食品药品检验所	张竞、李海燕、王晓伟、李桂本等
246	一口钟	河南省食品药品检验所	李桂本、李海燕、王晓伟、张文静等
247	山楂核	河南省食品药品检验所	张文静、张红伟、李海燕、耿怡玮等
248	天竺子	河南省食品药品检验所	耿怡玮、李海燕、张红伟、王晓伟等
249	无花果	河南省食品药品检验所	张文静、代雪平、李桂本、王艳伟、耿怡玮等
250	凤眼草	河南省食品药品检验所	徐金玲、张晓敏、张竞、李海燕等
251	红花子	河南省食品药品检验所	王晓伟、李海燕、耿怡玮、张文静等
252	枣槟榔	河南省食品药品检验所	李向阳、李海燕、王晓伟、耿怡玮等
253	桃奴	河南省食品药品检验所	王晓伟、王海波、耿怡玮、杨元等
254	两头尖	河南省食品药品检验所	李向阳、李海燕、王晓伟、李桂本等
255	喜树果	河南省食品药品检验所	李桂本、李海燕、王晓伟、张红伟等
256	叶下珠	河南省食品药品检验所	耿怡玮、张文静、李海燕、徐金玲等
257	金牛草	河南省食品药品检验所	李桂本、李海燕、王晓伟、张红伟等
258	荠菜	河南省食品药品检验所	耿怡玮、张文静、李海燕、徐金玲等
259	雪莲花	河南省食品药品检验所	李海燕、王晓伟、李桂本、张文静等
260	零陵香	河南省食品药品检验所	张文静、耿怡玮、李海燕、王晓伟等
261	蓼大青叶	河南省食品药品检验所	李向阳、李海燕、王晓伟、李桂本等
262	橘叶	河南省食品药品检验所	王晓伟、王海波、张文静、耿怡玮等
263	姜皮	河南省食品药品检验所	王晓伟、王海波、李桂本、张文静等
264	祖司麻	河南省食品药品检验所	杨霞、李海燕、王晓伟、徐金玲等
265	乌骨鸡	河南省食品药品检验所	张红伟、李海燕、王晓伟、杨元等
266	鱼鳔	河南省食品药品检验所	杨霞、李海燕、王晓伟、杨元等
267	夜明砂	河南省食品药品检验所	杨霞、王海波、王晓伟、张红伟等
268	蚂蚁	河南省食品药品检验所	张竞、李海燕、王晓伟、张红伟等
269	望月砂	河南省食品药品检验所	杨霞、李海燕、王晓伟、李桂本等
270	雄蚕蛾	河南省食品药品检验所	徐金玲、李海燕、张晓敏、张竞等
271	鼠妇虫	河南省食品药品检验所	张竞、李海燕、王晓伟、张文静等
272	燕窝	河南省食品药品检验所	李海燕、王晓伟、李桂本、张文静等
273	壁虎	河南省食品药品检验所	耿怡玮、李海燕、王晓伟、张文静等
274	蟋蟀	河南省食品药品检验所	张文静、李海燕、王晓伟、耿怡玮等

序号	品种名称	起草单位	人员
275	白石英	河南省食品药品检验所	杨元、李海燕、王晓伟、张红伟等
276	芒硝	河南省食品药品检验所	李海燕、王晓伟、张红伟、张文静等
277	珊瑚	河南省食品药品检验所	杨霞、李海燕、王晓伟、张文静等
278	鹅管石	河南省食品药品检验所	杨霞、李海燕、李桂本、李向阳等
279	硼砂	河南省食品药品检验所	李海燕、王晓伟、张文静、耿怡玮等
280	饴糖	河南省食品药品检验所	李向阳、李海燕、王晓伟、张红伟等
281	建曲	河南省食品药品检验所	张文静、李海燕、王晓伟、耿怡玮等
282	黄丹	河南省食品药品检验所	张晓敏、王晓伟、李海燕、张竞等
283	铜绿	河南省食品药品检验所	张文静、李海燕、王晓伟、张红伟等
284	樟脑	河南省食品药品检验所	李向阳、李海燕、王晓伟、张文静等
285	墨	河南省食品药品检验所	李桂本、李海燕、王晓伟、张红伟等
286	白木耳	河南省食品药品检验所	耿怡玮、李海燕、王晓伟、黄霞等
287	竹花	河南省食品药品检验所	李向阳、李海燕、王晓伟、耿怡玮等
288	没食子	河南省食品药品检验所	徐金玲、张竞、张晓敏、李海燕等
289	松萝	河南省食品药品检验所	张竞、李海燕、王晓伟、黄霞等
290	千日红	河南省食品药品检验所	耿怡玮、杨元、代雪平、李桂本、王艳伟等
291	木耳	河南省食品药品检验所	赵一擎、李桂本、耿怡玮、代雪平、王艳伟等
292	木槿花	河南省食品药品检验所	李桂本、李海燕、王晓伟、张红伟等
293	玉米须	河南省食品药品检验所	王晓伟、李海燕、杨元、耿怡玮等
294	八厘麻	河南省食品药品检验所	代雪平、李桂本、王艳伟、杨元、张文静等
295	竹沥	河南省食品药品检验所	李海燕、王晓伟、杨元、耿怡玮等
296	金莲花	河南省食品药品检验所	代雪平、李桂本、王艳伟、杨元、张文静等
297	南瓜子	河南省食品药品检验所	赵一擎、张文静、代雪平、李桂本、王艳伟等
298	仙人掌	河南省食品药品检验所	杨霞、李海燕、张红伟、黄霞等

附录Ⅲ 显微图片

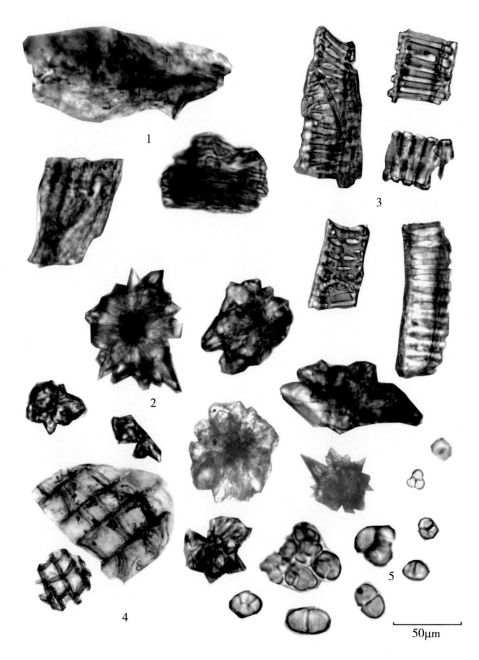

人参须显微特征图

1. 树脂道　2. 草酸钙簇晶　3. 梯纹、网纹导管　4. 木栓细胞　5. 淀粉粒

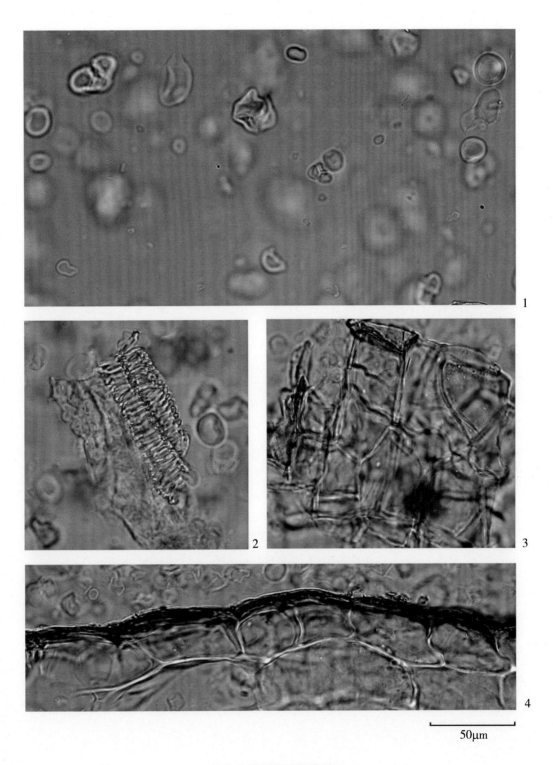

50μm

麸炒九节菖蒲显微特征图

1.淀粉粒　2.网纹导管　3.表皮细胞　4.表皮细胞（根茎横切面）

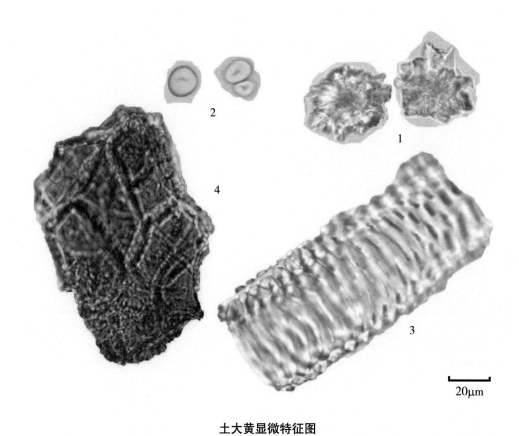

土大黄显微特征图

1.草酸钙簇晶　2.淀粉粒　3.导管　4.木栓细胞

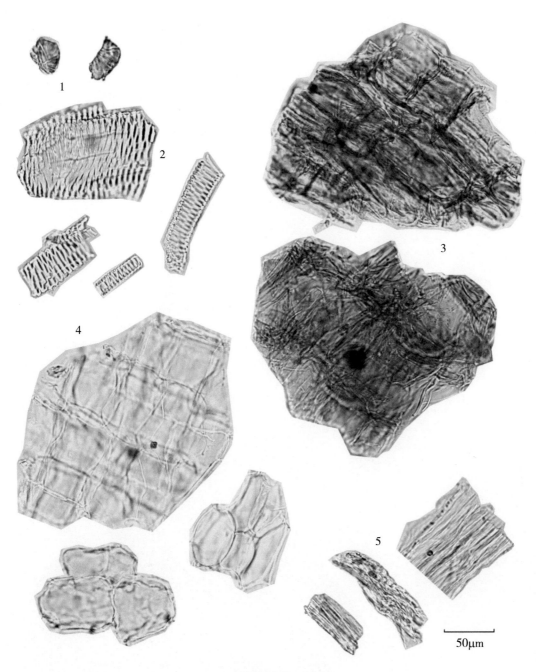

牛蒡根显微特征图

1. 菊糖　2. 导管　3. 木栓细胞　4. 薄壁细胞　5. 木纤维

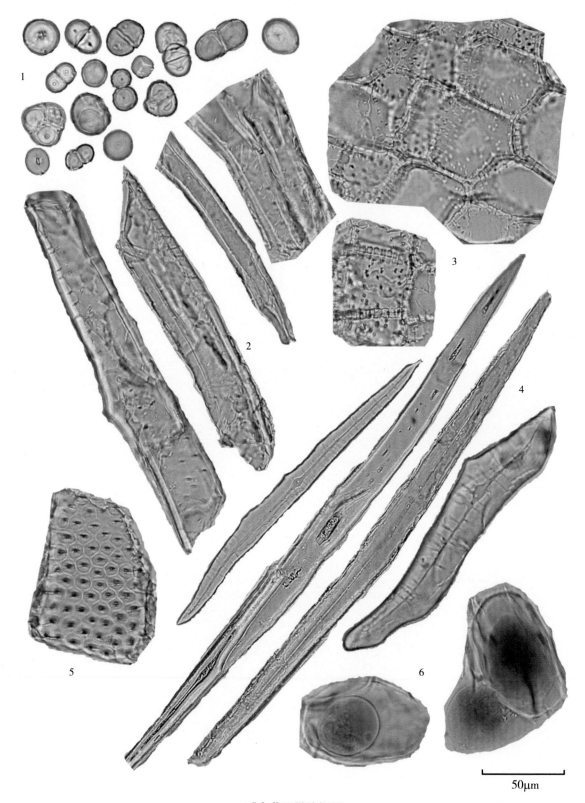

醋乌药显微特征图

1. 淀粉粒　2. 木纤维　3. 木射线细胞　4. 韧皮纤维　5. 具缘纹孔导管　6. 油细胞

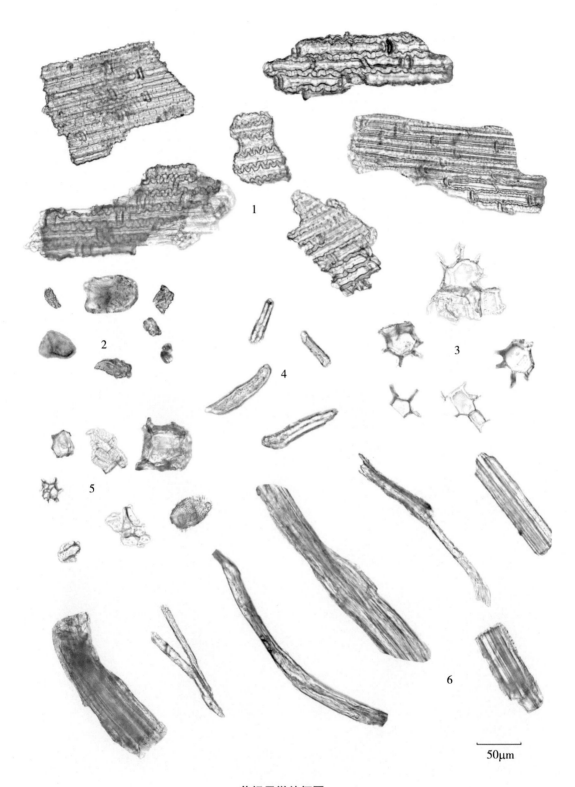

50μm

芦根显微特征图

1. 表皮细胞　2. 硅质块　3. 栓质细胞　4. 厚壁细胞　5. 石细胞　6. 纤维

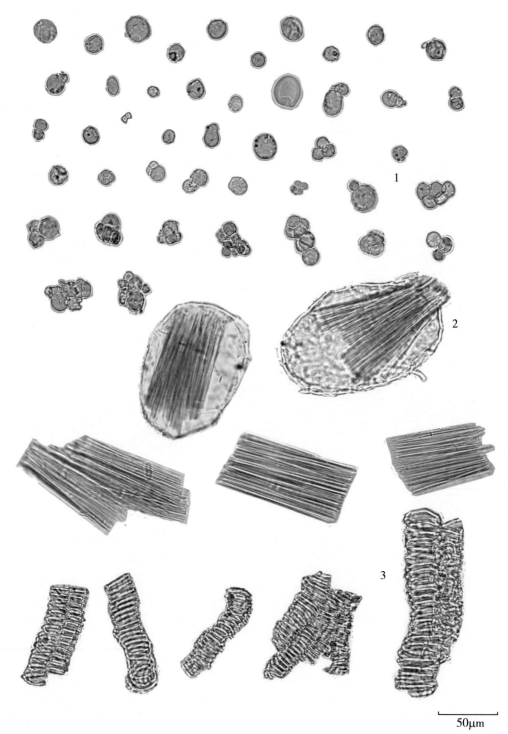

生虎掌南星显微特征图

1. 淀粉粒　2. 草酸钙针晶　3. 导管

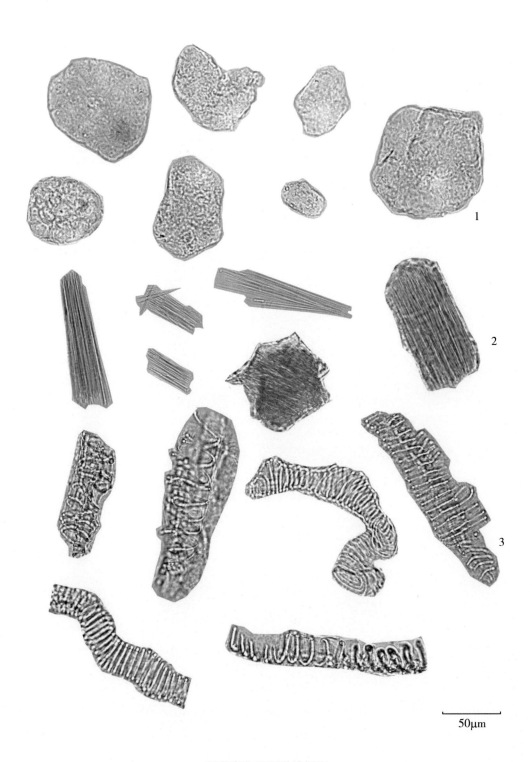

50μm

制虎掌南星显微特征图

1. 糊化淀粉粒　2. 草酸钙针晶　3. 导管

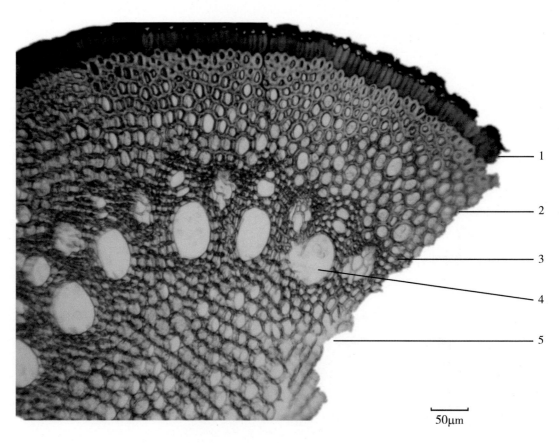

50μm

铁丝威灵仙（短梗菝葜）显微特征图

1. 内皮层　2. 中柱鞘　3. 韧皮部　4. 导管　5. 髓部

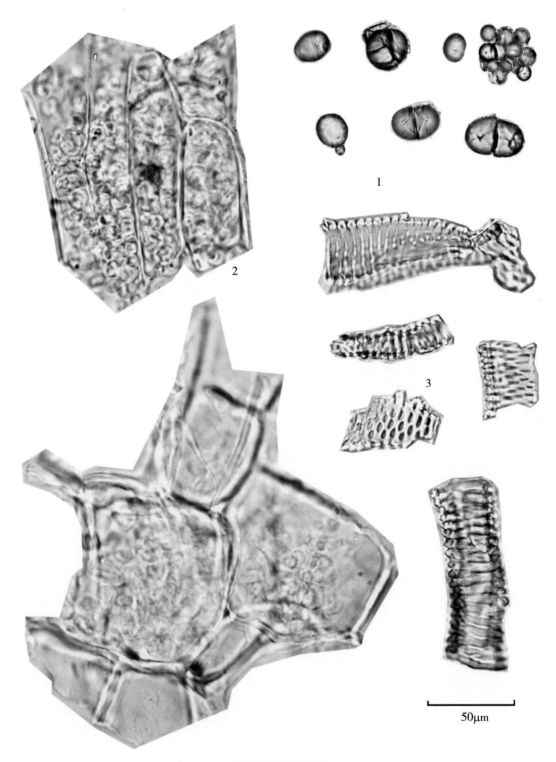

1

2

3

50μm

倒提壶显微特征图

1. 淀粉粒　2. 薄壁细胞　3. 导管

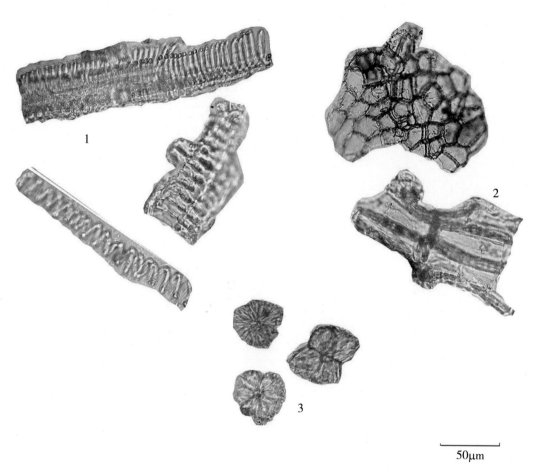

墓头回显微特征图

1. 导管　2. 木栓细胞　3. 草酸钙簇晶

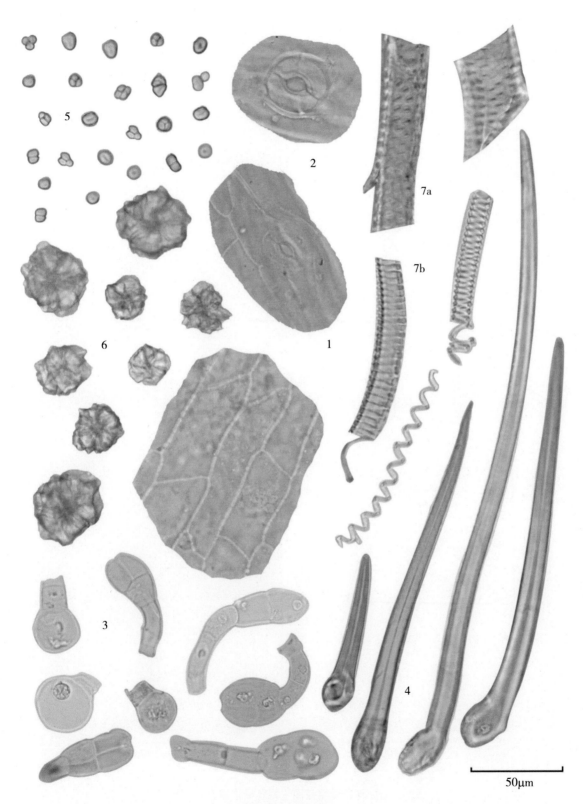

鹤草芽显微特征图

1. 芽鳞表皮细胞　2. 气孔　3. 腺毛　4. 非腺毛　5. 淀粉粒　6. 草酸钙簇晶　7. 导管

（7a 具缘纹孔导管　7b 螺纹导管）

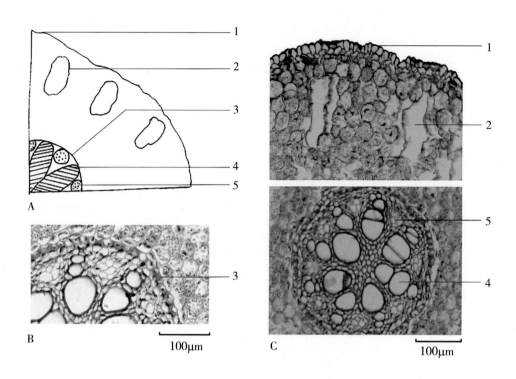

藜芦显微特征图（根横切面）

1. 表皮　2. 裂隙　3. 内皮层　4. 木质部　5. 韧皮部

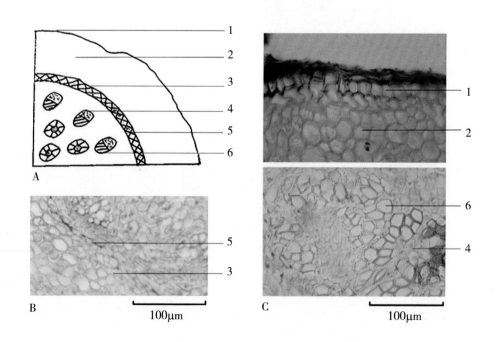

藜芦显微特征图（根茎横切面）

1. 后生皮层　2. 皮层　3. 内皮层　4. 韧皮部　5. 纤维　6. 木质部

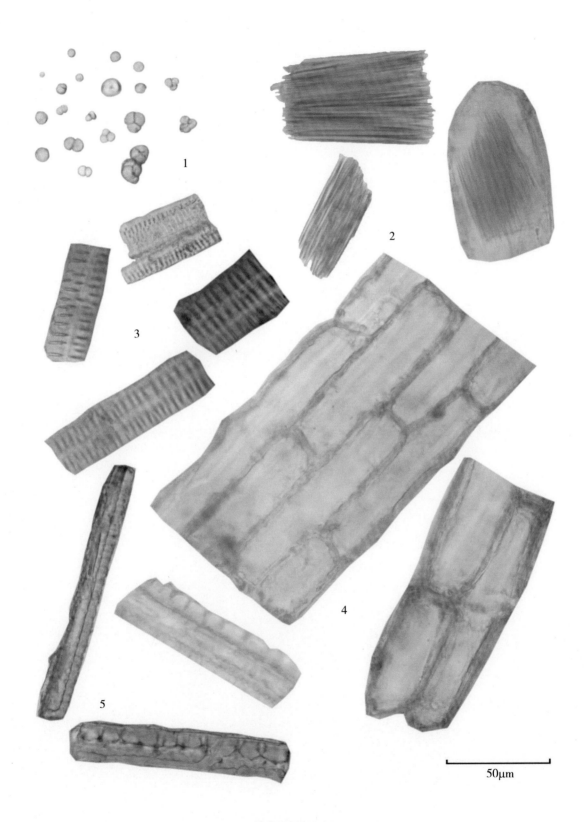

50μm

藜芦显微特征图

1. 淀粉粒 2. 草酸钙针晶束 3. 导管 4. 木化薄壁细胞 5. 纤维

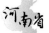

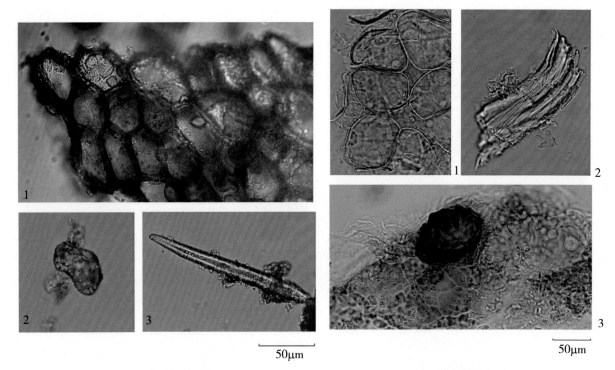

一口钟显微特征图

1. 表皮细胞　2. 石细胞　3. 纤维

盐女贞子显微特征图

1. 果皮细胞　2. 果皮纤维　3. 种皮细胞

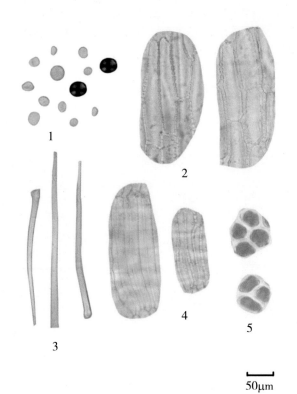

小麦显微特征图

1. 淀粉粒（黑色为偏光显微镜拍摄）　2. 果皮表皮细胞　3. 非腺毛　4. 横细胞　5. 糊粉层细胞

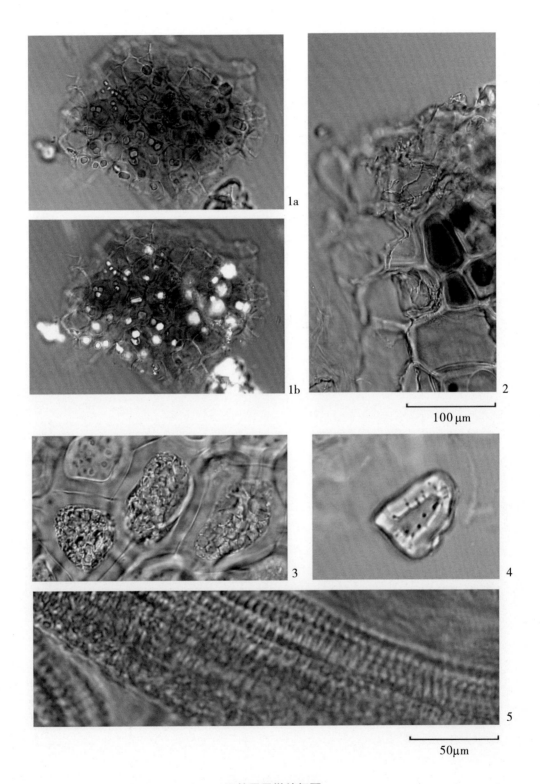

100 μm

50μm

天竺子显微特征图

1a. 果皮表皮细胞草酸钙方晶　1b. 果皮表皮细胞草酸钙方晶（偏光）　2. 种皮表皮细胞

3. 种皮细胞及胚乳细胞　4. 石细胞　5. 螺纹导管

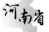

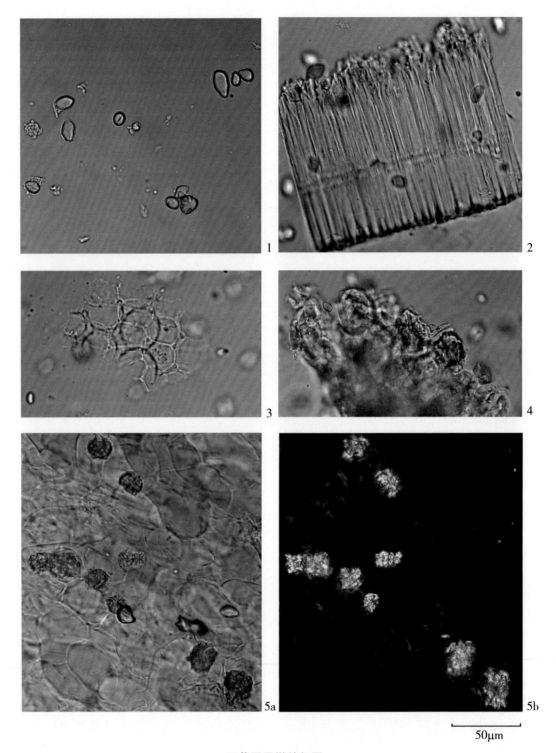

石莲子显微特征图

1. 淀粉粒　2. 栅状细胞　3. 子叶细胞　4. 石细胞　5a. 草酸钙簇晶　5b. 草酸钙簇晶（偏光）

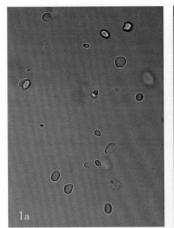
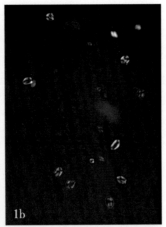
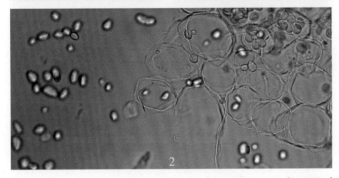

白莲子显微特征图

1a. 淀粉粒　1b. 淀粉粒（偏光）

2. 子叶细胞

50μm

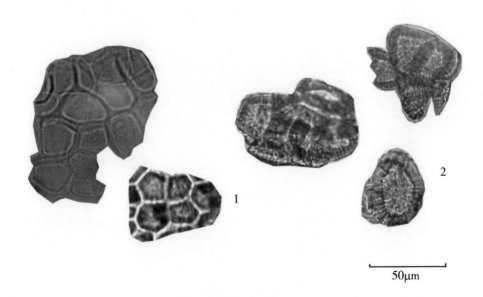

50μm

蜜瓜蒌皮显微特征图

1. 果皮细胞　2. 石细胞

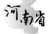

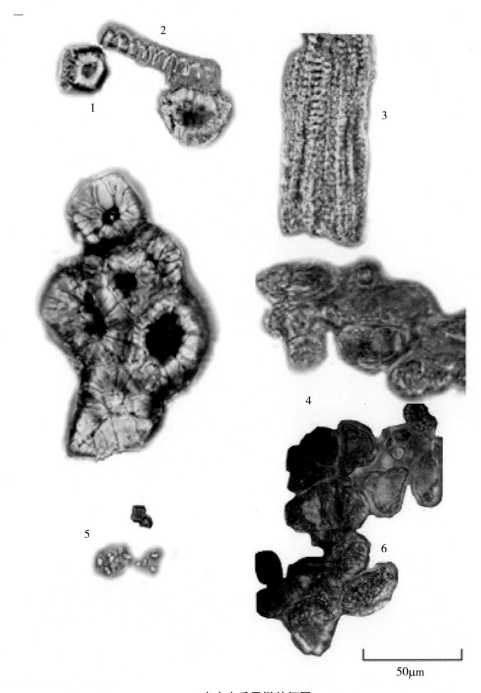

50μm

光皮木瓜显微特征图

1. 石细胞　2. 螺纹导管　3. 网纹导管　4. 中果皮细胞　5. 草酸钙方晶　6. 果皮表皮细胞

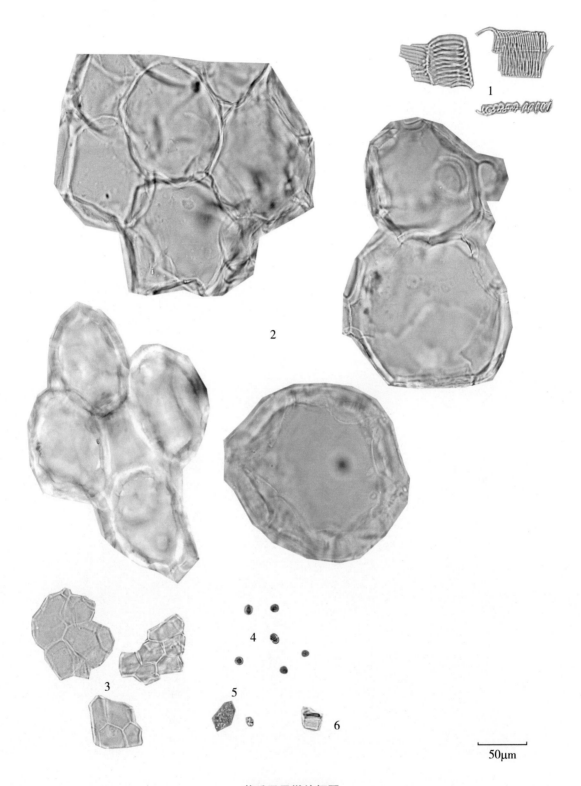

苦瓜干显微特征图

1.导管　2.中果皮细胞　3.外果皮细胞　4.淀粉粒　5.草酸钙簇晶　6.草酸钙方晶

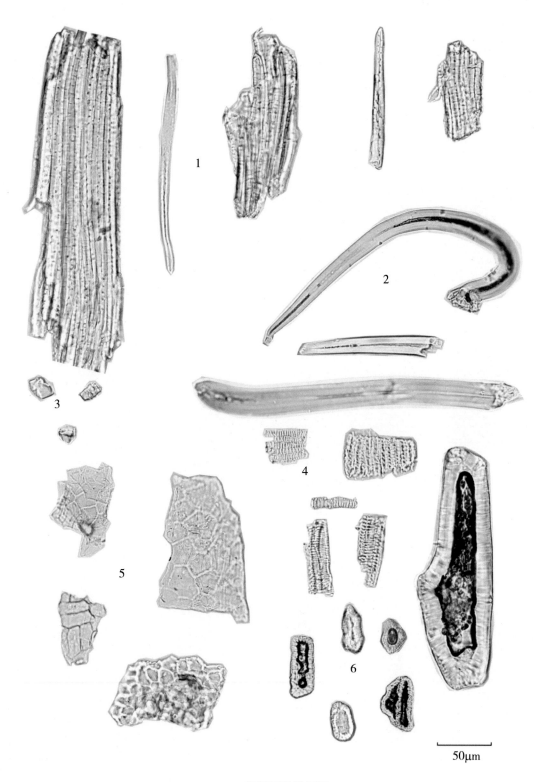

刺梨显微特征图

1.纤维　2.非腺毛　3.草酸钙方晶　4.导管　5.内胚乳细胞　6.石细胞

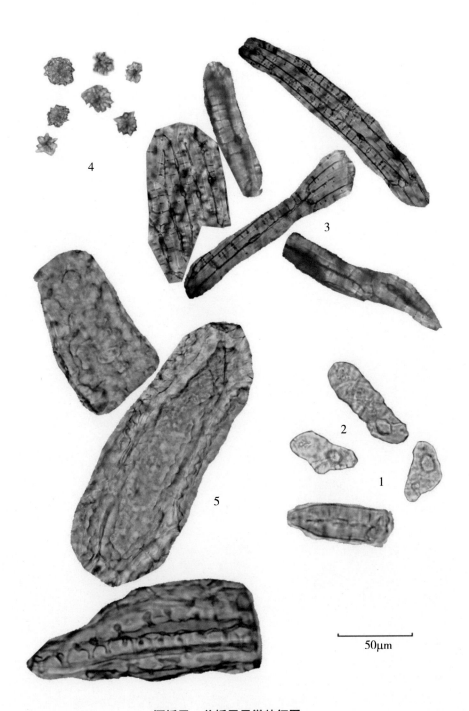

酒栀子、姜栀子显微特征图

1.内果皮石细胞　2.草酸钙方晶　3.内果皮纤维　4.草酸钙簇晶　5.种皮石细胞

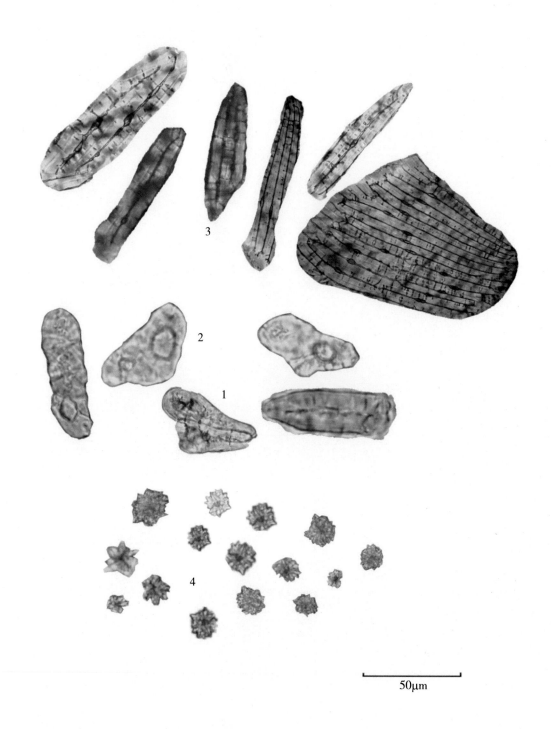

栀子皮显微特征图

1.内果皮石细胞　2.草酸钙方晶　3.内果皮纤维　4.草酸钙簇晶

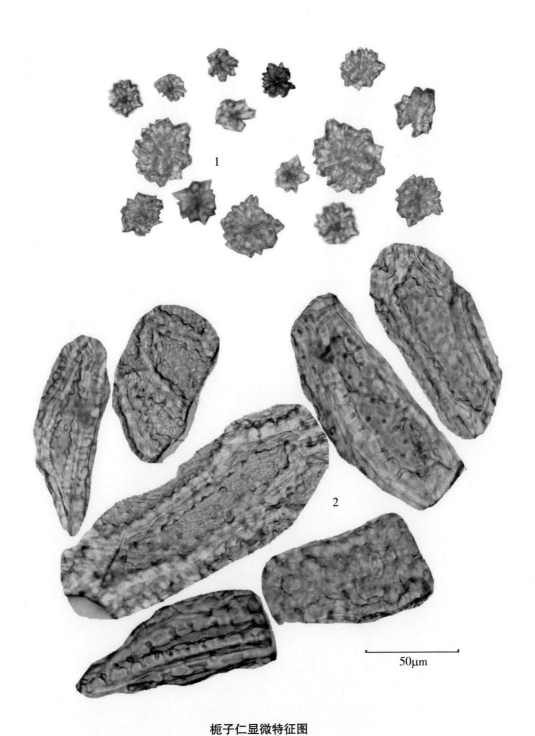

栀子仁显微特征图

1. 草酸钙簇晶　2. 种皮石细胞

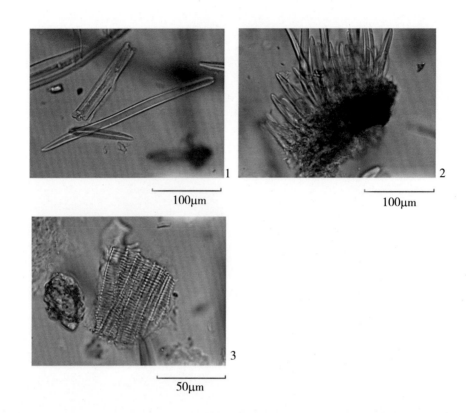

桃奴显微特征图

1. 非腺毛　2. 非腺毛（基部未断离）　3. 导管

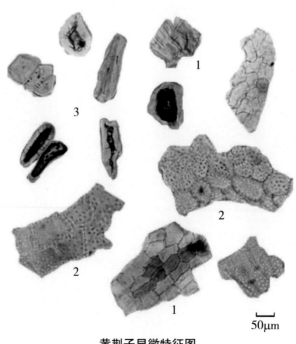

黄荆子显微特征图

1. 花萼表皮细胞　2. 中果皮细胞　3. 内果皮石细胞

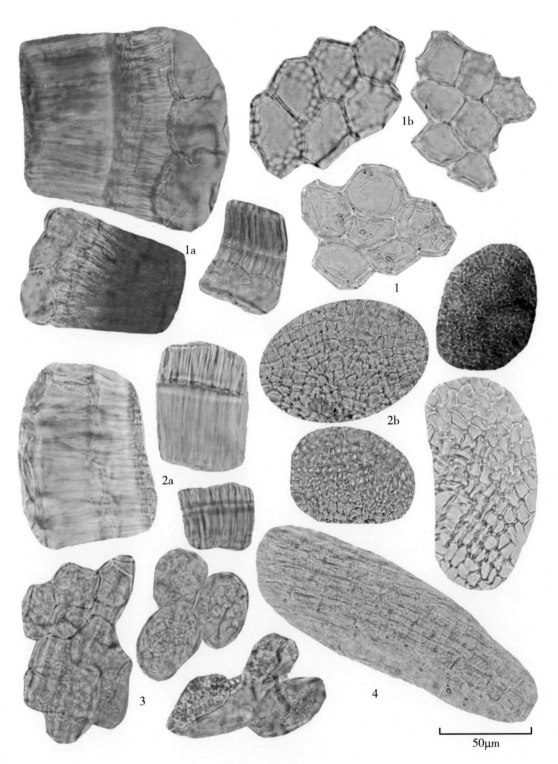

炒菟丝子显微特征图

1. 种皮表皮细胞（a. 断面观 b. 表面观） 2. 种皮栅状细胞（a. 断面观 b. 表面观）

3. 胚乳细胞 4. 子叶细胞

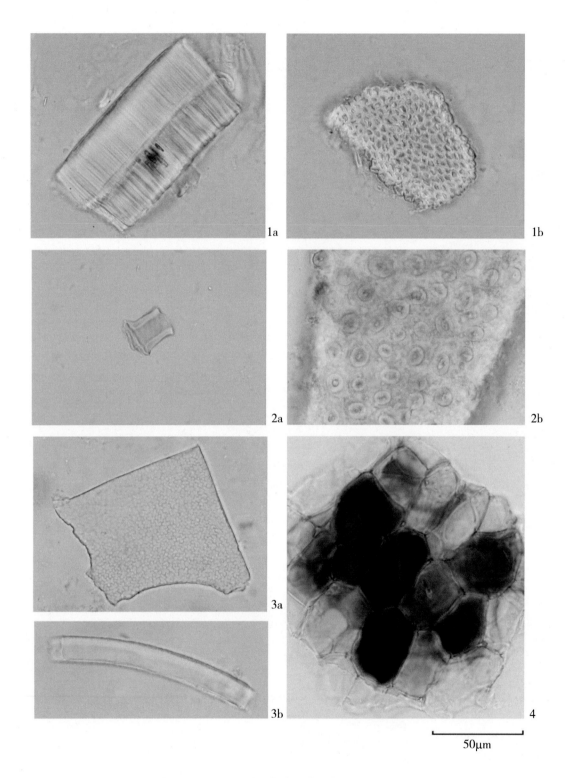

望江南显微特征图

1. 种皮栅状细胞（a. 侧面观 b. 表面观） 2. 种皮支持细胞（a. 侧面观 b. 表面观）

3. 角质层碎片（a. 表面观 b. 侧面观） 4. 内胚乳细胞

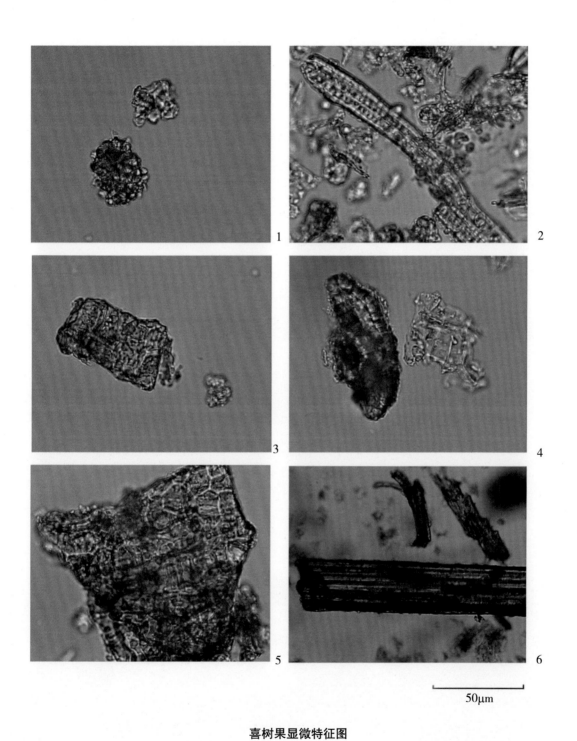

50μm

喜树果显微特征图

1. 草酸钙簇晶　2. 螺纹导管　3.胚乳细胞　4.石细胞　5.子叶薄壁细胞　6.纤维

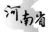

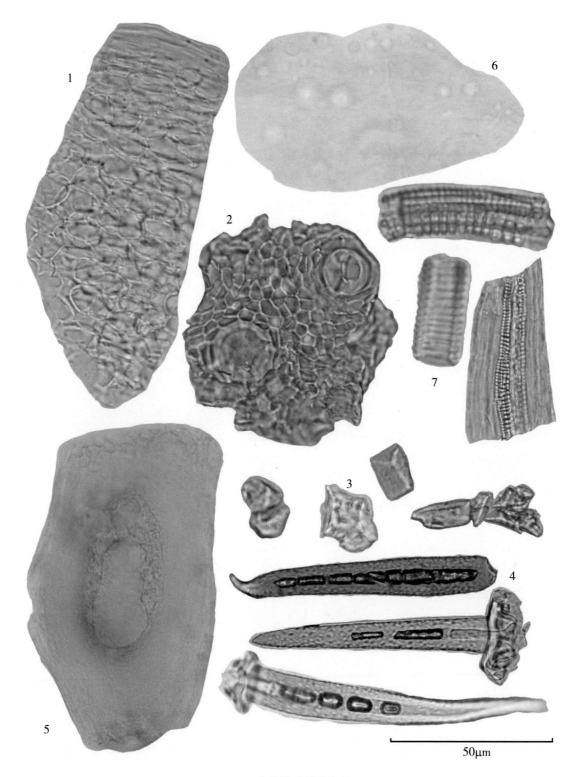

豫香橼显微特征图

1. 中果皮细胞　2. 果皮表皮细胞　3. 草酸钙结晶　4. 非腺毛　5. 油室　6. 油滴　7. 导管

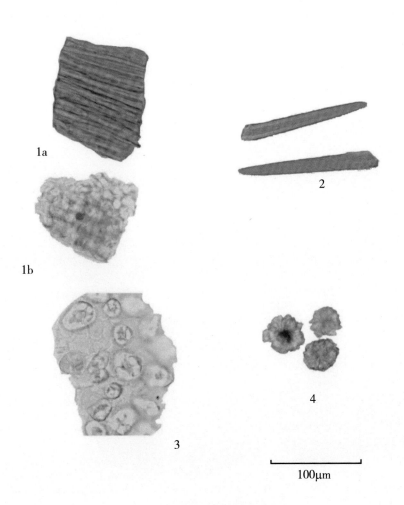

酒覆盆子显微特征图

1. 果皮纤维束（a. 表面观 b. 断面观）　2. 非腺毛　3. 表皮层　4. 草酸钙簇晶

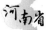

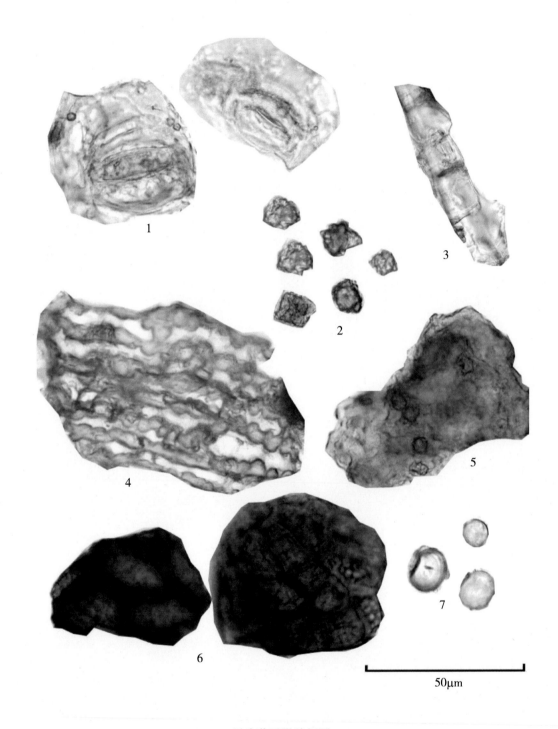

马齿苋显微特征图

1.平轴式气孔　2.草酸钙簇晶　3.草酸钙方晶　4.石细胞　5.含晶细胞　6.种皮细胞　7.花粉粒

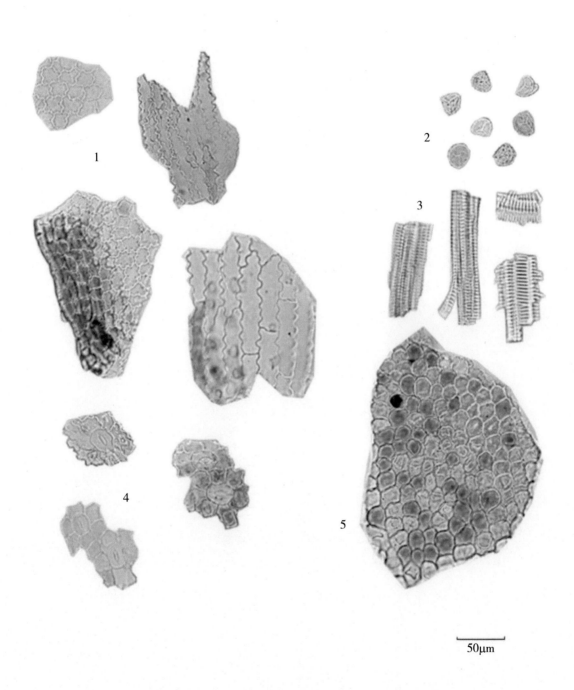

50μm

石上柏显微特征图

1. 叶表皮细胞　2. 孢子　3. 管胞　4. 气孔　5. 薄壁细胞

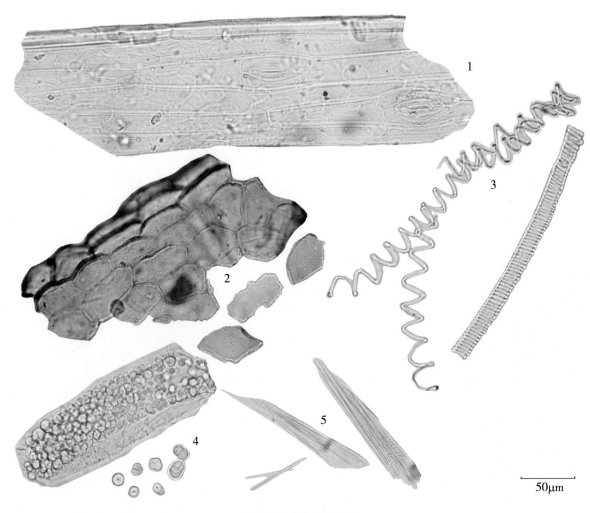

白花蛇舌草显微特征图

1.茎表皮细胞　2.种皮细胞　3.导管　4.淀粉粒　5.草酸钙针晶

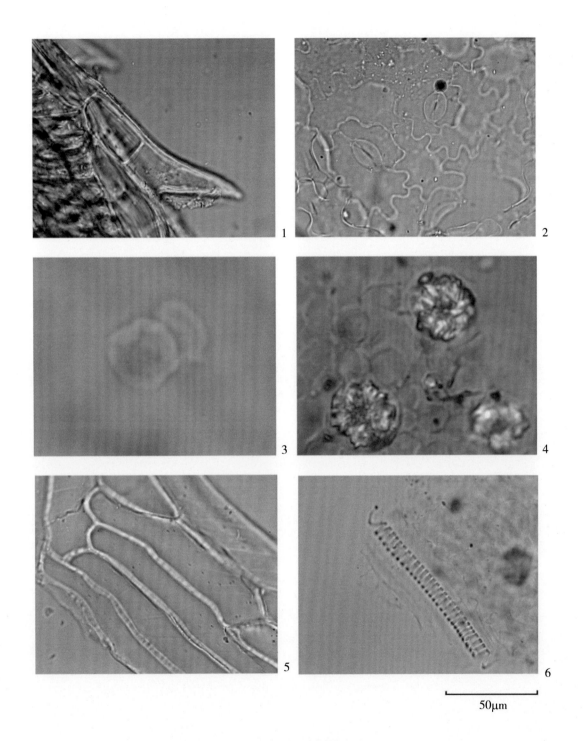

50μm

叶下珠显微特征图

1.非腺毛　2.气孔　3.花粉粒　4.草酸钙簇晶（偏光）　5.叶表皮细胞垂周壁　6.螺纹导管

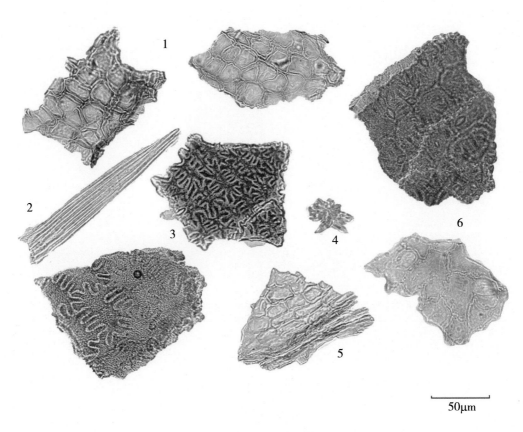

红旱莲显微特征图

1.上表皮细胞　2.纤维束　3.下表皮细胞　4.簇晶　5.栅栏组织　6.气孔

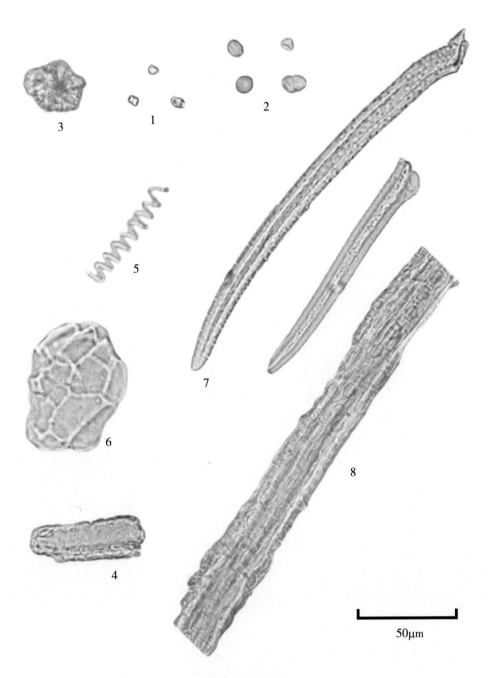

鸡眼草显微特征图

1.方晶　2.淀粉粒　3.簇晶　4.5.导管　6.薄壁细胞　7.非腺毛　8.晶纤维

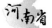

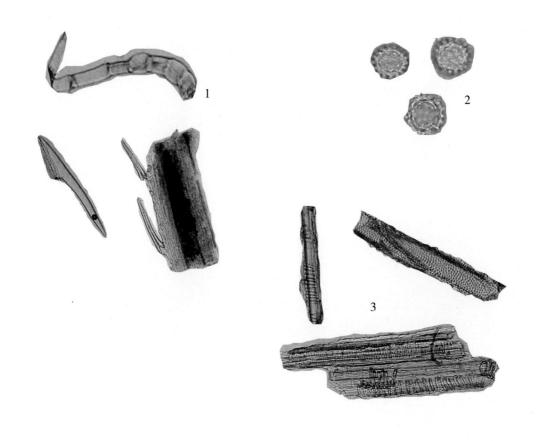

金盏银盘显微特征图

1. 非腺毛　2. 花粉粒　3. 导管

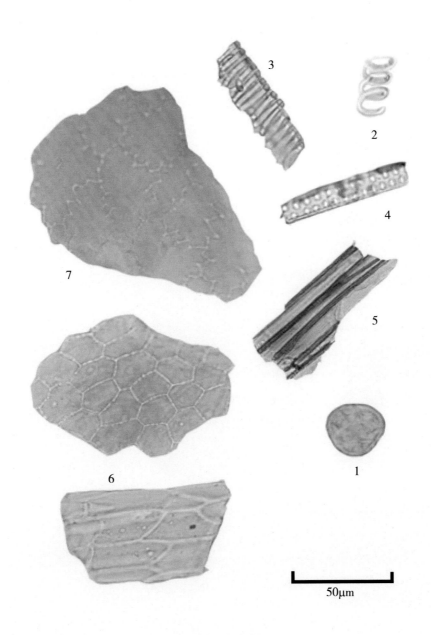

泽漆显微特征图

1.花粉粒　2.3.4.导管　5.纤维　6.上表皮　7.下表皮

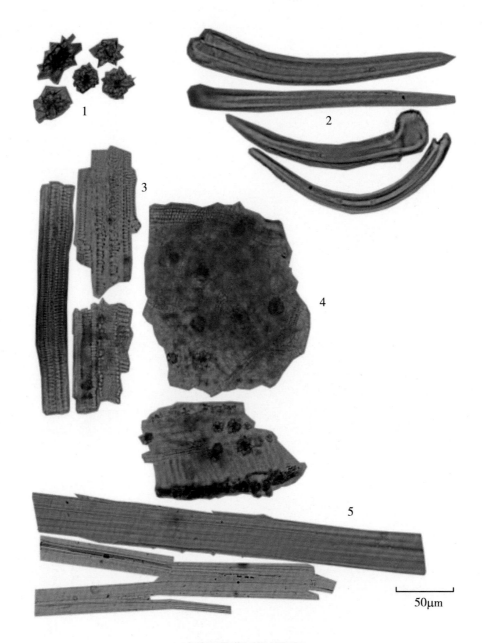

珍珠透骨草显微特征图

1. 草酸钙簇晶　2. 非腺毛　3. 导管　4. 叶肉组织　5. 纤维

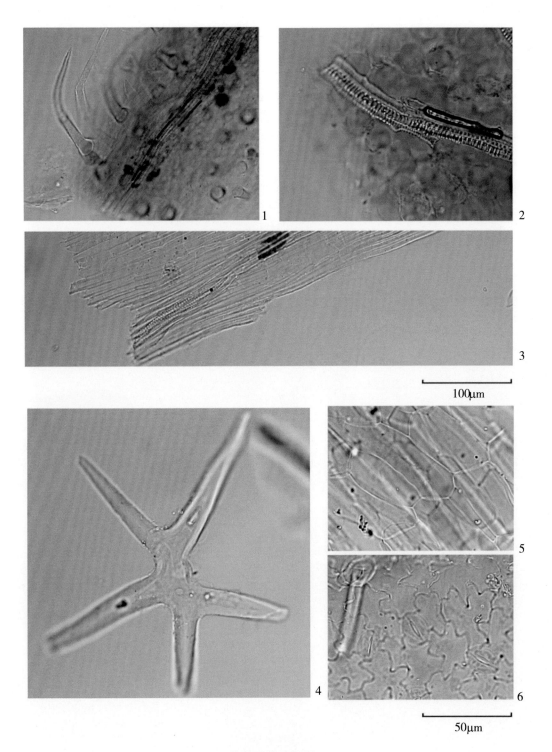

荠菜显微特征图

1.单细胞非腺毛　2.螺纹导管　3.纤维　4.星状非腺毛　5.茎表皮细胞　6.叶表皮细胞

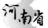

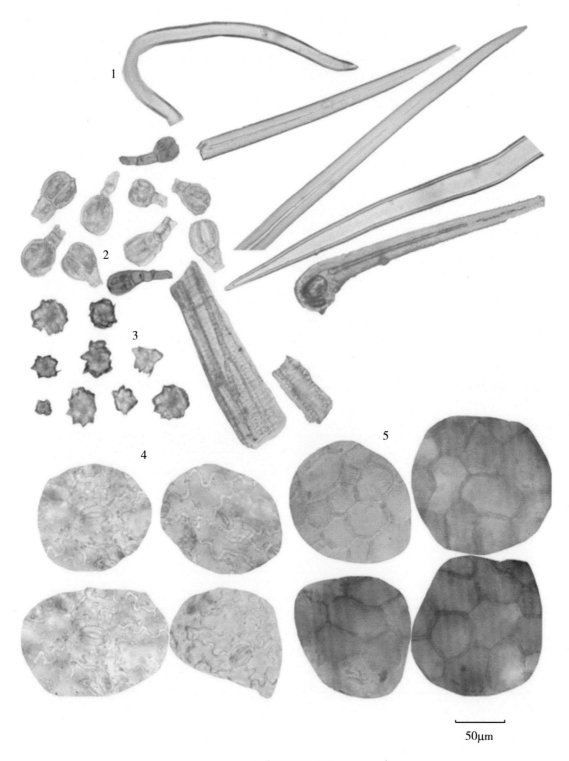

蛇莓显微特征图

1. 非腺毛　2. 腺毛　3. 草酸钙簇晶　4. 下表皮细胞及气孔　5. 上表皮细胞

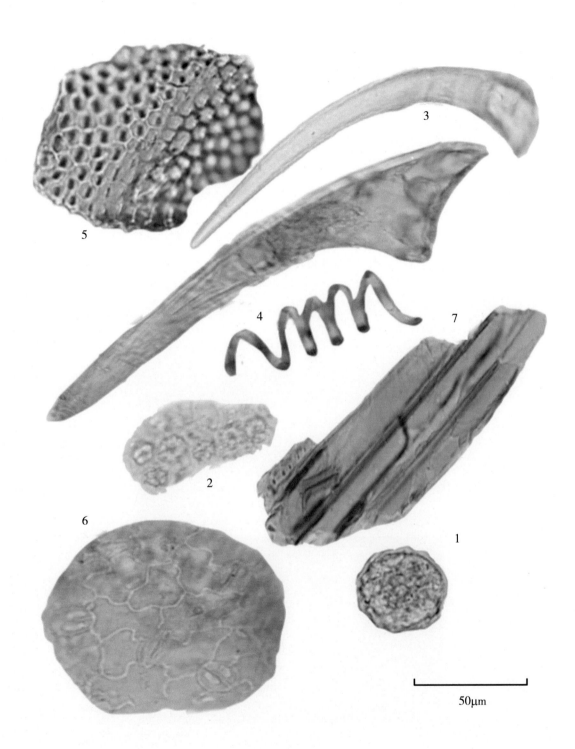

葎草显微特征图

1. 钟乳体　2. 草酸钙簇晶　3. 非腺毛　4.5. 导管　6. 下表皮　7. 纤维

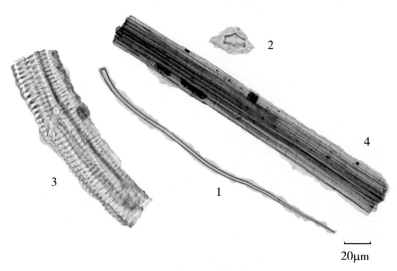

落花生枝叶显微特征图

1. 非腺毛　2. 方晶　3. 导管　4. 纤维

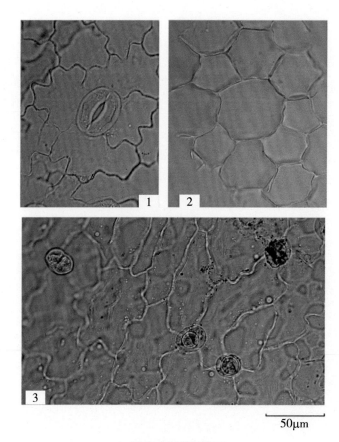

零陵香显微特征图

1. 叶下表皮细胞及气孔　2. 茎髓薄壁细胞　3. 腺毛

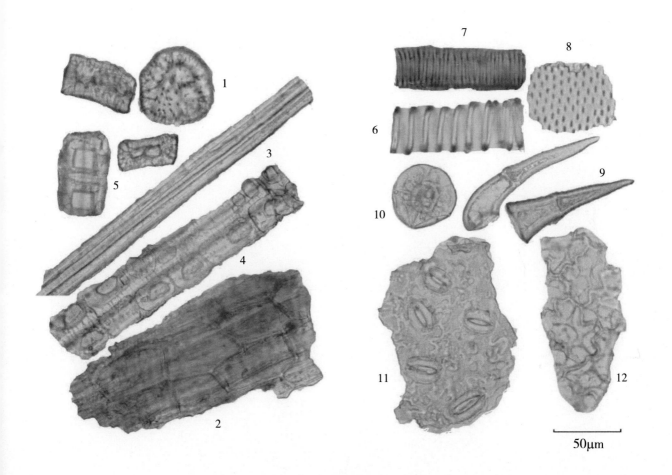

路边青显微特征图

1.石细胞　2.木栓细胞　3.纤维　4.晶纤维　5.含晶细胞　6.螺纹导管　7.网纹导管　8.具缘纹孔导管
9.非腺毛　10.腺鳞　11.叶下表皮及气孔　12.叶上表皮细胞

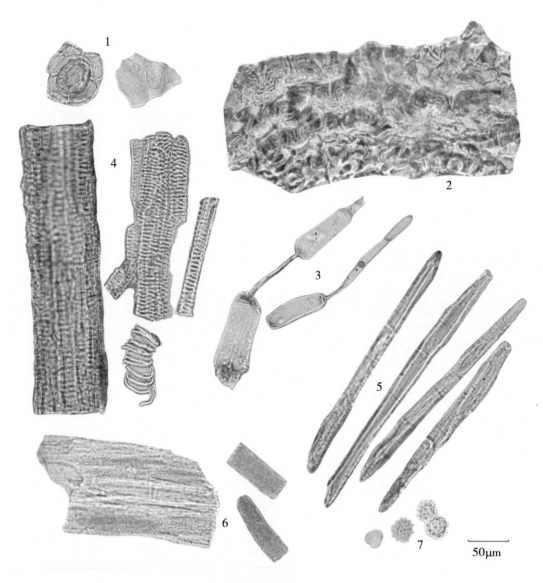

蜀羊泉显微特征图

1. 叶表皮细胞（气孔）　2. 种皮表皮石细胞　3. 非腺毛　4. 导管　5. 韧皮纤维

6. 薄壁细胞（含草酸钙砂晶）　7. 花粉粒

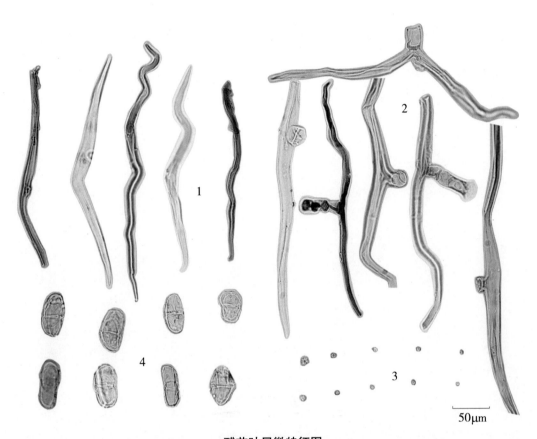

醋艾叶显微特征图

1. 单列性非腺毛　2.T 形非腺毛　3. 草酸钙簇晶　4. 鞋底形腺毛

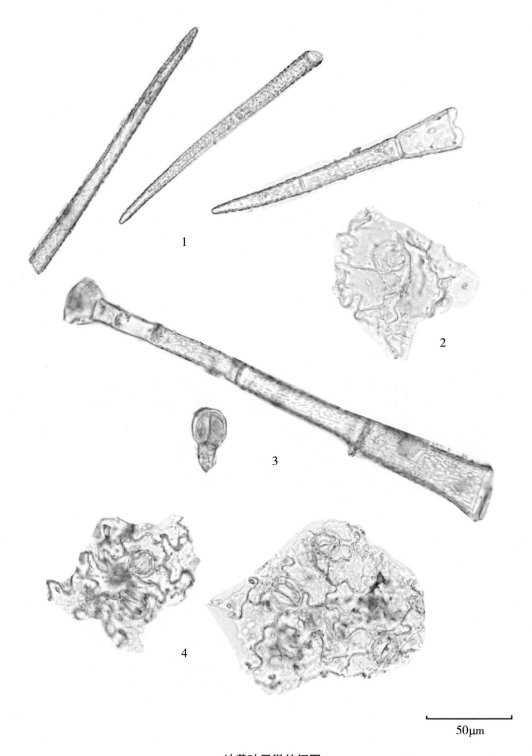

50μm

地黄叶显微特征图

1.非腺毛　2.表皮细胞　3.腺毛　4.气孔及副卫细胞

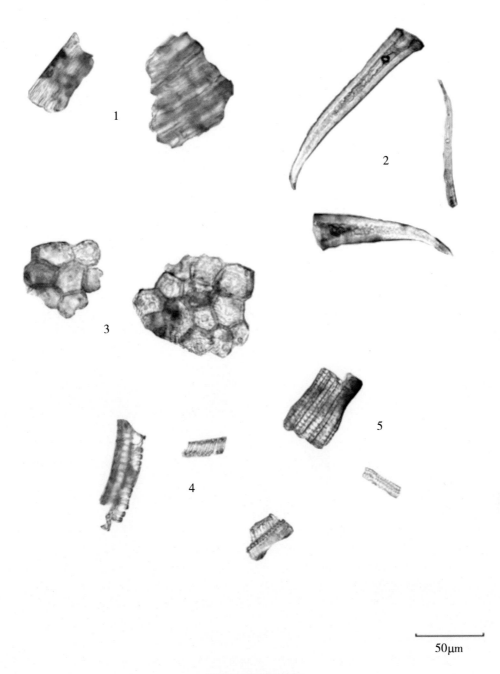

50μm

连翘叶显微特征图

1.栅栏细胞　2.非腺毛　3.薄壁细胞　4.螺纹导管　5.网纹导管

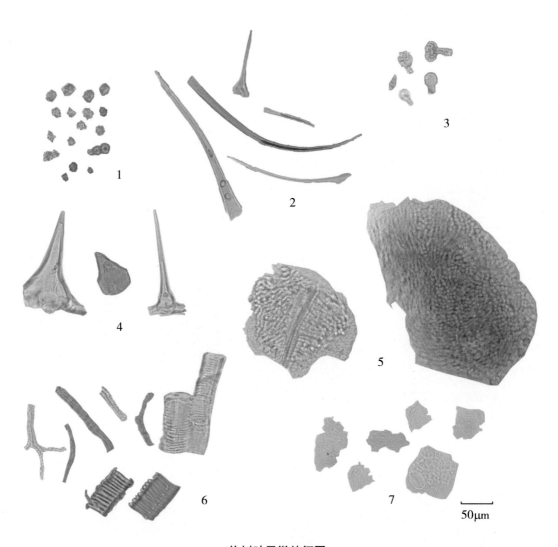

构树叶显微特征图

1.草酸钙簇晶　2.非腺毛　3.腺毛　4.钟乳体　5.表皮细胞　6.导管　7.气孔

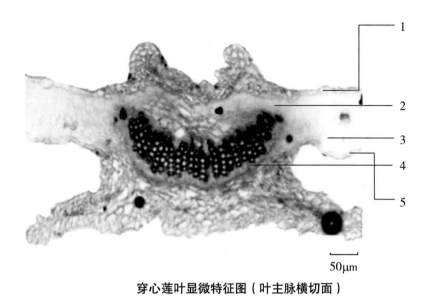

穿心莲叶显微特征图（叶主脉横切面）

1.上表皮　2.栅栏组织　3.海绵组织　4.叶脉维管束　5.下表皮

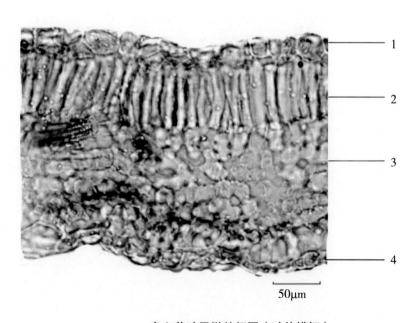

穿心莲叶显微特征图（叶片横切）

1.上表皮　2.栅栏组织　3.海绵组织　4.下表皮

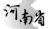

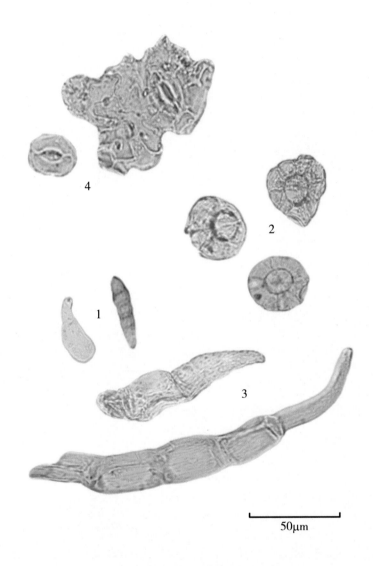

臭梧桐叶显微特征图

1.腺毛　2.腺鳞　3.非腺毛　4.气孔

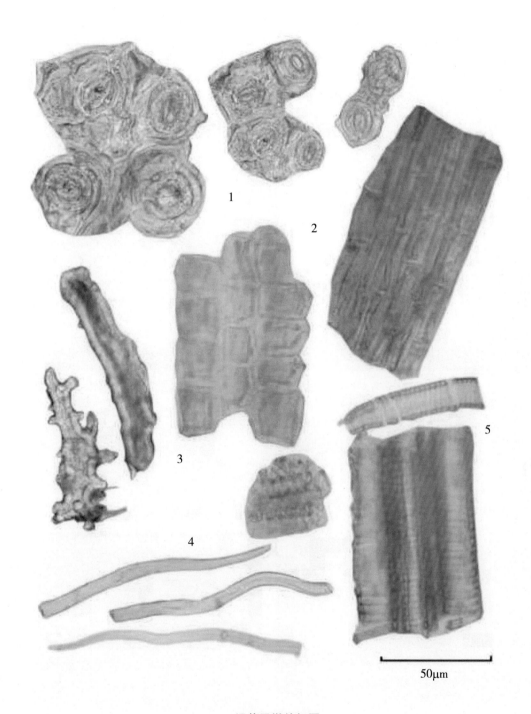

50μm

绿茶显微特征图

1. 气孔　2. 表皮细胞　3. 石细胞　4. 非腺毛　5. 导管

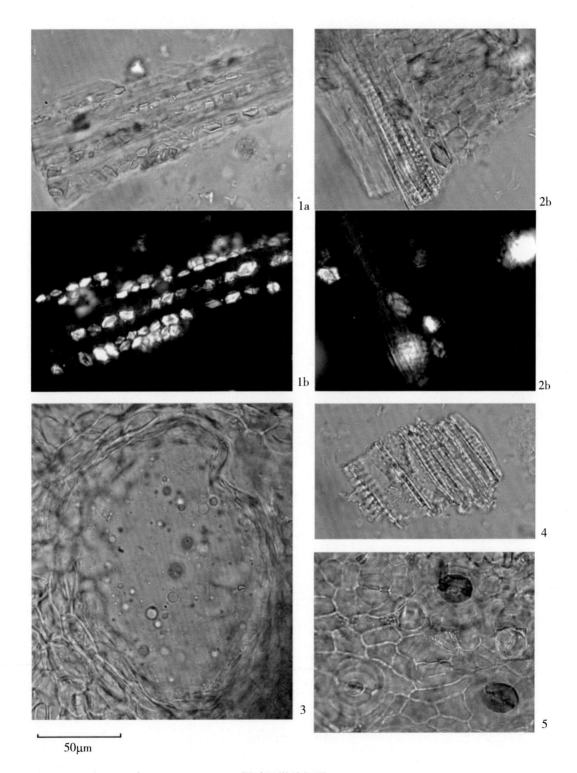

橘叶显微特征图

1a. 晶纤维　1b. 晶纤维 – 偏光　2a. 草酸钙方晶　2b. 草酸钙方晶 – 偏光　3. 大型油室　4. 导管　5. 气孔

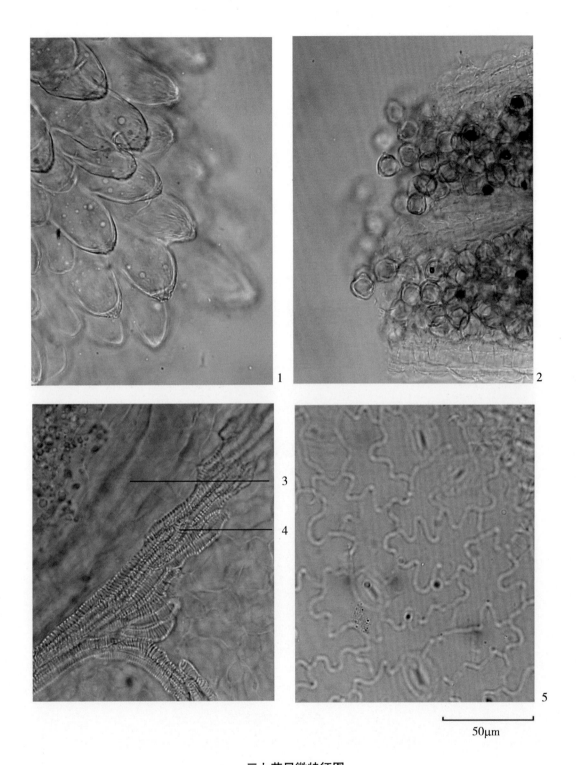

三七花显微特征图

1. 花冠表皮细胞　2. 花粉粒　3. 树脂道　4. 导管　5. 气孔

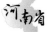

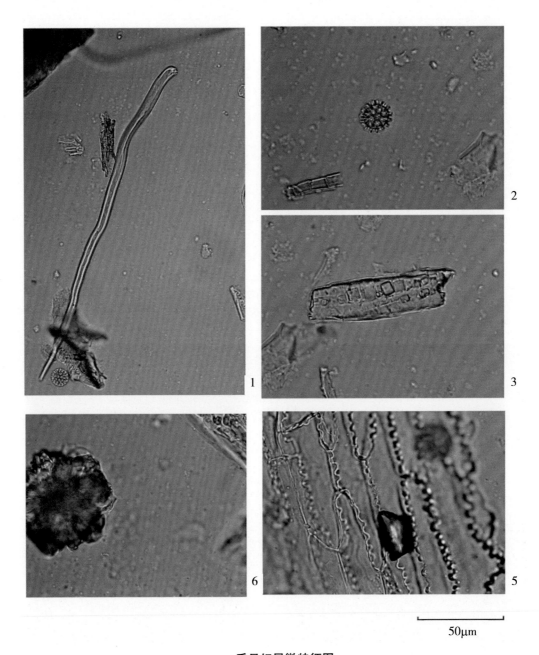

千日红显微特征图

1.非腺毛　2.花粉粒　3.晶纤维　4.草酸钙簇晶　5.薄壁细胞

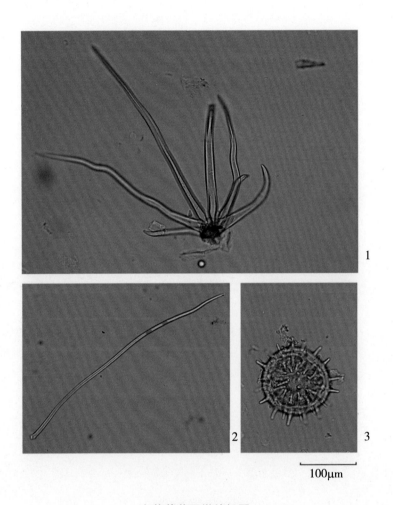

木芙蓉花显微特征图

1.星状毛　2.单细胞非腺毛　3.花粉粒

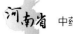

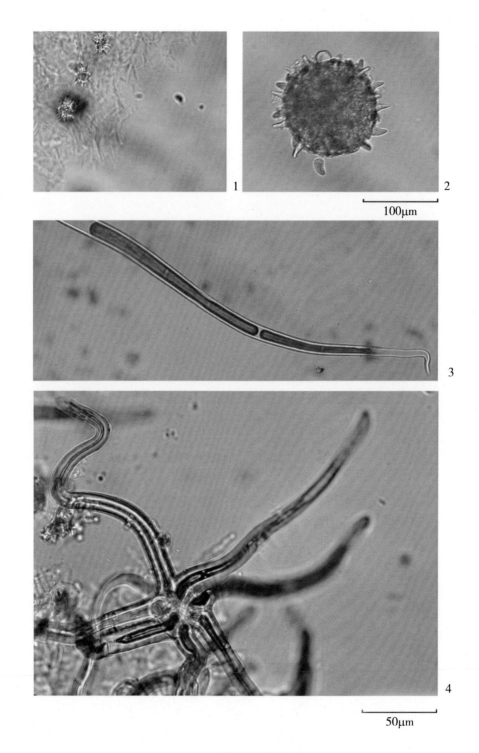

木槿花显微特征图

1. 草酸钙簇晶　2 花粉粒　3. 非腺毛　4. 星状非腺毛

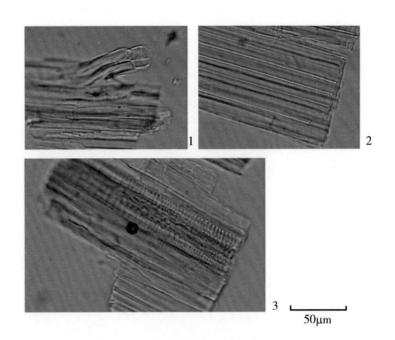

玉米须显微特征图

1.花柱碎片示非腺毛　2.薄壁细胞　3.导管

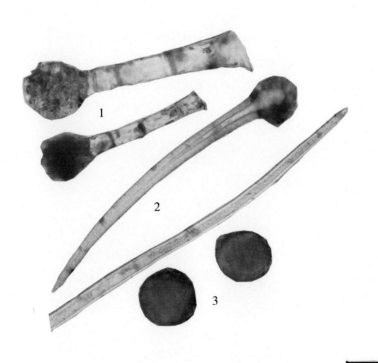

金银花炭显微特征图

1.腺毛　2.非腺毛　3.花粉粒

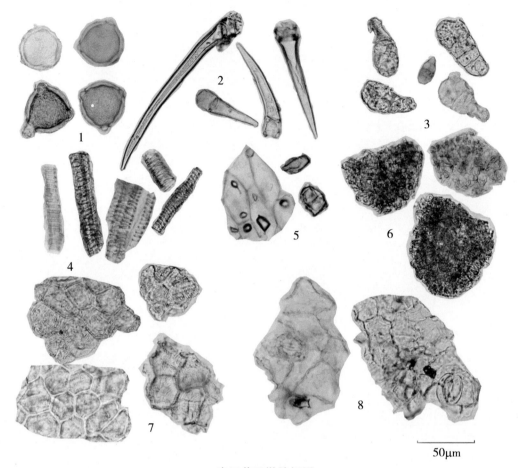

扁豆花显微特征图

1. 花粉粒　2. 非腺毛　3. 腺毛　4. 导管　5. 草酸钙棱晶

6. 花粉囊内壁细胞　7. 花冠表皮细胞　8. 萼片表皮细胞

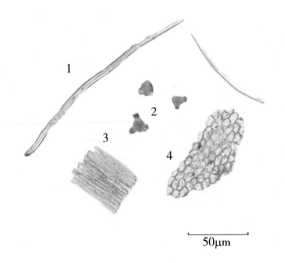

桃花显微特征图

1. 非腺毛　2. 花粉粒　3. 导管　4. 花冠表皮细胞

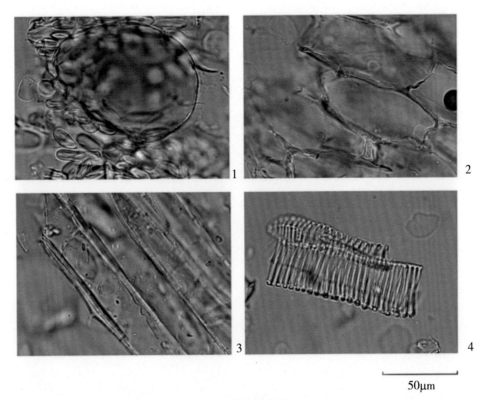

姜皮显微特征图

1.淀粉粒及油细胞　2.木栓细胞　3.纤维　4.导管

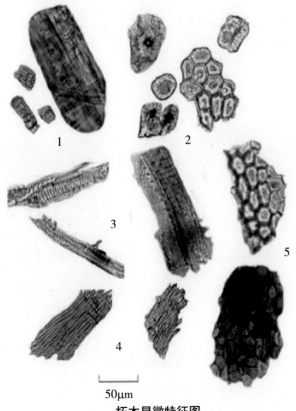

柘木显微特征图

1.草酸钙方晶　2.石细胞　3.导管　4.纤维束　5.木栓细胞

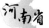

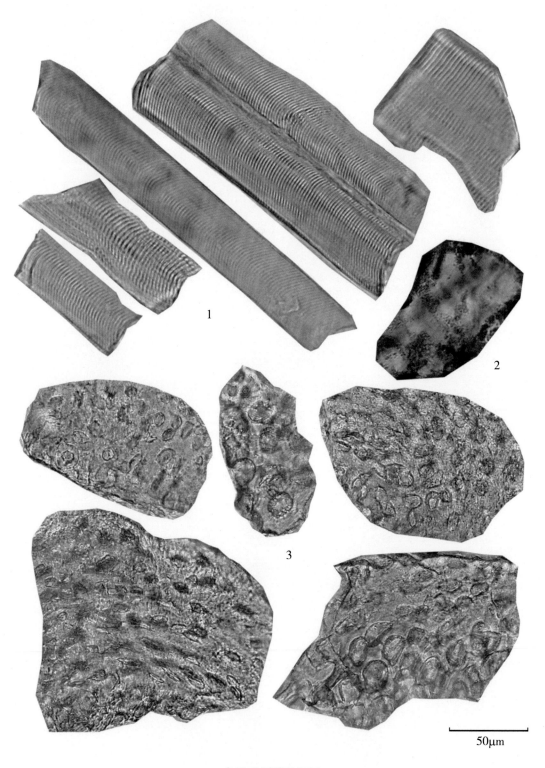

乌骨鸡显微特征图

1.肌纤维　2.细小皮　3.骨碎片

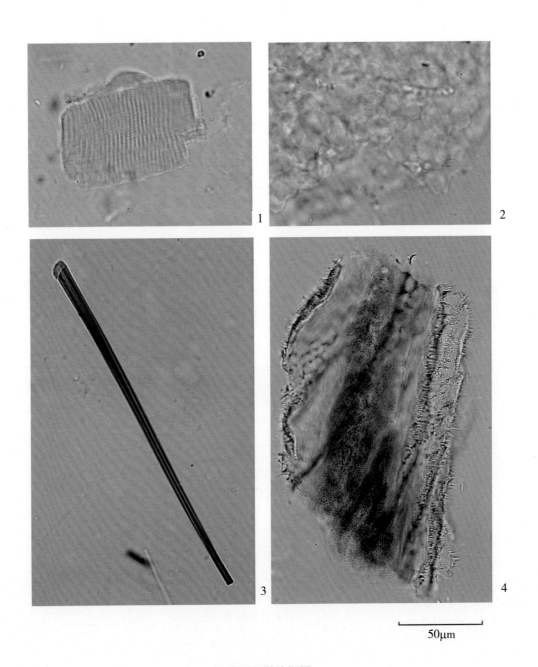

50μm

红娘子显微特征图

1.横纹肌纤维　2.分泌物团块　3.刚毛　4.几丁质

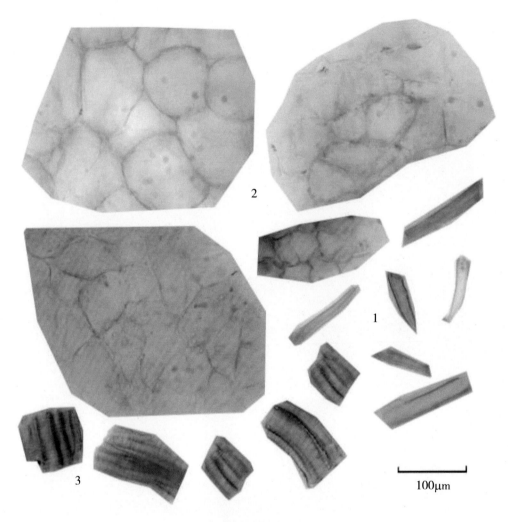

百药煎显微特征图

1.非腺毛　2.薄壁细胞　3.导管

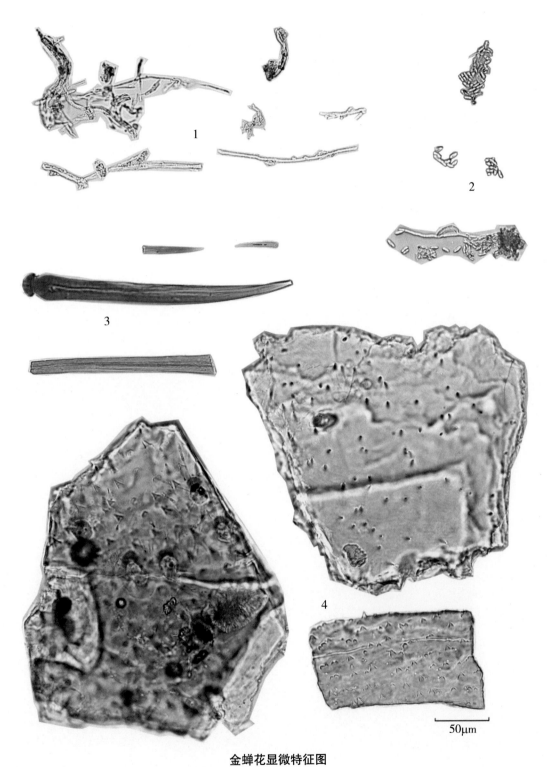

金蝉花显微特征图

1. 菌丝　2. 孢子　3. 刚毛　4. 体壁碎片

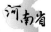

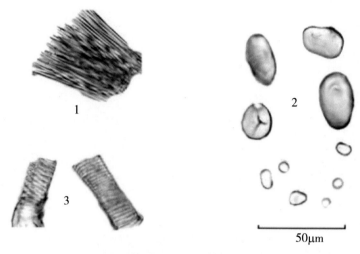

零余子显微特征图

1.草酸钙针晶束　2.淀粉粒　3.导管

附录Ⅳ 薄层色谱图片

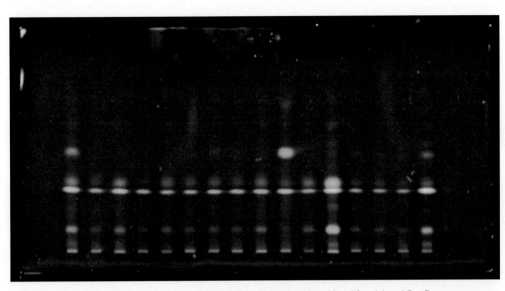

牛蒡根薄层色谱图（365nm）

S. 牛蒡根对照药材；1–15. 牛蒡根样品

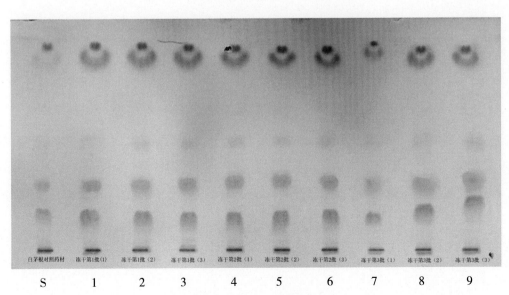

鲜白茅根（冻干）薄层色谱图

S. 白茅根对照药材；1–9. 鲜白茅根（冻干）样品

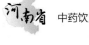

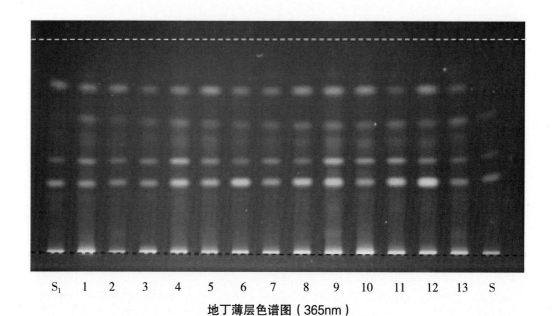

地丁薄层色谱图（365nm）

S. 甜地丁对照药材；1–13：地丁样品

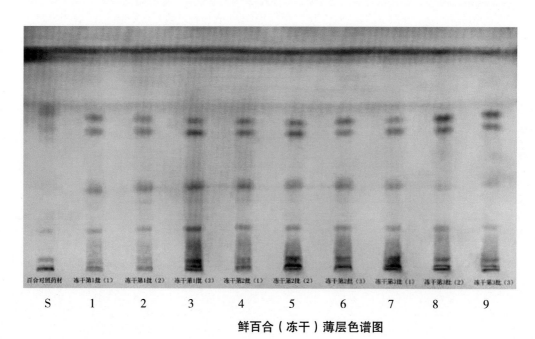

鲜百合（冻干）薄层色谱图

S. 百合对照药材；1–9. 鲜百合（冻干）样品

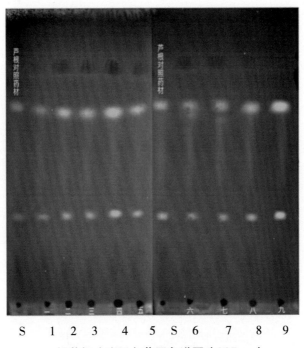

鲜芦根（冻干）薄层色谱图（365nm）

S.芦根对照药材；1-9.鲜芦根（冻干）样品

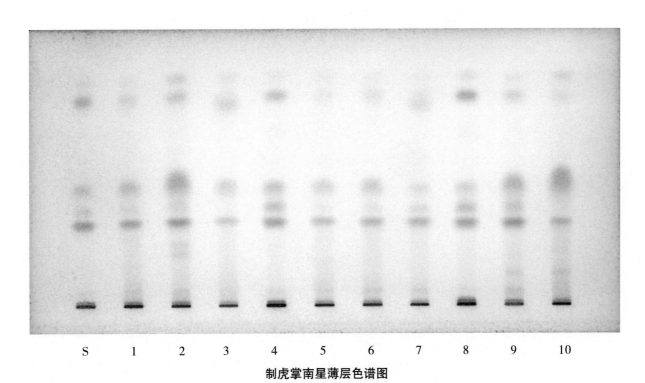

制虎掌南星薄层色谱图

S.制虎掌南星对照药材；1-10.制虎掌南星样品

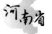

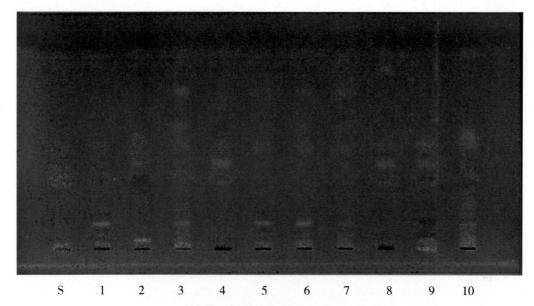

制虎掌南星薄层色谱图（365nm）

S.制虎掌南星对照药材；1-10.制虎掌南星样品

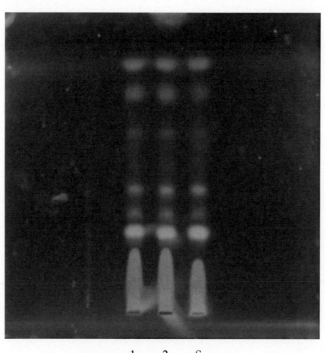

倒提壶薄层色谱图（365nm）

S.倒提壶对照药材；1-2.倒提壶样品

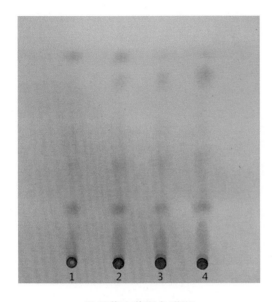

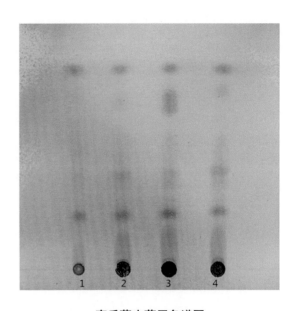

炒瓜蒌皮薄层色谱图

1.瓜蒌皮对照药材；2-4.炒瓜蒌皮样品

蜜瓜蒌皮薄层色谱图

1.瓜蒌皮对照药材；2-4.蜜瓜蒌皮样品

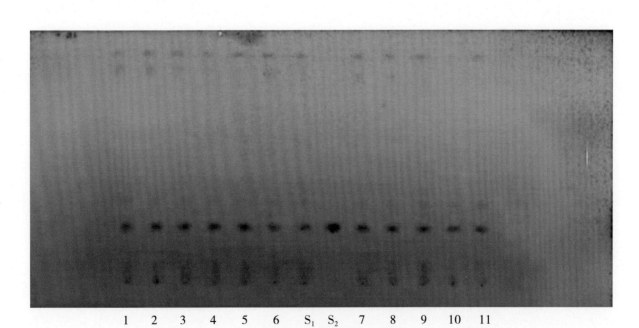

1   2   3   4   5   6   S₁ S₂   7   8   9   10   11

光皮木瓜薄层色谱图（日光）

S₁.光皮木瓜对照药材；S₂.熊果酸对照品；1-11.光皮木瓜样品

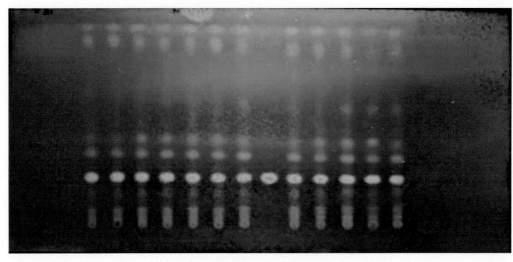

光皮木瓜薄层色谱图（365nm）

S₁.光皮木瓜对照药材；S₂.熊果酸对照品；1–11.光皮木瓜样品

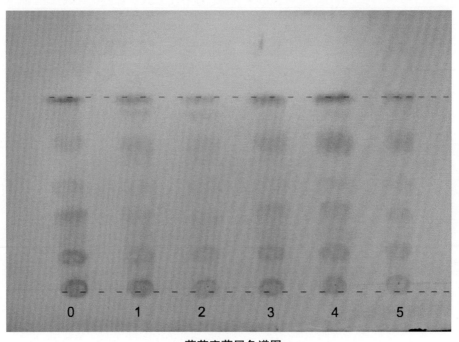

蒸芡实薄层色谱图

0.芡实对照药材；1–5.蒸芡实样品

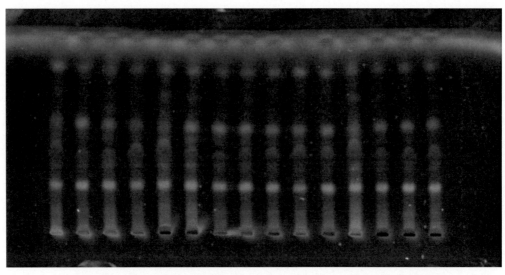

苦瓜薄层色谱图（365nm）

S.苦瓜对照药材；1–14.苦瓜样品

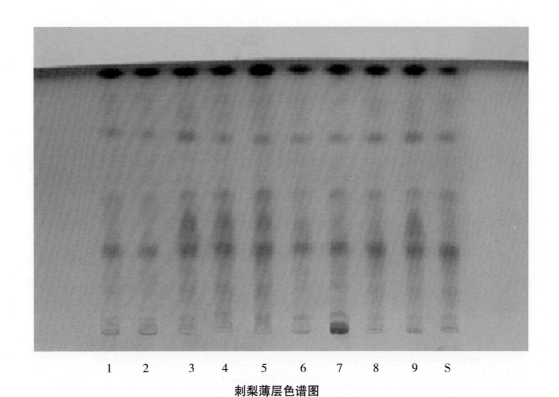

刺梨薄层色谱图

S.刺梨对照药材；1–9.刺梨样品

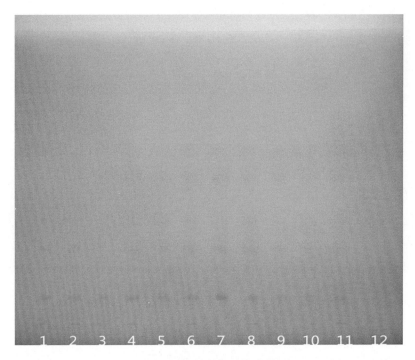

栀子皮薄层色谱图（显色前）

1-6、8-11.栀子皮样品；7.栀子对照药材；12.栀子苷对照品

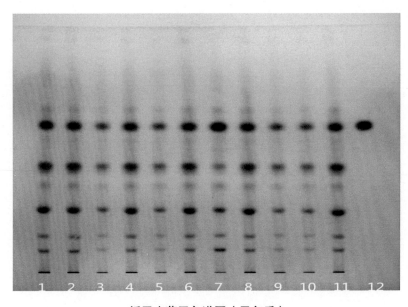

栀子皮薄层色谱图（显色后）

1-6、8-11.栀子皮样品；7.栀子对照药材；12.栀子苷对照品

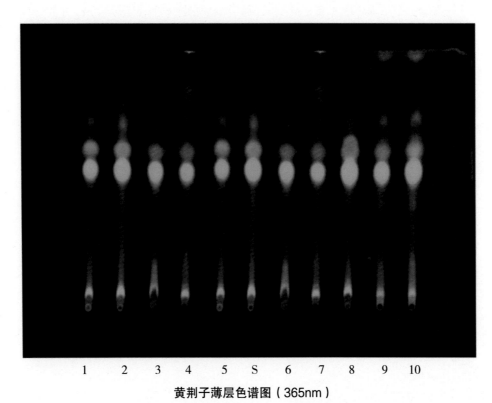

黄荆子薄层色谱图（365nm）

S. 黄荆子对照药材；1–10. 黄荆子样品

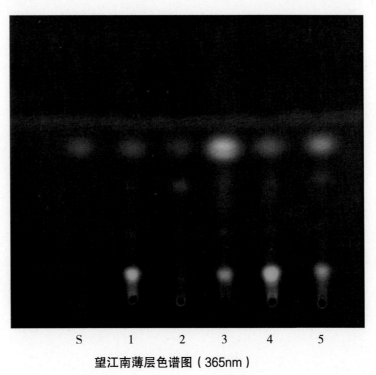

望江南薄层色谱图（365nm）

S. 大黄素甲醚对照品；1–5. 望江南样品

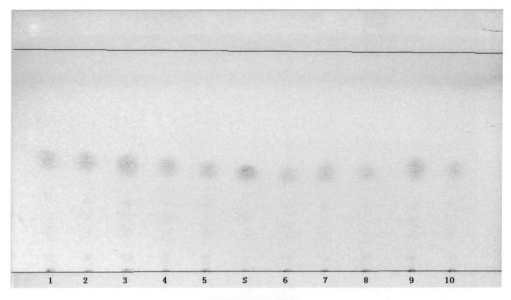

椒目薄层色谱图

S. a – 亚麻酸对照品；1–10. 椒目样品

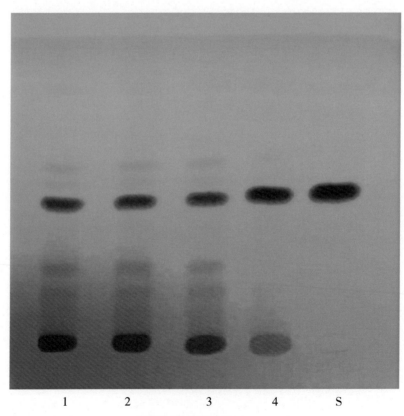

棕榈子薄层色谱图（254nm）

S. 原儿茶酸对照品；1–3. 棕榈子样品；4. 样品 1+S

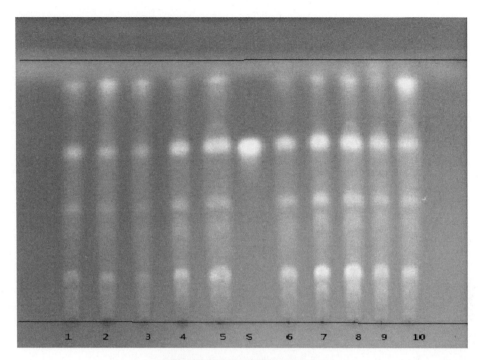

盐覆盆子薄层色谱图（365nm）

S. 椴树苷对照品；1–10.盐覆盆子样品

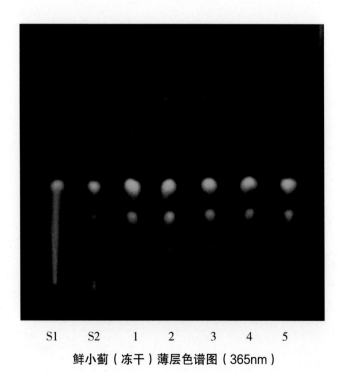

鲜小蓟（冻干）薄层色谱图（365nm）

S1.蒙花苷；S2.小蓟对照药材；1–9.鲜小蓟（冻干）样品

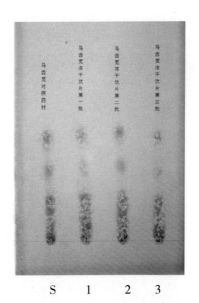

鲜马齿苋（冻干）薄层色谱图

S. 马齿苋对照药材；1-3 鲜马齿苋（冻干）样品

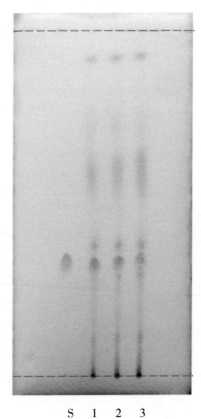

白花蛇舌草薄层色谱图

S. 齐墩果酸对照品 1-3 白花蛇舌草样品

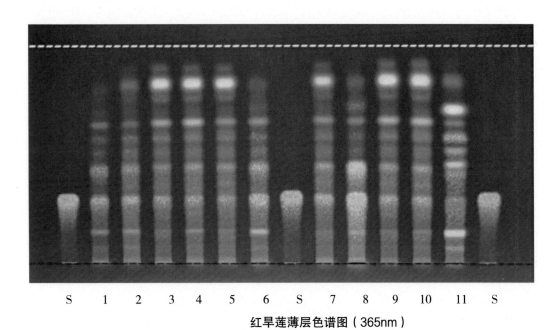

红旱莲薄层色谱图（365nm）

S. 槲皮素对照品　1–11. 红旱莲样品

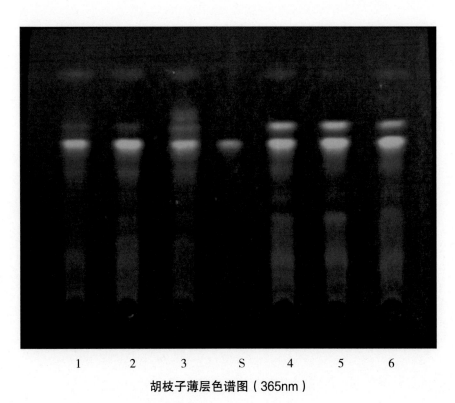

胡枝子薄层色谱图（365nm）

S. 槲皮素对照品；1–6. 胡枝子样品

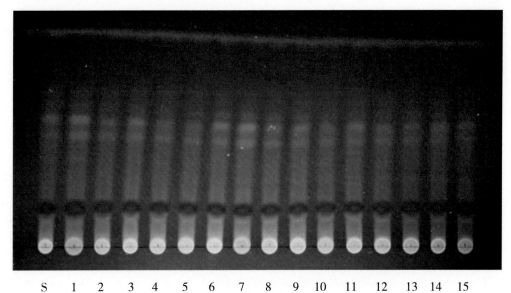

路边青薄层鉴别图谱（365nm）

S. 路边青对照药材；1–15. 路边青样品

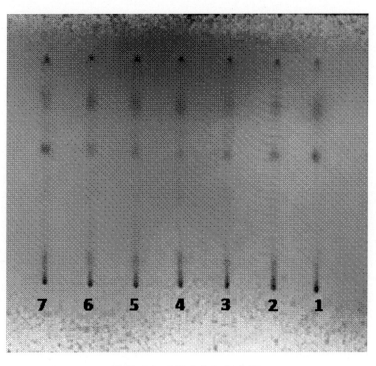

酒艾叶和醋艾叶薄层色谱图

1. 艾叶对照药材（批号：121345–201804）；2–4. 酒艾叶样品；5–7. 醋艾叶样品

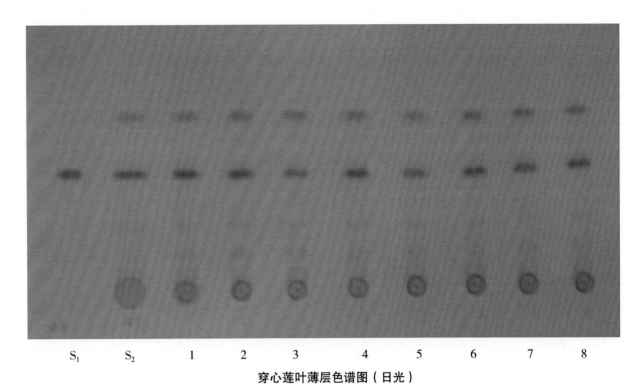

穿心莲叶薄层色谱图（日光）

S₁ 穿心莲内酯对照品；S₂ 穿心莲对照药材；1-8 穿心莲叶样品

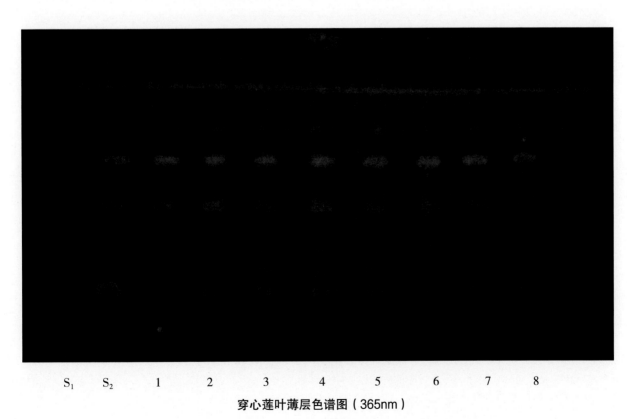

穿心莲叶薄层色谱图（365nm）

S1 穿心莲内酯对照品；S2 穿心莲对照药材；1-8 穿心莲叶样品

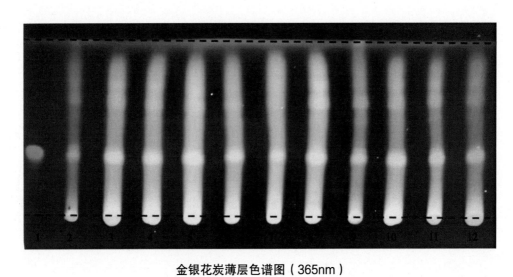

金银花炭薄层色谱图（365nm）

1. 绿原酸对照品；2−12. 金银花炭样品

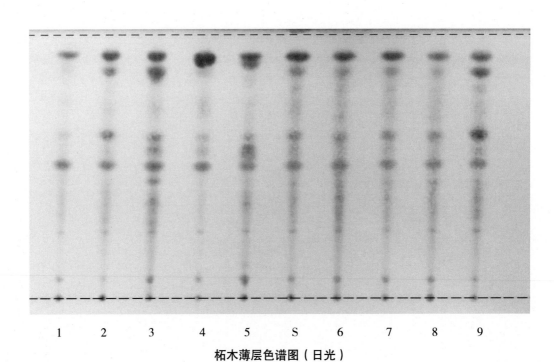

柘木薄层色谱图（日光）

S. 柘木对照药材；1−9. 样品

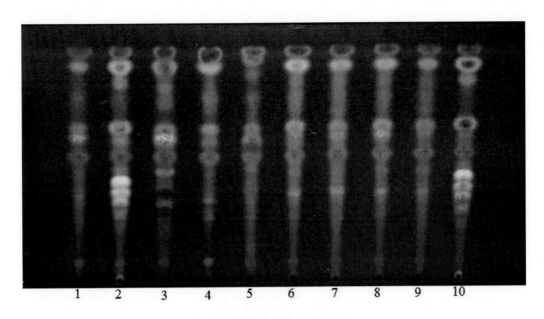

柘木薄层色谱图（365nm）

S. 柘木对照药材；1-9. 样品

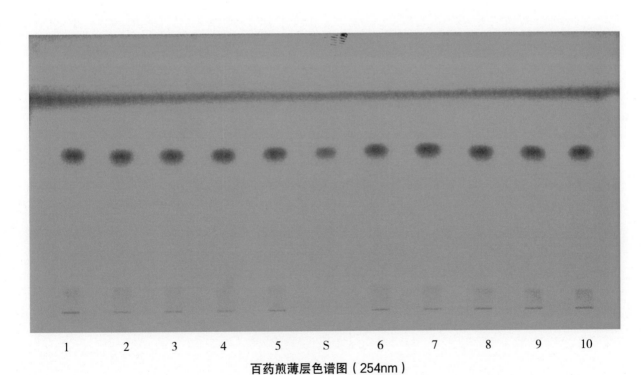

百药煎薄层色谱图（254nm）

S. 没食子酸对照品；1-10. 百药煎样品

附录Ⅴ 液相色谱图片

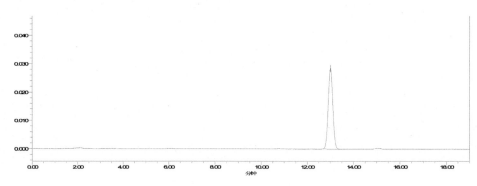

乌药醚内酯对照品液相色谱图

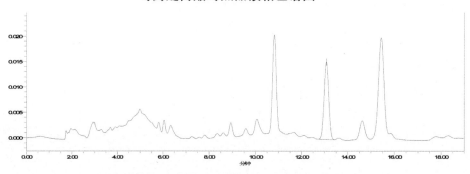

醋乌药供试品液相色谱图（乌药醚内酯）

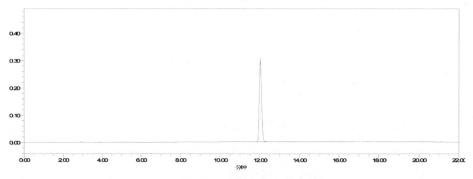

去甲异波尔定对照品液相色谱图

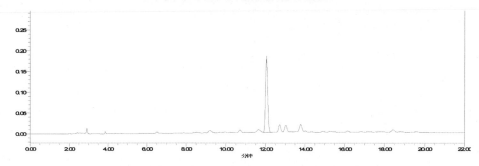

醋乌药供试品液相色谱图（去甲异波尔定）

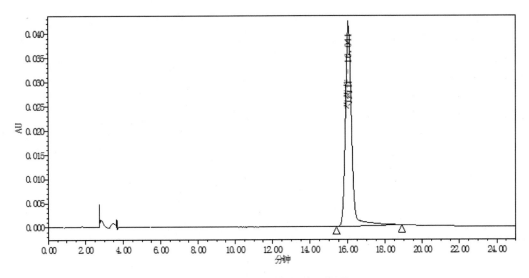

芍药苷对照品液相色谱图

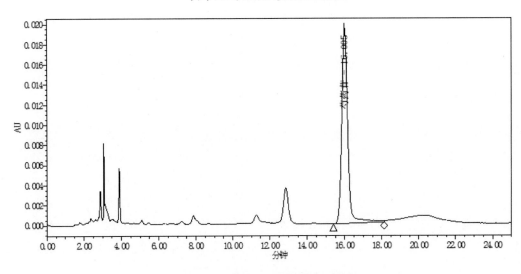

麸炒白芍供试品液相色谱图

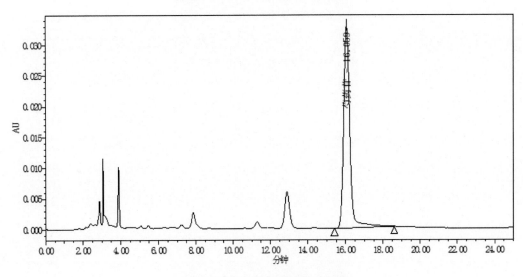

醋白芍供试品液相色谱图

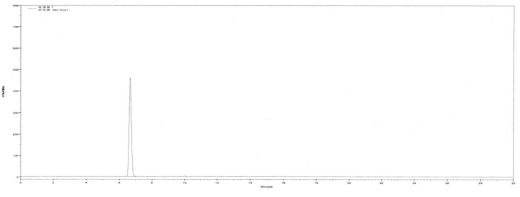

耐斯糖对照品液相色谱图

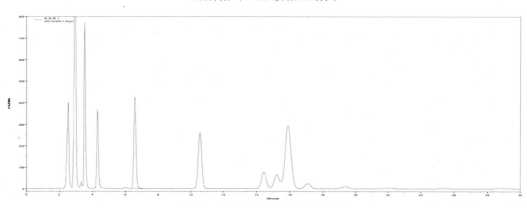

盐炙巴戟天供试品液相色谱图

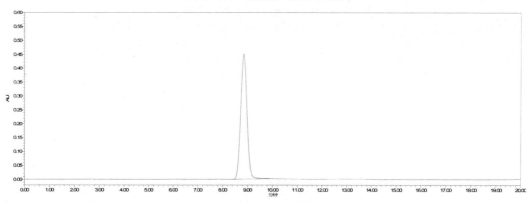

芍药苷对照品液相色谱图

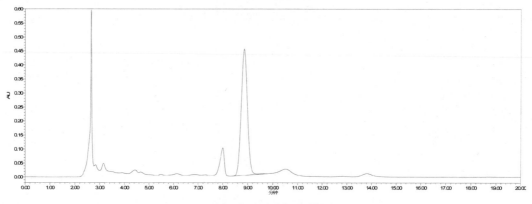

炒赤芍供试品液相色谱图

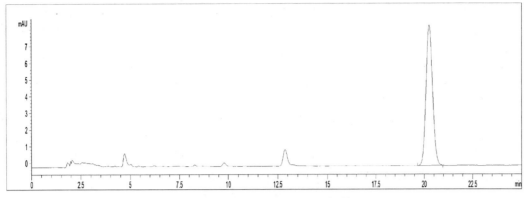

23-乙酰泽泻醇 B 对照品液相色谱图

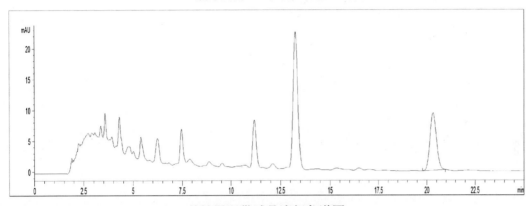

麸炒泽泻供试品液相色谱图

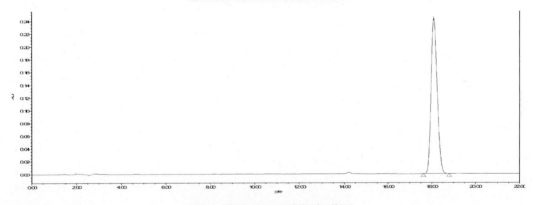

盐酸小檗碱对照品液相色谱图

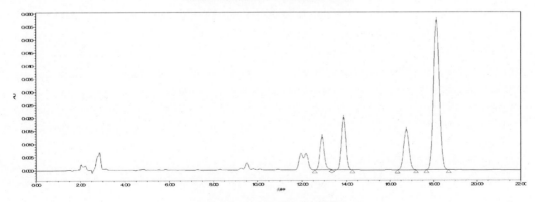

炒黄连供试品液相色谱图

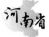

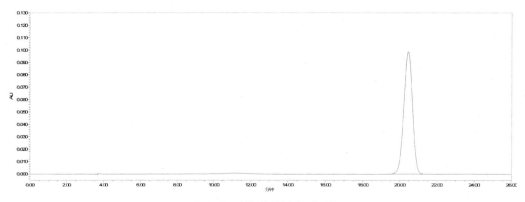

葛根素对照品液相色谱图

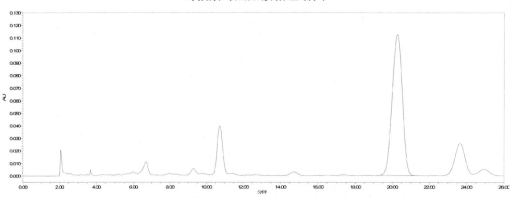

煨葛根供试品液相色谱图

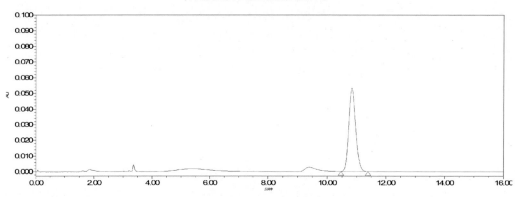

梓醇对照品液相色谱图

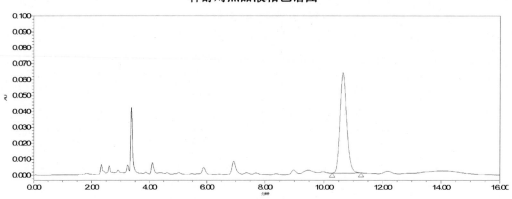

鲜地黄（冻干）供试品液相色谱图

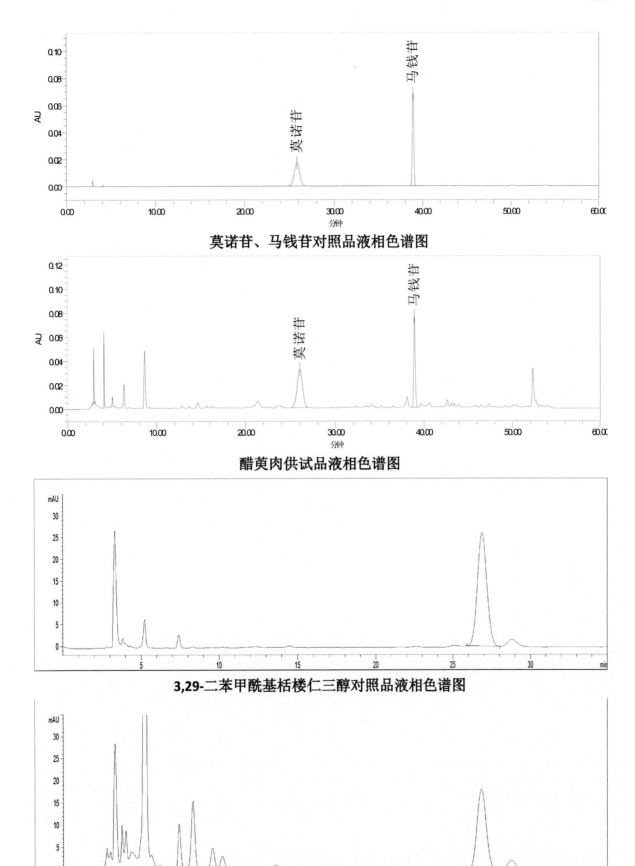

莫诺苷、马钱苷对照品液相色谱图

醋萸肉供试品液相色谱图

3,29-二苯甲酰基栝楼仁三醇对照品液相色谱图

蜜瓜蒌子供试品液相色谱图

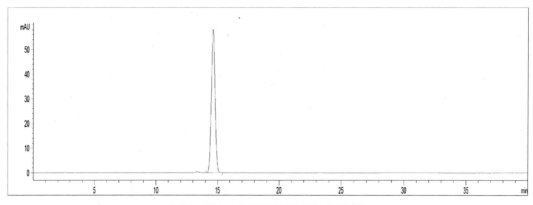

去氢二异丁香酚对照品液相色谱图

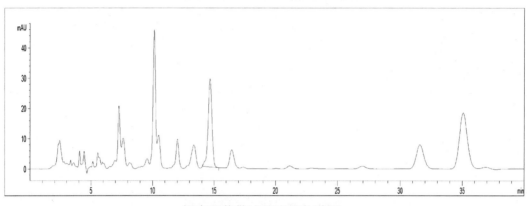

煨肉豆蔻供试品液相色谱图

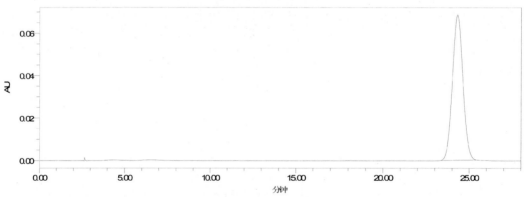

橙皮苷对照品液相色谱图

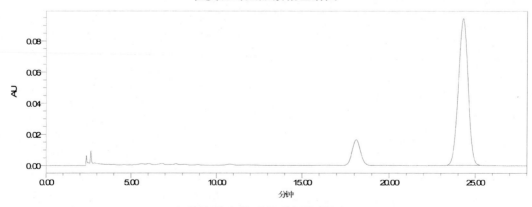

麸炒青皮供试品液相色谱图

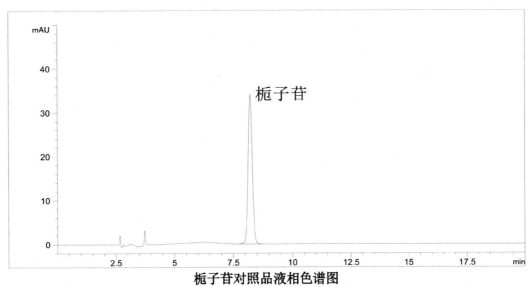

栀子苷对照品液相色谱图

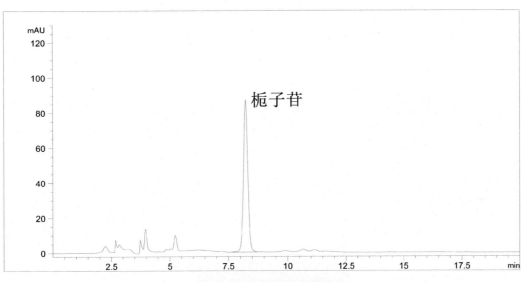

酒栀子供试品液相色谱图

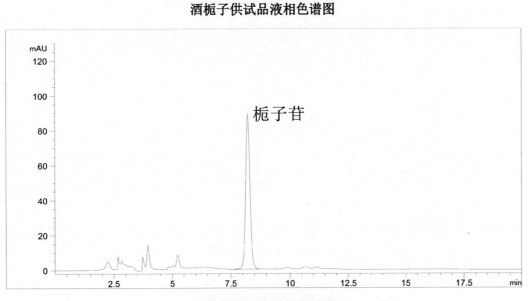

姜栀子供试品液相色谱图

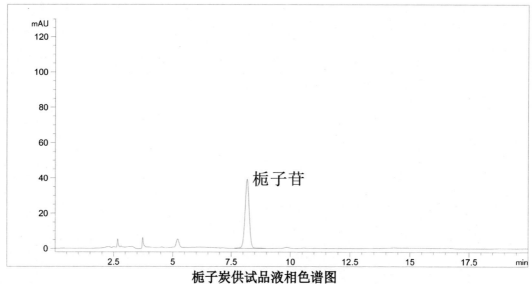

栀子炭供试品液相色谱图

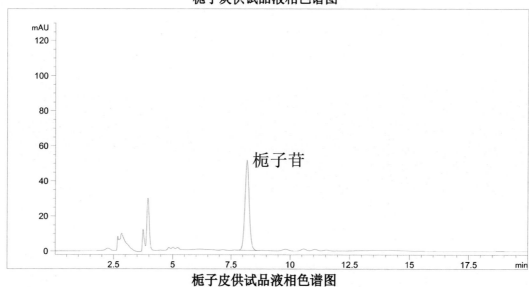

栀子皮供试品液相色谱图

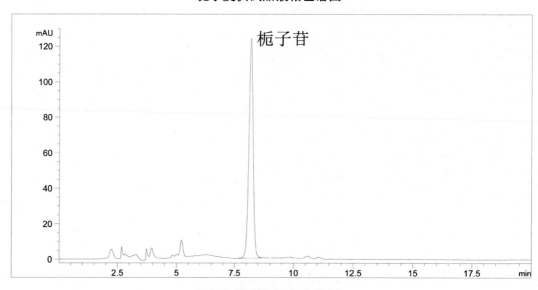

栀子仁供试品液相色谱图

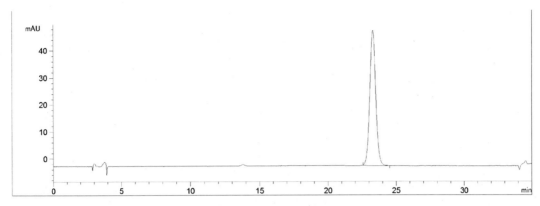

金丝桃苷对照品液相色谱图

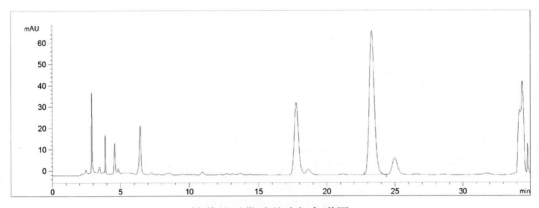

炒菟丝子供试品液相色谱图

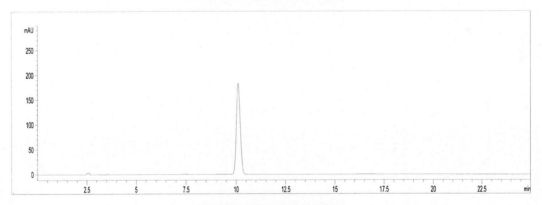

槐角苷对照品液相色谱图

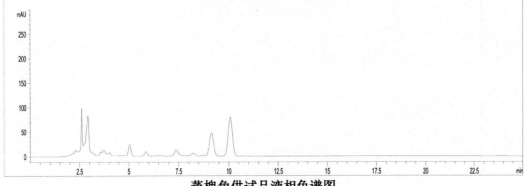

蒸槐角供试品液相色谱图

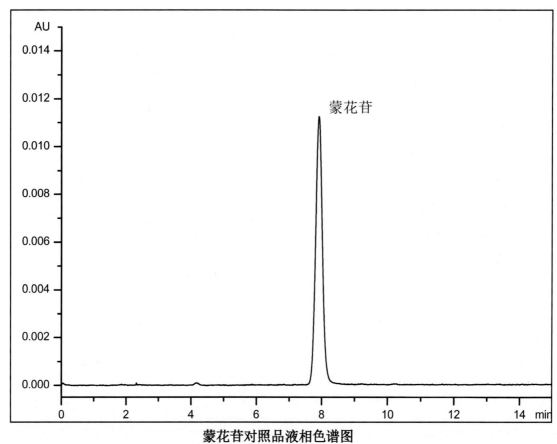

蒙花苷对照品液相色谱图

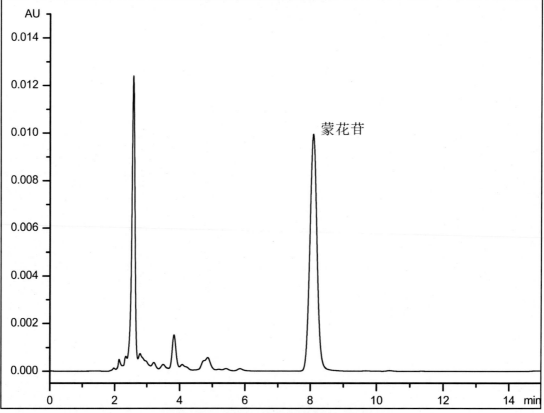

鲜小蓟（冻干）供试品液相色谱图

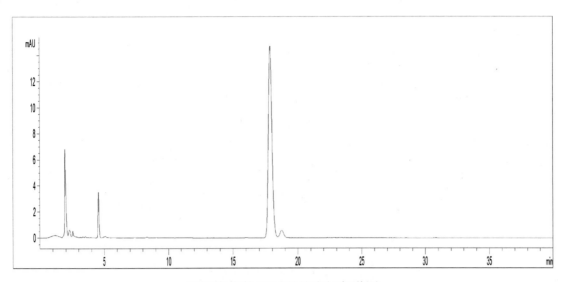

开环洛伐他汀对照品液相色谱图

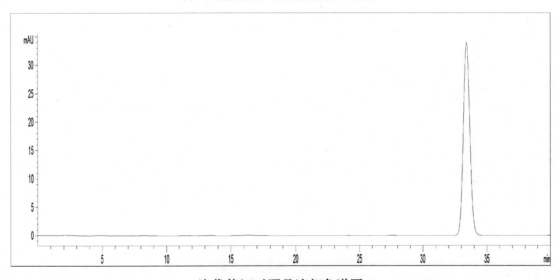

洛伐他汀对照品液相色谱图

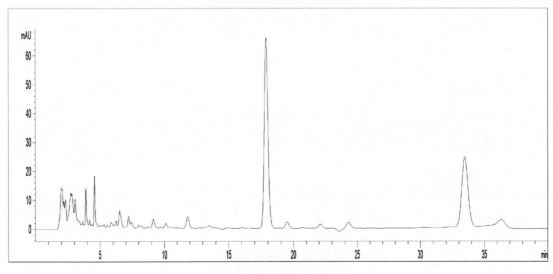

红曲供试品液相色谱图

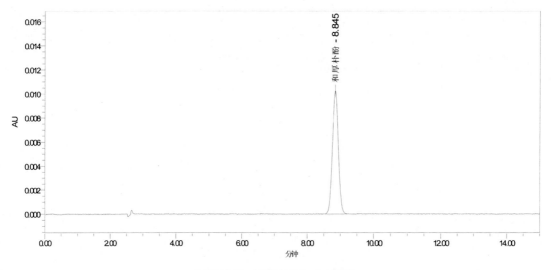

和厚朴酚对照品液相色谱图

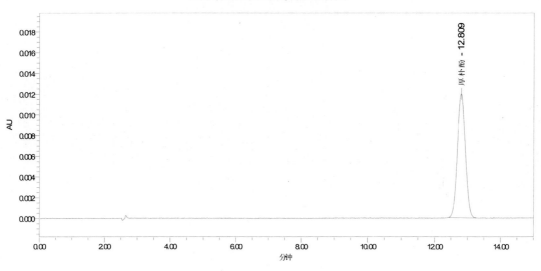

厚朴酚对照品液相色谱图

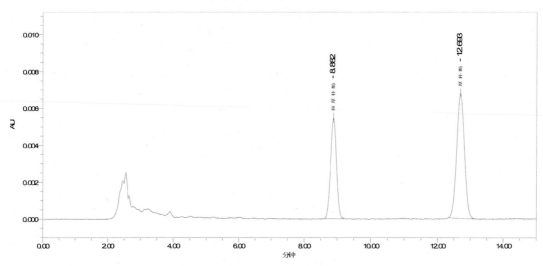

姜煮厚朴供试品液相色谱图

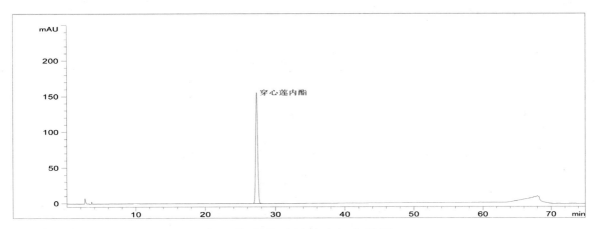

穿心莲内酯对照品液相色谱图

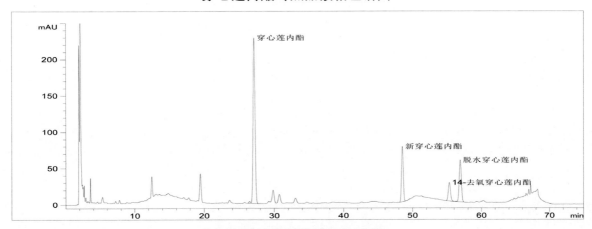

穿心莲叶供试品液相色谱图

索　引

中文笔画索引

汉语拼音索引

拉丁学名索引

A

D